Krauss/Weber/Enders
Schiefer/Slenczka/Zahner
Zoonosen

Buchlitsch

H. Krauss/A. Weber/B. Enders/H. G. Schiefer
W. Slenczka/H. Zahner

Zoonosen

Von Tier zu Mensch
übertragbare Infektionskrankheiten

2. überarbeitete und erweiterte Auflage

Deutscher Ärzte-Verlag Köln

Mit 91 teils farbigen Abbildungen in 93 Einzeldarstellungen und 58 Tabellen

ISBN 3-7691-0312-2

1. Auflage 1986
2. Auflage 1997

Die Deutsche Bibliothek – CIP-Einheitsaufnahme

Zoonosen: Von Tier zu Mensch übertragbare Infektionskrankheiten/H. Krauss ... – 2. überarb. und erw. Auflage
– Köln: Dt. Ärzte-Verl., 1997
ISBN 3-7691-0312-2
NE: Krauss, Hartmut

Die Dosierangaben sind Empfehlungen. Sie müssen dem einzelnen Patienten und seinem Zustand angepaßt werden. Die angegebenen Dosierungen wurden sorgfältig überprüft. Da wir jedoch für die Richtigkeit der Angaben keine Gewähr übernehmen können, bitten wir Sie dringend, insbesondere bei seltener verordneten Arzneimitteln, die Dosierungsempfehlungen des Herstellers zu beachten.

Die Wiedergabe von Gebrauchsnamen, Handelsnamen, Warenbezeichnungen usw. in diesem Werk berechtigt auch ohne besondere Kennzeichnung nicht zu der Annahme, daß solche Namen im Sinne der Warenzeichen- oder Markenschutz-Gesetzgebung als frei zu betrachten wären und daher von jedermann benutzt werden dürfen.

Das Werk ist urheberrechtlich geschützt. Jede Verwertung in anderen als den gesetzlich zugelassenen Fällen bedarf deshalb der vorherigen schriftlichen Genehmigung des Verlages.

Copyright © by
Deutscher Ärzte-Verlag GmbH, Köln 1997

Satz: Fotosatz Schmidt + Co., Weinstadt
Druck: medio DRUCK & LOGISTIK, Köln
Bindung: Buchbinderei Lottmann, Pulheim

Autorenverzeichnis

Dr. med. vet. B. Enders
Behringwerke AG
Emil-von-Behring-Str.
35001 Marburg/Lahn

Prof. Dr. med. vet. H. Krauss
Institut für Hygiene und Infektionskrankheiten der Tiere
Justus-Liebig-Universität Gießen
Frankfurter Str. 89
35392 Gießen

Prof. Dr. med. H.G. Schiefer
Institut für Medizinische Mikrobiologie
Klinikum der Justus-Liebig-Universität Gießen
Schubertstr. 1
35392 Gießen

Prof. Dr. med. W. Slenczka
Institut für Virologie
Zentrum für Hygiene und Medizinische Mikrobiologie
Philipps-Universität Marburg
Robert-Koch-Str. 17
35037 Marburg

Prof. Dr. med. vet. Dr. med. habil. A. Weber
Landesuntersuchungsamt für das Gesundheitswesen
Nordbayern
Heimerichstr. 31
90419 Nürnberg

Prof. Dr. med. vet. H. Zahner
Institut für Parasitologie
Justus-Liebig-Universität Gießen
Rudolf-Buchheim-Str. 2
35392 Gießen

Inhaltsverzeichnis

Vorwort zur zweiten Auflage		12
Vorwort zur ersten Auflage		13
Einleitung		14
1	**Durch Bakterien hervorgerufene Zoonosen**	16
1.1	Allgemeines	16
1.2	Borreliosen	16
1.2.1	Lyme-Borreliose	16
1.2.2	Rückfallfieber	20
1.3	Brucellosen	22
1.4	Campylobacter-Infektionen (*Campylobacter jejuni*, *Campylobacter coli* und *Campylobacter lari*)	25
1.5	Chlamydiosen (*Chlamydia psittaci* und *Chlamydia pecorum*)	28
1.6	Ehrlichiosen	30
1.7	Enterohämorrhagische *Escherichia coli* (EHEC)-Infektionen	32
1.8	Katzenkratzkrankheit	36
1.9	Leptospirosen	38
1.10	Listeriose	41
1.11	Malleus (Rotz)	44
1.12	Melioidose (Pseudorotz)	46
1.13	Milzbrand (Anthrax)	48
1.14	Pasteurellosen	51
1.15	Pest	53
1.16	Rattenbißkrankheit	56
1.17	Rickettsiosen	58
1.17.1	Allgemeines	58
1.17.2	Amerikanisches Zeckenstichfieber (Rocky Mountain Spotted Fever)	59
1.17.3	Mittelmeerfieber (Fièvre boutonneuse)	61
1.17.4	Epidemisches Fleckfieber	63
1.17.5	Murines Fleckfieber	65
1.17.6	Q-Fieber	67
1.17.7	Rickettsienpocken	70
1.17.8	Tsutsugamushi-Fieber	72
1.18	Rotlauf	74
1.19	Salmonellosen	76
1.20	Streptokokken-Infektionen	79
1.20.1	Allgemeines	79
1.20.2	*Streptococcus equi*-Infektionen (Streptokokken der serologischen Gruppe C)	79

1.20.3	*Streptococcus suis*-Infektionen	80
1.21	Tuberkulose	82
1.22	Tularämie	86
1.23	(Enterale) Yersiniosen *(Y. enterocolitica, Y. pseudotuberculosis)*	89
2	**Durch Pilze hervorgerufene Zoonosen**	**93**
2.1	Allgemeines	93
2.2	Kryptokokkose	93
2.3	Mikrosporie	95
2.4	Sporotrichose	98
2.5	Trichophytie	99
3	**Durch Viren hervorgerufene Zoonosen**	**103**
3.1	Allgemeines	103
3.1.1	Infektketten bei Arboviren (arthropod borne viruses)	105
3.2	Durch Arboviren verursachte Enzephalitiden	106
3.2.1	Frühsommer-Meningoenzephalitis	106
3.2.2	Indische Waldkrankheit (Kyasanur Forest Disease)	111
3.2.3	Japanische Enzephalitis	112
3.2.4	Kalifornische Enzephalitis	115
3.2.5	Louping Ill	116
3.2.6	Murray-Valley-Enzephalitis	117
3.2.7	Pferdeenzephalomyelitiden	118
3.2.7.1	Ostamerikanische Pferdeenzephalomyelitis	118
3.2.7.2	Westamerikanische Pferdeenzephalomyelitis	120
3.2.7.3	Venezolanische Pferdeenzephalomyelitis	122
3.2.8	Rocio-Enzephalitis	124
3.2.9	Semliki-Forest-Virusinfektion	125
3.2.10	St.-Louis-Enzephalitis	126
3.3	Fieberhafte Arbovirusinfektionen mit und ohne Exanthem	127
3.3.1	Chikungunya-Fieber	127
3.3.2	Colorado-Zeckenstichfieber	129
3.3.3	Dengue-Fieber	131
3.3.4	Epidemische Polyarthritis (Ross-River- und Barmah-Forest-Virusinfektion)	134
3.3.5	Gelbfieber	135
3.3.6	Mayaro-Fieber	139
3.3.7	O'nyong-nyong-Fieber	140
3.3.8	Oropouche-Fieber	141
3.3.9	Rift-Valley-Fieber	142
3.3.10	Sandfliegen-Fieber	144
3.3.11	Sindbis-Fieber	146
3.3.12	Wesselsbron-Fieber	147
3.3.13	West-Nil-Fieber	148
3.4	Virusbedingte Hämorrhagische Fieber	150
3.4.1	Südamerikanische Hämorrhagische Fieber	150
3.4.2	Ebolavirus-Infektion	152
3.4.3	Hämorrhagisches Fieber mit renalem Syndrom (Koreanisches Hämorrhagisches Fieber, Nephropathia epidemica, Hantavirus-Lungensyndrom)	155

3.4.4	Krim Kongo Hämorrhagisches Fieber	158
3.4.5	Lassa-Fieber	160
3.4.6	Marburgvirus-Infektion	162
3.4.7	Omsker Hämorrhagisches Fieber	165
3.5	Affenherpes-Infektion	166
3.6	Bläschenkrankheit des Schweines	168
3.7	Enzephalomyokarditis	170
3.8	Equine Morbillivirus-Infektion	171
3.9	Influenza (Schweineinfluenza)	172
3.10	Lymphozytäre Choriomeningitis	174
3.11	Maul- und Klauenseuche	176
3.12	Metzgerpapillome	178
3.13	Newcastle-Krankheit	179
3.14	Tierpocken	180
3.14.1	Allgemeines	180
3.14.2	Orthopockenvirus-Infektionen	182
3.14.2.1	Affenpocken	182
3.14.2.2	Elefantenpocken	183
3.14.2.3	Kamelpocken	183
3.14.2.4	Kuhpocken	183
3.14.2.5	Vaccinia	184
3.14.3	Parapockenvirus-Infektionen	184
3.14.3.1	Ansteckender Lippengrind oder Pustulardermatitis der Schafe (syn. Orf, Ecthyma contagiosum)	184
3.14.3.2	Melkerknoten	185
3.14.3.3	Stomatitis papulosa	186
3.14.4	Tanapocken	186
3.15	Tollwut	187
3.16	Vesikuläre Stomatitis	193
4	**Durch Parasiten hervorgerufene Zoonosen**	**196**
4.1	Allgemeines	196
4.2	Durch Protozoen hervorgerufene Erkrankungen	198
4.2.1	Amöbiasis	198
4.2.2	Babesiose (Babesiosis)	203
4.2.3	Balantidiose (Balantidenruhr)	205
4.2.4	Chagas-Krankheit (Südamerikanische Trypanosomiasis)	207
4.2.5	Giardiasis (Lambliasis)	211
4.2.6	Kryptosporidiose	213
4.2.7	Leishmaniasen	216
4.2.7.1	Allgemeines	216
4.2.7.2	Viszerale Leishmaniase (Kala-Azar)	216
4.2.7.3	Kutane Leishmaniase (Orientbeule)	222
4.2.7.4	Amerikanische Haut- und Schleimhautleishmaniasis (Espundia) und verwandte Formen	225
4.2.8	Malaria	229
4.2.9	Mikrosporidiose	239
4.2.10	Pneumozystose (Pneumozystis-Pneumonie)	241
4.2.11	Sarkosporidiose	243

4.2.12	Schlafkrankheit (Afrikanische Trypanosomiasis)	245
4.2.13	Toxoplasmose	250
4.3	Durch Trematoden hervorgerufene Erkrankungen	255
4.3.1	Clonorchiasis	255
4.3.2	Dikrozöliose (Distomatose)	257
4.3.3	Echinostomiasis (Darmegelinfektion)	259
4.3.4	Fascioliasis (Fasziolose)	260
4.3.5	Fasciolopsiasis (Fasziolopsose)	262
4.3.6	Heterophyiasis (Metagonimiasis, Zwergdarmegel-Infektion)	264
4.3.7	Opisthorchiasis	265
4.3.8	Paragonimiasis (Lungen-Distomatose)	266
4.3.9	Schistosomiasis (Bilharziose)	267
4.3.10	Zerkariendermatitis	271
4.3.11	Andere Trematodeninfektionen	272
4.4	Durch Zestoden hervorgerufene Erkrankungen	273
4.4.1	Diphyllobothriasis (Diphyllobothriose)	273
4.4.2	Dipylidiasis (Dipylidiose)	275
4.4.3	Echinokokkose	276
4.4.3.1	Alveoläre Echinokokkose (Alveoechinokokkose)	276
4.4.3.2	Zystische Echinokokkose (Hydatidose)	280
4.4.4	Hymenolepiasis (Hymenolepidose)	284
4.4.5	Sparganose	286
4.4.6	Taeniasis saginata (einschließlich Taeniasis asiatica)	288
4.4.7	Taeniasis solium und Zystizerkose	290
4.4.8	Zönurose	293
4.4.9	Andere (intestinale) Zestodeninfektionen	294
4.5	Durch Nematoden hervorgerufene Erkrankungen	295
4.5.1	Angiostrongylose	295
4.5.1.1	Zerebrale Angiostrongylose (Eosinophile Meningoenzephalitis, Eosinophile Meningitis)	295
4.5.1.2	Intestinale Angiostrongylose	296
4.5.2	Anisakiasis (Heringswurmkrankheit)	298
4.5.3	Capillariasis	300
4.5.3.1	Lebercapillariasis	300
4.5.3.2	Darmcapillariasis	301
4.5.4	Dioctophymiasis	302
4.5.5	Drakunkulose (Drakontiasis, Medinawurm-Infektion)	303
4.5.6	Filariasis (Filariose)	305
4.5.6.1	Brugia-Filariose	305
4.5.6.2	Dirofilariasis (Dirofilariose)	307
4.5.7	Gnathostomiasis	308
4.5.8	Gonglyonemiasis	309
4.5.9	Lagochilascariasis	310
4.5.10	Larva migrans cutanea (Hautmaulwurf, Creeping Eruption)	311
4.5.11	Larva migrans visceralis	313
4.5.12	Oesophagostomiasis	315
4.5.13	Strongyloidose	316
4.5.14	Syngamose	319
4.5.15	Thelaziose	320

4.5.16	Trichinellose (Trichinose)	320
4.5.17	Trichostrongylidiose	325
4.5.18	Andere Infektionen mit Nematoden	326
4.6	Durch Acanthocephalen (Kratzer) hervorgerufene Erkrankungen (Acanthocephaliosen)	327
4.7	Durch Arthropodenbefall hervorgerufene Erkrankungen	328
4.7.1	Allgemeines	328
4.7.2	Diptera (Zweiflügler): Insektenstiche; Kriebelmückenplage; Myiasis	328
4.7.3	Flöhe (Aphaniptera): Flohstiche; Tungiasis	335
4.7.4	Milben: Trombidiose; Sarkoptesräude [Trugräude, Krätze]; Pseudoskabies	338
4.7.5	Wanzen (Heteroptera): Stiche	341
4.7.6	Zecken: Stiche	343
4.8	Zungenwürmer (Pentastomiden oder Linguatulida): Halzoun; Marrara-Syndrom	347
5	**Mit Prionen assoziierte Zoonosen**	349
5.1	Bovine spongiforme Enzephalopathie (BSE): Eine neue Zoonose?	349
6	**Anhang**	352
6.1	Hinweise für die ärztliche Beurteilung von Zoonosen als Berufskrankheit in der Bundesrepublik Deutschland	352
6.2	Zur Meldepflicht von Zoonosen in der Bundesrepublik Deutschland	353
6.3	Zur Anzeigepflicht von Zoonosen in Österreich	353
6.4	Zur Meldepflicht von Zoonosen in der Schweiz	356
6.5	Allgemeine Richtlinien für die Einsendung von Proben für die Diagnostik von Zoonosen (Tabelle IV)	358
6.6	Virusbedingte Zoonosen mit regional begrenzter Verbreitung: Klinische Symptomatik (Tabellen V–X)	361
6.7	Virusbedingte Zoonosen mit regional begrenzter Verbreitung. Leitsymptome: Meningitis, Enzephalitis (Tabelle XI), Hämorrhagisches Fieber (Tabelle XII)	367
6.8	Von verschiedenen Tierarten übertragbare Zoonosen (Tabellen XIII–XXV)	369
6.9	Antiparasitische Medikamente: Generische Bezeichnung, Handelsnamen, Hersteller (Tabelle XXVI)	388

Sachverzeichnis ... 391

Vorwort zur zweiten Auflage

Seit dem ersten Erscheinen des Leitfadens wurden zu vielen Zoonosen wichtige neue Erkenntnisse gewonnen, die in der Neuauflage berücksichtigt werden. Zahlreiche neue Krankheiten („emerging zoonoses") wurden aufgenommen, deren Zoonosencharakter erst in den letzten Jahren erkannt wurde. Außerdem wurde der vorhandene Text vollständig überarbeitet.

In immer schnellerer Folge werden heute neue Erkenntnisse über die verschiedensten Infektionskrankheiten publiziert. Ein Buch dieser Art kann immer nur den aktuellen Wissensstand wiedergeben. Wir haben uns bemüht, die einschlägige Literatur zu erfassen, ohne dabei Anspruch auf Vollständigkeit zu erheben.

Wir bedanken uns erneut bei allen Kollegen, die uns mit Bildmaterial unterstützten.

Besonderen Dank schulden wir dem Deutschen Ärzte-Verlag, insbesondere Frau Petra Schröder, Leitender Lektorin des Verlages, für ihr Verständnis, daß mehr Änderungen vorgenommen wurden, als ursprünglich vorgesehen waren. Wir glauben, daß das Buch dadurch gewonnen hat, und hoffen wiederum auf eine freundliche Aufnahme durch die Leser.

Die Autoren

Vorwort zur ersten Auflage

Die Tatsache, daß es zahlreiche Infektionskrankheiten gibt, die zwischen dem Menschen und anderen Wirbeltieren übertragen werden können, ist für Human- und Veterinärmedizin von großer Bedeutung. Im deutschsprachigen Raum sind derzeit nur wenige zusammenfassende Darstellungen erhältlich, die sich gezielt mit solchen Infektionskrankheiten, die als Zoonosen bezeichnet werden, befassen. Aus diesem Grunde sind die Herausgeber der Aufforderung des Deutschen Ärzte-Verlages gerne nachgekommen, einen entsprechenden Leitfaden zusammenzustellen. Dies wäre nicht möglich gewesen ohne die fachliche Zusammenarbeit von human- und veterinärmedizinischen Bakteriologen, Virologen und Parasitologen.

In dem vorliegenden Buch werden die wichtigsten Zoonosen unter Berücksichtigung des gegenwärtigen Kenntnisstandes abgehandelt. Die jeweiligen Krankheiten sind, auch im Hinblick auf die bessere Übersichtlichkeit, in die Abschnitte Ätiologie, Vorkommen und Verbreitung, Übertragung, Krankheitsbild, Diagnose, Differentialdiagnose, Therapie, Prophylaxe und Hinweise auf gesetzliche Verordnungen in der Bundesrepublik Deutschland untergliedert, wobei der medizinische Aspekt im Vordergrund steht. Jedem Beitrag ist eine kurze Zusammenstellung weiterführender Literatur angefügt.

Der Leitfaden soll nicht nur für Allgemeinärzte, Internisten, Pädiater, Dermatologen, Tropenärzte und Tierärzte, sondern auch für andere im Gesundheitswesen tätige Personen eine Hilfe im beruflichen Alltag sein, wenn Fragen bezüglich der vom Tier auf den Menschen übertragbaren Infektionskrankheiten auftreten. Außerdem soll dieses Buch zu einer weiteren unerläßlichen Zusammenarbeit zwischen Human- und Veterinärmedizinern auf dem Gebiet der Infektiologie, nicht zuletzt auch zum Wohle der Gesundheit von Mensch und Tier, anregen.

Unser Dank gilt den Mitautoren dieses Leitfadens für ihre Beiträge und die kollegiale Zusammenarbeit. Wir bedanken uns bei allen Kollegen, die uns mit Bildmaterial unterstützten. Wir danken dem Deutschen Ärzte-Verlag, insbesondere Herrn C.P. Maurenbrecher, für die gewährte Unterstützung. Dank schulden wird auch Frau Ingrid Freitag für die sorgfältige Durchführung der zahlreichen Schreibarbeiten zu diesem Buch.

Gießen und Erlangen, im Februar 1986	H. Krauss A. Weber

Einleitung

Zahlreiche Infektionskrankheiten werden durch Erreger verursacht, die von unterschiedlichen Tierarten direkt oder indirekt auf den Menschen übertragbar sind. Wir kennen heute über 200 Krankheiten, die bei Mensch und Tier vorkommen, wechselseitig übertragen und durch Viren, Bakterien, Rikkettsien, Chlamydien, Pilze, Protozoen, Helminthen oder Arthropoden verursacht werden. 1958 definierte ein Expertenkomitee der WHO Zoonosen als „Krankheiten und Infektionen, die auf natürlichem Wege zwischen Wirbeltieren und Menschen übertragen werde". Diese Definition ist unverändert gültig.

Unter Zoonosen wurden ursprünglich Tierkrankheiten verstanden. Während des letzten Jahrhunderts wandelte sich die Bedeutung des Begriffs. So versah R. Virchow 1855 im „Handbuch der Speciellen Pathologie und Therapie" das Kapitel „Infectionen durch contagiöse Thiergifte" mit dem Untertitel „Zoonosen". In dem von W. Probstmayer 1863 herausgegebenen „Etymologischen Wörterbuch der Veterinärmedizin und ihrer Hilfswissenschaften" erhielt das Wort Zoonosen erstmals eine doppelte Bedeutung: „Zoonosen sind erstens eigentliche Tierkrankheiten, zweitens Krankheiten der Menschen, welche auf dieselben vermittels eines Contagiums von Tieren übertragen werden".

Beim heutigen Gebrauch des Wortes „Zoonosen" wird kein Unterschied hinsichtlich der Richtung des Übertragungsweges, d.h. von Tier auf Mensch oder von Mensch auf Tier, gemacht. Es fehlte aber nicht an Versuchen, durch entsprechende Formulierungen den Infektionsweg darzulegen. Als Zooanthroponosen bezeichnete man Infektionskrankheiten, die von Tier auf Mensch übertragen wurden. Mit dem Begriff Anthropozoonosen sollte die Richtung der Übertragung von Mensch auf Tier deutlich gemacht werden; diese Krankheiten spielen im Vergleich zu den Zooanthroponosen zahlenmäßig eine untergeordnete Rolle.

Aufgrund neuerer epidemiologischer Kenntnisse kann heute in manchen Fällen die traditionelle Zuordnung einer Infektionskrankheit zu den Zoonosen nicht mehr aufrechterhalten werden. Krankheiten, deren Erreger keine Wirbeltiere als Reservoir erfordern, weil sie in Wasser, Boden, auf Pflanzen oder in Nahrungs- und Futtermitteln vorkommen und von dort aus auch Vertebraten infizieren können, werden als Sapronosen, Saprozoonosen oder Geonosen bezeichnet.

Zu den Zoonosen zählen seit Jahrhunderten bekannte, „klassische" Seuchen wie Tollwut, Pest und Gelbfieber, die trotz vieler Anstrengungen bis heute nicht bezwungen sind. In den vergangenen Jahren, z.T. erst in jüngster Zeit, wurden „neue" Erkrankungen als nosologische Einheiten erkannt und abgegrenzt, wie z.B. Lyme-Borreliose, Ehrlichiose, Infektionen mit enterohämorrhagischen *Escherichia coli*, Kryptosporidiose und Hantavirus-Lungensyndrom.

Die fortdauernde, mancherorts zunehmende Bedrohung des Menschen durch Zoonosen hat mannigfaltige Ursachen, denen von Land zu Land unterschiedliche Bedeutung zukommt:

- Überbevölkerung in den Ländern der Dritten Welt, Kriege und Verelendung verursachen Wanderungsbewegungen unzähliger Menschen in die Slums der Großstädte, in denen Hygiene und öffentliche Gesundheitsfürsorge zusammenbrechen. Die Nähe ihrer Behausungen zu riesigen Müllhalden und Kloaken bringt die Menschen in unmittelbare Nähe zu Nagern, streunenden Tieren und deren Parasiten.

- Nahrungsmangel zwingt Millionen Menschen zur Rodung der Wälder und Besiedlung neuer Ländereien, deren Tierpopulationen und Parasiten bisher außerhalb der Reichweite des Menschen lebten. Der Mensch kann dabei störend in unbekannte Erreger-Wirt-Zyklen eindringen und unvorhergesehen Glied neuer Infektketten werden. In vielen dieser Fälle ist der Mensch als Fehlwirt schlecht an die neue Erregerart adaptiert, was sich in einer hohen Letalität äußern kann.
- Künstliche Bewässerungsanlagen verändern die Ökologie ganzer Länder. Stauseen und Wassertümpel locken von weither Tiere mit ihren Parasiten an und schaffen optimale Brutplätze, insbesondere für Stechmücken.
- Die zunehmend warmen, feuchten Winter in der nördlichen Hemisphäre begünstigen die Vermehrung vor allem von Zecken.
- Streunende, verwilderte, verwurmte, zeckeninfestierte Tiere sind nicht nur in den Ländern der Dritten Welt als Erregerreservoir gefürchtet.
- Der weltweite Tourismus, insbesondere Trekkingtouren in entlegene Gebiete und Abenteuerwochen („Überlebenstraining" mit Kampieren im Freien, Verzehr roher oder unzureichend erhitzter Nahrung), bringen den hygienisch unter fast aseptischen Bedingungen aufgewachsenen, immunologisch ungeschützten Menschen der Industrieländer in Kontakt mit Erregern und Vektoren, mit denen er bislang nicht konfrontiert wurde.
- Niedrig virulente Zoonoseerreger können immungeschwächte, insbesondere HIV-infizierte Personen tödlich infizieren.
- Grenzüberschreitende Transporte von Zuchttieren und Schlachtvieh aufgrund oft unzureichender Tierseuchenüberwachung sind weitere potentielle Infektionsquellen.
- Durch legalen oder (schlimmer!) illegalen Import exotischer Tiere für zoologische Gärten, zu Forschungszwecken und für private Haltung können Krankheitserreger eingeführt werden.
- Isolierte Tierorgane (Xenotransplantate) und Kulturen tierischer Zellen können gefährliche Zoonosenerreger enthalten.

Das Problem der wechselseitig zwischen Tier und Mensch übertragbaren Krankheiten ist außerordentlich vielgestaltig, vor allem wenn man berücksichtigt, daß das Tier entweder als Erregerreservoir oder Zwischenwirt nicht selten klinisch inapparenter Keimträger und/oder -ausscheider sein kann. Sicherlich werden in Zukunft weitere, derzeit noch nicht bekannte Zoonosen auf uns zukommen. Die Einführung neuer Methoden zum direkten oder indirekten Nachweis von Mikroorganismen trägt dazu bei, daß immer wieder neue Zoonosen entdeckt werden. Doch ist mit dem Auftreten gegenwärtig noch unbekannter Zoonosen zu rechnen, wenn der Mensch in neue, unbekannte Lebensräume vordringt und dabei bewußt oder unbeabsichtigt Umweltveränderungen verursacht.

Die möglichst enge Zusammenarbeit von Human- und Veterinärmedizinern ist unerläßlich, um Ätiologie und Epidemiologie, die oft komplizierten Entwicklungs- und Übertragungswege der Erreger und ihrer Vektoren, Krankheitsbilder, Diagnostik und Differentialdiagnose, Therapie und Prophylaxe von Zoonosen aufzuklären. Auf dieser Zusammenarbeit beruht unser Buch.

1
Durch Bakterien hervorgerufene Zoonosen

1.1
Allgemeines

In diesem Abschnitt werden neben den bei uns vorkommenden bakteriell bedingten Zoonosen auch Infektionskrankheiten wie Pest, Rotz oder Rückfallfieber abgehandelt, die hierzulande keine praktische Bedeutung mehr besitzen. Einerseits unterliegt das Auftreten dieser Zoonosen beim Menschen in der Bundesrepublik Deutschland nach dem Bundesseuchengesetz der Meldepflicht, andererseits spielen diese Infektionskrankheiten aufgrund ihres Vorkommens bei Tieren in anderen Ländern im Rahmen der internationalen Gesundheitsüberwachung noch eine Rolle.

In diesem Kapitel finden sich auch Infektionskrankheiten wie Listeriose oder enterale Yersiniose, die traditionsgemäß den Zoonosen zugerechnet werden, weil die jeweiligen Erreger im Tierreich häufig vorkommen. Aufgrund neuerer Erkenntnisse bezeichnet man diese Krankheiten vielfach als Sapronosen oder Saprozoonosen.

Auf eine Darstellung von Lebensmittelinfektionen oder -intoxikationen des Menschen durch Erreger wie *Clostridium botulinum*, *Clostridium perfringens*, *Staphylococcus aureus*, *Vibrio cholerae* oder *Vibrio parahaemolyticus* wurde verzichtet. Diese nehmen vielfach ihren Ausgang von sekundär kontaminierten tierischen Lebensmittelprodukten. In derartigen Fällen sind in erster Linie in lebensmittelverarbeitenden Betrieben, Küchen von Gemeinschaftseinrichtungen und Haushaltungen gezielt Hygienemaßnahmen einzusetzen.

Zur besseren Übersicht werden die verschiedenen Rickettsienkrankheiten zusammenfassend in dem Kapitel „Rickettsiosen" (Kap. 1.17) abgehandelt. In gleicher Weise wurde auch mit den verschiedenen Borrelien-Infektionen verfahren, die in dem Kapitel „Borreliosen" (Kap. 1.2) aufgeführt werden.

1.2
Borreliosen

Wichtige Zoonosen sind die Lyme-Borreliose und das Rückfallfieber. Weitere bei Tieren vorkommende Borrelia-Arten, z.B. *Borrelia (B.) anserina* (weltweit bei Gänsen, Enten, Hühnern, Puten), *B. coriaceae* (vor allem in Nordamerika als Ursache für Rinderaborte nachgewiesen), *B. latyschewii* (im Iran und in Zentralasien bei Reptilien gefunden) oder *B. theileri* (in Südafrika und Australien Ursache für Rinder- bzw. Pferde-Borreliose) wurden bislang nicht als Krankheitsursache beim Menschen beschrieben.

1.2.1
Lyme-Borreliose

Die Lyme-Borreliose ist eine durch Borrelien hervorgerufene Infektionskrankheit, die bei Mensch und Tier mit vielfältigen Krankheitserscheinungen einhergehen kann.

Die Krankheit ist nach der Stadt Lyme (USA) benannt, wo sie Mitte der 70er Jahre vermehrt bei Jugendlichen in Form von Gelenkserkrankungen auftrat, die zunächst als juvenile rheumatoide Arthritis diagnostiziert wurden. 1982 konnten BURGDORFER et al. erstmals Spirochäten als ätiologische Ursache identifizieren.

Ätiologie

Spirochäten, die aus Schildzecken (Hauptvektor) und aus an Lyme-Borreliose erkrankten Patienten zu isolieren sind, können taxonomisch der Bakteriengattung *Borrelia* zugeordnet werden.

Die Lyme-Borreliose-Spirochäten werden in einer eigenen Spezies (*B. burgdorferi sensu lato*) zusammengefaßt. Innerhalb dieser Spezies lassen sich mindestens drei genomische Gruppen (Genospezies), nämlich *B. burgdorferi sensu stricto*, *B. garinii* und *B. afzelii* (syn. VS461-Gruppe), differenzieren. Bei der Lyme-Borreliose des Menschen besteht möglicherweise ein Zusammenhang zwischen der Zugehörigkeit von *B. burgdorferi sensu lato*-Isolaten zu diesen Genospezies und der Art der klinischen Manifestation.

Vorkommen und Verbreitung

Die Lyme-Borreliose ist weltweit verbreitet. In Deutschland wird ihre Inzidenz beim Menschen auf 30000 bis 60000 Neuerkrankungen geschätzt.

Das Frühstadium der Erkrankung (Erythema chronicum migrans) wird meist in den Sommermonaten (Gipfel Juni/Juli) beobachtet. Wochen bis Monate später (Gipfel Oktober) treten kardiale, neurologische und Gelenksymptome auf. Das Spätstadium mit chronischen Haut-, Gelenk- und zentralnervösen Symptomen tritt zwei bis drei Jahre nach Infektion auf.

Als wichtigstes Erregerreservoir gelten wildlebende Nager, insbesondere Wald-, Gelbhalsund Rötelmaus, auch Igel, Reh- und Rotwild (in den USA vor allem Weißwedelhirsch). Hauptvektoren von *B. burgdorferi* sind verschiedene Schildzeckenarten: in Europa *Ixodes (I.) ricinus* (Gemeiner Holzbock), in den USA *Ixodes (I.) scapularis* (syn. *I.dammini*) sowie *I. pacificus* und in Asien *I. persulcatus*. Im deutschsprachigen Raum betragen die bei *I. ricinus* ermittelten Durchseuchungsraten mit *B. burgdorferi* bis zu 42%, wobei alle Zeckenstadien (Larven zu 1%, Nymphen zu 10%, Adulte zu 20%) infiziert sein können. Bei *I. hexagonus* (Igelzecke) wurde eine Durchseuchungsrate bis zu 12% festgestellt. Die Höhengrenze für das Vorkommen von *B. burgdorferi* in Zecken liegt bei 1000 m, für den Erreger der Frühsommer-Meningoenzephalitis (FSME) bei 600 m.

Das Auftreten der Lyme-Borreliose beim Menschen ist eng mit dem Vorkommen von Zecken verknüpft, die insbesondere in feuchten, waldreichen Gebieten (lichter Laubwald), an Flüssen mit angrenzenden Wiesen und in Park- und Gartenanlagen anzutreffen sind. Besonders gefährdet sind Waldarbeiter, Förster, Waldläufer, zeltende Touristen und Wanderer.

Übertragung

Durch den Stich infizierter Zecken gelangen die Borrelien mit dem Speichel in die Wunde. In den ersten Stunden nach Infestation einer infizierten Zecke ist das Infektionsrisiko für den gestochenen Menschen minimal, steigt aber nach 36 Stunden deutlich an. Prospektive Studien veranschlagen das Erkrankungsrisiko nach einem Zeckenstich auf ca. 3%. Ob unter natürlichen Bedingungen andere blutsaugende Insekten wie Stechfliegen (*Stomoxys calcitrans*) oder Bremsen (*Tabanidae*) den Erreger übertragen können, ist ungeklärt.

Ein Patient erkrankte an Lyme-Borreliose nach einem Biß durch ein infiziertes Pferd.

Krankheitsbild

Der klinische Verlauf der Lyme-Borreliose wird in Stadien eingeteilt: Stadium 1 (Erythema chronicum migrans), Stadium 2 (Meningitis, Fazialislähmung) und Stadium 3 (Arthritis, Neurokorreliose).

In Analogie zur Infektion mit *Treponema pallidum* ist bei der *B. burgdorferi*-Infektion auch eine Unterscheidung in Früh- und Spätformen möglich. Zur Frühform zählt man das Stadium 1 (lokalisiertes Erythema chronicum migrans), das nach Tagen oder Wochen in das Stadium 2 (hämatogen disseminierte Infektion) übergeht. Die Spätform der Erkrankung (Stadium 3) ist die persistierende Infektion.

Frühform, Stadium 1: Nach der durch den Zeckenstich erfolgten Infektion breitet sich *B. burgdorferi* lokal in der Haut aus und verursacht bei der Mehrzahl (60–80%) der Patienten ein Erythema chronicum migrans

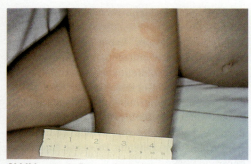

Abbildung 1-1: Erythema chronicum migrans nach Zeckenstich (Foto: Prof. Dr. R.C. JOHNSON, Minneapolis, USA).

(Abb. 1-1), das gelegentlich mit geringen Allgemeinsymptomen wie Fieber und regionärer Lymphadenopathie einhergeht. In der Regel entwickelt sich aus einer kleinen roten Papel ein sich langsam ausbreitendes Erythem, das sich in den folgenden Tagen bis Wochen über große Hautflächen ausbreitet, während es im Zentrum blasser wird.

Frühform, Stadium 2: Der Erreger breitet sich vor allem auf dem Blutweg, möglicherweise auch zentripetal über das periphere Nervensystem aus. Für letzteren Weg spricht die häufig gleichseitige Lokalisation des Erythema migrans und der zentralen und peripheren Neuropathien. Die disseminierte Infektion manifestiert sich
- in der Haut als sekundäres Erythema chronicum migrans, das sich langsamer als das primäre ausbreitet;
- in Muskulatur und Knochensystem als kurzzeitig (Stunden) anhaltende intermittierende Schmerzattacken in Gelenken, Sehnenansätzen, Muskulatur und Knochen;
- im Zentralnervensystem als kurzzeitig (Stunden) anhaltende, heftige Kopfschmerzen mit mäßiger Nackensteifigkeit;
- als Zeichen der Allgemeininfektion mit Krankheitsgefühl, Müdigkeit und Schwäche.

Innerhalb von Wochen oder Monaten lokalisiert sich der disseminierte Erreger in „Nischen", wie z.B. der Haut, dem Zentralnervensystem, inneren Organen und Gelenken. In der Haut manifestiert sich dieses Stadium als Lymphadenosis benigna cutis mit oft solitären, im Durchmesser 2 – 4 cm großen, blauroten, tumorähnlichen Knoten von prallelastischer Konsistenz.

Zur zentralnervösen Symptomatik gehören eine chronische lymphozytäre Meningitis; ein- und beidseitige Fazialisparesen; quälende, oft brennend empfundene Schmerzen, Parästhesien und Hyperalgesien im Ausbreitungsgebiet eines peripheren Nerven; Extremitätenlähmungen; Verhaltensstörungen, Konzentrations- und Merkschwäche als Enzephalitiszeichen.

Kardiale Symptome (4 – 8% der Fälle) sind Überleitungsstörungen bis zum av-Block, Myo-, Peri- und Pankarditis.

Die Gelenksymptome beginnen etwa 6 Monate nach der *B. burgdorferi*-Infektion mit Arthralgien und asymmetrischen oligoartikulären Arthritiden, besonders der großen Gelenke, vor allem des Knies. In der leukozytenreichen Gelenkflüssigkeit sind die Erreger und Immunkomplexe nachweisbar.

Spätform, Stadium 3: 2 – 3 Jahre nach Erkrankungsbeginn tritt die Gelenksymptomatik immer mehr in den Vordergrund. Die Arthritisschübe dauern länger, Monate statt Wochen. Meist ist wieder das Knie befallen; in der Gelenkflüssigkeit ist *B. burgdorferi* nachweisbar.

Interleukin 1 und Prostaglandine induzieren eine Synovial-Proliferation und aktivieren Kollagenasen, die den Knorpel irreversibel erodieren und schädigen. Bei Patienten mit diesen Spätformen kommen die Histokompatibilitätsantigene HLA-Cw 3 und HLA Cw 2 etwa dreimal häufiger vor als bei Gesunden.

In der Haut findet man die der Sklerodermie ähnliche Acrodermatitis chronica atrophicans (ACA) mit Subluxation der darunter liegenden kleinen Gelenke.

Am verwirrendsten ist die zentralnervöse Symptomatik, die sich je nach Lokalisation der Erkrankung als chronische progressive Enzephalomyelitis, Zerebellitis, spastische Paraparese, Ataxie, Querschnittssymptomatik, Hirnnervenausfälle oder mentale Störungen unterschiedlicher Schwere (bis zur Demenz) manifestiert. Im Zentralnervensystem kann der Erreger trotz Antibiotikatherapie persistieren. Die Neuroborreliose ähnelt in vielen Fällen der Syphilis und gilt als der „große Imitator", an den man bei vielen Differentialdiagnosen denken sollte.

Transplazentare Infektionen des Feten sind beobachtet worden. Trotz nachgewiesener Fälle mit Herzmißbildung und Enzephalitis bei den infizierten, abgestorbenen Feten ist die Teratogenität von *B. burgdorferi* nicht sicher bewiesen.

Die Infektion mit *B. burgdorferi* kann auch klinisch inapparent verlaufen.

Diagnose

Die Anamnese „Zeckenstich" ist diagnostisch hinweisend. Die Diagnose basiert auf den klinischen Befunden und serologischen Untersuchungsergebnissen.

In der Routine werden für die serologischen Untersuchungen der indirekte Immunfluoreszenztest (IFT) und ELISA eingesetzt. Beide Methoden, die bisher nicht standardisiert sind und deshalb von Labor zu Labor unterschiedliche Ergebnisse und Interpretationen zur Folge haben, erlauben die getrennte Erfassung von IgM- und IgG-Antikörpern. 20–50% der Patienten im Stadium 1 und 70–90% im Stadium 2 sind seropositiv. Zunehmend findet auch der Immunoblot Eingang in die Serodiagnostik der Lyme-Borreliose.

In Endemiegebieten haben viele Personen Antikörper gegen *B. burgdorferi*. Deshalb bedeutet seropositiv nicht, daß in jedem Fall eine Lyme-Borreliose vorliegt. Diese Diagnose kann nur im Zusammenhang mit klinischen Befunden gestellt werden.

Die Erregerisolierung in Selektivmedien (Barbour-Stoenner-Kelly-Medium) bei 30–35°C ist schwierig und langwierig. Aus Blut gelingt die Erregerisolierung selten (Nachweisrate unter 10%), aus Liquor in 10–30% der Fälle, am besten gelingt sie aus Hautbiopsien (60–80%).

Differentialdiagnose

Bei Erythema migrans müssen Erythema anulare centrifugum (bei akutem rheumatischem Fieber), Erysipel (entwickelt sich schneller und wandert innerhalb von Tagen), Erysipeloid (entsprechende Berufsanamnese, z.B. Fleischer) und Erythema exsudativum multiforme erwogen werden.

Bei Gelenksymptomatik sind chronische Polyarthritis und Infektionen mit Yersinien, Salmonellen, Campylobacter und Chlamydien (para- und postinfektiöse Arthritis) auszuschließen.

Bei Neuroborreliose sollte auch an Zeckenparalyse gedacht werden.

Therapie

Die Therapie erfolgt in Abhängigkeit von Krankheitsstadium und Lokalisation mit Tetrazyklinen, Ceftriaxon, Penicillin, Amoxicillin, Erythromycin. Der Therapieerfolg muß kontrolliert werden. Therapieversager sind möglich. Erneute Behandlung kann erforderlich werden. Die Therapiedauer hängt vom Erfolg ab.

Frühform:
Erwachsene: Die Behandlung erfolgt über 10–30 Tage mit $4 \times 250-500$ mg Tetrazyklin/Tag oder 2×100 mg Doxycyclin/Tag oder 4×500 mg Amoxicillin/Tag oder $4 \times 500\,000$ E Penicillin V/Tag.
Kinder: Über 10–30 Tage Penicillin V, Amoxicillin (50 mg/kg Kgw), oder – bei Allergie gegen Penicillin oder β-Lactam-Antibiotika – Erythromycin (30 mg/kg Kgw und Tag).

Bei neurologischer Manifestation: Ceftriaxon (2 g i.v./Tag über mindestens 2 Wochen) oder Penicillin G (4×5 Mill. E/Tag über mindestens 2 Wochen) oder Doxycyclin (2×100 mg/Tag über 30 Tage) oder Chloramphenicol (4×250 mg/Tag über 14 Tage).

Bei kardialen Symptomen: av-Block 1. Grades: Orale Therapie wie bei der Frühform; av-Block 2.–3. Grades: Ceftriaxon (2 g i.v./Tag über mindestens 14 Tage) oder Doxycyclin (2×100 mg/Tag über 30 Tage) oder Penicillin G (4×5 Mill. E/Tag über mindestens 2 Wochen).

Bei intermittierender oder chronischer Arthritis: Doxycyclin (2×100 mg/Tag über 30 Tage), Ceftriaxon (2 g i.v./Tag über 14 Tage) oder Penicillin G (4 × 5 Mill. E/Tag über 14 Tage).

Bei Acrodermatidis: Orale Behandlung mit 2 × 100 mg Doxycyclin/Tag über 30 Tage.

Prophylaxe
Schutz vor Zeckenstich, insbesondere in bekannten Endemiegebieten, durch Tragen von geschlossener Kleidung und Gummistiefeln. Nach Aufenthalt in entsprechenden Biotopen gründlich nach Zecken absuchen, auf die kleinen Stadien (Larven, Nymphen) achten, die oft nur die Größe eines Punktes aufweisen. Saugende Insekten vorsichtig herausdrehen (am besten mit einer Zeckenzange); Zecken keinesfalls mit Öl oder Klebstoff beträufeln. Das Erkrankungsrisiko innerhalb von 24–36 Stunden nach Beginn des Saugaktes ist gering. Wegen der möglichen schwerwiegenden Spätkomplikationen einer *B. burgdorferi*-Infektion sollte bei hoher Durchseuchungsrate der Zeckenpopulation und bekannter Dauer des Saugaktes die Indikation zur prophylaktischen Gabe von Penicillin V (1–2 Mill. E/Tag oral über 3 Tage) oder Doxycyclin (100 mg/Tag über 3 Tage) erwogen werden.

Weitere Hinweise
Zur Meldepflicht bei Meningitis oder Enzephalitis siehe Anhang, Kapitel 5.

Literatur
ASBRINK, E., A. HOVMARK: Early and late cutaneous manifestations of *Ixodes*-borne borreliosis (Erythema migrans borreliosis, Lyme borreliosis). Ann. N.Y. Acad. Sci. **539**, 4–15, 1988.
BURGDORFER, W.: Lyme Borreliosis: Ten years after discovery of the etiologic agent, *Borrelia burgdorferi*. Infection **19**, 257–262, 1991.
HASSLER, D., L. ZÖLLER, M. HAUDE et al.: Lyme-Borreliose in einem europäischen Endemiegebiet. Antikörperprävalenz und klinisches Spektrum. Dtsch. med. Wschr. **117**, 767–774, 1992.
KRAMER, M.D., S.E. MOTOR, H. HOFFMANN et al.: Symptomatik der Lyme-Borreliose. Dtsch. med. Wschr. **118**, 423–427, 1993.
MAIWALD, M.: Lyme-Borreliose – eine Infektionskrankheit mit interdisziplinären Anforderungen. Med. Welt **45**, 1–8, 1994.
MROWIETZ, U.: Dermatologische Manifestation der Lyme-Borreliose. Klinikarzt **23**, 80–83, 1994.
PFISTER, H.-W.: Neurologische Manifestationen der Lyme-Borreliose. Klinikarzt **23**, 87–90, 1994.
STEERE, A.C.: Lyme disease. New Engl. J. Med. **321**, 586–596, 1989.
WEBER, K., W. BURGDORFER (eds.), G. SCHIERZ (Coed.): Aspects of Lyme Borreliosis. Springer Verlag, Berlin 1993.

1.2.2 Rückfallfieber

Das Rückfallfieber ist eine akute, mit periodischen Fieberschüben verlaufende Infektionskrankheit, verursacht durch Borrelien, die durch Arthropoden auf den Menschen übertragen werden. Aus epidemiologischen Gründen werden zwei Formen des Rückfallfiebers unterschieden: das epidemische (Läuse-)Rückfallfieber und das endemische (Zecken-)Rückfallfieber.

Ätiologie
Erreger des epidemischen Rückfallfiebers ist *Borrelia (B.) recurrentis*. Das endemische Rückfallfieber wird in erster Linie durch *B. duttonii* verursacht. Außerdem können weitere Borrelienarten, die nach den Lederzecken (*Ornithodorus spp.*) benannt sind, in denen sie gefunden werden (*B. persica, B. hermsii, B. venezuelensis, B. mazzottii, B. hispanica* u.a.), als Erreger in Frage kommen. Bei den verschiedenen Borrelienarten, die sich morphologisch nicht unterscheiden, handelt es sich um bewegliche, gramnegative Schraubenbakterien (Spirochäten). Die Kultur dieser Erreger ist schwierig und gelingt nur unter Verwendung serum- und bluthaltiger Spezialnährmedien.

Vorkommen und Verbreitung
Rückfallfieber kommt weltweit vor. Das epidemische Läuse-Rückfallfieber wird durch Kleider- und Kopfläuse übertragen, die *B. recurrentis* in der Hämolymphe beherbergen. Ein Säugetierreservoir ist nicht bekannt. Besonders gefährdet sind Menschen, die in Kriegs- und Notzeiten eng zusammenleben. Herde findet man zur Zeit in Äthiopien, Sudan, Somalia, Tschad, Bolivien und Peru.

Das Zecken-Rückfallfieber, verursacht durch *B. duttonii* oder verwandte Borrelienarten, tritt endemisch auf. Von infizierten Zecken werden die Erreger auch transovariell auf die nachfolgenden Generationen weitergegeben. Wildlebende Nager (Mäuse, Ratten, Hamster, Wiesel, Erdhörnchen) und landwirtschaftliche Nutztiere (Pferd, Rind, Schwein) sind ein zusätzliches Erregerreservoir. Das Auftreten des endemischen Rückfallfiebers ist nicht saisongebunden.

Übertragung
Die Infektion des Menschen mit *B. recurrentis* erfolgt nicht durch Stich infizierter Läuse, sondern durch die beim Zerquetschen oder Verletzen von Läusen austretende erregerhaltige Hämolymphe. Die Borrelien können aktiv die Haut durchdringen. Auch den erregerhaltigen Fäzes von Läusen (Verreiben) kann eine epidemiologische Bedeutung zukommen.

Die Übertragung von *B. duttonii* auf den Menschen erfolgt während des Saugaktes der Zecken sowohl mit erregerhaltigem Speichel als auch mit Coxalflüssigkeit über Wunden.

Die direkte Übertragung des Rückfallfiebers von Mensch zu Mensch kommt nur selten vor.

Das epidemische Rückfallfieber verläuft generell klinisch schwerer als das endemische Rückfallfieber.

Krankheitsbild
Nach einer Inkubationszeit von 5–8 Tagen (auch 2–12 Tage möglich) beginnt die Erkrankung ohne jegliche Prodromalerscheinungen plötzlich mit Fieber (39–41°C), begleitet von Schüttelfrost. Nach 5–7 Tagen bei epidemischem bzw. 3–4 Tagen bei endemischem Rückfallfieber fallen die Temperaturen in den Normalbereich ab. Nach jeweils mehrtägigen, von Mal zu Mal länger andauernden fieberfreien Intervallen mit relativ gutem subjektivem Befinden folgen mehrere weitere Fieberschübe, deren Dauer kürzer und deren Intensität geringer werden. Zu den Fieberanfällen gesellen sich starke Kopf- und Gliederschmerzen, Appetitlosigkeit und Schwindel sowie abdominelle Beschwerden mit Übelkeit und Erbrechen. Der Puls ist entsprechend dem Fieberanstieg beschleunigt. Vielfach läßt sich schon ab dem 2. Krankheitstag eine Milzschwellung sowie eine leichte Lebervergrößerung palpieren. Die Konjunktiven sind gerötet oder gelblich verfärbt. Zeichen der hämorrhagischen Diathese sind Epistaxis sowie Petechien und Ekchymosen der Haut.

Als Komplikationen können Bronchitis, Bronchopneumonie, Herz- und Kreislaufstörungen, Ikterus, Arthritis, Nephritis, meningeale Reizerscheinungen, Iridozyklitis und Neuritis (Fazialisparese) auftreten. An Rückfallfieber erkrankte Schwangere können abortieren. Bei komplikationslosem Verlauf und ohne Hinzutreten zusätzlicher Infektionen kommt es nach mehreren Anfällen in der Regel zu spontaner Entfieberung. Die Prognose ist im allgemeinen gut. Die Letalität unbehandelter Fälle kann bis über 50% betragen.

Das überstandene Rückfallfieber hinterläßt eine kurzfristige Immunität, die sich nur auf Borrelienstämme gleicher Herkunft beschränkt.

Diagnose
Die klinische Verdachtsdiagnose ist nur durch den mikroskopischen Nachweis der Borrelien im Blut der Patienten, entnommen während des Fieberanstieges, zu klären. Die Erreger können im Nativpräparat (Phasenkontrast- oder Dunkelfeldmikroskop) aufgrund ihrer lebhaften schlängelnden Bewegung zwischen den Blutkörperchen und im alkoholfixierten Blutausstrich oder im „dicken Tropfen", gefärbt nach MAY-GRÜNWALD-GIEMSA (Abb. 1-2), erkannt werden.

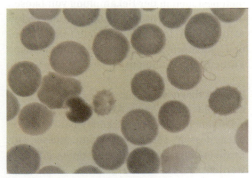

Abbildung 1-2: *Borrelia recurrentis* im Blutausstrichpräparat, gefärbt nach MAY-GRÜNWALD-GIEMSA.

Das Verfahren der Xenodiagnose („Läusetest") bleibt Spezialllaboratorien vorbehalten. Serologische Nachweisverfahren, wie z.B. Immunfluoreszenztest oder ELISA, sind möglich, haben sich aber nicht durchgesetzt (ca. 10% falsch positiv).

Im Blutbild finden sich während der Fieberphasen Leukozytenzahlen zwischen 15 000 und 30 000 pro mm^3; mitunter ist gegen Ende der Krankheit eine leichte bis mittelschwere Anämie feststellbar. Die Blutsenkung ist beschleunigt.

Differentialdiagnose

Aufgrund der klinischen Erscheinungen müssen differentialdiagnostisch Typhus, Fleckfieber, Wolhynisches Fieber, Leptospirose, Brucellose, Pappatacifieber, Hepatitis, Gelbfieber, Kala-Azar und Malaria ausgeschlossen werden.

Therapie

Läuse-Rückfallfieber wird mit einer Einmalgabe von 500 mg Tetrazyklin oder 500 mg Erythromycin oral behandelt. Beim Zecken-Rückfallfieber werden 4 × 500 mg Tetrazyklin oder 2 × 100 mg Doxycyclin bzw. 4 × 500 mg Erythromycin oral über 10 Tage verabreicht. Wegen der häufigen Herxheimer-Reaktion sollte die Behandlung anfangs im Krankenhaus erfolgen. Bei Läuse-Rückfallfieber ist die Entlausung des Patienten unerläßlich.

Prophylaxe

Die wichtigsten prophylaktischen Maßnahmen bestehen in der Bekämpfung von Läusen und Zecken sowie im Schutz vor Befall mit Arthropoden. In Endemiegebieten sind Wohn- und Kleiderhygiene weitere unterläßliche Vorbeugemaßnahmen.

Weitere Hinweise

Zur Meldepflicht siehe Anhang, Kapitel 5.

Personen, die an Rückfallfieber erkrankt oder dessen verdächtig sind, müssen im Krankenhaus unter Quarantäne gehalten werden.

Literatur

BARBOUR, A., S. HAYES: Biology of *Borrelia* species. Microbiol. Rev. **80**, 381–400, 1986.
BOYER, K.M., R.S. MUNFORD, G.O. MAUPIN et al.: Tick-borne relapsing fever: An interstate outbreak originating at Grand Canyon National Park. Am. J. Epidemiol. **105**, 469–479, 1979.
BUTLER, TH., P. HAZEN, C.K., WALLACE et al.: Infection with *Borrelia recurrentis*: Pathogenesis of fever and petechiae. J. Inf. Dis. **140**, 665–675, 1979.
FIHN, S., E.B. LARSON: Tick-borne relapsing fever in the Pacific Northwest: An underdiagnosed illness? West. J. Med. **133**, 203–209, 1980.
HUBER, M., D. EICHENLAUB: Rückfallfieber bei einem Afrikatouristen. Münch. med. Wschr. **126**, 178–180, 1984.
KEHL, K.S.: Relapsing fever: Role of borrelial antigens. Clin. Microbiol. Newsl. **7**, 25–27, 1985.
RATH, P.-M., G. RÖGLER, A. SCHÖNBERG et al.: Relapsing fever and its serological discrimination from Lyme Borreliosis. Infection **20**, 283–286, 1992.

1.3 Brucellosen

Die Brucellosen sind akut oder chronisch verlaufende Infektionskrankheiten bei Mensch und Tier, hervorgerufen durch gramnegative Bakterien der Gattung *Brucella*. Andere Bezeichnungen für die menschliche Brucellose sind Morbus Bang und Maltafieber.

Ätiologie

Als Erreger für Brucellosen kommen *Brucella (Br.) abortus* (bevorzugtes Wirtstier Rind), *Br. melitensis* (bevorzugte Wirtstiere Schaf und Ziege), *Br. suis* (bevorzugtes Wirtstier Schwein) sowie gelegentlich auch *Br. canis* (bevorzugtes Wirtstier Hund) in Betracht. Infektionen mit *Br. neotomae* (bevorzugtes Wirtstier Wüstenratte) und *Br. ovis* (bevorzugtes Wirtstier Schafbock) sind beim Menschen bisher nicht bekannt geworden.

Vorkommen und Verbreitung

Das Auftreten der Brucellose beim Menschen ist eng mit dem Vorkommen und der Verbreitung bei Tieren, insbesondere bei landwirtschaftlichen Nutztieren, verbunden. In Europa kommen Tierbrucellosen in westeuropäischen und mediterranen Ländern (Irland, Frankreich, Portugal, Spanien, Malta, Griechenland, Türkei) vor. Außerhalb des europäischen Kontinents sind es Länder in Afrika, Asien und Lateinamerika (hier insbesondere Brasilien und Mexiko), in denen Brucellosen bei landwirtschaftlichen Tieren vermehrt auftreten.

Besonders gefährdet sind Tierärzte, Landwirte, Tierpfleger, Melker, Schäfer, Schlachthofpersonal, Abdecker sowie Touristen, Gastarbeiter oder Entwicklungshelfer in Ländern mit Tierbrucellosen.

Übertragung

Die Ansteckung des Menschen erfolgt durch direkten Kontakt mit Sekreten infizierter Rinder, Schafe, Ziegen, Schweine oder Hunde (z.B. Lochien bei abortierenden Tieren) über Schleimhäute der Konjunktiven oder kleinste Hautläsionen. Infektionen sind außerdem durch Genuß von Rohmilch oder von Milchprodukten aus nicht erhitzter Milch (z.B. Schafs- oder Ziegenkäse) möglich. Ferner kann eine Übertragung der Erreger auf aerogenem Wege (z.B. infektiöse Aerosole im Schlachthof oder erregerhaltige Staubpartikel) stattfinden (Abb. 1-3). Auch Laborinfektionen kommen vor.

Krankheitsbild

Exakte Angaben über die Inkubationszeit der menschlichen Brucellosen sind nicht bekannt. Die Dauer schwankt von 1–3 Wochen (nach Infektionen mit *Br. melitensis*) bis zu 3 Monaten.

Die klinischen Erscheinungsbilder der durch die verschiedenen *Brucella*-Spezies verursachten Brucellosen sind sich weitgehend ähnlich, auch wenn sie sehr vielgestaltig ablaufen können. Den schwersten Krankheitsverlauf zeigen Infektionen mit *Br. melitensis*, es folgen in der Schwere *Br. suis*-Infektionen, die etwas milder ablaufen, und dann Infektionen mit *Br. abortus*. *Br. canis* zeigt

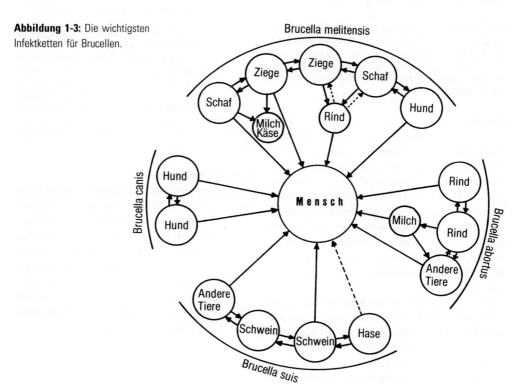

Abbildung 1-3: Die wichtigsten Infektketten für Brucellen.

von allen genannten *Brucella*-Spezies die geringste Pathogenität für den Menschen.

Die Prodromalerscheinungen, vielfach nur gering ausgeprägt und uncharakteristisch, so daß die Betroffenen ihnen häufig keinerlei Krankheitsbedeutung beimessen, sind hauptsächlich Abgeschlagenheit, Kopf-, Gelenk- und Muskelschmerzen sowie gastrointestinale Störungen. Insbesondere bei *Br. melitensis*-Infektionen ist ein „undulierendes Fieber" deutlich ausgeprägt. Schwellungen von Leber, Milz oder tastbaren Lymphknoten können, müssen aber nicht vorhanden sein. Im chronischen Krankheitsstadium kommt es zu vielfältigen Organmanifestationen, die in der Regel auch mit pathologischen Veränderungen, wie Arthritiden, insbesondere Spondylarthritis, ferner Hepatitis, Orchitis, Pyelonephritis, einhergehen. Auch chronische Bronchopneumonien, Thyreoiditis oder Endokarditiden können durch Brucellen verursacht werden. Erkrankungen des Zentralnervensystems in Form von Meningoenzephalitis sind ebenfalls möglich (Neurobrucellosen).

Bei Tieren äußert sich die Brucellose in Form von Aborten, Hoden- und Nebenhodenentzündungen sowie gelegentlich bei Rindern auch als Polyarthritiden, Tendovaginitiden und Schleimbeutelentzündungen. Vielfach verläuft die Brucelloseinfektion bei Tieren latent.

Diagnose

Der sicherste Beweis für das Vorliegen einer Brucellose ist der kulturelle Erregernachweis. Dieser gelingt am ehesten im akuten Stadium während eines Fieberanfalls oder einer Fieberperiode aus (Zitrat-)Blut, wobei mehrfache Probenentnahmen für Wiederholungsuntersuchungen angebracht sind. Auch aus Sternalpunktat, Gelenkpunktaten, exzidierten Lymphknoten sowie aus Biopsiematerial von Leber, Milz oder Knochenmark kann eine Kultur angelegt werden.

Für die serologische Diagnose werden Langsamagglutination (Widal-Reaktion), Komplementbindungsreaktion (KBR) und ELISA (IgM-, IgG-Antikörper) sowie u.U. der Coombs-Test (zum Nachweis inkompletter Antikörper) eingesetzt. Nur anhand nachgewiesener signifikanter Titerbewegungen (3–4 Serumverdünnungsstufen) sind diagnostische Aussagen möglich. Aus diesem Grunde sollten Serumproben im Abstand von 8–10 Tagen gewonnen werden.

Zwischen Br. abortus, Br. melitensis und *Br. suis* bestehen sehr enge Antigengemeinschaften. Die mit entsprechenden Antigenen nachgewiesenen Antikörper erlauben deshalb keine Aussage zum eigentlichen Erreger. Weitere Antigengemeinschaften, die zu serologischen Fehldiagnosen führen können, bestehen zu *Yersinia enterocolitica*, Serovar 0:9, und *Francisella tularensis*. Auch gegen Cholera geimpfte Personen weisen infolge kreuzreagierender Antigene Agglutinine gegen Brucellen auf. Ferner bestehen zu bestimmten *Salmonella*-Arten, z.B. *S. urbana, S. godesberg*, Antigenbeziehungen, die für die serologische Diagnose Probleme bereiten können.

Bei Verdacht auf Vorliegen einer *Br. canis*-Infektion (Ansteckungsquelle Hund, insbesondere in Beagle-Hundezuchten und -haltungen) müssen die serologischen Untersuchungen (Langsamagglutination, KBR) mit einem *Br. canis*-Antigen durchgeführt werden, da dieser Erreger zu den übrigen *Brucella*-Spezies keine Antigengemeinschaften aufweist.

Bei Tieren erfolgt die Diagnose mittels mikroskopischem (z.B. Köster-Färbung) oder kulturellem Erregernachweis in abortierten Feten, Nachgeburten, Vaginalschleim, Lochialsekret, Hodengewebe, Sperma, Milch oder Eutersekret. Für die Serologie eignen sich die Langsamagglutination und Komplementbindungsreaktion sowie beim Rind neuerdings auch ELISA (Tankmilch). Bei Schweinen, Schafen und Ziegen ermöglichen auch Hautteste die Diagnose der Brucellose.

Differentialdiagnose

Im akuten Stadium sind grippaler Infekt, Ornithose, Q-Fieber, Typhus, Paratyphus, Malaria, Miliartuberkulose, Kala-Azar und infektiöse Mononukleose auszuschließen. Im chronischen Stadium ist differentialdiagnostisch u.a. an Virusmeningoenzephalitis, rheumatisches Fieber, Endocarditis lenta, Kollagenose, Lymphogranulomatose, Morbus Marie-Strümpell-Bechterew, Wirbelsäulen-Tuberkulose, Spondylose oder Hepatitis zu denken.

Therapie

2 × 100 mg Doxycyclin/Tag, oral, über 6 Wochen, + 1 g Streptomycin/Tag, i.m., über 3 Wochen; oder: Doxycyclin + 600 mg Rifampicin/Tag, oral, über 6 Wochen; oder: 3 Tabl. Cotrimoxazol forte/Tag + Streptomycin oder Rifampicin, über 6 Wochen.

In deutschsprachigen Raum ist die Behandlung landwirtschaftlicher Nutztiere, die mit Brucellen infiziert sind, verboten.

Prophylaxe

Kein Genuß von Rohmilch und Rohmilchprodukten (Schafs- und Ziegenkäse). Beruflich exponierte Personen sollen sich bei entsprechenden Arbeiten durch Tragen von Handschuhen (insbesondere wenn Hautläsionen vorliegen), Gesichts- und Mundschutz vor Kontaktinfektionen schützen. Ausmerzen brucelloseinfizierter Tiere aufgrund veterinärpolizeilicher Bestimmungen.

Weitere Hinweise

Zur Meldepflicht siehe Anhang, Kapitel 5.

Nach § 10 (1) des Tierseuchengesetzes vom 29. 1. 1993 unterliegt in der Bundesrepublik Deutschland die Brucellose bei Rindern, Schweinen, Schafen und Ziegen der Anzeigepflicht.

Literatur

BATCHELOR, B.I., R.J. BRINDLE, G.F. GILKS, J.B. SELKON: Biochemical mis-identification of *Brucella melitensis* and subsequent laboratory-acquired infections. J. Hosp. Inf. **22**, 159–162, 1992.

BONZA, E., M.G. DE LA TORRE, F. PARRAS et al.: *Brucella meningitis*. Rev. Inf. Dis. **9**, 810–822, 1987.

COLMENERO, J.D., J.M. REGUERA, F.P. CABRERA et al.: Serology, clinical manifestations and treatment of brucellosis in different age groups. Infection **18**, 152–156, 1990.

KOHLHÄUFL, M., J. LORENZ, P. HEINZ: 33jähriger Patient mit rezidivierenden Fieberschüben und Splenomegalie nach Auslandsaufenthalt. Internist **31**, 602–604, 1990.

MARTIN-MAZUELOS, E., M.C. NOGALES, C. FLOREZ et al.: Outbreak of *Brucella melitensis* among microbiology laboratory workers. J. Clin. Microbiol. **32**, 2035–2036, 1994.

MOEGLE, H., W. HEIZMANN, P. KATZ, K. BOTZENHART: Bericht über eine *Brucella melitensis*-Epidemie in Süddeutschland. Bundesgesundhbl. **28**, 69–74, 1985.

VON GRAEVENITZ, A., F. COLLA: Thyroiditis due to *Brucella melitensis*-Report of two cases. Infection **18**, 179–180, 1990.

Young, E.J.: An overview of human brucellosis. Clin. Infect. Dis. **21**, 283–290, 1995.

YOUNG, E.J.: Serologic diagnosis of human brucellosis: Analysis of 214 cases by agglutination tests and review of the literature. Rev. Inf. Dis. **13**, 359–372, 1991.

YOUNG, E.J., M.J. CORBEL: Brucellosis: Clinical and laboratory aspects. CRC Press, Boca Raton Florida 1989.

1.4
Campylobacter-Infektionen
(Campylobacter jejuni, Campylobacter coli und *Campylobacter lari)*

Campylobacteriosen sind akut bis chronisch verlaufende Infektionskrankheiten bei Mensch und Tier, für die mehrere Spezies aus dem Genus *Campylobacter* (frühere Bezeichnung *Vibrio*) als Erreger in Frage kommen können. Bis heute sind nur von *Campylobacter (C.) jejuni, C. coli* und *C. lari* Übertragungen auf direktem oder indirektem Wege durch Tiere auf den Menschen bekannt geworden.

C. fetus ssp. venerealis gilt als Erreger enzootisch auftretenden Verwerfens beim Rind, während *C. fetus ssp. fetus* als ätiologische Ursache für enzootische Abortusfälle bei Schafen und gelegentlich auch bei Schweinen sowie für sporadische Rinderaborte in Betracht kommen kann. Wegen der Tierpathogenität beider Bakterienspezies werden Erkrankungen des Menschen durch diese Erreger allgemein als Zoonosen betrachtet. Eine direkte oder indirekte Übertragung von *C. fetus ssp. venerealis* bzw. *C. fetus ssp. fetus* von Tieren auf den Menschen ist weder durch kulturellen noch serologischen Nachweis zuverlässig belegt worden. Auch fehlt in diesem Zusammenhang die für Zoonosen charakteristische Häufung bei den Bevölkerungsgruppen, die engen und häufigen Kontakt mit landwirtschaftlichen Tieren oder tierischen Produkten haben.

Ätiologie

C. jejuni, C. coli und *C. lari* sind bewegliche, schlanke, gekrümmte bis spiralig gewundene, nicht sporenbildende, gramnegative Stäbchenbakterien. Sie zeigen gutes Wachstum unter mikroaerophilen Verhältnissen (5% O_2, 10% CO_2, 85% N_2) sowie bei einer Temperatur von 42°C.

Vorkommen und Verbreitung
Infektionen mit *C. jejuni, C. coli* und *C. lari* (selten) werden weltweit zunehmend beim Menschen nachgewiesen. Besonders in warmen Sommermonaten tritt diese Infektionskrankheit gehäuft auf. Der Erreger kommt im Darminhalt verschiedener Tierarten in unterschiedlicher Häufigkeit vor. Das Hauptreservoir für *C. jejuni* bilden wildlebende Vögel sowie Nutz- und Zuchtgeflügel. Zier- und Stubenvögel können ebenfalls Träger dieser Bakterienspezies sein. Von landwirtschaftlichen Nutztieren kommt dem Schwein als Träger und Ausscheider von *C. coli* die größte Bedeutung zu. Auch im Darminhalt von Rindern, Kälbern, Schafen und Zootieren wurden die Erreger in unterschiedlicher Häufigkeit festgestellt. Ferner sind *C. jejuni* und *C. coli* bei Hunden, Katzen, Goldhamstern, Meerschweinchen und Mäusen nachgewiesen worden. *C. lari* wird überwiegend bei Möwen nachgewiesen, seltener bei Hunden.

Personen jeden Alters und Geschlechts können erkranken, wobei die Infektionskrankheit bei Kleinkindern bis zum Alter von 5 Jahren gehäuft nachgewiesen wird. Personen, die intensiven Umgang mit Tieren haben, sind besonders gefährdet.

Übertragung
Nach bisherigen Kenntnissen erfolgt die Infektion des Menschen in erster Linie auf oralem Weg, entweder nach Genuß von kontaminierten Lebensmitteln (rohes Geflügel- und Schweinefleisch, Rohmilch), kontaminiertem Trinkwasser oder nach Kontakt mit Ausscheidungen verschiedener infizierter Tiere (Abb. 1-4). Auch von Mensch zu Mensch sind Übertragungen möglich.

Krankheitsbild
Nach einer Inkubationszeit von 3-5 Tagen (Extremwerte: 1½ und 7-11 Tage) manifestiert sich die Infektion mit *C. jejuni, C. coli* oder *C. lari* hauptsächlich als akut verlaufende Enteritis. Mit großer Regelmäßigkeit treten zunächst Prodromalerscheinungen in Form von Fieber (bis zu 40°C), Schüttelfrost, Kopf- und Gliederschmerzen, Schwindelgefühl oder Abgeschlagenheit auf. Auch Abdominalbeschwerden können vorliegen und Anlaß zur Laparotomie oder Appendektomie geben. Wenige Stunden (12-24 Std.) bis 2 Tage nach dem Auftreten der Prodromalsymptome setzen schlagartig zahlreiche Stuhlentleerungen ein. Diese sind zuerst von breiiger, dann von flüssiger bis wässeriger Konsistenz und können faulig riechen. Ab dem 2.-3. Krankheitstag werden in den Stühlen in den meisten Fällen Blut- und/oder Galle-, Eiter- oder Schleimbeimengungen beobachtet. Zusätzlich können kolikartige Bauchschmerzen auftreten; in vereinzelten Fällen kommt es zum Erbrechen. Die Körpertemperatur kann bis 40°C ansteigen. Röntgenologisch läßt sich in dem einen oder anderen Falle eine Ileitis terminalis – vergleichbar dem Morbus Crohn – beobachten.

Bei einer *C. jejuni*- bzw. *C. coli*-Infektion können auch eine Kolitis oder Proktitis auftreten. Auf Enteritiden können innerhalb von 1-5 Wochen arthritische Beschwerden folgen, sowohl in Form von Mono- als auch Polyarthritis. In Einzelfällen kann *C. jejuni* die Ursache für Meningitis, Guillain-Barré-Syndrom, Peritonitis, Harnwegsinfekt, Abort sowie Sepsis (bei resistenzgeminderten Patienten) sein. Die Prognose ist bei *C. jejuni*-, *C. coli*- und *C. lari*-Erkrankungen günstig. Bisher wurden nur wenige Todesfälle, die auf diesen Erreger zurückzuführen waren, bekannt.

Bei Tieren kann *C. jejuni* oder *C. coli* an enteritischen Krankheitserscheinungen mitbeteiligt sein. Bei Schafen kommen diese Erreger als Ursache von Aborten mit in Betracht. In den meisten Fällen verlaufen *C. jejuni*-, *C. coli*- und *C. lari*-Infektionen bei Tieren inapparent.

Diagnose
Für die sichere Diagnose einer *C. jejuni*-, *C. coli*- oder *C. lari*-Enteritis und ihrer Komplikationen ist der kulturelle Erregernachweis

in frisch entnommenem Untersuchungsmaterial (am besten dünnflüssiger Stuhl, Rektalabstrich) unerläßlich. Bei ungeklärtem Fieber oder Sepsis ist die Untersuchung von Blutkulturen auch auf *Campylobacter spp.* angezeigt (mikroaerophile Bebrütung der Selektivnährböden bei 42°C), vor allem dann, wenn enteritische Krankheitserscheinungen vorausgingen.

Die Anwendung serologischer Untersuchungsverfahren, z.B. Komplementbindungsreaktion, Langsamagglutination, ist möglich; die damit erzielten Ergebnisse sind aber für die Diagnose nicht immer zufriedenstellend. Dies ist darauf zurückzuführen, daß z.B. von *C. jejuni* über 50 verschiedene Serovare bekannt sind, die durchweg typspezifisch reagieren.

Bei Tieren erfolgt die Diagnose durch Erregerisolierung aus Darminhaltsproben.

Differentialdiagnose

Klinisch sind *Campylobacter*-Enteritiden und ihre möglichen Komplikationen von Infektionen mit anderen Bakterienspezies wie Salmonellen, Shigellen, Yersinien oder Clostridien nicht zu unterscheiden.

Therapie

Flüssigkeits- und Ionenersatz. Nur bei länger anhaltenden, rezidivierenden Durchfällen sowie bei Vorliegen einer Sepsis sind antibiotische Therapiemaßnahmen erforderlich.

Bei Erwachsenen werden über 5–7 Tage 2×500 mg Erythromycin oder 2×500 mg Ciprofloxacin/Tag, bei Kindern täglich 50 mg Erythromycin/kg Körpergewicht verabreicht.

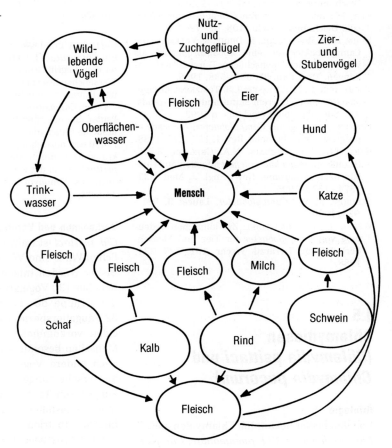

Abbildung 1-4: Mögliche Infektketten für *C. jejuni* und *C. coli.*

Prophylaxe

In erster Linie lebensmittelhygienische Maßnahmen, wie sorgfältige Zubereitung von Schweine- und Geflügelfleisch (Kochen, Braten), kein Genuß von Rohmilch (Pasteurisation) sowie hygienisch einwandfreie Trinkwasseraufbereitung. Ferner Beachtung allgemein gültiger Hygienemaßnahmen beim Umgang mit Tieren, insbesondere wenn diese enteritische Krankheitssymptome zeigen.

Weitere Hinweise

Zur Meldepflicht siehe Anhang, Kapitel 5.

Literatur

ALLOS, B.M., M.J. BLASER: *Campylobacter jejuni* and the expanding spectrum of releated infections. Clin. Infect. Dis. **20**, 1092–1099, 1995.

HAHN, W., E. SCUPIN: Untersuchungen über die Bedeutung von Haus- und Heimtieren als Vektoren für Campylobacterinfektionen des Menschen. Dtsch. tierärztl. Wschr. **95**, 291–295, 1988.

KIST, M.: Infektionen durch *Campylobacter jejuni/coli*. Dtsch. med. Wschr. **108**, 67–72, 1983.

KÜHN, H., J. BOCKEMÜHL, K. DEDIE, K. VOLKMER: Die Campylobakteriose, eine Zooanthroponose als wichtige Ursache menschlicher Durchfallserkrankungen. Med. Klin. **81**, 534–538, 1986.

NACHAMKIN, I., M.J. BLASER, L.S. TOMPKINS: *Campylobacter jejuni*. Current status and future trends. Am. Soc. Microbiol. Washington 1992.

PENNER, J.: The genus *Campylobacter*: A decade of progress. Clin. Microbiol. Rev. **1**, 157–172, 1988.

REES, J.H., S.E. SOUDAIN, N.A. GREGSON, R.A.C. HUGHES: *Campylobacter jejuni* infection and Guillain-Barré-Syndrome. New. Engl. J. Med. **333**, 1374–1379, 1995.

SKIRROW, M.-W.: *Campylobacter*. Lancet **ii**, 921–923, 1990.

WEBER, A., E. SCHMITTDIEL: Zur klinischen Bedeutung von *Campylobacter* für Tier und Mensch. Berl. Münch. Tierärztl. Wschr. **101**, 329–334, 1988.

1.5
Chlamydiosen
(Chlamydia psittaci und *Chlamydia pecorum)*

Ätiologie

Von den bisher bekannten Chlamydienspezies *Chl. trachomatis, Chl. pneumoniae, Chl. psittaci* und *Chl. pecorum* sind die beiden ersteren pathogen für den Menschen, die beiden letzteren tierpathogene Arten, die aber bei Kontakt mit infizierten Tieren beim Menschen Zoonosen hervorrufen können. *Chl. psittaci* umfaßt zahlreiche Stämme, die unterschiedliche Tierarten (Vögel, Wiederkäuer, Pferde, Katzen, Hunde, Schweine, Koalas u.a.) befallen. Der „Enzootische Abort der Schafe" wird durch *Chl. psittaci* hervorgerufen. Stämme der erst 1993 als eigenständige Spezies erkannten und von *Chl. psittaci* abgetrennten *Chl. pecorum* infizieren in erster Linie Rinder und Schafe und verursachen Pneumonie, Polyarthritis, Enzephalomyelitis und Diarrhoe. Über das pathogene Potential dieser Spezies für den Menschen ist bisher wenig bekannt. Die Möglichkeit einer Übertragung auf den Menschen muß in Betracht gezogen werden. Von besonderer Bedeutung ist *Chl. psittaci* bei Vögeln.

Nach dem Bundesseuchengesetz werden die aviären *Chl. psittaci*-Infektionen des Menschen nur unter dem Begriff Ornithose geführt. Dagegen wird im Tierseuchengesetz (29. 1. 1993) zwischen Ornithose und Psittakose unterschieden.

Durch *Chl. psittaci* verursachte Erkrankungen bei Psittaciden oder durch Kontakt mit Psittaciden verursachte Chlamydiosen beim Menschen werden als Psittakose bezeichnet, während Ornithose für Erkrankungen durch andere Vogelstämme von *Chl. psittaci* verwendet wird. Der Begriff Ornithose wird auch als Synonym für aviäre Chlamydiose gebraucht.

Vorkommen und Verbreitung

Chl. psittaci ist weltweit verbreitet. Die natürlichen Wirte sind Vögel, Haus- und Wildtiere. Bisher wurden Infektionen mit dem Erreger bei über 130 Vogelarten – davon allein 57 aus der Gruppe der Papageienvögel – und bei 32 Säugetierspezies nachgewiesen. Bei Psittaciden vorkommende Stämme sind für den Menschen besonders virulent, jedoch können auch andere Vogelstämme schwere Krankheitserscheinungen verursachen, wie Erkrankungen von Taubenzüchtern und Epidemien unter Angestellten von Geflügelzucht- und Geflügelmastbetrieben sowie Geflügelschlachthöfen immer wieder gezeigt haben.

1.5 Chlamydiosen

Bei Wirtschaftsgeflügel (Puten, Enten, Gänsen), bei Rasse- und Brieftauben und in Ziervogelbeständen kann es zu großen Verlusten kommen.

Übertragung

Die Übertragung von *Chl. psittaci* auf den Menschen erfolgt durch Einatmen infizierten Staubs oder durch Kontakt mit den Ausscheidungen infizierter Tiere, wobei latent infizierte oder erkrankte Vögel, vor allem Psittaciden und Tauben, die wichtigste Ansteckungsquelle sind.

Infektionen durch Säugetierstämme von *Chl. psittaci* kommen beim Menschen gelegentlich vor. Diese können z.B. nach direktem Kontakt mit Katzen, die eine *Chl. psittaci*-bedingte Konjunktivitis aufweisen, auftreten (Schmutz- und Schmierinfektion).

Die Krankheit ist auch von Mensch zu Mensch übertragbar (Kontaktinfektion).

Krankheitsbild

Das klinische Bild einer *Chl. psittaci*-Infektion ist sehr variabel. Es reicht von der klinisch inapparenten Infektion, die zufällig entdeckt wird, über leichte „grippale" Symptome bis zu schweren, lebensbedrohlichen Verläufen mit den Symptomen einer „atypischen" Pneumonie, hohem Fieber, heftigen Kopfschmerzen und Multiorganversagen.

Die Inkubationszeit beträgt 7–21 Tage, kann aber bis zu 3 Monaten dauern.

Die Erkrankung beginnt entweder akut mit Schüttelfrost und hohem Fieber (bis über 40°C) bei relativer Bradykardie oder mit langsam zunehmenden Symptomen wie Krankheitsgefühl, Husten und allmählich ansteigender Körpertemperatur. Symptome unterschiedlich starker Ausprägung sind Kopfschmerzen, Myalgien, hartnäckiger, unproduktiver Husten, gelegentlich Dyspnoe und Zyanose sowie mentale Störungen wie Lethargie, Verwirrtheit, Stupor bis zum Koma. Geringe oder fehlende Perkussions- und Auskultationsbefunde der Lunge kontrastieren zu den oft ausgedehnten, seltener fleckförmigen, „milchglasartigen", röntgenologisch erkennbaren Verschattungen der Lunge, die pathognomonisch für eine interstitielle Pneumonie sind.

Seltene Verlaufsformen sind monosymptomatische Peri-, Myo- oder Endokarditis oder thromboembolische Komplikationen, die gelegentlich chirurgische Intervention erfordern. Auch bei Erythema nodosum sollte an eine Beteiligung von *Chl. psittaci* gedacht werden. Bei besonders fulminanten Verläufen von Chlamydiose kann es zu akuter Pankreatitis oder akutem Nierenversagen infolge Tubulusnekrose kommen.

In leichteren Fällen dauert die *Chl. psittaci*-Infektion 10–14 Tage, in schweren 3–7 Wochen. Die Letalität beträgt auch heute noch 1%.

Beim Menschen wurden nach Infektionen mit *Chl. psittaci*-Stämmen von Säugetieren (Katze, Schaf u.a.) grippeähnliche Erscheinungen, Konjunktivitis, Pneumonie, Orchitis, Endokarditis, Glomerulonephritis und bei Schwangeren Fehlgeburten beobachtet.

Bei Säugetieren und Vögeln ist die latente Infektion die häufigste Form der Chlamydieninfektion. *Chl. psittaci* kann bei Säugetieren zu unterschiedlichen Krankheitsbildern führen: Konjunktivitis, Pneumonie, Abort, Polyarthritis, Enzephalomyelitis, Enteritis, Mastitis.

Infektionen bei Vögeln können lokale Symptome hervorrufen – bei Tauben wird häufig eine ein- oder beidseitige Konjunktivitis beobachtet – oder eine schwere Allgemeinerkrankung verursachen. Erkrankte Vögel zeigen Freßunlust, struppiges Gefieder, seröse bis eitrige Absonderungen aus der Nase, Tachypnoe, Durchfall und blutigen Kot. Es kommt zu Pneumonie, Luftsackentzündung, Konjunktivitis, Polyserositis, Perikarditis, Enteritis, Milzschwellung und Enzephalitis.

Diagnose

Hinweisend ist der private oder berufliche Kontakt mit Vögeln.

Die Diagnose wird durch den serologischen Nachweis eines Antikörperanstieges ($\geq$ 4fach) mittels Komplementbindungsreaktion gesichert.

Eine empfindlichere Methode ist der ELISA, mit dem im Frühstadium IgM und im weiteren Verlauf der Infektion IgG nachgewiesen werden können.

Gelegentlich gelingt die Isolierung des Erregers aus dem Sputum oder während der Fieberphase aus dem Blut. Hierfür wird heute der Zellkultur (McCoy- oder BGM-Zellen) gegenüber dem Versuchstier (weiße Maus) der Vorzug gegeben.

Differentialdiagnose

Differentialdiagnostisch müssen „atypische" Pneumonien durch *Mycoplasma pneumoniae, Coxiella burnetii, Legionella spp.* und Viren erwogen werden.

Therapie

Mittel erster Wahl sind Doxycyclin (2 × 100 mg/Tag) oder Tetrazyklin (4 × 500 mg/Tag) über 2 Wochen. Als Alternativen, z.B. bei Schwangeren und Kleinkindern, wird auch, allerdings nicht immer mit Erfolg, Erythromycin (4 × 500 mg/Tag), anfangs i.v., dann oral, empfohlen. Wegen ihrer besseren Gewebepenetration und intrazellulären Anreicherung sollten auch Azi- und Clarithromycin wirksam sein. Die Rezidivquote ist groß, wenn die Antibiotikatherapie nicht konsequent und ausreichend lang oder in zu geringer Dosierung durchgeführt wird.

Prophylaxe

Besonders gefährdete Berufsgruppen (Angestellte in Vogelhandlungen, Arbeiter in Enten-, Putenzuchten und Geflügelschlachthöfen sowie Personen, die Geflügelfedern verarbeiten) sollten auf mögliche Gefahren hingewiesen (Tragen entsprechender Arbeitskleidung, Mundschutz, Staubentwicklung vermeiden u.a.) und regelmäßig ärztlich überwacht werden (einschließlich serologischer Kontrolluntersuchungen).

Nach § 53 der Binnenmarkt-Tierseuchenschutz-Verordnung muß in der Bundesrepublik Deutschland bei importierten Psittaciden während einer Quarantänezeit von 30–45 Tagen eine Antibiotikaprophylaxe durchgeführt werden.

Weitere Hinweise

Zur Meldepflicht siehe Anhang, Kapitel 5.

Nach § 10 (18) des Tierseuchengesetzes vom 29. 1. 1993 unterliegt in der Bundesrepublik Deutschland Psittakose (Erkrankungen der Psittaciden) der Anzeigepflicht. Nach der Verordnung über meldepflichtige Tierkrankheiten vom 9. 8. 1983 sind die Chlamydiose (bei anderen Vogelarten als Psittaciden vorkommende Chlamydiose) sowie der Chlamydienabort bei Schafen meldepflichtig.

Literatur

BUXTON, D.: Potential danger to pregnant women of *Chlamydia psittaci* from sheep. Vet. Rec. **118**, 510–511, 1986.

HADLEY, K.M., D. CARRINGTON, C.E. FREW et al.: Ovine chlamydiosis in an abattoir worker. J. Infect. **25**, 105–109, 1992.

HOEN, B., C. SELTONSUTY, F. LACASSIN et al.: Infective endocarditis in patients with negative blood cultures: Analysis of 88 cases from a one-year nationwide survey in France. Clin. Inf. Dis. **20**, 501–506, 1995.

REGAN, R.J., J.R.E. DATHNAN, J.D. TREHARNE: Infective endocarditis with glomerulonephritis associated with cat Chlamydia (*C. psittaci*) infection. Br. Heart J. **42**, 349–352, 1979.

SCHACHTER, J.: Chlamydial infections: Past, present, and future. J. Am. Vet. Med. Assoc. **195**, 1501–1506, 1989.

STORZ, J., H. KRAUSS: Chlamydia. In: H. BLOBEL, TH. SCHLIESSER (Hrsg.): Handbuch der bakteriellen Infektionen bei Tieren. VEB Gustav Fischer Verlag, Jena, 447–531, 1985.

VERWEIJ, P.E., J.F.G.M. MEIS, R. EIJK et al.: Severe human psittacosis requiring artificial ventilation: Case report and review. Clin. Inf. Dis. **20**, 440–442, 1994.

VILLEMONTEIX, P., G. AGIUS, B. DUCROZ et al.: Pregnancy complicated by severe *Chlamydia psittaci* infection acquired from a goat flock: Case report. Eur. J. Obstet. Gynecol. Reprod. Biol. **37**, 91–94, 1990.

WILS, J.M.: *Chlamydia* zoonoses. J. Small Animal Pract. **27**, 717–731, 1986.

YUNG, P., M.L. GRAYSON: Psittacosis – a review of 135 cases. Med. J. Austr. **148**, 228–233, 1988.

1.6 Ehrlichiosen

Die Ehrlichiosis des Menschen ist eine durch verschiedene *Ehrlichia (E.)*-Arten ausgelöste, fieberhafte Systemerkrankung, die mit Kopf-

und Rückenschmerzen, Übelkeit, Erbrechen, Nieren- und Leberfunktionsstörungen und Panzytopenie verläuft. Die Erkrankung, die durch Sekundärinfektionen kompliziert werden kann, kann letal enden.

Ätiologie

Ehrlichien sind unbewegliche, gramnegative, obligat intrazelluläre Bakterien, die Leukozyten, insbesondere Mono- und Granulozyten, auch Lymphozyten, parasitieren und intrazytoplasmatische Einschlußkörperchen (Morulae) bilden.

Aufgrund von Homologien ihrer 16S r-DNA unterscheidet man zur Zeit drei Genogruppen:
1. *E. canis*-Genogruppe mit *E. canis*, *E. chaffeensis*, *E. muris* und *E. ewingii*;
2. *E. phagocytophila*-Genogruppe mit dem Erreger „Human Granulocytic Ehrlichiosis" (HGE) sowie *E. phagocytophila*, *E. equi* und *E. platys*;
3. *E. sennetsu*-Genogruppe mit *E. sennetsu* und *E. risticii*.

Vorkommen und Verbreitung

E. sennetsu wurde bisher nur in Westjapan und Malaysia nachgewiesen; ein tierischer Wirt oder Vektor ist unbekannt.

E. chaffeensis kommt in den USA vor; über Infektionen wurde auch aus Spanien, Portugal und Mali berichtet. Serologische Untersuchungen in den USA ergaben hohe Antikörperprävalenzen beim amerikanischen Weißwedelhirsch (*Odocoileus virginianus*, 54%), Fuchs (83%), Waschbär (60%) und Kaninchen (16%), so daß hier das Reservoir für *E. chaffeensis* zu suchen ist. Auch Hunde und Pferde gelten als Wirte.

E. canis und *E. platys* wurden beim Hund, *E. equi* und *E. risticii* beim Pferd, *E. phagocytophila* und *E. ondiri* bei Wiederkäuern und in entsprechenden Vektoren gefunden.

Als humanpathogen wurden bisher *E. sennetsu*, *E. chaffeensis*, *E. canis*, *E. phagocytophila* und *E. equi* identifiziert.

Übertragung

Verschiedene Zeckenarten sind gesicherte oder vermutete Vektoren für *Ehrlichia spp.*: bei *E. canis Rhipicephalus sanguineus* und *Ixodes spp.*, bei *E. chaffeensis Amblyomma americanum* und *Dermacentor variabilis*, bei *E. phagocytophila* und *E. equi Ixodes ricinus* und *Dermacentor variabilis*. 75% der Patienten mit Ehrlichiosis geben anamnestisch einen Zeckenstich an, die übrigen wohnen in zeckeninfestierten, ländlichen Gebieten. Über 90% der Patienten mit Ehrlichiose erkranken in den Monaten höchster Zeckenaktivität (April bis September).

Krankheitsbild

Zielzellen infizierender *Ehrlichia spp.* sind die Leukozyten des Wirts, für *E. chaffeensis* und *E. canis* die Monozyten, für *E. phagocytophila* und *E. equi* die Granulozyten. Entsprechend unterscheidet man eine monozytäre Ehrlichiose (human monocytic ehrlichiosis, HME) von der granulozytären Form (HGE). HME und HGE ähneln sich im klinischen Bild. Etwa 60% der Infektionen verlaufen asymptomatisch. Eine Ehrlichiose manifestiert sich nach unspezifischen Prodromi mit plötzlichem Fieberanstieg (> 39°C) bei relativer Bradykardie (< 90 Schläge/min) mit heftigen Kopfschmerzen, Myalgien, Arthralgien, Rückenschmerzen, Anorexie, Übelkeit und Erbrechen. Ein makulopapulöses Exanthem wird in 1/3 der Fälle beobachtet. Komplikationen sind vor allem Sekundärinfektionen, wie Pneumonie, generalisierte Candidiasis, Herpes-Oesophagitis, außerdem Bewußtseinsstörungen bis zum Koma, Nierenversagen, disseminierte intravasale Blutgerinnung sowie pulmonale und gastrointestinale Blutungen. Bei unbehandelten Patienten kann das Fieber über mehrere Wochen andauern. Die Letalität wird auf 2–5% (HME) und 7–10% (HGE) geschätzt und ist abhängig vom Alter des Patienten und vom (rechtzeitigen oder zu späten) Beginn der antimikrobiellen Therapie.

Die Ehrlichiose der Hunde (tropical canine pancytopenia) ist gekennzeichnet durch Panzytopenie, besonders Thrombozytopenie, Fieber, Hämorrhagien und persistierende Ehrlichiämie. Das hämorrhagische Syndrom (Epistaxis, Hämorrhagien am Abdomen u.a. Regionen) ist am auffälligsten beim Deutschen Schäferhund, bei dem eine hohe Mortalität beobachtet wird.

Diagnose

Hinweisend sind die Laborbefunde einer Panzytopenie sowie die Zeichen einer Leberfunktionsstörung mit Anstieg der Serum-Aminotransferasen, der alkalischen Phosphatase und des Bilirubins. Im peripheren Blut (buffy coat) können die Einschlußkörperchen (Morulae) nach Giemsafärbung in Monozyten (bei HME) oder Granulozyten (bei HGE) gelegentlich mikroskopisch nachgewiesen werden. Immunhistologische Verfahren erlauben den Nachweis von *Ehrlichia spp.* in Lymphozyten, Gewebeschnitten, Knochenmark.

E. canis, E. risticii, E. sennetsu und *E. chaffeensis* können durch Verimpfung der Leukozytenfraktion des peripheren Blutes in Zellkulturen von Hunde- oder Mäusemakrophagen vermehrt werden.

Serologische Verfahren, wie indirekter Immunfluoreszenztest (IFA) und ELISA unter Verwendung von mit *Ehrlichia spp.* infizierten Makrophagen oder Granulozyten, wurden als Routineverfahren entwickelt.

Sehr gut eignet sich die PCR, die zum Nachweis spezifischer DNA und zur Differenzierung der Erreger eingesetzt wird.

Differentialdiagnose

Rocky Mountain Spotted Fever, Tularämie, Lyme-Borreliose und Q-Fieber müssen erwogen werden.

Therapie

Die Behandlung erfolgt mit 2 × 100 mg Doxycyclin/Tag oder 600 mg Rifampicin/Tag, bis mindestens 3 Tage nach Entfieberung, in der Regel über 10-14 Tage.

Prophylaxe

Vermeidung von Zeckenbefall (in endemischen Gebieten Tragen von geschlossener Kleidung, Einsatz von Repellentien).

Literatur

ANDERSON, B.E., J.E. DAWSON, D.C. JOHNES, K.H. WILSON: *Ehrlichia chaffeensis*, a new species associated with human ehrlichiosis. J. Clin. Microbiol. **29**, 2838–2842, 1991.

DAWSON, J.E., D.E. STALLKNECHT, E.W. HOERTH et al.: Susceptibility of white-tailed deer (*Odocoileus virginianus*) to infection with *Ehrlichia chaffeensis*, the etiologic agent of human ehrlichiosis. J. Clin. Microbiol. **32**, 2725–2728, 1994.

DUMLER, J.S., J.S. BAKKEN: Ehrlichial diseases of humans: Emerging tick-borne infections. Clin. Inf. Dis. **20**, 1102–1110, 1995.

DUMLER, J.S., W.L. SUTKER, D.H. WALKER: Persistent infection with *Ehrlichia chaffeensis*. Clin. Inf. Diseases **17**, 903–905, 1993.

EVERETT, E.D., K.A. EVANS, R.B. HENRY, G. MCDONALD: Human ehrlichiosis in adults after tick exposure. Diagnosis using polymerase chain reaction. Ann. Intern. Med. **120**, 730–735, 1994.

FICHTENBAUM, C.J., L.R. PETERSON, G.J. WEIL: Ehrlichiosis presenting as a life-threatening illness with features of the toxic shock syndrome. Am. J. Med. **95**, 351–357, 1993.

MATHISEN, G.E., P.J. WEISS, CH.A. KENNEDY: Pneumonia, aseptic meningitis, and leukopenia in a 28-year-old man. Clin. Infect. Dis. **16**, 809–815, 1993.

ROLAND, W.E., G. MACDONALD, C.W. CALDWELL, E.D. EVERETT: Ehrlichiosis – A cause of prolonged fever. Clin. Infect. Dis. **20**, 821–825, 1995.

UHAA, I.J., J.D. MACLEAN, C.R. GREENE, D.B. FISHBEIN: A case of human ehrlichiosis acquired in Mali: Clinical and laboratory findings. Am. J. Trop. Med. Hyg. **46**, 161–164, 1992.

1.7 Enterohämorrhagische *Escherichia coli* (EHEC)-Infektionen

Infektionen mit enterohämorrhagischen *Escherichia (E.) coli* (EHEC)-Stämmen verursachen beim Menschen Erkrankungen, die von leichtem, unkompliziertem Durchfall bis zu schwerer hämorrhagischer Kolitis (HC) reichen. In etwa 10% der Fälle kommt es zur lebensbedrohlichen Komplikation des hämolytisch-urämischen Syndroms (HUS), vor allem bei Kindern unter 10 Jahren, und der thrombotisch-thrombozytopenischen Purpura (TPP), vor allem bei Erwachsenen.

Ätiologie

Die obligat darmpathogenen *E. coli*-Stämme werden aufgrund ihrer Pathogenitätsfaktoren und der durch sie verursachten Erkrankungen sechs verschiedenen Gruppen zugeordnet (Tab. 1-1).

Als EHEC werden verotoxinbildende Stämme von *E. coli* bezeichnet. Mehrere Typen von Verotoxinen (VT 1, VT 2, VT 2e) sind bekannt und entsprechen den vor allem im amerikanischen Schrifttum gebräuchlichen Bezeichnungen „Shiga-like Toxin" (SLT I, SLT II, SLT IIe). Diese phagenkodiert gebildeten Toxine gehören zu den potentesten mikrobiellen Giften, durch die die Proteinbiosynthese irreversibel gehemmt wird, so daß die Zelle abstirbt.

Von über 90% der humanpathogenen EHEC-Stämme wird ein Hämolysin (Hly_{EHEC}) gebildet. Außerdem besitzen die meisten Stämme ein eae-Gen (*E. coli* attaching and effacing gene), das für ein Membranprotein (Intimin) kodiert, das bei der Adhäsion des Erregers an die Kolonschleimhaut zur Aktinaggregation und Funktionsstörung der Zelle mit Verlust der Mikrovilli führt.

Über 100 Serovare von *E. coli* können Verotoxine bilden; die meisten Stämme sind nicht humanpathogen oder induzieren beim Menschen lediglich wäßrige Durchfälle. Die Serovare O 157:H 7 und O 157:H- gelten dagegen als besonders gefährlich, da ätiologisch überwiegend diese Serovare bei Patienten mit komplizierten Verläufen der HC, wie HUS und TPP, gefunden werden.

Tabelle 1-1: Klassifizierung darmpathogener *Escherichia coli*

E. coli-Klasse	Virulenzfaktor Adhäsion	Toxin	Erkrankung bei Mensch	Tier	Zoonosenerreger
• Enteropathogene *E. coli* (EPEC)	BFP	–	Säuglingsenteritis	Enteritis	?
• Enterotoxische *E. coli* (ETEC)	CFA I–IV, F4, F5, F6, F17, F41	ST u./o. LT	choleraähnliche Enteritis, Reisediarrhoe	Neugeborenen- u. Jungtierenteritis	–
• Enteroinvasive *E. coli* (EIEC)	Invasin	–	ruhrähnliche Enteritis	–	–
• Enterohämorrhagische *E. coli* (EHEC)	?	SLT, Hly_{EHEC}	HC, HUS/TPP	HC	+
• Diffus adhärente *E. coli* (DAEC)	F 1845, AIDA-I	–	Enteritis	?	–
• Enteroaggregative *E. coli* (EAggEC)	AAF/I	EAST-1, α-Hly-like	chronische Enteritis	?	–

Legende

AAF/I	aggregative adherence fimbriae I	F	Fimbrien-Antigen	LT	hitzelabiles Enterotoxin
AIDA	antigen involved in diffuse adhesion	HC	hämorrhagische Kolitis	SLT	Shiga-like-Toxin
BFP	bundle-forming pili	Hly_{EHEC}	EHEC-Hämolysin	ST	hitzestabiles Enterotoxin
CFA	colonization factor antigen	HUS	hämolytisch-urämisches Syndrom	TPP	thrombotisch-thrombozytopenische Purpura
EAST	hitzelabiles Enterotoxin enteroaggregativer *E. coli*				

Vorkommen und Verbreitung

Die Erkrankungen durch EHEC beim Menschen wurden zuerst 1982/83 in den USA beschrieben. Seither, vor allem in den letzten Jahren zunehmend, wurden sporadisch oder massenhaft auftretende Erkrankungen in Nord- und Südamerika, Europa, Asien und Afrika diagnostiziert. Über ihre Inzidenz gibt es nur Schätzungen: in den USA pro Jahr etwa 8 Erkrankungen pro 100 000 Einwohner, d.h. etwa 20 000 Erkrankungen mit 250 Todesfällen. In einigen Staaten der USA ist *E. coli* O 157:H 7 der zweit- oder dritthäufigste darmpathogene Erreger und wird häufiger als Shigellen und Yersinien nachgewiesen. Bei blutigen Diarrhoen ist er mit 40% der am häufigsten isolierte Krankheitserreger. EHEC-Infektionen treten gehäuft zwischen Juni und September auf.

Landwirtschaftliche Nutztiere, insbesondere Rind, Schaf und Ziege, sind Träger und Ausscheider verotoxinbildender *E. coli*, die allerdings nur teilweise humanpathogen sind. Ob Schweine, Hunde, Katzen eine Rolle spielen, ist noch unklar.

Übertragung

Ähnlich wie bei Shigellen ist die Infektionsdosis mit unter 100 Keimen gering. Die Ansteckungsgefahr ist deshalb hoch. Die orale Infektion des Menschen erfolgt in erster Linie über rohe oder halbgare tierische Lebensmittel, vorwiegend nicht durchgegartes Rinderhackfleisch (Hamburger disease), nicht pasteurisierte Milch, Joghurt, Frischkäse, außerdem wahrscheinlich durch Kontamination mit Rinderkot, über ungechlortes Trinkwasser, Kartoffeln, Salatsauce, Apfelmus.

In einzelnen Fällen wurden EHEC durch direkten Kontakt mit infizierten Rindern auf den Menschen übertragen.

Übertragungen von Mensch zu Mensch, meist als Schmutz- oder Schmierinfektionen, sind möglich, insbesondere auf Säuglingsstationen, in Kindergärten, Pflegestationen und Familien.

Krankheitsbild

Klinisch asymptomatische Infektionen mit *E. coli* O 157:H 7 kommen vor; ihr Anteil ist unbekannt. Bei etwa 10% der infizierten Personen treten lediglich wäßrige Durchfälle auf.

In 90% der Fälle manifestiert sich eine EHEC-Infektion nach einer Inkubationszeit von 3–4 (1–8) Tagen zunächst mit heftigen, krampfartigen Bauchschmerzen, begleitet von kurzdauerndem, selbstlimitierendem Fieber, 1–2 Tage später gefolgt von zunächst uncharakteristischen Durchfällen, die nach weiteren 1–2 Tagen bei heftiger werdenden Darmkoliken makroskopisch hellrot-blutig werden („all blood and no stool"). Erbrechen ist häufig, Fieber selten. Bei der klinischen Untersuchung imponiert die ausgeprägte Druckempfindlichkeit des Abdomens, die differentialdiagnostisch an ein akutes Abdomen denken läßt. Die Symptome halten über 4–10 Tage an und klingen dann ab. Die Erkrankung hinterläßt keine protektive Immunität.

HUS und TPP als Komplikationen einer EHEC-Infektion entwickeln sich etwa 1 Woche nach Beginn der Durchfälle. Betroffen sind etwa 10% der mit EHEC infizierten Personen. Eine Unterscheidung beider Krankheitsbilder ist häufig kaum möglich: Bei beiden handelt es sich um mikroangiopathische hämolytische Anämien mit Thrombozytopenie und unterschiedlichen Funktionsstörungen der Niere (insbesondere bei HUS), des Zentralnervensystems (insbesondere bei TPP) und anderer Organsysteme.

Pathophysiologische Ursache ist vermutlich die Einschwemmung von Verotoxin ins Blut und seine Bindung an den spezifischen Glykosphingolipoid-Rezeptor, der u.a. auf der Oberfläche von Endothelzellen, kortikalen Nierenzellen, Darmepithelien und Erythrozyten exprimiert ist. Die durch Verotoxin induzierte Schädigung von Endothelzellen, möglicherweise noch verstärkt durch eingeschwemmtes Lipopolysaccharid, führt neben einer Freisetzung von Gerinnungsfaktoren zu einer anfänglichen Steigerung und anschließenden Störung und Hemmung der Prostazyklinsynthese. Folgen sind Thrombozytenaggregation mit Verlegung der glomerulären Kapillaren mit fibrinreichen Thromben, Mikroinfarkte, verminderte glomeruläre Filtrationsrate und Hypertension. Thrombozytenaggregate werden auch in anderen Organsystemen gefunden. In den partiell verschlossenen Gefäßen werden die Erythrozyten mechanisch geschädigt, wodurch Anämie, Hämoglobinurie und Bildung von Fragmentozyten (Erythrozyten mit mechanisch zerstörter Zellmembran) induziert werden.

HUS manifestiert sich in der Regel bei Kindern unter 10 Jahren als akutes Krankheitsbild mit ausgeprägter Blässe, Oligurie bis Anurie, Hypertonie, Ödemen, Herzinsuffizienz, Bewußtseinstrübung, Krämpfen, zentralnervösen Herdzeichen, Hemiplegie. Bei der klinischen Untersuchung findet man eine Anämie, Zeichen der Hämolyse (Bilirubin und Retikulozytenzahl erhöht), Thrombozytopenie, verminderte Gerinnungsfaktoren, im Blutausstrich Fragmentozyten (Eierschalenformen); als Zeichen der Niereninsuffizienz Hyperkaliämie, Harnstoff- und Kreatininanstieg, metabolische Azidose, Hämaturie, Hämoglobinurie und Proteinurie. Sonographisch findet man beide Nieren vergrößert. Die Letalität beträgt 3–5%; etwa 10% der Patienten entwickeln eine chronische Niereninsuffizienz.

Bei der TPP der Erwachsenen sind neben den Zeichen der Hämolyse und der Niereninsuffizienz die zentralnervösen Symptome noch stärker ausgeprägt als bei Kindern.

Diagnose

Die kurzdauernde Erregerexkretion (meist 4–8 Tage, selten 2–4 Wochen) und die geringe ausgeschiedene Keimmenge erschweren den kulturellen Nachweis von EHEC.

Da die meisten *E. coli* O 157 : H 7 Sorbit nicht metabolisieren, kann nach dieser Serovar mittels Sorbit-MacConkey-Agar gefahndet werden. Zumindest alle blutigen, besser aber alle Durchfälle sollten damit untersucht werden. Einschränkend sei bemerkt, daß mit diesem Verfahren keineswegs alle EHEC-Stämme erfaßt werden können.

Ein weiteres kulturelles Verfahren basiert auf dem Nachweis von EHEC-Hämolysin, das von über 90% der humanpathogenen EHEC gebildet wird.

Nicht kulturelle Verfahren, deren Ergebnisse aber möglichst durch Anzüchtung gesichert werden sollten, sind der mikroskopische Nachweis von *E. coli* O 157 : H 7 mittels direkter Immunfluoreszenz, der Toxinnachweis mittels Verozytotoxin-Test, ELISA und Immunblot sowie molekularbiologische Verfahren zum Nachweis des verotoxinkodierenden Gens mittels Gensonden und PCR. Möglich ist auch der Nachweis humoraler Antikörper gegen das Lipopolysaccharid von *E. coli* O 157 als häufigstem Erreger.

Die indirekten Methoden werden u.a. im Institut für Hygiene und Mikrobiologie der Universität Würzburg und im Hygienischen Institut, Hamburg, durchgeführt.

Differentialdiagnose

Alle Erkrankungen, die zum akuten Abdomen führen, z.B. Cholezystitis, Appendizitis, Divertikulitis, Darminvagination, Colitis ulcerosa, Ileus, sowie Infektionen mit *Campylobacter jejuni, Clostridium difficile*, Salmonellen, Shigellen, *Yersinia enterocolitica* und *Entamoeba histolytica* müssen erwogen werden.

Therapie

Bei der HC stehen Flüssigkeitsersatz und Ausgleich der Elektrolytstörungen im Vordergrund, um vor allem eine optimale Nierenperfusion zur HUS-Prophylaxe zu gewährleisten.

Die antimikrobielle Therapie gilt als kontraindiziert, da eine Besserung der Symptome nicht erreicht wird, die Freisetzung von Verotoxin zur Überschwemmung des Organismus mit Toxin führt und antibiotisch behandelte Patienten bei retrospektiver Analyse ein erhöhtes Risiko hatten, an HUS zu erkranken. Die Darmmotilität hemmende Stoffe sind wegen der Erregerretention und der damit verbundenen erhöhten Toxinabsorption strikt kontraindiziert.

Bei HUS/TPP müssen die Patienten intensivmedizinisch überwacht werden: frühzeitige Dialysebehandlung, sorgfältige Elektrolytbilanzierung, Behandlung der Hypertonie, ggf. Bluttransfusionen und Plasmaaustausch sind erforderlich.

Prophylaxe

Entscheidend ist die Beachtung von Hygienemaßnahmen bei der Zubereitung von Lebensmitteln tierischer Herkunft: ausreichende Kühlung, saubere Verarbeitung der Rohmaterialien, gründliches Garen und Erhitzen des

Fleischs, Erhitzen (Pasteurisation) von Rohmilch auf mindestens 75°C.

Weitere Hinweise
Zur Meldepflicht siehe Anhang, Kapitel 5.

Bei allen Patienten mit blutigen Durchfällen sollte sofort nach EHEC gefahndet und nach dem Verzehr von Hackfleisch oder Rohmilch gefragt werden, um durch Identifikation der Infektionsquelle einen Massenausbruch nach Möglichkeit noch zu verhindern. Wegen der hohen Infektionsgefahr ist besondere Umsicht in Kindergärten und Pflegeheimen geboten: Erkrankte Kinder dürfen den Kindergarten nicht besuchen. Sorgfältige Händedesinfektion nach dem Umgang mit Erkrankten ist notwendig.

Literatur
BEUTIN, L., U. NIEMER: Erkennung, Verhütung und Bekämpfung von Infektionen durch enterohämorrhagische *E. coli* (EHEC). Bundesgesundhbl. **38**, 421–428, 1995.
BEUTIN, L.: Infektionen mit enterohämorrhagischen *E. coli* (EHEC). Bundesgesundhbl. **39**, 426–429, 1996.
BOCKEMÜHL, J., H. KARCH, H. RÜSSMANN et al.: Shiga-like Toxin (Verotoxin)-produzierende *Escherichia coli* O 22 : H 8. Bundesgesundhbl. **33**, 3–6, 1990.
BOYCE, T.G., D.L. SWERDLOW, P.M. GRIFFIN: *Escherichia coli* O 157 : H 7 and the hemolytic-uremic syndrome. New Engl. J. Med. **333**, 364–368, 1995.
HOLLENBECK, M., B. GRABENSEE: Hämolytisch-urämisches Syndrom und thrombotisch-thrombozytopenische Purpura im Erwachsenenalter. Dtsch. Med. Wschr. **118**, 69–75, 1993.
KARMALI, M.A., A.G. GOGLIO: Recent advances in verotoxin-producing *Escherichia coli* infections. Elsevier, Amsterdam, Lausanne, New York, Oxford, Shannon, Tokyo 1994.
REIDA, P., M. WOLFF, H.W. PÖHLS et al.: An outbreak due to enterohaemorrhagic *Escherichia coli* O 157 : H 7 in a children day care centre characterized by person-to-person transmission and environmental contamination. Zbl. Bakt. **281**, 534–543, 1994.
RENWICK, S.A., J.B. WILSON, R.C. CLARKE et al.: Evidence of direct transmission of *Escherichia coli* O 157 : H 7 infection between calves and a human. J. Inf. Dis. **168**, 793–794, 1993.
TARR, PH.J.: *Escherichia coli* O 157 : H 7: Clinical, diagnostic, and epidemiologic aspects of human infection. Clin. Inf. Dis. **20**, 1–10, 1995.

1.8 Katzenkratzkrankheit

Bei der Katzenkratzkrankheit handelt es sich um eine meist gutartige, regionäre, eitrig einschmelzende Lymphadenitis des Menschen, die in der Regel nach Kratzverletzungen oder Bissen von Katzen auftritt.

Ätiologie
Als Erreger wurde *Bartonella (Rochalimaea) henselae* erkannt, eine Rickettsie, die nahe mit dem Erreger des 5-Tage-Fiebers *Bartonella (Rochalimaea) quintana* verwandt und wie das Bakterium *Afipia felis* ursächlich an der bazillären Angiomatose der Haut, der Leber und der Milz (Peliosis hepatis, Peliosis lienalis) beteiligt ist. Offensichtlich vermögen beide Erreger Symptome der Katzenkratzkrankheit zu induzieren; die meisten Fälle dürften aber durch *B. henselae* hervorgerufen werden. Über 80% der Patienten mit Katzenkratzkrankheit zeigten hohe Antikörpertiter gegen diesen Erreger im Immunfluoreszenztest, verglichen mit weniger als 5% bei Kontrollpersonen.

Vorkommen und Verbreitung
Die Erkrankung kommt nur beim Menschen vor, vor allem bei Kindern und Jugendlichen, nicht jedoch bei Haustieren. Sie wird weltweit, vorwiegend in den gemäßigten Klimazonen, im Herbst und Winter beobachtet. Die Katzenkratzkrankheit tritt nicht nur als Einzelerkrankung auf. Es wurden auch Familienerkrankungen, ja selbst kleinere Epidemien beobachtet.

Reservoir von *B. henselae* sind Hauskatzen, die selbst nicht erkranken, jedoch über längere Zeit bakteriämisch sein können. Der Erreger wurde auch in Flöhen infizierter Katzen nachgewiesen.

Übertragung
In über 90% der Fälle werden in der Anamnese Kratz- und Bißverletzungen durch Katzen oder Kontakt mit jungen Katzen (selten dagegen Hunden) angegeben.

Insektenstiche (z.B. durch den Katzenfloh *Ctenocephalides felis*) können ebenfalls als auslösende Ursache in Frage kommen. Übertragungen von Mensch zu Mensch sind nicht bekannt.

Krankheitsbild

Nach einer Inkubationszeit von 1–2 Wochen ist das beherrschende Symptom eine subakute regionale Lymphadenitis, in 10–15% der Fälle mit eitriger Einschmelzung eines oder mehrerer Lymphknoten. Gewöhnlich handelt es sich um einen axillären, zervikalen, femoralen oder inguinalen Lymphknoten, der für einige Wochen oder mehrere Monate vergrößert bleibt. Selten kommt es zu einer generalisierten Lymphadenopathie. In fast allen Fällen kann an der Eintrittspforte eine Primärläsion, eine erythematöse Papel, nachgewiesen werden. Vereinzelt kommt es zu Fieber, Schüttelfrost, Anorexie, Unwohlsein und einem generalisierten Exanthem. Gelegentlich tritt die Katzenkratzkrankheit unter den Erscheinungen des Parinaudschen okuloglandulären Syndroms (6%) auf. Schwere Komplikationen, wie Enzephalopathie (2%) mit langanhaltendem Fieber, Koma, Krämpfen, Erblindung infolge Neuritis N. optici, granulomatöse Hepatitis (0,3%), Arthralgien/Arthritis, Osteomyelitis (0,3%) und Pneumonie (0,2%), sind selten. Die Prognose ist i.a. gut.

Diagnose

Kriterien für die Diagnose der Katzenkratzkrankheit sind:
a) Das Vorliegen einer regionären Lymphadenopathie nach Ausschluß spezifischer Infektionserreger und Erkrankungen (Lymphknoten-Tuberkulose, Toxoplasmose, Lymphom).
b) Anamnese: Kontakt mit Tieren, besonders Katze oder Hund (Lecken, Beißen, Kratzen).
c) Nachweis einer primären Hautverletzung, eines Kratzers oder auch einer primären Konjunktivitis. Häufig kann 3–30 Tage nach Katzenkontakt eine nicht juckende, persistierende rote Papel von 2–5 mm Durchmesser nachgewiesen werden (5–10 min suchen!).
d) Positiver Erreger-(Anzüchtung), Antigen-(IFT, ELISA) oder DNA-Nachweis (PCR).
e) Histologisch werden in den befallenen Lymphknoten multiple Abszesse mit nekrotischen Zentren, umgeben von Epitheloidzellen und Eosinophilen, gelegentlich Riesenzellen, nachgewiesen.

Differentialdiagnose

Differentialdiagnostisch kommen alle Erkrankungen, die mit Lymphknotenbeteiligung einhergehen, in Betracht: Mononucleosis infectiosa, mykobakterielle Infektionen, Lymphogranuloma venereum, Syphilis, Morbus Hodgkin, Lymphome, andere Tumoren sowie Tularämie, Brucellose, Toxoplasmose, Histoplasmose.

Therapie

Die Therapie ist symptomatisch (Analgetika, Antipyretika). Die persistierende Primärläsion wird mit warmen, feuchten Umschlägen behandelt. Die Abheilung erfolgt meist innerhalb von 2–3 Monaten. Gegebenenfalls müssen vereiterte Lymphknoten inzidiert oder punktiert werden, auch um Material für die histologische Untersuchung und für den Erregernachweis zu gewinnen. Die Katzenkratzkrankheit verläuft in der Regel gutartig und selbstlimitierend; eine antimikrobielle Therapie ist nicht indiziert. Bei Immungeschwächten und schweren Verläufen werden Rifampicin, Doxycyclin, Erythromycin und Ciprofloxacin eingesetzt; ihre Wirksamkeit ist umstritten.

Prophylaxe

Kratzverletzungen durch Katzen und andere Tiere vermeiden.

Literatur

ADAL, K.A., C.J. COCKERELL, W.A. PETRI: Scratch disease, bacillary angiomatosis, and other infections due to *Rochalimaea*. N. Engl. J. Med. **330**, 1509–1515, 1994.

ANDERSON, B., K. SIMS, R. REGNERY et al.: Detection of *Rochalimaea henselae* DNA in specimens from cat scratch disease patients by PCR. J. Clin. Microbiol. **32**, 942–948, 1994.

DOLAN, M.J., M.T. WONG, R.L. REGNERY et al.: Syndrome of *Rochalimaea henselae* adenitis suggesting cat scratch disease. Ann. Intern. Med. **118**, 331–336, 1993.

KOEHLER, J.E., C.A. GLASER, J.W. TAPPERO: *Rochalimaea henselae* infection: A new zoonosis with the domestic cat as reservoir. JAMA **271**, 531–535, 1994.

REGNERY, R., M. MARTIN, J. OLSON: Naturally occurring „*Rochalimaea henselae*" infection in domestic cat. Lancet **340**, 557–558, 1992.

REGNERY, R., J.G. OLSON, B.A. PERKINS, W. BIBB: Serological response to „*Rochalimaea henselae*" antigen in suspected cat-scratch disease. Lancet **339**, 1443–1445, 1992.

REGNERY, R., J. TAPPERO: Unraveling mysteries associated with cat-scratch disease, bacillary angiomatosis, and related syndromes. Emerg. Infect. Dis. **1**, 16–21, 1995.

WONG, M.T., D.C. THORNTON, K.R.C. KENNEDY, M.J. DOLAN: A chemically defined liquid medium that supports primary isolation of *Rochalimaea (Bartonella) henselae* from blood and tissue specimens. J. Clin. Microbiol. **33**, 742–744, 1995.

ZANGWILL, K.M., D.H. HAMILTON, B.A. PERKINS et al.: Cat-scratch disease in Connecticut. Epidemiology, risk factors, and evaluation of a new serologic test. New Engl. J. Med. **329**, 8–13, 1993.

Tabelle 1-2: Die wichtigsten Erreger von Leptospirosen beim Menschen in Europa

Krankheitsbezeichnung	Erreger	Hauptreservoir
• Weilsche Krankheit (Morbus Weil)	*L. icterohaemorrhagiae*	Ratte
• Feldfieber	*L. grippotyphosa*	Maus
• Schlamm-, Ernte-, Sumpf-, Reisfeld-, Rohrzucker-Fieber	*L. grippotyphosa* *L. bataviae* *L. sejroe*	Maus, Ratte
• Erbsenpflückerkrankheit	*L. australis*	
• Schweinehüterkrankheit	*L. pomona* *L. tarassovi* (*L. hyos*)	Schwein, (Maus)
• Canicola-Fieber	*L. canicola*	Hund
• Melker-Fieber	*L. hardjo*	Rind

1.9 Leptospirosen

Die Leptospirose ist eine akute, generalisierend verlaufende Infektionskrankheit bei Mensch und Tier, für die verschiedene Serovare von *Leptospira (L.) interrogans* als Erreger in Frage kommen können. Vielfach wird die Krankheit nach epidemiologischen Gesichtspunkten bezeichnet (Tab. 1-2).

Ätiologie

Die Leptospiren sind 6–20 µm lange, spiralig gewundene, an den Enden gekrümmte, kleiderbügelförmige, bewegliche gramnegative Spirochäten, deren Kultivierung in flüssigen, serumhaltigen Nährmedien (z.B. Korthof-Medium mit Kaninchenserum) bei einer Bebrütungstemperatur von 28–30°C am besten gelingt. Die mikroskopische Darstellung erfolgt im Dunkelfeldmikroskop.

Nach Angaben der WHO werden derzeit bei *L. interrogans* 18 Serogruppen und 124 Serovare unterschieden. Die für den Menschen wichtigsten, im europäischen Raum vorkommenden Leptospiren-Serovare und deren Hauptreservoire sind aus Tabelle 1-2 ersichtlich.

Vorkommen und Verbreitung

Als Träger von Leptospiren kommen weltweit in erster Linie Nagetiere (Ratte, Maus), landwirtschaftliche Nutztiere (vor allem Schwein, Rind, Pferd) sowie Haustiere (Hund) in Betracht. Auch bei zahlreichen Wildtieren (insbesondere bei Wildschwein, Fuchs, Hase, Igel) konnten weltweit Infektionen mit Leptospiren festgestellt werden. Infizierte Tiere scheiden Leptospiren oft in großer Menge mit dem Urin aus. Leptospirosen beim Menschen treten vor allem in den Sommer- und Herbstmonaten auf.

Besonders gefährdet sind in der Landwirtschaft tätige Personen (Erntearbeiter), Tierärzte, Tierzüchter, Schlachthofarbeiter, Metzger, in Fleischereien und Fleischfabriken beschäftigte Personen, Kanalarbeiter, Ratten- und Mäusefänger, Jäger, Hundebesitzer und Köche.

Übertragung

Die Infektion des Menschen erfolgt in erster Linie über Hautverletzungen, die bei beruflichen Arbeiten, beim Baden oder Barfußgehen entstanden sein können. Personen erkrankten an Leptospirose, nachdem sie von Mäusen, Ratten oder Hamstern gebissen worden waren; in diesen Fällen dürfte der von den Tieren gleichzeitig abgesetzte Urin die eigentliche Infektionsquelle gewesen sein. Auch können Leptospiren über die verletzten Schleimhäute von Mund, Nase oder Augen, z.B. nach einem Sturz ins Kanalwasser, beim Tauchen oder Baden, eindringen.

Krankheitsbild

Die Inkubationszeit beträgt in der Regel 5–14 Tage, in Extremfällen kann sie auch 2–4 oder 15–20 Tage dauern. Bei allen Leptospirosen entwickelt sich ein weitgehend ähnliches klinisches Krankheitsbild, das durch einen zweiphasigen Krankheitsablauf charakterisiert ist (Abb. 1-5).

Die 1. Phase beginnt ohne Prodromalerscheinungen plötzlich mit hohem Fieber (39–40°C), begleitet von Schüttelfrost und starken Kopf- und Muskelschmerzen, die in Nacken, Rücken, Schulter und Lende sowie häufig in den Waden auftreten. Während der 4–7tägigen Dauer dieser Krankheitsphase können sich weitere Symptome in Form von konjunktivaler Hyperämie, subkonjunktivalen Blutungen und Episkleritis, begleitet von Augenschmerzen und Photophobie, von Meningismus, renalen Symptomen, Hypotonie und relativer Bradykardie, einstellen. An der Eintrittspforte der Leptospiren fehlen Lokalsymptome, ebensowenig kommt es zur Ausbildung einer Lymphadenitis. Nach einem kurzen fieberfreien Intervall (5–7 Tage) geht die Erkrankung in die 2. Phase über. In dieser kommt es zu einem nochmaligen, kürzer andauernden Fieberanstieg, und je nach Organlokalisation können nun mit unterschiedlicher Stärke folgende Krankheitssymptome auftreten: Ikterus (insbesondere nach einer Infektion mit *L. icterohaemorrhagiae*); Oligurie, die mit Hämaturie verbunden sein kann; seröse Meningitis (insbesondere nach einer Infektion mit *L. pomona* oder *L. tarassovi*); hämorrhagische Diathe-

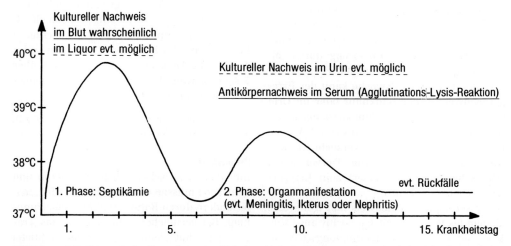

Abbildung 1-5: Schematische Darstellung des klinischen Verlaufs der Leptospirosen und der labordiagnostischen Möglichkeiten.

sen, in leichten Fällen Nasenbluten und kleine Petechien, in schweren Fällen ausgedehnte Haut- und Darmblutungen, blutiges Sputum, Thrombopenie; kardiovaskuläre Symptome, die sich in einem weichen und gelegentlich dikroten Puls äußern; gastrointestinale Störungen in Form von hartnäckiger Obstipation; pulmonale Symptome, die sich als Bronchitis oder massive Hämoptoe darstellen. Bei schwangeren Frauen kann eine Leptospireninfektion zu intrauterinem Fruchttod, Abort oder Frühgeburt führen. Iridozyklitis ist eine ausgesprochene Späterkrankung, die nach 1–2 Monaten, gelegentlich erst nach 12 Monaten auftreten kann.

Bei Leptospirosen mit Ikterus ist die Prognose vielfach ungünstig, vor allem wenn ältere Personen betroffen sind. Die Letalität beträgt in diesen Fällen infolge verspäteten Therapiebeginns 15–25%. Leptospirosen ohne Ikterus zeigen auffallend günstige Prognosen, die Letalität liegt bei 1%. Ungünstig ist die Prognose allerdings bei Personen mit vorbestehender Resistenzminderung, z.B. nach sekundären Infekten.

Bei Tieren äußern sich die Leptospirosen entweder fieberhaft akut in Form von Abort, Anämie, Ikterus, blutigem Urin oder verlaufen klinisch inapparent.

Diagnose

Eine gründliche Anamnese hinsichtlich Beruf, Tierkontakt sowie Beginn der Erkrankung mit plötzlichem Fieber ergibt wertvolle Hinweise für die Diagnose. Die Bestätigung der klinischen Verdachtsdiagnose erfolgt durch mikrobiologische Untersuchungen.

In der 1. Krankheitswoche kann der Erregernachweis in der Blutkultur oder im Urin mikroskopisch (Dunkelfeldmikroskop), kulturell (dauert allerdings mindestens 1 Woche bis zum positiven Resultat) versucht werden. Auch die Einschaltung von Tierversuchen (Meerschweinchen, Hamster) zum Erregernachweis ist möglich.

Der serologische Nachweis fällt frühestens ab dem 5.–9. Krankheitstag positiv aus (Abb. 1-5). Mit der Komplementbindungsreaktion und der ELISA-Technik (jeweils serogruppenspezifisch) werden Leptospireninfektionen früher erfaßt als mit der Agglutinations-Lysis-Reaktion (serovarspezifisch). Serologische Verlaufskontrollen von Serumproben, jeweils im Abstand von 8–10 Tagen, sind angebracht. Bei der Agglutinations-Lysis-Reaktion erlaubt die anfängliche Mitreaktion verschiedener Serovare („paradoxe Reaktion") nicht immer eine zuverlässige ätiologische Aussage. Eine bereits eingeleitete Antibiotikatherapie kann den Wert der serologischen Leptospiren-Diagnostik erheblich einschränken.

Bei Tieren erfolgt die Diagnose der Leptospireninfektion am zuverlässigsten durch den serologischen Nachweis von Antikörpern mittels Agglutinations-Lysis-Reaktion.

Differentialdiagnose

In der 1. Krankheitswoche kommen Grippe, rheumatisches Fieber, Angina tonsillaris, Salmonellose, Brucellose, Sepsis sowie in einzelnen Gebieten Malaria, Dengue- und Fleckfieber als Differentialdiagnosen in Betracht. In der 2. Krankheitswoche ist je nach betroffenem Organ differentialdiagnostisch an alle Formen der Hepatitis, vor allem Virushepatitis, an Meningitis tuberculosa, akute Glomerulonephritis, Salmonellose, Mononucleosis infectiosa und in den Tropen auch an Gelbfieber zu denken.

Therapie

In schweren Fällen erfolgt eine antibiotische Behandlung mit $4 \times 1,5$ Mill. E Penicillin G oder 4×1 g Ampicillin/Tag i.v., in leichteren Fällen mit 2×100 mg Doxycyclin oder 4×500 mg Amoxicillin/Tag oral, jeweils über 7 Tage. Schwere Fälle müssen intensivmedizinisch überwacht werden.

Erkrankte Tiere werden antibiotisch behandelt, z.B. mit Tetrazyklin oder Streptomycin.

Prophylaxe

Infektketten zwischen infizierten Tieren und Menschen müssen unterbrochen werden, insbesondere durch Ratten- und Mäusebekämpfung. Bei beruflicher Exposition ist das Tragen von Schutzkleidung (wasserdichte Stiefel und Handschuhe, Brille) sowie bei Vorliegen auch kleinster Hautverletzungen das Tragen dichter Wundverbände erforderlich. Barfußgehen oder Baden in stehenden Gewässern meiden.

Landwirtschaftliche Nutz- und Haustiere können vor Infektionen mit Leptospiren durch Schutzimpfungen geschützt werden.

Weitere Hinweise
Zur Meldepflicht siehe Anhang, Kapitel 5.

Nach der Verordnung über meldepflichtige Tierkrankheiten in der Fassung vom 9. 8. 1983 unterliegt in Deutschland das Auftreten von Leptospirose bei Tieren der Meldepflicht.

Literatur
FARR, R.W.: Leptospirosis. Clin. Inf. Dis. **21**, 1–8, 1995.
FERGUSON, I.R.: A European perspective on leptospirosis. Microbiol. Europe **2**, 8–11, 1994.
GSELL, O.: The changing epidemiology of leptospirosis in Europe. Zbl. Bakt. **273**, 412–427, 1990.
LECOUR, H., M. MIRANDA, C. MAGRO et al.: Human leptospirosis – a review of 50 cases. Infection **17**, 8–12, 1989.
SONGER, J.G., A.B. THIERMANN: Leptospirosis. J. Am. Vet. Med. Assoc. **193**, 1250–1254, 1988.
WEBER, A.: Leptospirose: Eine selten diagnostizierte Zoonose. Klinikarzt **20**, 169–174, 1991.

1.10 Listeriose

Die Listeriose ist eine unter verschiedenen klinischen Formen auftretende Infektionskrankheit bei Mensch und Tier. Neueren Kenntnissen zufolge kann man die Listeriose Lebensmittelinfektionen (food borne infection) zuordnen, während sie als Zoonose nur gelegentlich vorkommt (Abb. 1-6).

Ätiologie
Der Erreger, *Listeria (L.) monocytogenes*, ist ein grampositives, bewegliches Stäbchenbakterium. Aufgrund serologischer Antigenanalysen lassen sich mehrere Serovare unterschei-

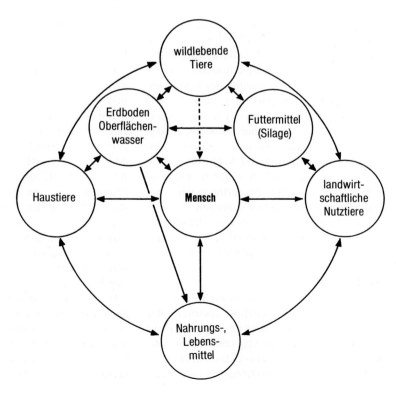

Abbildung 1-6: Mögliche Infektketten für *L. monocytogenes*.

den, von denen den Serovaren 1/2a und 4b die größte Bedeutung als Krankheitserreger zukommt. *L. ivanovii* wurde bislang beim Menschen nur selten als Ursache für Erkrankungen nachgewiesen.

Die weiteren offiziell anerkannten Spezies *L. innocua*, *L. seeligeri* und *L. welshimeri* gelten als apathogen.

Vorkommen und Verbreitung

Aufgrund des ubiquitären Vorkommens von *L. monocytogenes* in der Natur tritt die durch diese Bakterienspezies verursachte Infektionskrankheit weltweit bei Mensch und Tier auf. Erkrankungen beim Menschen werden gehäuft in den Sommermonaten Juli bis August beobachtet, bei Tieren dagegen hauptsächlich in den Monaten Februar bis April.

Epidemiologische Untersuchungen haben ergeben, daß Erdboden und minderwertige, schlecht gereifte Mais-, Gras-, Roggen-, Hafer- und Leguminosesilage, nicht dagegen Rübenblattsilage, eine wichtige Rolle als Erregerreservoir spielen. Im Darminhalt landwirtschaftlicher Nutztiere (Rind, Schaf, Schwein) und verschiedener Haus- (Hund, Katze), Wild- (Reh), Zoo-, Pelz- und Laboratoriumstiere, Vögel, Kaltblüter und sogar Insekten sind Listerien nachgewiesen worden. Da *L. monocytogenes* durch infizierte Tiere über den Kot ausgeschieden wird, kann der Erreger direkt mit den Faeces oder über Stalldung in den Erdboden, auf Pflanzen und in Oberflächenwasser gelangen. Auch der Nachweis von Listerien aus Stuhlproben klinisch gesunder Personen ist mehrfach beschrieben worden.

Im Zusammenhang mit Zoonosen sind aufgrund ihres Berufes Tierärzte, Landwirte, landwirtschaftliches Personal, Schlachthofarbeiter und Metzger besonders gefährdet.

Übertragung

Direkter Kontakt mit erkrankten Tieren, z.B. bei der Nachgeburtsabnahme abortierender Rinder, Schafe oder Schweine, kann zu einer Infektion mit *L. monocytogenes* führen. Bei Schmutz- oder Schmierinfektion über Konjunktiven kommt gesunden menschlichen oder tierischen Keimträgern und -ausscheidern ebenso eine Bedeutung zu wie kontaminiertem Boden oder Oberflächenwasser. Auch aerogene Infektionen, z.B. durch Einatmen von Staub beim Reinigen von Tierställen, in denen infizierte Tiere untergebracht waren, sind bekannt geworden. Orale Infektionen, z.B. durch Genuß von Rohmilch oder daraus hergestelltem Weichkäse, sind ebenfalls möglich.

Während der Schwangerschaft wird *L. monocytogenes* intrauterin oder perinatal auf den Fetus übertragen. Nosokomiale Infektionen sind auf Entbindungsstationen möglich, damit verbunden ist eine direkte Gefährdung für Ärzte, Hebammen, Pflegepersonal sowie gesunde Säuglinge (Schmutz- und Schmierinfektion).

Krankheitsbild

Folgende dispositionelle und konstitutionelle Faktoren begünstigen die Manifestation einer Infektion mit *L. monocytogenes*: Schwangerschaft, Leukämie, Morbus Hodgkin, Diabetes mellitus, immunsuppressive bzw. zytostatische Behandlung. Die Inkubationszeit ist nicht genau bekannt (7 Tage bis 4 Wochen?). Je nach Organmanifestation tritt die Listeriose des Menschen in verschiedenen Krankheitsformen auf.

Bei einer Schwangerschaftslisteriose treten meist in der 2. Hälfte der Gravidität Fieber und Schüttelfrost (ähnlich wie bei grippalem Syndrom), Pyelonephritis oder Kreuzschmerzen auf. Die Listeriose während der Schwangerschaft verläuft in vielen Fällen subklinisch oder inapparent. Als Folge einer intrauterinen Infektion des Fetus kommt es zu Tod- oder Frühgeburten. Die Listeriose kann jedoch auch erst nach der Geburt beim Neugeborenen ausbrechen (Neugeborenenlisteriose) mit den Erscheinungen einer akuten Sepsis in Form von Dyspnoe, Erbrechen und Krämpfen (Granulomatosis infantiseptica) oder einer eitrigen Meningitis.

Die Listeriose des Zentralnervensystems bei jungen und älteren Patienten kann in Form von Meningitis, Enzephalitis oder Meningoenzephalitis auftreten. Sie ist als isolierte Erkrankung oder im Rahmen einer septischen Listeriose möglich. Die Letalität liegt auch bei antibiotischer Behandlung zwischen 40 und 50%.

Die glanduläre Form ähnelt im Verlauf einer Grippe und geht mit Angina („Monozytenangina"), Speicheldrüsen- oder Lymphknotenschwellung im Hals- und Nackenbereich (zerviko-glanduläre bzw. anginös-septische Form mit oder ohne Mononukleose) einher. Die okulo-glanduläre Form äußert sich durch lokalisierte Konjunktivitis und Schwellung der regionären Lymphknoten.

Bei der lokalen Form treten unter Fieber papulöse und pustulöse Effloreszenzen auf der Haut der Hände und Arme, der Brust und des Gesichts auf. Bei den Veränderungen der kutanen Listeriose handelt es sich um hirsekorngroße, zartrosa bis bläuliche Roseolen oder pustelähnliche Hautgranulome, die häufig von einem schmalen Rötungshof umgeben sind.

Die septisch-typhöse Form ist gekennzeichnet durch hohes Fieber und tritt oft bei Personen mit herabgesetzter Widerstandskraft auf.

In seltenen Fällen sind auch atypische Listerioseformen möglich und zwar als Endokarditis, eitrige Pleuritis (mit mononukleären Exsudatzellen), Pneumonie, Urethritis oder Abszeß (z.B. Leberabszeß).

Die wichtigsten Krankheitserscheinungen bei Tieren sind zentralnervöse Störungen (besonders bei Rind und Schaf), Aborte (besonders bei Rind, Schaf, Schwein) und Septikämie (besonders bei Nagetieren). In vielen Fällen sind Tiere latent mit *L. monocytogenes* infiziert.

Diagnose

Für die zuverlässige Diagnose ist der Erregernachweis erforderlich. Listerien lassen sich in Abhängigkeit vom Krankheitsbild aus Blut, Liquor, Hauteffloreszenzen, Eiter, Fruchtwasser, Menstrualblut, Lochialsekret und Mekonium kulturell anzüchten. Da die direkte Erregerisolierung besonders bei Untersuchungsmaterialien (z.B. Stuhlproben), die auch andere Bakterien enthalten, nicht immer gelingt, werden für den Nachweis von *L. monocytogenes* Selektivanreicherungen verwendet.

Die Diagnose der Listeriose kann u.U. auch durch serologische Untersuchungen mittels Langsamagglutination oder Komplementbindungsreaktion gestellt werden. Es sollen mindestens 2 Serumproben, entnommen im Abstand von 10–14 Tagen, untersucht werden, um einen signifikanten Titeranstieg bzw. -abfall nachzuweisen.

Agglutinin-Titer mit H-Antigenen in der Serumverdünnung von mindestens 1:400 können als verdächtig für das Vorliegen einer Listeriose angesehen werden. Titer, die mit O-Antigenen der Serovare 1/2a und 4b nachgewiesen werden, sind aufgrund der Partialantigengemeinschaften von *L. monocytogenes* mit Staphylokokken und Streptokokken wenig aussagekräftig. Reaktionen in der Komplementbindungsreaktion von mindestens 1:10 gelten als positiv für das Vorliegen einer Listeriose.

Bei lebenden Tieren erfolgt die Diagnose durch Erregernachweis aus Blut, Liquor, Fäzes oder Nachgeburtsmaterial oder durch den Nachweis von signifikanten Agglutinin-Titerbewegungen in Serumproben mittels Langsamagglutination. Bei verendeten oder getöteten Tieren wird je nach Krankheitsbild versucht, *L. monocytogenes* aus Gehirn, veränderten Organen (z.B. Leber) oder Mageninhalt von abortierten Feten zu isolieren.

Differentialdiagnose

Bei der Neugeborenenlisteriose sind vor allem Toxoplasmose, Zytomegalie, Neugeborenenikterus und Meningitis durch *E. coli* oder Streptokokken der Serogruppe B differentialdiagnostisch auszuschließen. Bei der glandulären Form sind die infektiöse Mononukleose, Toxoplasmose und Yersiniose abzugrenzen, während bei der enzephalomeningitischen Form differentialdiagnostisch an andere bakterielle Infektionen, z.B. mit *Streptococcus pneumoniae, Neisseria meningitidis, Haemophilus influenzae* und anderen gramnegativen Stäbchenbakterien, zu denken ist. Differentialdiagnosen für die kutane Listeriose sind Mykosen und parasitäre Infektionen.

Therapie

4 x 50–100 mg Ampicillin/kg/Tag, i.v., über mindestens 3 Wochen, in Kombination mit 4 x 1,5 mg Gentamicin/kg/Tag, i.v. oder i.m., getrennt von der Ampicillingabe.

Prophylaxe

Für eine gezielte Prophylaxe der menschlichen Listeriose fehlen bisher noch gesicherte Daten. Beachtung allgemein gültiger hygienischer Regeln sowie Vermeidung von Schmutz- und Schmierinfektionen beim Umgang mit (erkrankten) Tieren stehen im Vordergrund vorbeugender Maßnahmen. Dies gilt insbesondere für Personen (Schwangere), deren zelluläre Immunabwehr herabgesetzt ist.

Bei Schwangeren mit sog. „grippalen Infekten", Nierenbeckenentzündungen oder Kreuzschmerzen sollte das mögliche Vorliegen einer Listeriose durch kulturelle und/oder serologische Untersuchungen ausgeschlossen werden.

Weitere Hinweise

Zur Meldepflicht siehe Anhang, Kapitel 5.

Nach der Verordnung über meldepflichtige Tierkrankheiten in der Fassung vom 9. 8. 1983 unterliegt in Deutschland das Auftreten der Listeriose bei Tieren der Meldepflicht.

Literatur

BRAUN, T.I., D. TRAVIS, R.R. DEE, R.E. NIEMAN: Liver abscess due to *Listeria monocytogenes*: Case report and review. Clin. Inf. Dis. **17**, 267–269, 1993.

CAIN, D.B., V.L. MCCANN: An unusual case of cutaneous listeriosis. J. Clin. Microbiol. **23**, 976–977, 1986.

DECKER, F.C., G.L. SIMON, R.A. DIDIOIA, C.U. TUAZON: *Listeria monocytogenes* infections in patients with AIDS: Report of five cases and review. Rev. Inf. Dis. **13**, 413–417, 1991.

HIRD, D.W.: Review of evidence for zoonotic listeriosis. J. Food Prot. **50**, 429–433, 1987.

HOF, H., A. ULBRICHT, G. STEHLE: Listeriosis – a puzzling disease. Infection **20**, 290–292, 1992.

JURADO, R.L., M.M. FARLEY, E. PEREIRA et al.: Risk of meningitis and bacteremia due to *Listeria monocytogenes* in patients with human immunodeficiency virus infection. Clin. Inf. Dis. **17**, 224–227, 1993.

KOHLER, J., T. WINKLER, A.K. WAKHLOO: Listeria brainstem encephalitis: Two own cases and literature review. Infection **19**, 36–40, 1991.

MÜLLER, H.E.: Listeria isolations from feces of patients with diarrhea and from healthy food handlers. Infection **18**, 97–100, 1990.

SCHMIDT-WOLF, G., H.P.R. SEELIGER, A. SCHRETTENBRUNNER: Menschliche Listeriose-Erkrankungen in der Bundesrepublik Deutschland, 1969–1985. Zbl. Bakt. Hyg. A **265**, 472–486, 1987.

SCHWARZE, R., C.-D. BAUERMEISTER, S. ORTEL, G. WICHMANN: Perinatal listeriosis in Dresden 1981–1986: Clinical and microbiological findings in 18 cases. Infection **17**, 131–138, 1989.

1.11
Malleus (Rotz)

Die akut oder chronisch verlaufende Infektionskrankheit Malleus kommt bei Einhufern vor und kann gelegentlich auf den Menschen übertragen werden. Synonyme Bezeichnungen für diese Erkrankung sind: Rotz, Hautwurm, Mürde, Glanders, Farcy.

Ätiologie

Bei dem Erreger *Burkholderia (B.) mallei* handelt es sich um gramnegative, unbewegliche, sporenlose Stäbchenbakterien, deren Taxonomie noch nicht restlos geklärt ist.

Vorkommen und Verbreitung

Für Malleus sind besonders Pferde, Esel und Maultiere empfänglich. Bei Schafen, Ziegen, Hunden, Katzen und anderen Tierarten treten natürliche Infektionen dann auf, wenn diese Kontakt mit infizierten Einhufern haben oder ihnen Fleisch von infizierten Pferden als Futter verabreicht wird.

Im letzten Jahrzehnt wurden in Europa vereinzelte Erkrankungsfälle nur aus der Türkei bekannt. Gegenwärtig ist Malleus in der Mongolei, in China, in Indien, auf den Philippinen, in Indonesien sowie im Irak und Iran noch weit verbreitet.

Gefährdet sind in erster Linie Personen, die Umgang mit Pferden haben, z.B. Tierärzte, Pferdehändler, Landwirte, Abdecker oder Reiter.

1.11 Malleus (Rotz)

Übertragung
Der Erreger wird beim Umgang mit erkrankten Einhufern oder infizierten Labortieren durch direkten Kontakt mit infektiösem Nasenausfluß, Geschwürssekret, Eiter oder Schleim über Schleimhäute (Schmierinfektion) oder kleinste Hautläsionen, die z.B. beim Zerlegen von Tierkörpern auftreten können, übertragen. Auch sind Ansteckungen über Aerosolinhalation möglich.

Krankheitsbild
Die Inkubationszeit beträgt 1–5 Tage; bei chronischem Malleus eine Woche und mehr. Nach einem kurzen und uncharakteristischen Prodromalstadium entsteht an der Eintrittsstelle eine zunächst indolente, teigige Schwellung, die blutig-eitrig ulzeriert und zu gangränöser Gewebszerstörung mit Lymphangitis und Lymphadenitis führt. Innerhalb von wenigen Tagen kann es zur Generalisation mit hohem Fieber (bis 40°C), Schüttelfrost und Gliederschmerzen kommen. In der 2. Krankheitswoche ist ein weiterer Fieberanstieg möglich, verbunden mit der Ausbildung eines makulopapulösen Exanthems, das später pustulös wird und zu multiplen Geschwüren führt (Abb. 1-7). Etwa 3 Wochen nach Krankheitsbeginn tritt infolge einer allgemeinen Intoxikation der Tod ein.

Bei chronischem Malleus, der sich über mehrere Jahre erstrecken kann, treten nach wochenlangen, unklaren Muskel- und Gelenkschmerzen teigige Weichteilknoten auf. Diese abszedieren und können sich nach Reinigung wieder schließen. Die Krankheitserscheinungen können sich auf den Nasen-Rachen-Raum beschränken. Wenn der chronische Malleus in die akute Form übergeht, kommt es innerhalb von 2–3 Wochen zum Tod.

Der Nasenmalleus ist eine Sonderform, charakterisiert durch blutig-eitrige Entzündungen der Nasenschleimhäute und ihrer Umgebung. Geschwüriger Zerfall des Nasenknorpels und -knochens ist ebenso möglich wie eine weitere Ausbreitung dieser Krankheitserscheinungen auf die Schleimhäute des Rachens und des oberen Respirationstraktes.

Die Letalität des unbehandelten akuten

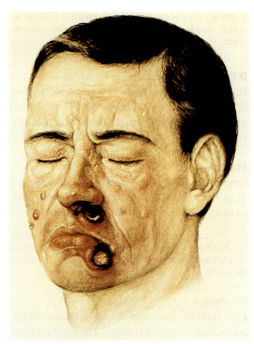

Abbildung 1-7: Multiple Geschwüre bei Malleus.

Malleus liegt bei 100%, der chronischen Form bei 50%.

Bei Einhufern verläuft Malleus vorwiegend chronisch. Charakteristisch sind zum Zerfall neigende Knötchen und Geschwüre bzw. Narbenbildungen in der Haut sowie in den Schleimhäuten der oberen Luftwege.

Diagnose
Eine sichere Diagnose ist nur durch die Isolierung von *B. mallei* aus Pustelinhalt, Abszeßeiter, Nasensekret, Blutkulturen und Sputum möglich. Der Nachweis von Antikörpern in Serumproben mittels Agglutinationsreaktion (Titer 1 : 400 bzw. 1 : 800 sind verdächtig bzw. als positiv anzusehen) oder Komplementbindungsreaktion (ab dem 10.–14. Krankheitstag positiv) kann ebenfalls zur Diagnose herangezogen werden.

Bei Pferden erfolgt die Diagnose durch die Mallein-Probe, entweder mittels Konjunktival- oder Intradermopalpebral-Probe (unter Verwendung eines Malleins, beziehbar beim BgVV Berlin) sowie serologisch durch die Komplementbindungsreaktion. Bei getöteten oder verendeten Tieren wird die Diagnose durch bakteriologische Untersuchungen abgesichert.

Differentialdiagnose

Differentialdiagnostisch sind Melioidose (Pseudorotz), Tuberkulose, Milzbrand, Erysipel, Pocken, Syphilis und Polyarthritis auszuschließen.

Therapie

Empfohlen wird eine Therapie wie bei Melioidose mit Ceftazidim, Cotrimoxazol oder Imipenem, mindestens 30 Tage, evtl. länger.

Die Behandlung malleuskranker oder der Seuche verdächtiger Tiere ist in der Bundesrepublik Deutschland ebenso wie in vielen anderen Ländern verboten.

Prophylaxe

Für Malleus bestehen keine immunprophylaktischen Möglichkeiten. Die wirksamste Prophylaxe zur Verhütung menschlicher Erkrankungen ist die Tötung und unschädliche Beseitigung infizierter Tiere. Dabei müssen Vorsichtsmaßnahmen, z.B. Tragen von Gummihandschuhen, strengstens eingehalten werden.

Weitere Hinweise

Zur Meldepflicht siehe Anhang, Kapitel 5.

Bei Tieren unterliegt Malleus nach § 10 (1) des Tierseuchengesetzes in der Fassung vom 29. 1. 1993 der Anzeigepflicht.

Literatur

ALIBASOGLU, M., T. YESILDERE, T. CALISLAR et al.: Malleus-Ausbruch bei Löwen im Zoologischen Garten Istanbul. Berl. Münch. Tierärztl. Wschr. **99**, 57–63, 1986.

BÖHM, R.: Letzter Todesfall eines rotzkranken Tierarztes. Prakt. Tierarzt **56**, 541–542, 1975.

MAYER, H.: *Pseudomonas mallei* und *Pseudomonas pseudomallei*. In: BLOBEL, H., TH. SCHLIESSER: Handbuch der bakteriellen Infektionen bei Tieren. Bd. III. Gustav Fischer Verlag, Jena, 111–153, 1981.

VELIMIROVIC, B.: Malleus. In: LANG, W.: Tropenmedizin in Klinik und Praxis. Georg Thieme Verlag, Stuttgart–New York, 289, 1993.

1.12
Melioidose (Pseudorotz)

Die Melioidose (Pseudorotz) ist eine Infektionskrankheit, die vornehmlich bei Tieren und Menschen in Südostasien vorkommt. Aufgrund der bisherigen Kenntnisse dürfte diese Infektionskrankheit eher den Sapronosen bzw. Saprozoonosen als den eigentlichen Zoonosen zugeordnet werden.

Ätiologie

Bei dem Erreger *Burkholderia (B.) pseudomallei* handelt es sich um gramnegative bewegliche Stäbchenbakterien.

Die taxonomische Einordnung dieser Bakterienspezies ist auch heute noch nicht zufriedenstellend geklärt. Daraus resultieren verschiedene Bezeichnungen für den Erreger: *Actinobacillus pseudomallei, Bacillus pseudomallei, Bacillus whitmori, Löfflerella pseudomallei* u.a.

Vorkommen und Verbreitung

B. pseudomallei gehört in den tropischen Bereichen zwischen dem 20. nördlichen und dem 20. südlichen Breitengrad zur normalen Bakterienflora des Erdbodens und des Wassers und wurde dort vielfach in morastigen Tümpeln, Schlamm, Flüssen, Meereswasser sowie in Reisfeldern nachgewiesen. Wegen des verbreiteten Vorkommens dieses Erregers in südostasiatischen Endemiengebieten und fehlender Wirtsspezifität ist dort das Auftreten der Melioidose bei allen Tierarten möglich, insbesondere bei Schweinen (Vietnam), Pferden, Schafen (Australien) und Zootieren. In den letzten Jahren wurden vermehrt Erkrankungen mit *B. pseudomallei* in Frankreich bei Pferden, bei importierten Versuchsaffen sowie bei oft unkontrolliert eingeführten Wild- und Zootieren festgestellt.

Besonders gefährdet sind die Personen, die sich im südostasiatischen Raum aufhalten oder mit Tieren zu tun haben, die aus diesen Gebieten importiert werden.

Übertragung

In erster Linie parenterale Infektion über Schleimhaut und Haut, besonders bei Vorliegen von Wunden oder kleinsten Läsionen.

Ferner alimentär über Trinkwasser, das durch Ausscheidungen von Tieren (Nagern) kontaminiert ist, oder über Lebensmittel, von (latent) infizierten Tieren (Schwein, Pferd) gewonnen, die rituell geschlachtet und verzehrt wurden. Alimentäre Infektionen sind auch über Milch oder Käse, die von infizierten Schafen und Ziegen stammen, möglich. Auch auf aerogenem Wege durch Einatmen von kontaminiertem Staub kann es zur Infektion kommen. Tiere sind als direkte Ansteckungsquellen dagegen noch nicht ermittelt worden.

Krankheitsbild

In der Literatur schwanken die Angaben zur Inkubationszeit von 2 Std. bis 14 Tagen; auch mehrere Monate (bis zu 5) sollen möglich sein. Die Melioidose des Menschen kann einen vielgestaltigen Verlauf zeigen.

Die akute septische Verlaufsform geht mit Pneumonie, Pleuritis, Erbrechen, heftigen Durchfällen und hohem Fieber einher. Der Tod kann innerhalb von 1–5 Tagen infolge Schock eintreten. Lebt der Kranke länger, bilden sich in der 2. Krankheitswoche pustulöse Hauteiterungen oder tiefsitzende subkutane Abszesse; auch Knochen können davon betroffen sein.

Die subakute Verlaufsform führt zu Eiterungen und Abszeßbildungen in verschiedenen Organen (Lunge, Pleura, Peritoneum, Nieren, Prostata, Knochen, Muskel, Haut). Der Tod kann innerhalb von 3–4 Wochen eintreten.

Die chronische Verlaufsform, die sich aus der subakuten Form entwickeln kann, verläuft in Schüben mit fieberfreien Intervallen und geht mit Abszeßbildung in Nacken, Halslymphknoten und Oberschenkel sowie mit chronischen Hautveränderungen einher.

Auch die subklinische Infektion ist möglich und in Südostasien (Thailand, Vietnam) weit verbreitet.

Die Prognose der akuten septischen Melioidose ist trotz antimikrobieller Therapie schlecht.

Erkrankungen bei Pferden sind verbunden mit Fieber, Schweißausbruch, Sistieren der Futteraufnahme, verwaschenen Schleimhäuten und Lungenödem. Sie können perakut innerhalb von 24 Std. verlaufen oder mehrere Tage dauern. Chronische Fälle äußern sich in vorübergehendem Nasenausfluß sowie in Form von Lungenabszessen, eitrigen Entzündungen des Respirationstraktes oder nekrotischen Prozessen im Magen-Darm-Kanal. Bei Schafen, Ziegen, Rindern (selten) und Schweinen werden im Zusammenhang mit der Melioidose folgende Symptome beobachtet: taumelnder Gang, Tortikollis, Nystagmus, Salivation, dicker, schleimiger Nasenausfluß, Atemstörungen mit Husten, Arthritis (Polyarthritis), Paralyse der Hinterextremitäten und Mastitis.

Diagnose

Aufgrund der klinischen Symptome allein kann die Diagnose weder beim Menschen noch bei Tieren gestellt werden. In Fällen „unspezifischer Granulome" sollte die Melioidose stets in das Spektrum diagnostischer Erwägungen einbezogen werden, insbesondere dann, wenn die Patienten aus dem südostasiatischen Raum kommen.

Die zuverlässige Diagnose erfolgt durch den kulturellen Erregernachweis in Rachenabstrichen, Blut, Eiter, Sputum oder Urin, gegebenenfalls unter Einsatz des Tierversuches (Hamster, männliche Meerschweinchen). Wichtig ist die mehrmalige Entnahme von Untersuchungsmaterial. Neuerdings wird auch die PCR empfohlen.

Für den Antikörpernachweis werden die Agglutinationsreaktion und indirekte Hämagglutination, die beide ab der 2.–3. Krankheitswoche positiv ausfallen, eingesetzt.

Bei Tieren erfolgt die Diagnose durch kulturelle und/oder serologische Untersuchungen.

Differentialdiagnose

Insbesondere bei akut oder subakut verlaufenden Erkrankungen sollten differentialdiagnostisch Cholera, Shigellenruhr, Amöbenruhr, Typhus, Pest, Tularämie, Miliartuberkulose, Malaria, Syphilis, Malleus, Mykose, Amöbabszesse ausgeschlossen werden. Bei Hautveränderungen ist auch an Aktinomykose zu denken.

Therapie

Hochdosierte antimikrobielle Therapie über längere Zeit (6–12 Monate) und chirurgische Behandlung der Abszesse sind zwingend. Ceftazidim (3 × 2 g/Tag) gilt als Mittel der Wahl; Alternativen sind Cotrimoxazol (4 Tabl. Cotrimoxazol forte/Tag), Cefotaxim (3 × 2 g/Tag), Imipenem (4 × 1 g/Tag) und Augmentan. Bei schweren Fällen wird Ceftazidim mit Cotrimoxazol oder Imipenem kombiniert.

Prophylaxe

In Endemiegebieten Südostasiens sollte intensiver Kontakt mit Erdboden oder (Oberflächen-)Wasser, besonders in und nach schweren Regenperioden, vermieden werden, vor allem von Personen, die Hautwunden aufweisen. Schutzimpfungen sind nicht bekannt.

Literatur

BOUVY, J.J., J.E. DEGENER, C. STIJNEN et al.: Septic melioidosis after a visit to Southeast Asia. Eur. J. Clin. Microbiol. **5**, 655–656, 1986.

CHAOWAGUL, W., Y. SUPUTTAMONGKOL, D.A.B. DANCE et al.: Relapse in melioidosis: Incidence and risk factors. J. Inf. Dis. **168**, 1181–1185, 1993.

DANCE, D.A.B.: Melioidosis: the tip of the iceberg. Clin. Microbiol. Rev. **4**, 52–60, 1991.

KIBBLER, C.C., C.M. ROBERTS, G.L. RIDGWAY, S.G. SPIRO: Melioidosis in a patient from Bangladesh. Postgrad. Med. J. **67**, 764–766, 1991.

KUNAKORN, M., R.B. MARKHAM: Clinically practical seminested PCR for *Burkholderia pseudomallei* quantitated by enzyme immunoassay with and without solution hybridization. J. Clin. Microbiol. **33**, 2131–2135, 1995.

LEELARASMEE, A., S. BOVORNKITTI: Melioidosis: Review and update. Rev. Inf. Dis. **11**, 413–425, 1989.

MAYER, H.: Zum Vorkommen von Pseudorotz (Melioidose) in Westeuropa. Tierärztl. Umschau **37**, 126–131, 1982.

WHITE, N.J.: Melioidosis. Zbl. Bakt. **280**, 439–443, 1994.

1.13
Milzbrand (Anthrax)

Der Milzbrand (Anthrax) ist eine akut verlaufende Infektionskrankheit der pflanzenfressenden Säugetiere, die von diesen auf den Menschen übertragen werden kann. Milzbrand gehört zu den Zoonosen, die am längsten bekannt sind.

Ältere Bezeichnungen für das Krankheitsbild des Milzbrands beim Menschen sind Hadern- oder Lumpenkrankheit.

Ätiologie

Der Erreger *Bacillus (B.) anthracis* ist ein grampositives, unbewegliches, sporenbildendes, aerob wachsendes Stäbchenbakterium. Die Sporen des Milzbranderregers können Jahrzehnte im Erdboden überleben.

Vorkommen und Verbreitung

Milzbrand ist eine weltweit vorkommende Zoonose. In Ländern, in denen eine wirksame Tierseuchenkontrolle fehlt, vor allem in Südosteuropa, im Mittleren Osten, in Südostasien sowie in Südamerika tritt diese Infektionskrankheit nicht nur sporadisch, sondern sogar endemisch auf. Die Verbreitung des Erregers erfolgt im wesentlichen durch erkrankte Tiere und deren Ausscheidungen. Die Sporen können dann von gesunden Tieren auf der Weide, z.B. über kontaminiertes Gras, aufgenommen werden. Unter natürlichen Verhältnissen erkranken am häufigsten Rinder, Schafe, Ziegen, Pferde sowie Büffel, Kamele, Rentiere und Nerze, nur in Ausnahmefällen Schweine und Fleischfresser, während beim Geflügel Milzbrand kaum vorkommt.

Aus dem Ausland importierte Futtermittel, Felle, Häute sowie Tierprodukte können mit *B. anthracis* kontaminiert sein. Auch ist eine Weiterverbreitung des Milzbranderregers durch kontaminierte Abwässer von Gerbereien, Wollfabriken u.a. möglich (Abb. 1-8).

Besonders gefährdet sind Personen, die in der Pelze, Haare und Wolle verarbeitenden Industrie, in Teppich-, Bürsten-, Pinselfabriken, Roßhaar-, Garnspinnereien und in lumpenverarbeitenden Betrieben arbeiten; Personen, die mit der Herstellung von Leim aus Knochenmehl beschäftigt sind, sowie Tierärzte, Viehhändler, Landwirte, Schlachter, Abdecker, Hafen- und Transportarbeiter aufgrund ihrer beruflichen Tätigkeit.

Übertragung

In erster Linie erfolgt die Ansteckung des Menschen durch infizierte Tiere und Tierprodukte. Die häufigsten Eintrittspforten des Er-

1.13 Milzbrand (Anthrax)

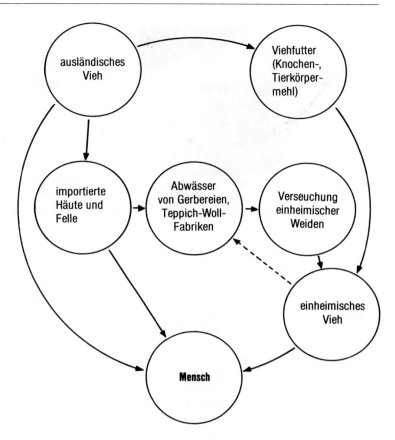

Abbildung 1-8: Gegenwärtig wichtigste Infektketten für *B. anthracis*.

regers sind Hautschrunden, Hautrisse oder kleinste Hautverletzungen nach Kontakt z.B. mit milzbrandsporenhaltigen Fellen, Häuten oder Knochenmehl. Eine Übertragung des Erregers durch Fliegen ist nicht auszuschließen. Auch auf aerogenem Wege, durch Inhalation sporenhaltigen Staubes, der z.B. beim Gerben oder Schafscheren entsteht, ist eine Infektion des Menschen möglich. Durch Verzehr sporenhaltigen Fleisches oder durch Genuß der Milch von an Milzbrand erkrankten Tieren kann eine Ansteckung des Menschen erfolgen.

Krankheitsbild

Die Inkubationszeit beträgt 2–5 Tage. Je nach Eintrittspforte tritt der Milzbrand beim Menschen in verschiedenen Formen auf.

Etwa 95% der Fälle sind Hautmilzbrand. An der Eintrittsstelle des Erregers tritt Rötung auf, es entsteht eine kleine Quaddel. Nach 12– 24 Stunden bildet sich ein Bläschen mit blutig-serösem oder -eitrigem Inhalt. Am Ende der ersten Krankheitswoche ulzeriert das eingesunkene zentrale Gebiet, an seiner Stelle entwickelt sich eine dunkelblaurot-schwärzliche Schorfschicht. Der Schorf breitet sich in der Folgezeit immer weiter aus, wird tiefschwarz, trocken und sehr derb (Abb. 1-9). In der Umgebung kann sich außerdem ein ausgedehntes Ödem entwickeln (Pustula maligna). Das gleichzeitige Auftreten mehrerer Milzbrandkarbunkel ist möglich. Auffallend ist die mit dem lokalen Befund in Widerspruch stehende Schmerzlosigkeit des Milzbrandkarbunkels. Erst wenn es zu entzündlichen Veränderungen der zugehörigen Lymphbahnen und -knoten kommt, treten Schmerzen auf. Je nach Schwere des Verlaufs liegen ausgeprägte Allgemeinstörungen in Form von Fieber, Abgeschlagenheit, Erbrechen und Kreislauf-

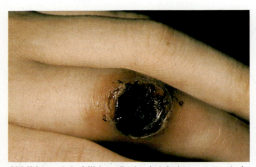

Abbildung 1-9: Milzbrandkarbunkel (schwarze, festhaftende Nekrose) (aus: Klinische Visite – Bildtafeln Thomae, Nr. 114, Bildarchiv für Medizin München GmbH).

schwäche vor. Die Prognose ist ungünstig, wenn sich die Eintrittspforte des Erregers im Gesichts- oder Halsbereich befindet. Die Letalität liegt bei unbehandeltem Hautmilzbrand zwischen 10 und 20%. Dies ist vor allem dann der Fall, wenn sich aus dem Hautmilzbrand eine Sepsis, verbunden mit schwersten Allgemeinstörungen, Milzvergrößerung, Schock, oder eine Meningitis entwickelt.

Der Lungenmilzbrand beginnt in den meisten Fällen schlagartig als schwere Bronchopneumonie mit hohem Fieber und Schüttelfrost. Weitere Symptome sind Dyspnoe, Stridor, starke Schweißausbrüche und Zyanose. Unbehandelt tritt innerhalb von 1–3 Tagen im Koma der Tod ein.

Der Darmmilzbrand äußert sich mit plötzlichem Erbrechen, wässerigen und blutigen Durchfällen sowie mit diffuser Druckempfindlichkeit des Abdomens. Infolge Perforation der Schleimhautkarbunkel im Dünndarm entsteht eine Peritonitis, und innerhalb von 2 bis 3 Tagen kommt es ohne Behandlung zum Exitus.

Bei Tieren verläuft der Milzbrand unter dem Bild einer akuten und tödlichen Septikämie mit Schwellung der Milz und serös-hämorrhagischen Infiltrationen des subkutanen und subserösen Bindegewebes.

Diagnose

Der Hautmilzbrand mit der schnellen Entwicklung eines indolenten Karbunkels erlaubt eine klinische Diagnose. Bei Lungen- und Darmmilzbrand ist die Diagnose sehr schwierig; in diesen Fällen kann aufgrund der Anamnese (Beruf) eine Verdachtsdiagnose geäußert werden.

Die Sicherung der Diagnose beim Hautmilzbrand ist durch die mikroskopische Darstellung des Erregers in gefärbten Ausstrichpräparaten von Karbunkel- oder Pustelinhalt möglich. Die Absicherung erfolgt durch die Isolierung von *B. anthracis*, gegebenenfalls unter Einschaltung eines Tierversuches, aus Untersuchungsmaterial. Hierfür eignen sich bei den inneren Formen je nach Krankheitsbild Sputum, Liquor, Knochenmark, Blut- oder Stuhlproben.

Auch mit Hilfe eines in Rußland entwickelten Intrakutantestes („Anthraxinum", derzeit nur über Medexport, 113461 Moskau, erhältlich) ist eine Diagnosestellung möglich.

Bei infizierten Tieren wird die Diagnose durch kulturellen Erregernachweis gesichert. In infizierten oder kontaminierten tierischen Materialien, wie z.B. Häuten, Fleisch, kann eine Diagnosestellung mittels Thermopräzipitation nach Ascoli versucht werden.

Differentialdiagnose

Je nach Krankheitsbild muß differentialdiagnostisch an Erysipel, Insektenstiche, Rotz, Tularämie, Ornithose, Salmonellose, Cholera, Pilz-, Quecksilber-, Arsenvergiftung gedacht werden.

Therapie

Mittel der Wahl ist Penicillin. Bei Hautmilzbrand werden 4 × 2 Mill. E Penicillin G/Tag über 2–4 Tage intravenös, danach als Penicillin V oral für insgesamt 10–14 Tage gegeben. Alternativen sind Erythromycin, Tetrazyklin, Chloramphenicol. Bei Hautmilzbrand soll die einmalige Gabe von 300–500 mg Doxycyclin zur Heilung führen. Bei Lungen- und Darmmilzbrand werden 12 × 2 Mill. E Penicillin G/Tag je nach Schwere der Erkrankung über mehrere Wochen infundiert.

Neben der kausalen Therapie sind absolute Bettruhe, Anlegen eines Schutzverbandes, feuchte Umschläge sowie Ersatz des Flüssigkeits- und Elektrolytverlustes unerläßlich. Chirurgische Eingriffe sind kontraindiziert!

Bei Tieren ist im deutschsprachigen Raum die Durchführung therapeutischer Maßnahmen verboten.

Prophylaxe

Die wichtigste Maßnahme zur Vorbeugung des Milzbrandes beim Menschen ist die Bekämpfung dieser Infektionskrankheit beim Tier. Folgende Maßnahmen stehen hierbei im Vordergrund: Die rechtzeitige Erkennung der Verseuchung tierischer Produkte mit *B. anthracis*, die unschädliche Beseitigung von Tieren, die an Milzbrand verendet sind (dies gilt auch für infizierte Tierkörperteile); milzbrandkranke oder der Seuche verdächtige Tiere dürfen nicht geschlachtet werden; Desinfektion aller verdächtigen tierischen Einfuhrprodukte, insbesondere wenn diese aus Gebieten mit gehäuftem Vorkommen von Milzbrand stammen. Sorgfältige Aufklärung der aufgrund ihres Berufes besonders gefährdeten Personen.

Eine Prophylaxe bei Exposition erfolgt mit 200 mg Doxycyclin.

Weitere Hinweise

Zur Meldepflicht siehe Anhang, Kapitel 5.

Nach § 10 (1) des Tierseuchengesetzes vom 29. 1. 1993 unterliegt in der Bundesrepublik Deutschland der Milzbrand bei Tieren der Anzeigepflicht.

Literatur

DE LALLA, F., J.W. EZZELL, G. PELLIZZER et al.: Familial outbreak of agricultural anthrax in an area of northern Italy. Eur. J. Clin. Microbiol. Inf. Dis. **11**, 839–842, 1992.

HUNTER, L., W. CORBETT, C. GRINDEM: Anthrax. J. Am. Vet. Med. Ass. **194**, 1028–1031, 1989.

PFISTERER, R.M.: Eine Milzbrandepidemie in der Schweiz. Schweiz. med. Wschr. **121**, 813–825, 1991.

WINTER, H., R.M. PFISTERER: Inhalationsanthrax bei einem Textilarbeiter, ein nicht-letaler Verlauf. Schweiz. med. Wschr. **121**, 832–835, 1991.

1.14 Pasteurellosen

Pasteurellosen sind bakterielle Infektionskrankheiten, die bei verschiedenen Tierarten und auch beim Menschen mit unterschiedlichen Verlaufsformen vorkommen können.

Ätiologie

Erkrankungen des Menschen sind in erster Linie auf Infektionen mit *Pasteurella (P.) multocida* zurückzuführen. Ferner werden *P. dagmatis, P. canis* oder *P. haemolytica* als Erreger nachgewiesen. Bei diesen Bakterienspezies handelt es sich um gramnegative, unbewegliche, kokkoide oder ovoide Stäbchenbakterien, die sich aufgrund ihres kulturellen und biochemischen Verhaltens differenzieren lassen.

Vorkommen und Verbreitung

Infektionen mit Pasteurellen kommen weltweit bei verschiedenen Wild- und Haustierarten vor. Außerdem ist insbesondere *P. multocida* bei Säugetieren und Vögeln als normaler Bewohner des Nasopharynx nachweisbar. 75–90% der Katzen sowie bis zu 55% der Hunde können *P. multocida* im Respirationstrakt latent beherbergen. Die Quelle menschlicher Infektionen mit dieser Bakterienspezies ist bei deren weiter Verbreitung nicht nur bei Heim- und Liebhabertieren (Katze, Hund, Vogel, Kaninchen, Meerschweinchen), sondern auch bei landwirtschaftlichen Nutztieren (Rind, Kalb, Schwein, Schaf) sowie Wild- und Zootieren (Büffel, Reh, Panther, Löwe) zu suchen.

P. dagmatis und *P. canis* gehören zur physiologischen Bakterienflora des oberen Respirationstraktes, vor allem bei Mäusen und Ratten bzw. bei Hunden und Katzen.

Besonders gefährdet sind Personen, die intensiven Kontakt mit Tieren haben, z.B. Tierhalter, Tierpfleger, Tierärzte, Viehzüchter, Landwirte und Schlachthofpersonal.

Übertragung

In erster Linie erfolgt die Infektion des Menschen mit Pasteurellen über Wunden, die durch Biß oder Kratzen von Tieren (insbesondere Hund, Katze sowie in Einzelfällen Löwe, Panther, Hase, Kaninchen, Meerschweinchen) entstanden sind. Auch über Schmutz- und Schmierinfektionen, die auf engen Kontakt mit infizierten Tieren zurückzuführen sind, können Pasteurellen übertragen werden. In seltenen Fällen, insbesondere bei längerem und intensivem Umgang mit Tieren, ist eine aerogene Übertragung (Tröpfcheninfektion) möglich. Auf oralem Weg, durch Genuß von infiziertem Fleisch, kann die Übertragung des Erregers ebenfalls erfolgen.

Krankheitsbild
Die Inkubationszeit ist abhängig von der Eintrittspforte des Erregers und schwankt zwischen 2 und 14 Tagen.

Bei Wundinfektionen, die am häufigsten beobachtet werden, folgen den oberflächlichen oder tiefgehenden Biß- und Kratzverletzungen innerhalb weniger Stunden bis Tage Rötung, Schwellung und starke Schmerzen. Häufig besteht eine Diskrepanz zwischen den noch geringen klinischen Symptomen und starken subjektiven Beschwerden. Phlegmonöse oder abszedierende Entzündung des Haut- und Unterhautgewebes kann hinzukommen, ebenso eine Vergrößerung der regionären Lymphknoten. Durch Fortschreiten der Infektion werden Sehnenscheiden, Sehnen, periartikuläres Gewebe und Knochen mitbetroffen, so daß Nekrose, Periostitis und Osteomyelitis folgen können.

Entzündungen der Meningen und Nasennebenhöhlen (z.B. nach Schädelverletzungen) zeigen keine klinischen Symptome, die für eine Pasteurelleninfektion pathognomonisch sind.

Die akute oder subakute Erkrankung des (tiefen) Respirationstraktes äußert sich in Form von chronischer Bronchitis, Bronchiektasien, Pneumonie oder asthmatischen Beschwerden. Bei resistenzgeminderten Personen sind septische Verlaufsformen möglich.

In Einzelfällen sind Pasteurellen auch als ursächliche Erreger von Konjunktivitis, Stomatitis, Enteritis, Peritonitis, intraabdominellen Abszessen, Harnwegsinfektionen, Myositis nachgewiesen worden.

Bei Tieren verläuft die akute Form der Pasteurellose meistens als Septikämie. Bekannte Krankheitsbilder sind Wild- und Rinderseuche, hämorrhagische Septikämie des Rindes, Büffelseuche, Schweineseuche, enzootische Pneumonie des Schafes, hämorrhagische Septikämie des Kaninchens, Geflügelcholera.

Diagnose
Durch mikroskopischen (im Untersuchungsmaterial lassen sich mittels Gram- oder Methylenblaufärbung bipolare Stäbchen darstellen) und kulturellen Erregernachweis kann die Diagnose einer Infektion mit Pasteurellen gestellt werden. Der Nachweis des Erregers kann je nach Krankheitsbild aus Wundabstrich, Eiter, Bronchialsekret, Morgensputum, Nasenabstrich, Spülwasser der Nasennebenhöhlen, Liquor oder Blut erfolgen.

Da entsprechende *Pasteurella*-Antigene im Handel nicht erhältlich sind, ist die Bestimmung von Antikörpern in Serumproben routinemäßig nicht möglich.

Bei Tieren erfolgt die Diagnose durch Isolierung des Erregers aus Nasenabstrichen bzw. Sektionsmaterial (Lunge).

Differentialdiagnose
Je nach Krankheitsbild sind Infektionen mit Staphylokokken, Streptokokken und, insbesondere nach Tierbissen, Infektionen mit *Capnocytophaga canimorsus* (syn. Bakterien der DF2-Gruppe), *Capnocytophaga cynodegmi* (syn. Bakterien der EF4-Gruppe), nichtoxidative Bakterien der Gruppe 1 (syn. NO-1), *Staphylococcus intermedius* (alle diese Bakterien kommen in unterschiedlicher Häufigkeit als Kommensalen in der Maulhöhle von Hunden und Katzen vor), Rattenbißkrankheit, Katzenkratzkrankheit, Pseudotuberkulose, Tularämie sowie lymphozytäre Choriomeningitis und Salmonellose in die Differentialdiagnose einzubeziehen.

Therapie
Bei akuter Verletzung und Infektion allein mit Pasteurellen ist Penicillin V (4×500000 E/Tag, oral) oder Doxycyclin (2×100 mg/Tag, oral) über 10–14 Tage Mittel der Wahl. Daneben sind je nach Ort und Art der Infektion

konservative und/oder chirurgische Maßnahmen erforderlich.

Prophylaxe

Beim intensiven Umgang mit Tieren sollten Hygienemaßnahmen beachtet werden.

Weitere Hinweise

Nach dem Tierseuchengesetz in der Fassung vom 29. 1. 1993 unterliegt in Deutschland die Geflügelcholera, die sämtliches Hausgeflügel (Hühner, Gänse, Enten, Puten) befallen kann, der Anzeigepflicht.

Literatur

CORREDOIRA, J.C., P.F. VILADRICH, R. VERDAGUER, F. GUDIOL: Soft-tissue *Pasteurella multocida* infection caused by a fish bone puncture. Eur. J. Clin. Microbiol. Inf. Dis. **9**, 55–56, 1990.

ESCANDE, F., C. LION: Epidemiology of human infection by *Pasteurella* and related groups in France. Zbl. Bakt. **279**, 131–139, 1993.

FERNANDEZ-ESPARRACH, G., J. MASCARO, R. ROTA, L. VALERIO: Septicemia, peritonitis, and empyema due to *Pasteurella multocida* in a cirrhotic patient. Clin. Inf. Dis. **18**, 486, 1994.

GANIÉRE, J.P., F. ESCANDE, G. ANDRÉ-FONTAINE et al.: Characterization of group EF-4 bacteria from the oral cavity of dogs. Vet. Microbiol. **44**, 1–9, 1995.

HOLLIS, D.G., C.W. MOSS, M.I. DANESHVAR et al.: Characterization of Centers for Disease Control group NO-1, a fastidious, nonoxidative, gram-negative organism associated with dog and cat bites. J. Clin. Microbiol. **31**, 746–748, 1993.

KOMBAL, S.M., H.P. DINCSOY: *Pasteurella multocida* endocarditis. Am. J. Clin. Path. **98**, 565–568, 1992.

SORBELLO, A.F., J.O'DONNELL, J. KAISER-SMITH et al.: Infective endocarditis due to *Pasteurella dagmatis*. Case report and review. Clin. Inf. Dis. **18**, 336–338, 1994.

YANEZA, A.L., H. JIVAN, P. KUMARI, M.S. TOGOO: *Pasteurella haemolytica* endocarditis. J. Inf. **23**, 65–67, 1991.

1.15 Pest

Die Pest, eine der ältesten und gefährlichsten Zoonosen, gehört auch heute noch zu den quarantänepflichtigen Seuchen. Je nach Krankheitsverlauf sind beim Menschen auch die Bezeichnungen Bubonen- und Lungenpest gebräuchlich.

Ätiologie

Yersinia (Y.) pestis (frühere Bezeichnung *Pasteurella pestis*) ist ein gramnegatives, unbewegliches, sporenloses Stäbchenbakterium, das zu den *Enterobacteriaceae* gerechnet wird.

Vorkommen und Verbreitung

Mehr als 200 Arten oder Unterarten von freilebenden Nagetieren sind bekannt, die den Erreger der Pest beherbergen können. Insbesondere die in vom Menschen weitgehend unberührten Gebieten lebenden Ratten, Murmeltiere, Springhasen, Zieselmäuse, Hamster, Wiesel, Erd-, Eichhörnchen sowie deren Ektoparasiten (Flöhe, Zecken) gelten als Hauptreservoire.

Naturherde bestehen gegenwärtig in Asien (insbesondere in Vietnam, China, Mongolei, Kasachstan, Indien und Burma) sowie in Afrika (u.a. Ostzentralafrika, Uganda, Tansania, Sambia, Zaïre, Libyen und Madagaskar).

Die in den letzten Jahren zunehmende Zahl gemeldeter Pesterkrankungen des Menschen aus verschiedenen Bundesstaaten im Westen und Südwesten der USA (New Mexiko, Arizona, Kalifornien, Colorado, Nevada, Wyoming) belegt das Vorkommen von Naturpestherden in den dortigen Gebieten. Entsprechende Herde bestehen auch in Südamerika (insbesondere in Brasilien, Bolivien, Peru und Ecuador), während Europa und Australien gegenwärtig als pestfrei anzusehen sind.

Besonders gefährdet sind Jäger, Hirten, Bauern und Touristen, die sich in enzootischen Pestgebieten aufhalten, nach neuen Erkenntnissen auch Katzeneigner und Tierärzte.

Übertragung

Y. pestis wird in erster Linie durch den Stich des Rattenflohs auf den Menschen übertragen (Abb. 1-10). Auch andere Ektoparasiten, z.B. Kamelflöhe, Läuse, Wanzen, Milben, Zecken, kommen als Überträger in Frage.

Aus den enzootischen Pestgebieten der USA wird über zahlreiche Infektionen des Menschen durch an Pest erkrankte Hauskatzen berichtet, die sich offenbar durch Fressen

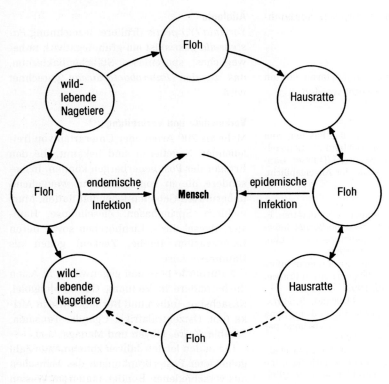

Abbildung 1-10: Die wichtigsten Infektketten für *Y. pestis*.

infizierter Beutetiere angesteckt hatten; die Infektion des Menschen (Tierärzte, Katzeneigner) erfolgte durch Inhalation *Y. pestis*-haltiger Aerosole (Lungenpest!) und über Kratz- und Bißwunden.

Über Verletzungen der Haut, die beim Abhäuten infizierter Tiere entstehen, kann die Übertragung der Pest ebenso erfolgen wie auf aerogenem Wege durch Tröpfcheninfektion oder Einatmen von Pestbakterien, die sich in Häuten oder Fellen befinden. Auf oralem Wege kann ebenfalls eine Infektion stattfinden, z.B. nach Genuß von Fleisch, das von pestinfizierten Kaninchen stammt. Eine Ansteckung von Mensch zu Mensch ist bei Lungenpest möglich, wie 1994 in Indien beobachtet werden konnte.

Krankheitsbild
Das klinische Bild der Pest wird von der Eintrittspforte des Erregers bestimmt.
Bei der Bubonenpest beträgt die Inkubationszeit 2–5, u.U. bis 10 Tage. Die Krankheit beginnt plötzlich mit hohem Fieber, Schüttelfrost und toxischen Allgemeinsymptomen, die sich in Form von Kopfschmerzen, Schwindel, Erbrechen, Benommenheit und Schock äußern. Diese Symptome gehen einher mit schmerzhafter Lymphknotenschwellung, insbesondere der Leistenlymphknoten, wesentlich seltener der Achsel- und anderer Lymphknoten. Die großen schmerzhaften Bubonen lassen den Patienten häufig eine Schutzhaltung einnehmen, bei der ein Bein angezogen, ein Arm abduziert oder der Kopf zur kranken Seite geneigt ist. Die befallenen Lymphknoten können hämorrhagisch einschmelzen und nach außen durchbrechen. Eine sich anschließende Sepsis verläuft foudroyant. Als Endstadium der Bubonenpest kann sich eine (sekundäre) Lungenpest entwickeln, der der Patient innerhalb von 2–4 Tagen erliegt.

Die primäre Lungenpest beginnt nach einer Inkubationszeit von wenigen Stunden bis 1–2 Tagen mit Dyspnoe, Tachypnoe, Zyanose und heftigem Hustenreiz. Nach einem raschen Übergang in eine konfluierende Bronchopneumonie wird das Sputum blutig (anfangs schleimig, dann dünnflüssig) und enthält massenhaft Pestbakterien (Ansteckungsgefahr für andere Personen!). Ferner treten Herzinsuffizienz und toxisch bedingtes Kreislaufversagen hinzu. Die Letalität beträgt auch bei früh einsetzender konsequenter Chemotherapie ca. 20%.

Eine weitere, allerdings seltene, klinische Verlaufsform ist die primäre Hautpest, gekennzeichnet durch Pestpusteln, Pestkarbunkel sowie Zerstörung der Haut und Schleimhaut.

Als Pestis minor wird eine leichte Verlaufsform der Bubonenpest (nur Drüsenschwellung oder lokalisierte Karbunkel) ohne toxische Allgemeinerscheinungen bezeichnet.

Eine überstandene Pest hinterläßt eine langdauernde, aber keine absolute Immunität, so daß Neuerkrankungen möglich sind.

Bei wildlebenden Nagetieren verläuft die Pest als hämorrhagische Septikämie. Bei anderen Tierarten (Kamel, Schaf, Rind, Katze, Hund) kann sich die Infektion mit *Y. pestis* entweder als Sepsis oder in Form einer Lungen- oder Beulenpest manifestieren.

Diagnose

Aus seuchenhygienischen und therapeutischen Gründen muß die Diagnose so rasch wie möglich gestellt werden. Anamnese (epidemiologische Situation) und verdächtiges klinisches Bild mit entsprechenden Laborbefunden (im Blutbild Leukozytose und Linksverschiebung; im dunklen Urin vermehrt Eiweiß sowie Erythrozyten) sollten Anlaß zur sofortigen Einleitung bakteriologischer Untersuchungen geben. Je nach Krankheitsbild sind Blut, Sputum, Bubonenaspirat, Gewebepunktat, Eiter mikroskopisch (Nachweis bipolarer Stäbchen mit Methylenblaufärbung), kulturell (verdächtige Kolonien in der Objektträgeragglutination mit abgesättigtem Antipestserum und im Phagentest prüfen) und im Tierversuch (Maus) zu untersuchen. Das Untersuchungsmaterial muß unter sterilen Kautelen und unter Beachtung aller Sicherheitsmaßnahmen entnommen und verarbeitet werden (Laboratoriumsinfektionen! Risikogruppe III).

Der Nachweis von Antikörpern gegen F_1-Antigen im Serum ist mittels Agglutinationsverfahren, indirekten Hämagglutinationstests, KBR oder ELISA ab dem 5.–10. Krankheitstag möglich, dient aber ausschließlich der Pestüberwachung und nicht der aktuellen Pestdiagnostik.

Bei Tieren erfolgt die Diagnose mittels Erregerisolierung aus Sektionsmaterial (Herzblut, Milz, Leber, Bubonenpunktate, u.U. Knochenmark von Femur und Humerus) von verendeten Tieren über Kultur und Tierversuch.

Differentialdiagnose

Im Frühstadium, bei plötzlichem Fieberanstieg und nur gering vorhandener Lymphknotenschwellung, sind Malaria, Fleckfieber, Toxoplasmose, Brucellose, Katzenkratzkrankheit, Typhus, Tularämie, Lymphogranuloma inguinale, Lymphknotentuberkulose, Morbus Hodgkin differentialdiagnostisch auszuschließen. Bei Lungenpest sind Lungenmilzbrand, Hantavirus-Infektion und Pneumonien anderer Genese als Differentialdiagnosen in Erwägung zu ziehen.

Therapie

Bei klinischem Verdacht muß die antimikrobielle Therapie sofort eingeleitet werden.

Mittel der Wahl sind Streptomycin (2×1 g/Tag, i.m.) oder Doxycyclin (2×100 mg/Tag, oral) oder Chloramphenicol (4×500 mg/Tag, oral) über 10 Tage.

Prophylaxe

Das in Klinik und Pestbekämpfung eingesetzte Personal kann zur Prophylaxe mit Tetrazyklin, Doxycyclin oder Cotrimoxazol behandelt werden.

Für die Schutzimpfung des Menschen stehen Impfstoffe aus abgetöteten (Totimpfstoff, 2 Dosierungen) oder virulenzabgeschwächten, lebenden Bakterien (Lebendimpfstoff, 1 Dosierung) zur Verfügung. Der Impfschutz ist nicht vollständig und hält höchstens 6 Monate an.

In pestgefährdeten urbanen Gebieten stehen Rattenbekämpfung und Insektenvertilgung als prophylaktische Maßnahmen im Vordergrund.

Weitere Hinweise

Zur Meldepflicht siehe Anhang, Kapitel 5.

Verdächtige und infizierte Personen sind zu isolieren und sofort den Gesundheitsbehörden zu melden.

Bei Auftreten von Pest müssen die auf internationaler Ebene zur Seuchenbekämpfung getroffenen Abmachungen unbedingt eingehalten werden. Aus diesem Grunde ist eine Meldung und Kontrolle aller menschlichen und tierischen Pestfälle außerhalb der Endemiegebiete unerläßlich.

Literatur

BREDE, H.D.: Pest. forum mikrobiologie **11**, 127–132, 1988.
CDC. Human plague – United States, 1993–94. MMWR **43**, 242–246, 1994.
CDC. Human plague – India, 1994. MMWR **43**, 689–691, 1994.
EIDSON, M., L.A. TIERNEY, O.J. ROLLAG et al.: Feline plague in New Mexico: Risk factor and transmissions to humans. Am. J. Publ. Hlth. **78**, 1333–1335, 1988.
ROSSER, W.W.: Bubonic plague. J. Amer. Vet. Med. Ass. **191**, 406–409, 1987.
VELIMIROVIC, B.: Plague and Glasnost. Infection **18**, 388–393, 1990.
WHO: Human plague in 1991. Wkl. epidemiol. Rec. **68**, 21–23, 1993.

1.16 Rattenbißkrankheit

Die selten beobachtete Rattenbißkrankheit des Menschen, in Japan seit altersher unter dem Namen Sodoku (So = die Ratte, Doku = Gift) bekannt, wird durch *Spirillum minus* verursacht. Auch Infektionen mit *Streptobacillus moniliformis* rufen die klinischen Erscheinungen der Rattenbißkrankheit bzw. das sog. Haverhill-Fieber (Erythema arthriticum epidemicum) hervor.

Ätiologie

Spirillum (S.) minus ist ein rasch bewegliches, gramnegatives, kleines, schraubenförmiges Bakterium, das auf künstlichen Nährmedien nicht züchtbar ist.

Bei *Streptobacillus (Str.) moniliformis* handelt es sich um gramnegative, sporenlose, pleomorphe Stäbchen, die zur Filamentbildung neigen und auf bluthaltigen, nährstoffreichen Spezialmedien unter anaeroben Bedingungen angezüchtet werden müssen.

Vorkommen und Verbreitung

Die Rattenbißkrankheit kommt in allen Erdteilen vor, insbesondere in Japan, USA, Ostafrika, Australien und Indien, gehört aber zu den Infektionskrankheiten, die selten diagnostiziert werden.

Als Wirtstier von *S. minus* gilt die Ratte. Der Erreger kann auch bei Wiesel, Eichhörnchen, Frettchen, Mäusen, Schweinen, Katzen und Hunden vorkommen.

Str. moniliformis gehört zur normalen Bakterienflora des Nasopharynx der Ratten (bukkopharyngealer Saprophytismus). Auch bei anderen Nagetieren wurde diese Bakterienspezies im Nasenrachenraum nachgewiesen.

Besonders gefährdet sind Kanal- und Erntearbeiter sowie Tierpfleger, die in der Versuchstierhaltung intensiven Kontakt mit Ratten haben.

Übertragung

Die Erreger *S. minus* und *Str. moniliformis* werden durch den Biß eines infizierten Tieres, meistens einer Ratte, übertragen. In diesem Zusammenhang ist es wichtig zu wissen, daß *S. minus* nicht im Speichel des infizierten Tieres, sondern nur im Blut und evtl. im Augensekret vorkommt. Erst nach Verletzungen der Mundhöhle des beißenden Tieres gelangen die Spirillen aus dem Blut oder bei Augenverletzungen über den Tränenkanal in den Speichel und auf diese Weise in die Bißwunde des Menschen.

Krankheitsbild

Bei Infektionen mit *S. minus* beträgt die Inkubationszeit 2–3 Wochen; bis zu 4 Monate sind

1.16 Rattenbißkrankheit

ebenfalls möglich. Im Bereich der Bißstelle, die bereits abgeheilt sein kann, entstehen ödematöse Infiltrationen mit Bläschenbildung und nachfolgender Ulzeration. Die regionären Lymphknoten schwellen an, Fieber tritt auf, das 3–5 Tage anhält. Nach einem fieberfreien Intervall von 3–7 Tagen steigt die Temperatur erneut an. Solche Fieberschübe, gefolgt von fieberfreien Intervallen, wiederholen sich mehrmals, wobei sie mit zunehmender Krankheitsdauer, die sich über Wochen und Monate hinziehen kann, an Intensität abnehmen. Besonders in der Umgebung der Bißstelle treten häufig makulopapulöse oder auch urtikarielle Exantheme auf. Mögliche Begleitsymptome sind Kopf- und Gliederschmerzen, Durchfall, Erbrechen, Myalgien, Gelenkschmerzen, Neuralgien, zentralnervöse Störungen und Endokarditis. Trotz langanhaltenden Krankheitsverlaufs sind die Prognose gut und die Letalität gering.

Bei Infektionen mit *Str. moniliformis* beträgt die Inkubationszeit 3–5 Tage, u.U. 1–10 Tage. Es kommt zum plötzlichen Temperaturanstieg bis 40°C mit Schüttelfrost, Erbrechen, Kopfschmerzen, Bewußtseinstrübung und Rückenschmerzen. In über 90% der Fälle erscheint ein dunkelrotes, morbilliformes Exanthem, das bevorzugt an den Streckseiten der Extremitäten und in Gelenknähe lokalisiert ist. Dieses verschwindet innerhalb weniger Tage, ohne Spuren zu hinterlassen. Danach folgen in den meisten Fällen schmerzhafte Entzündungen mehrerer Gelenke. Das die Trias vervollständigende 3. Zeichen äußert sich in Form einer Angina mit schwerer Dysphagie und diffuser Rötung ohne begleitende Lymphdrüsenentzündung sowie in Form einer schmerzhaften Laryngitis mit Husten, Heiserkeit und Stimmveränderung. Diese pharyngolaryngealen Symptome können 2 bis 3 Wochen anhalten. Es kommt zu Spontanheilungen.

S. minus-Infektionen verlaufen bei Tieren latent. *Str. moniliformis* befindet sich bei Nagern als Saprophyt auf den Schleimhäuten des Nasenrachenraumes. Bei Puten kann diese Bakterienspezies Ursache von Gelenkentzündungen sein.

Diagnose

Aufgrund der Anamnese (Tierbiß) sowie des klinischen Krankheitsbildes ist eine Verdachtsdiagnose möglich, die aber keine Unterscheidung zwischen einer Infektion mit *S. minus* und *Str. moniliformis* erlaubt. Die Sicherung der Diagnose erfolgt nur durch den Erregernachweis in Blut (während der Fieberschübe entnehmen), Wundsekret, -eiter oder Gelenkflüssigkeit.

Der Nachweis von *S. minus* wird in Blutausstrichpräparaten, die nativ im Dunkelfeldmikroskop untersucht werden, oder in fixierten Blutausstrichen (gefärbt nach GIEMSA) erbracht. Im Nativpräparat stellen sich die Erreger als relativ dicke, korkenzieherartige Mikroorganismen mit zwei oder mehr Windungen und ruckartiger Vorwärtsbewegung dar. Wird Untersuchungsmaterial Versuchstieren (weiße Maus, Meerschweinchen) s.c. oder i.p. verimpft, kann der Erreger nach 4–10 Tagen in Blut oder Lymphknotenmaterial der Versuchstiere mikroskopisch dargestellt werden.

Die Isolierung von *Str. moniliformis* aus Blut, Gelenkpunktat oder Reizflüssigkeit einer Hauteruption erfolgt über Anreicherung in Aszitesbouillon (pH 7,8), die anaerob bebrütet wird.

Differentialdiagnose

Aufgrund des vielfältigen, klinischen Krankheitsbildes ist differentialdiagnostisch an Pest, Tularämie, Tuberkulose, Katzenkratzkrankheit, Pasteurellose, Lues, Rückfallfieber, Brucellose, Leptospirose und Malaria zu denken.

Therapie

Bei Infektionen mit *S. minus* und *Str. moniliformis* können Tetrazyklin (4 × 500 mg/Tag) oder Procain-Penicillin (2 × 600 000 E/Tag) über 10–14 Tage gegeben werden.

Prophylaxe

Da das Auftreten der Rattenbißkrankheit beim Menschen in erster Linie von der Dichte der Rattenbesiedlung und vom Grad ihrer Verseuchung abhängig ist, besteht die beste Prophylaxe in gezielten Bekämpfungsmaßnahmen gegen Ratten.

Beim Umgang mit Versuchstieren sollten Schutzhandschuhe getragen werden.

Literatur

ANDERSON, L.C., S.L. LEARY, P.J. MANNING: Rat-bite fever in animal research laboratory personnel. Lab. Anim. Sci. **33**, 292–294, 1983.

KIEFER, H., W. FRÖSCHER, H.P. MOHR: Rattenbißkrankheit mit meningoenzephaler Beteiligung. Med. Klin. **76**, 653–655, 1981.

MCEVOY, M.B., N.D. NOAH, R. PILSWORTH: Outbreak of fever caused by *Streptobacillus moniliformis*. Lancet **ii**, 1361–1363, 1987.

SEABOLT, J.P., B.W. INETT: A case of rat-bite fever. Clin. Microbiol. Newsl. **14**, 72–73, 1983.

TAYLOR, A.F., T.G. STEPHENSON, H.A. GIESE et al.: Rat-bite fever in a college student-California. MMWR **33**, 318–320, 1984.

1.17 Rickettsiosen

1.17.1 Allgemeines

Rickettsiosen sind Naturherdinfektionen, in denen Säugetiere als Wirte und Arthropoden als Überträger fungieren. Der Mensch ist nur akzidenteller Wirt. Ausnahmen bilden die Erreger des epidemischen Fleckfiebers, *Rickettsia prowazekii*, und des Wolhynischen Fiebers, *Bartonella (Rochalimaea) quintana*, deren Reservoir der Mensch ist und die durch Läuse von Mensch zu Mensch übertragen werden. Diese beiden Erkrankungen sind Anthroponosen. Alle anderen Rickettsiosen des Menschen sind jedoch den Zoonosen zuzurechnen. Sie können aufgrund ihrer Epidemiologie, der klinischen Erscheinungen sowie antigenetischer Beziehungen in verschiedenen Gruppen (z.B. Zeckenstichfieber, typhöse Rickettsiosen) zusammengefaßt werden. Durch Rickettsien bedingte Zoonosen kommen sporadisch und endemisch vor; Q-Fieber kann aufgrund der hohen Tenazität seines Erregers und aerogener Übertragung auch in Form von Epidemien auftreten.

Rickettsien befallen die Endothelzellen kleiner Gefäße und verursachen Vaskulitiden mit Hypoperfusion und Anoxie abhängiger Gewebe, erhöhter Gefäßpermeabilität (Ödembildung, Hypovolämie, Hypotension, Hypalbumin- und Hyponatriämie) und gesteigerter Thrombozytenadhärenz. Je nach Virulenz und Organotropie der Erreger manifestieren sich die Rickettsiosen in der Haut (Exanthem, Petechien, Nekrosen infolge von Mikroinfarkten), in Lunge (interstitielle Pneumonie), Herz (interstitielle Myokarditis), Gastrointestinaltrakt (Diarrhoe), Pankreas (Pankreatitis), Leber (Hepatitis) und als Blutgerinnungsstörungen (Thrombozytopenie, Hämorrhagien, Ekchymosen).

Allen Rickettsiosen gemeinsam ist ihr gutes Ansprechen auf Antibiotika wie Tetrazykline und Chloramphenicol bei rechtzeitigem Einsatz.

Literatur

BALAYEVA, N.: Approaches to the molecular epidemiology of rickettsioses. Eur. J. Epidemiol. **5**, 414–419, 1989.

KAZAR, J., R. BREZINA: Control of rickettsial diseases. Eur. J. Epidemiol. **7**, 282–286, 1991.

MANDELL, G.L., R.G. DOUGLAS, J.E. BENNETT (Eds.): Principles and practice of infectious diseases. 3rd Ed., Part III: Infectious diseases and their etiologic agents. Section D: Rickettsiosis. Ch. 164–Ch. 171. Churchill Livingstone, New York, 1463–1483, 1990.

MCDADE, J.E.: Diagnosis of rickettsial diseases: A perspective. Eur. J. Epidemiol. **7**, 270–275, 1991.

MCDONALD, J.C., J.D. MACLEAN, J.E. MCDADE: Imported rickettsial disease: Clinical and epidemiological features. Amer. J. Med. **85**, 799–805, 1988.

MOHR, W.: *Rickettsia*-Infektionen. In: BRÜSCHKE, G. (Hrsg.): Handbuch der Inneren Erkrankungen. Bd. 5. Infektionskrankheiten. Gustav Fischer Verlag, Stuttgart–New York, 772–794, 1983.

ORMSBEE, R.A.: *Rickettsiae* as organisms. Acta virol. **29**, 432–448, 1985.

RAEBER, P.A., S. WINTELER, J. PAGET: Fever in the returned traveller: Remember rickettsial diseases. Lancet **344**, 331, 1994.

WALKER, D.H., D.B. FISHBEIN: Epidemiology of rikkettsial diseases. Eur. J. Epidemiol. **7**, 237–245, 1988.

1.17.2
Amerikanisches Zeckenstichfieber (Rocky Mountain Spotted Fever)

Das Amerikanische Zeckenstichfieber oder Rocky Mountain Spotted Fever (RMSF, Felsengebirgsfieber) ist die wichtigste Rickettsiose auf dem amerikanischen Kontinent. Es handelt sich um eine fieberhafte Erkrankung mit hämorrhagischem Exanthem, die wegen ihres Naturherdcharakters auch in den letzten Jahren nicht an Bedeutung verloren hat. Der Krankheitsverlauf ist häufig schwer und ohne antibiotische Behandlung mit einer hohen Letalität belastet.

Ätiologie
Der Erreger ist *Rickettsia (R.) rickettsii*.

Vorkommen und Verbreitung
Naturherde dieser Zoonose kommen in den Vereinigten Staaten, Kanada, Mittelamerika und in den nördlichen Ländern Südamerikas, nicht dagegen in Europa vor. Reservoir für *R. rickettsii* sind Schildzecken (zahlreiche Spezies), die mit Kaninchen, Feldmäusen und anderen Nagern den Naturherd bilden. Die Zecken bleiben lebenslang infektiös und übertragen den Erreger transovariell auf ihre Nachkommenschaft.

Unter den Haustieren kommen vor allem Infektionen bei Hunden vor, die selbst erkranken.

Übertragung
Die Infektion des Menschen (und des Hundes) erfolgt bei Aufenthalt in Naturherden durch Stich infizierter Zecken. Häufig ist der Hund als Träger infizierter Zecken indirekt für die Ansteckung des Menschen verantwortlich (Abb. 1-11).

Krankheitsbild
Beim Menschen wird im Erkrankungsfall oft ein Zeckenstich nachgewiesen; es kommt jedoch selten zu einer Primärläsion.

Die Inkubationszeit beträgt 2–14 Tage.

Die Krankheit tritt in der Regel plötzlich auf. Leitsymptome sind Fieber bis 40°C über

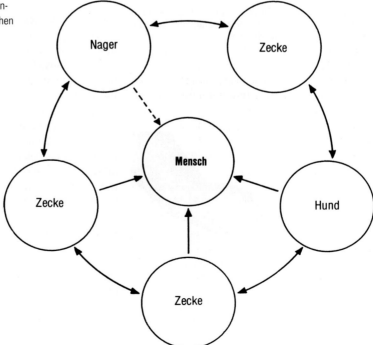

Abbildung 1-11: Mögliche Infektketten beim Amerikanischen Zeckenstichfieber.

2 Wochen (100% der Fälle), Kopfschmerzen (90%), Exanthem (90%), Myalgien (80%), Übelkeit/Erbrechen (60%), Bauchschmerzen (50%). Innerhalb von 2–6 Tagen entsteht in 90% der Fälle an Hand- und Fußgelenken ein feinfleckiges, pinkfarbenes Exanthem, das auf Druck abblaßt und sich bei Erwärmung intensiver färbt. Es schreitet innerhalb weniger Stunden zentripetal fort und erfaßt Axilla, Hüfte, Stamm. Nach 2–3 Tagen wird es makulopapulös und tiefer rot. Petechiale Blutungen treten auf; die Hämorrhagien (Abb. 1-12) können zu ausgedehnten Ekchymosen zusammenfließen. Komplikationen sind Schock, Kollaps, Hautgangrän, Hepato- und Splenomegalie, disseminierte intravaskuläre Koagulopathie, Blutungen in Gastrointestinal- und Urogenitaltrakt, zentralnervöse Störungen und bakterielle Sekundärinfektionen. Ursachen für die verschiedenen Krankheitserscheinungen sind Mikroinfarkte, die aufgrund der durch die Rickettsien bedingten Vaskulitis entstehen. Die Letalität unbehandelter Fälle schwankt zwischen 10 und 60%, bei rechtzeitiger antibiotischer Therapie zwischen 5 und 10%.

Klinische Symptome beim Hund sind hohes Fieber, Anorexie, allgemeine Schwäche, abdominale Schmerzen und Hämorrhagien.

Diagnose

Die schnellste Diagnose erfolgt durch den Erregernachweis mittels Immunfluoreszenztest

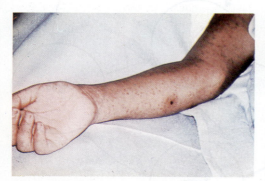

Abbildung 1-12: Exanthem mit Primärläsion beim Amerikanischen Zeckenstichfieber (Aufnahme: Dr. H. LIESKE, Hamburg).

in einer Hautbiopsie oder durch DNA-Nachweis mit PCR.

Die Isolierung des Erregers bleibt wegen dessen Gefährlichkeit Speziallabors mit entsprechenden Sicherheitseinrichtungen vorbehalten!

In der Rekonvaleszenz wird meist die serologische Untersuchung zur Diagnose eingesetzt. Hierzu eignen sich verschiedene etablierte Methoden wie IFT, ELISA, Mikroagglutination oder KBR. Die KBR wird zwischen dem 10. und 12. Tag positiv. Kreuzreaktionen mit anderen Erregern der Spotted fever-Gruppe sind zu beachten; ein 4facher Titeranstieg gegen *R. rickettsii*-Antigen bestätigt bei typischem klinischem Bild die Diagnose. Eine frühzeitige antibiotische Behandlung kann die Antikörperbildung einschränken oder verhindern. Resttiter sind noch 6–8 Jahre später nachweisbar.

In der Weil-Felix-Reaktion werden in der 2.–3. Krankheitswoche bis einige Wochen nach der Erkrankung agglutinierende Antikörper gegen *Proteus*-Antigene OX-19 und OX-2 nachgewiesen, nicht jedoch gegen *Proteus*-Antigen OX-K.

Differentialdiagnose

Im Osten und Südosten der USA ist vor allem das murine Fleckfieber differentialdiagnostisch zu berücksichtigen. Ein zentral betontes Exanthem und eine positive Weil-Felix-Reaktion am Ende der ersten Woche sprechen für murines Fleckfieber.

In einigen Städten im Nordosten Amerikas sind bei der Differentialdiagnose Rickettsienpocken zu berücksichtigen. Primärläsion, ein bläschenförmiger Ausschlag und ein negativer Ausfall der Weil-Felix-Reaktion sprechen für Rickettsienpocken.

Im Westen der USA sind Colorado-Zeckenfieber und Tularämie wichtige Differentialdiagnosen.

Weiter müssen differentialdiagnostisch berücksichtigt werden: Masern, Scharlach, Typhus, akutes Abdomen, Meningo- und Gonokokkensepsis, Immunkomplexvaskulitis, sekundäre Syphilis, Sepsis und Arzneimittelexantheme.

Therapie

Eine Tetrazyklintherapie muß zur Vermeidung der gefürchteten Komplikationen zum frühestmöglichen Zeitpunkt einsetzen.

Die Therapie erfolgt mit Doxycyclin (2 × 100 mg/Tag) oder Tetrazyklin (25–50 mg/kg/Tag in 4 Einzeldosen); für Kinder unter 9 Jahren oder Schwangere wird Chloramphenicol empfohlen (50 mg/kg/Tag in 4 Einzeldosen); Behandlung bis 4 Tage nach Entfieberung. Bei schwerem RMSF sind unterstützende Maßnahmen und sorgfältige Überwachung erforderlich.

Prophylaxe

Vorbeugemaßnahmen bestehen im Meiden der Naturherde, Anwendung von Schutzkleidung, Einsatz von Insektenrepellentien. Hunde zeckenfrei halten (Zeckenhalsband). Da eine Infektion erst nach mehrstündigem Saugen der Zecken zustande kommt, sollte man in Gebieten mit starkem Zeckenvorkommen in kürzeren Zeitabständen kontrollieren, ob ein Zeckenbefall erfolgt ist.

Literatur

BREITSCHWERDT, E.B., D.J. MEUTEN, D.H. WALKER et al.: Canine Rocky Mountain Spotted Fever: A kennel epizootic. Am. J. Vet. Res. **46**, 2124–2128, 1985.

HARDEN, V.: Rocky Mountain Spotted Fever. Johns Hopkins Press, Baltimore, 1990.

MOHR, W.: Felsengebirgsfleckfieber. In: G. BRÜSCHKE (Hrsg.): Handbuch der Inneren Erkrankungen. Bd. 5. Infektionskrankheiten. Gustav Fischer Verlag, Stuttgart–New York, 781–784, 1983.

REINAUER, K.M., K. JASCHONEK, G. KUSCH et al.: Rokky Mountain Spotted Fever. Deutsch. Med. Wschr. **115**, 53–56, 1990.

TZIANABOS, T., B.E. ANDERSON, J.E. MCDADE: Detection of *Rickettsia rickettsii* DNA in clinical specimens by using polymerase chain reaction technology. J. Clin. Microbiol. **27**, 2866–2868, 1989.

WALKER, D.H.: Rocky Mountain Spotted Fever: A disease in need of microbiological concern. Clin. Microbiol. Rev. **2**, 227–240, 1989.

WALKER, D.H.: Rocky Mountain Spotted Fever: A seasonal alert. Clin. Infect. Dis. **20**, 1111–1117, 1995.

WOODWARD, T.E.: Rocky Mountain Spotted Fever: Epidemiological and early clinical signs are keys to treatment and reduced mortality. J. Infect. Dis. **150**, 465–468, 1984.

1.17.3 Mittelmeerfieber (Fièvre boutonneuse)

Das Mittelmeer- oder Boutonneuse-Fieber (syn. Altweltliches Zeckenstichfieber) gehört zu den häufigsten Rickettsiosen Südeuropas und ist in Afrika unter der Bezeichnung Kenianisches, Zentral- oder Südafrikanisches Zeckenstichfieber bekannt. Die gutartig verlaufende Erkrankung ist durch eine Primärläsion, durch ein bis zu 10 Tage anhaltendes Fieber und ein makulopapulöses Exanthem charakterisiert.

Ätiologie

Der Erreger ist *Rickettsia conorii*, biologisch und antigenetisch eng verwandt mit *R. sibirica*, *R. australis* und zahlreichen weiteren Vertretern der sog. Spotted-Fever-Gruppe, die in den letzten Jahren in Europa (Israeli Spotted Fever), den Nachfolgestaaten der Sowjetunion (Astrachan-Fieber), Afrika (African Tick Bite Fever), Asien (Japanisches Zeckenstichfieber, Thai Tick Typhus), Australien (Flinders Island Spotted Fever) und in den USA isoliert wurden. Diese in ihrem klinischen Verlauf weitgehend identischen Zoonosen werden durch Zecken übertragen, die auf Haus- und Wildtieren parasitieren. In Tunesien, Zentralafrika und Simbabwe erreicht die Prävalenz von Antikörpern gegen Rickettsien dieser Gruppe in der Bevölkerung nahezu 45%. Zur Spotted-Fever-Gruppe gehören auch Vertreter wie *R. slovaca* und *R. helvetica*, die in Mitteleuropa isoliert wurden, deren Pathogenität für den Menschen aber noch nicht erwiesen ist. Es ist damit zu rechnen, daß solche Rickettsien bei Menschen mit Immunschwäche (AIDS) auch zur Erkrankung führen können.

Vorkommen und Verbreitung

Reservoir für *R. conorii* sind Zecken (*Rhipicephalus sanguineus* u.a.), kleine Nager (vor allem Ratten) und Hunde. Zecken übertragen den Erreger transovariell auf die Nachkommenschaft.

Die Rickettsiose ist im Mittelmeerraum und in Afrika weit verbreitet. In den Mittelmeerländern ist sie im Zunehmen begriffen; als Ursache hierfür wird die ständige Zunahme der Hundehaltung vermutet. Häufig gelangen infizierte Zecken über Hunde in den Bereich des Menschen. Durch zeckentragende Hunde oder durch im Urlaubsland infizierte Touristen wird *R. conorii* gelegentlich in Länder der gemäßigten Zone eingeführt. Hier kann es durch in einen Haushalt eingeschleppte Zecken wie *Rhipicephalus sanguineus* zur Entstehung eines endemischen Herdes kommen, der jahrelang bestehen bleiben kann.

Übertragung

Die Infektion des Menschen erfolgt in erster Linie durch rickettsienhaltigen Speichel infizierter Zecken über Zeckenstichwunden. Auch beim Absammeln infizierter Zecken von Hunden kann sich der Mensch infizieren. Andere Infektionswege, z.B. direkter Kontakt mit infizierten Hunden, werden diskutiert (Abb. 1-13).

Krankheitsbild

Die Inkubationszeit liegt zwischen 2 und 7 Tagen.

Charakteristisch ist in über 50% der Fälle an der Zeckenstichstelle eine etwa linsengroße Primärläsion mit zentraler Nekrose (Eschar), die ulzerieren kann und mit einem bräunlich-schwarzen Schorf bedeckt ist (tache noire, Abb. 1-14). Nicht in jedem Fall von Mittelmeerfieber ist ein Zeckenstich nachweisbar. Meist besteht eine regionale Lymphadenitis. Es kommt zu Fieber von 1–2 Wochen Dauer, verbunden mit Kopf-, Gelenk- und Muskelschmerzen sowie einem generalisierten makulopapulösen Exanthem, das sich ab dem 3.–5. Krankheitstag entwickelt, aber auch fehlen kann. Mit Fieberende verschwindet das Exanthem ohne Desquamation. Letale Verläufe kommen in 1–5% der Fälle vor.

Diagnose

Die Verdachtsdiagnose wird aufgrund der Ana-

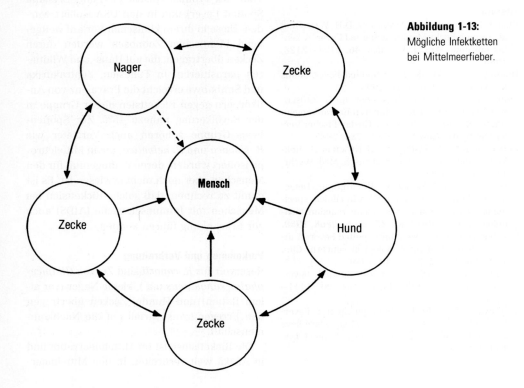

Abbildung 1-13:
Mögliche Infektketten bei Mittelmeerfieber.

1.17 Rickettsiosen

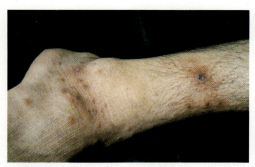

Abbildung 1-14: Tache noire und Exanthem beim Boutonneuse-Fieber (Aufnahme: Dr. B. STENGLEIN, Inst. für Infektions- und Tropenmedizin, Univ. München).

mnese (Zeckenexposition) und der klinischen Erscheinungen (tache noire, Exanthem) gestellt.

Die Absicherung der Diagnose erfolgt mittels Komplementbindungsreaktion unter Verwendung eines *R. conorii*-Antigens (ab dem 11. Tag Titer 1:20 bis 1:320) oder mit der Weil-Felix-Reaktion. Dieser Test fällt ab der 2. Krankheitswoche mit *Proteus*-Antigen OX-2 und OX-19 positiv aus (Titer 1:50 bis 1:500). Auch mittels indirektem Fluoreszenztest oder Mikroagglutinationstest ist eine serologische Diagnose möglich.

Der Erregernachweis aus Blut in der Fieberphase kann durch den Tierversuch mit männlichen Meerschweinchen (i.p. Inokulation führt zu Fieber und einer „Skrotalreaktion"), über Zellkulturen oder durch DNA-Nachweis (PCR) geführt werden. Während des akuten Stadiums der Erkrankung kann *R. conorii* mit dem Immunfluoreszenztest in Hautbiopsien nachgewiesen werden.

Differentialdiagnose
Bei Fehlen einer Primärläsion müssen murines und klassisches Fleckfieber, andere exanthematische Krankheiten und Malaria tropica ausgeschlossen werden.

Eine differentialdiagnostische Abgrenzung gegenüber dem Rocky Mountain Spotted Fever entfällt, da letzteres nur auf dem amerikanischen Kontinent vorkommt.

Therapie
Eine Behandlung mit Doxycyclin (2×100 mg/Tag), Tetrazyklin ($25-50$ mg/kg/Tag), Chloramphenicol ($50-75$ mg/kg/Tag) oder Ciprofloxacin (2×200 mg i.v./Tag oder oral 2×750 mg/Tag) sollte möglichst frühzeitig einsetzen, um irreversible vaskuläre Schäden zu vermeiden, die bei schweren Verlaufsformen auftreten. Nach Entfieberung soll die Behandlung noch $2-3$ Tage fortgesetzt werden.

Prophylaxe
Schutz gegen Zeckenbefall durch zweckmäßige Kleidung und Repellentien. Bei Hunden Zeckenbefall unterbinden (Zeckenhalsband).

Literatur
COCUZZA, C.: Spotted Fever in the mediterranean. J. Med. Microbiol. **17**, 153–154, 1992.
HEINRICH, R., S. NAUJOKS-HEINRICH, H. SCHOMERUS: Europäische Rickettsiosen. Internist **22**, 489–500, 1981.
JAGUPSKY, P., B. WOLACH: Fatal Israeli Spotted Fever in children. Clin. Infect. Dis. **17**, 5, 1993.
PETER, O., D. RAOULT, B. GILOT: Isolation by a sensitive centrifugation cell culture system of 52 strains of Spotted Fever group rickettsiae from ticks collected in France. J. Clin. Microbiol. **28**, 1597–1599, 1990.
RAOULT, D., C. DE MICCO, H. GALLAIS, M. TOGA: Laboratory diagnosis of Mediterranean Spotted Fever by immunofluorescent demonstration of *Rickettsia conorii* in cutaneous lesions. J. Inf. Dis. **150**, 145–148, 1984.
RAOULT, D., H.T. DUPONT, C. CHICHEPORTICHE et al.: Mediterranean Spotted Fever in Marseille, France – correlation between prevalence of hospitalized patients, seroepidemiology, and prevalence of infected ticks in three different areas. Am. J. Trop. Med. Hyg. **48**, 249–256, 1993.

1.17.4 Epidemisches Fleckfieber

Das epidemische Fleckfieber (Louse-borne Typhus) ist eine der ältesten und gefährlichsten Seuchen der Menschheit. Das oft pandemische Auftreten war stets verbunden mit Krieg, Hunger und menschlichem Elend. 1918–1922 erkrankten in Rußland 30 Millionen Menschen, von denen 3 Millionen starben. Von 1981 bis 1990 wurden weltweit über 20 000 Fälle gemeldet; die tatsächliche Zahl dürfte weit höher liegen, da die Krankheit vor allem in abgelegenen, ärztlich kaum versorgten Gebieten auftritt und viele Länder aus politischen Gründen eine Meldung vermeiden.

Ätiologie
Der Erreger ist *Rickettsia prowazekii*, der Prototyp der sog. Typhus-Gruppe. Er ist antigenetisch eng verwandt mit der zur gleichen Gruppe zählenden *R. typhi (R. mooseri)*, dem Erreger des endemischen Fleckfiebers, und der *R. canada*.

Vorkommen und Verbreitung
Die klassische, epidemische Form des Fleckfiebers mit 10% Letalität kommt heute noch in Nordost- und Zentralafrika (Äthiopien, Sudan, Somalia, Kenia, Uganda, Ruanda, Burundi), in Mittel- und Südamerika (Mexiko, Kolumbien, Peru, Bolivien) und in Nachfolgestaaten der Sowjetunion vor, insbesondere infolge Krieg, Vertreibung und Flüchtlingselend. Sporadische Fälle kommen in einigen Staaten der USA (Maine bis Florida, Minnesota bis östliches Texas) vor. Hier gibt es vom Menschen unabhängige Naturherde, in denen Stämme von *Rickettsia prowazekii* in Flughörnchen (flying squirrel, *Glaucomys volans volans*) und deren Ektoparasiten (Läuse und Flöhe) zirkulieren und weit verbreitet sind. In Flughörnchen kommt es nach Infektion zu einer Rickettsiämie von 2–3 Wochen. Die Erreger unterscheiden sich in ihren biologischen Eigenschaften von den klassischen Stämmen, so daß sie in der Regel nicht zu Epidemien beim Menschen führen, sondern nur sporadische Erkrankungen hervorrufen, die vor allem im Winter auftreten.

Übertragung
Übertragen wird die klassische, epidemische Form des Fleckfiebers durch die nur am Menschen parasitierende Körperlaus *Pediculus humanus var. corporis*, die selbst an der Infektion zugrunde geht. Beim Blutsaugen setzt die Laus ihren Kot ab. Der Juckreiz, durch den Läusebiß ausgelöst, veranlaßt den Menschen zum Kratzen, wodurch *R. prowazekii* in die Haut eingerieben wird. Die tote Laus und ihre Ausscheidungen können auch, als hochinfektiöser Staub inhaliert, eine aerogene Infektion setzen.

Dieser klassische Infektionsweg trifft bei den sporadischen Fällen nicht zu. Sie treten bei Kontakt mit dem Naturherd auf. Da die auf Flughörnchen parasitierenden Läuse (*Neohaematopinus sciuropteri*) streng wirtsspezifisch sind, überträgt wahrscheinlich der Flughörnchen-Floh *Orchopeas howardii*, der auf den Menschen übergehen kann, den Erreger.

Krankheitsbild
Die Inkubationszeit des klassischen Fleckfiebers beträgt 10–14 Tage. Nach unspezifischen Prodromi entwickelt sich innerhalb von 3 Tagen ein hochfieberhaftes Krankheitsbild mit Fieberkontinua um 40°C, Konjunktivitis und heftigen Kopfschmerzen, Tachypnoe, Myalgien, Arthralgien, trockenem Husten, Anorexie, Übelkeit, Erbrechen, Durchfall. Ab dem 5. Tag tritt das pinkfarbene, später tiefer rote, zunächst fleckförmige, dann makulopapulöse, gelegentlich konfluierende Exanthem in den Axillarfalten auf und breitet sich zentrifugal aus. Gesicht, Handflächen und Fußsohlen bleiben ausgespart. Zeichen der Enzephalitis (Verwirrtheit, Unruhe, Erregungszustände, Störungen der Sprache und Motorik) und der Myokarditis (Herzfrequenz 120–140 Schläge/min, Blutdruckabfall) komplizieren den Verlauf. Nieren- und Leberfunktionsstörungen können auftreten. Ohne Behandlung beträgt die Letalität 10–40%. Nach etwa 2 Wochen kommt es ohne Behandlung, sofern der Patient überlebt, zur lytischen Entfieberung mit ausgeprägter Bradykardie und langsamer Rückbildung der Enzephalitissymptomatik. Die Rekonvaleszenz kann Jahre dauern.

R. prowazekii kann im Menschen persistieren und nach vielen Jahren eine blande Verlaufsform des Fleckfiebers hervorrufen (Brill-Zinsser-Erkrankung).

Die Symptome des sporadischen Fleckfiebers ähneln dem klassischen Fleckfieber. Sie sind oft unterschiedlich stark ausgeprägt. Einzelne Symptome können auch fehlen. Der Krankheitsverlauf ist meist gutartig. Todesfälle sind nicht bekannt. Über den natürlichen Verlauf der Infektion bei Flughörnchen ist nichts bekannt.

Diagnose

Die Diagnose erfolgt durch serologische Untersuchungen (KBR, IFT; Mikroagglutinationstest, ELISA); Hinweise gibt die Weil-Felix-Reaktion (OX-19-Antigen). Spezifische DNA kann durch PCR nachgewiesen werden. Eine Isolierung des Erregers ist nur in besonderen Sicherheitslabors möglich.

Differentialdiagnose

Rocky Mountain Spotted Fever, Rückfallfieber, Lyme-Borreliose, Bartonella-henselae-Infektion, Masern bei Erwachsenen, besonders in Afrika.

Therapie und Prophylaxe

Die Behandlung muß möglichst frühzeitig beginnen, um irreversible Schäden zu vermeiden, und erfolgt mit 2 × 100 mg Doxycyclin/Tag oder 4 × 500 mg Tetrazyklin/Tag bis 2–3 Tage nach Entfieberung. Beim klassischen Fleckfieber soll die Einmalgabe von 100 mg Doxycyclin kurativ wirken.

Zur Läusebekämpfung in Gebieten mit klassischem Fleckfieber ist nach Angaben der WHO das Insektizid Permethrin als 1%iges Pulver Mittel der Wahl. Pro m² Kleidung werden 125–250 mg mit einem Kompressor verstäubt; behandelte Kleidung bleibt auch nach mehrfachem Waschen toxisch für Läuse.

Zur Prophylaxe können 1 × 100 mg Doxycyclin/Woche, bis 1 Woche nach Aufenthalt im Endemiegebiet, eingenommen werden.

Weitere Hinweise

Zur Meldepflicht siehe Anhang, Kapitel 5.

Literatur

Anon.: Epidemic typhus in Rwandan refugee camps. Wkly. Epid. Rec. **69**, 259, 1994.

Bozeman, F.M., S.A. Masiello, M.S. Williams, B. L. Elisberg: Epidemic typhus Rickettsiae isolated from flying squirrels. Nature (London) **255**, 545–547, 1975.

Duma, R.J., D.E. Sonenshine, F.M. Bozeman et al.: Epidemic typhus in the United States associated with flying squirrels. J. Am. Med. Assoc. **245**, 2318–2323, 1981.

Kaplan, J.E., J.E. McDade, V.F. Newhouse: Suspected Rocky Mountain Spotted Fever in the winter – epidemic typhus? (letter) New Engl. J. Med. **305**, 1648, 1981.

McDade, J.E., C.S. Shepard, M.A. Redus et al.: Evidence of *Rickettsia prowazekii* infections in the United States. Am. J. Trop. Med. Hyg. **29**, 277–284, 1980.

Perine, P.L., B.P. Chandler, D.K. Krause et al.: International report: A clinico-epidemiological study of epidemic typhus in Africa. Clin. Infect. Dis. **14**, 1149–1158, 1992.

Sonenshine, D.E., F.M. Bozeman, M.S. Williams et al.: Epizootiology of epidemic typhus *(Rickettsia prowazekii)* in flying squirrels. Am. J. Trop. Med. Hyg. **27**, 339–349, 1978.

1.17.5
Murines Fleckfieber

Murines Fleckfieber (syn. endemisches Fleckfieber, Toulon Typhus, Tabardillo) ist eine Infektionskrankheit der Nagetiere (murine typhus), die auf den Menschen übergehen kann. Das Krankheitsbild beim Menschen ähnelt dem klassischen Fleckfieber (epidemic typhus), das durch *Rickettsia prowazekii* verursacht und durch die Kleiderlaus von Mensch zu Mensch übertragen wird.

Ätiologie

Erreger des murinen Fleckfiebers sind *Rickettsia (R.) mooseri* (syn. *R. typhi*) und das „ELB-Agens", eine weitere Rickettsie der Typhus-Gruppe, die in Kalifornien isoliert wurde und serologisch von *R. mooseri* nicht zu unterscheiden ist.

Vorkommen und Verbreitung

Murines Fleckfieber ist in erster Linie eine Erkrankung in den Tropen und Subtropen, wo es sporadisch oder als Gruppenerkrankung auftritt. In Europa kommt die Krankheit in Jugoslawien, Griechenland, auf Malta und Sizilien vor. Vorwiegend werden Männer befallen. Erkrankungsgipfel liegen in den Sommer- und Herbstmonaten.

Natürliche Wirte dieser Rickettsien sind Ratten. Die Infektion des Menschen ist von größeren Rattenpopulationen abhängig, z.B. in Hafenstädten oder ländlichen Gegenden. In Kalifornien sind auch in der Nähe von Städten (Los Angeles) vorkommende Opossums Reservoirwirte.

Übertragung

Reservoir und Überträger dieser Rickettsien sind Rattenflöhe (*Xenopsylla cheopis* und *Leptopsylla segnis*), bei denen auch eine transovarielle Übertragung erfolgt (Abb. 1-15). Der Katzenfloh (*Ctenocephalides felis*) kommt als Überträger ebenso in Frage. Der Mensch infiziert sich beim Zerkratzen eines infizierten Flohs an rickettsienhaltigem Flohkot oder durch Inhalation kontaminierten Staubs.

Krankheitsbild

Nach einer Inkubationszeit von 7–14 Tagen treten Fieber, Kopfschmerzen, Inappetenz, Myalgie, Epistaxis und (bei 60–80% der Patienten) ein stammbetontes, anfangs fleckförmiges, dann makulopapulöses Exanthem auf.

Klinisch ist das murine Fleckfieber kaum vom epidemischen Fleckfieber zu unterscheiden. Das murine Fleckfieber verläuft jedoch leichter und mit weniger Komplikationen als das klassische.

Etwa 10% der Patienten erfordern intensivmedizinische Betreuung. Ohne Therapie beträgt die Letalität 1–8%.

Diagnose

Die Diagnosestellung erfolgt meist serologisch.

Serumpaare werden mit *R. mooseri*-Antigen auf Titerbewegungen in der Komplementbindungsreaktion, im (Mikro-)Agglutinationstest oder in der indirekten Immunfluoreszenz untersucht. Die Weil-Felix-Reaktion mit *Proteus*-Antigen OX-19 und OX-2 ist ab dem 10. Tag positiv.

Die Isolierung des Erregers ist aus Patientenblut und von Rattenflöhen oder Ratten

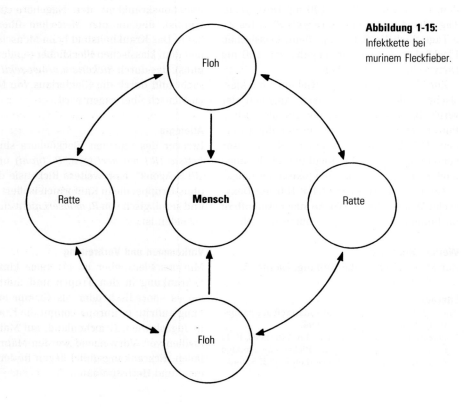

Abbildung 1-15: Infektkette bei murinem Fleckfieber.

über Tierversuch (männliche Meerschweinchen), Zellkulturen oder embryonierte Hühnereier möglich.

Ein Antigennachweis mittels Capture-ELISA wurde beschrieben. Der sehr empfindliche Nachweis erregerspezifischer DNA ist mit der PCR und durch Hybridisation möglich.

Differentialdiagnose

Epidemisches Fleckfieber und andere Rickettsiosen oder Virusinfektionen, die mit einem Exanthem einhergehen.

Therapie

2 × 100 mg Doxycyclin/Tag oder 4 × 500 mg Tetrazyklin/Tag oder 50 mg Chloramphenicol/kg/Tag, bis 2–3 Tage nach Entfieberung, sind Mittel der Wahl.

Prophylaxe

In Endemiegebieten Einsatz von Insektiziden und anschließend Rodentiziden zur Bekämpfung der Rattenflöhe und ihrer Wirte.

Weitere Hinweise

Zur Meldepflicht siehe Anhang, Kapitel 5.

Literatur

DUMLER, J.S., J.P. TAYLOR, D.H. WALKER: Clinical and laboratory features of murine typhus in south Texas, 1980–1987. J. Amer. Med. Assoc. **266**, 1365–1370, 1991.

HEINRICH, R., S. NAUJOKS-HEINRICH, H. SCHOMERUS: Europäische Rickettsiosen. Internist **22**, 489–500, 1981.

MOHR, W.: Murines Fleckfieber. In: BRÜSCHKE, G. (Hrsg.): Handbuch der Inneren Erkrankungen. Bd. 5. Infektionskrankheiten. Gustav Fischer Verlag, Stuttgart–New York, 779–781, 1983.

SCHRIEFER, M.E., J.B. SACCI, JR., DUMLER, J.S. et al.: Identification of a novel rickettsial infection in a patient diagnosed with murine typhus. J. Clin. Microbiol. **32**, 949–954, 1994.

SCHRIEFER, M.E., J.B. SACCI, JR., J.P. TAYLOR et al.: Murine typhus: Updated roles of multiple urban components and a second typhuslike rickettsia. J. Med. Entomol. **31**, 681–685, 1994.

WEBB, L., M. CARL, D.C. MALLOY et al.: Detection of murine typhus infection in fleas by using the polymerase chain reaction. J. Clin. Microbiol. **28**, 530–534, 1990.

WEYER, F.: Progresses in ecology and epidemiology of rickettsioses. Acta Trop. (Basel) **35**, 5–21, 1978.

WILLIAMS, S.G., J.B. SACCI, M.E. SCHRIEFER et al.: Typhus and typhus-like rickettsiae associated with opossums and their fleas in Los Angeles county, California. J. Clin. Microbiol. **30**, 1758–1762, 1992.

1.17.6 Q-Fieber

Das Q-Fieber (Q = Query = Fragezeichen, wegen der zunächst unklaren Ätiologie und Pathogenese) ist eine weltweit verbreitete Rikkettsiose, die durch das sich obligat intrazellulär vermehrende Bakterium *Coxiella (C.) burnetii* verursacht wird.

Ätiologie

Der Erreger des Q-Fiebers ist *Coxiella (C.) burnetii*, ein kleines, gramnegatives, unbewegliches, pleomorphes, ovales bis stäbchenförmiges Bakterium. Wegen ihrer spezifischen Eigenschaften – obligat intrazelluläre Vermehrung in Phagolysosomen bei pH 4,5, Phasenwechsel zwischen Glatt- und Rauhform, morphologisch unterschiedliche Formen (small and large cell variants, Endosporen-ähnliche Formen), hohe Resistenz gegenüber chemischen und physikalischen Einflüssen, zeckenvermittelte Zyklen unter Wildtieren und davon ausgehende Infektionen von Haustieren, aber meist aerogene Infektion des Menschen – werden die Coxiellen innerhalb der Rickettsiaceae einem eigenen Genus *Coxiella* zugeordnet.

Vorkommen und Verbreitung

C. burnetii ist weltweit verbreitet und hat ein Wirtsspektrum, das Zecken, Nager, Wild, Vögel, die meisten Haustiere und auch den Menschen umfaßt.

Zecken – in Deutschland vor allem *Dermacentor marginatus* –, die lebenslang infiziert bleiben, in denen sich der Erreger besonders gut vermehrt und auch transovariell auf die Nachkommenschaft übertragen wird, bilden mit freilebenden Vertebraten, vor allem Nagetieren und Wild, Naturherde. Zeckenkot kann große Erregermengen (bis 10^{10} infektiöse Einheiten/Gramm) enthalten. In trockenem Zekkenkot bleibt der Erreger bei durchschnittlichen Temperaturen mindestens 1 Jahr vermehrungsfähig.

Durch Zecken oder Kontakt mit infizierten Exkreten geht die Infektion von den Naturherden auf Haustiere, vor allem Schafe, Ziegen, Rinder, Hunde, über.

Zeckenunabhängige Infektionszyklen existieren bei Rindern. Wegen der Vermehrung der Coxiellen in den Trophoblasten der Plazenta können Plazenta und Fruchtwasser große Mengen von Coxiellen enthalten, die beim Kalben Boden und Umgebung kontaminieren. Nicht pasteurisierte Milch kann über 10^5 Coxiellen/ml enthalten. Nahrungsmittel aus nicht pasteurisierter Milch, z.B. Käse, können für 1–2 Monate vermehrungsfähige Coxiellen übertragen.

Bei Schafen und Ziegen können ebenfalls während des Lammens hohe Zahlen von Coxiellen in die Umgebung gelangen. Da die ausgeschiedenen Erreger resistent sind und auch durch extreme Witterungsbedingungen wenig beeinträchtigt werden, bilden sie nach Austrocknen der Exkrete und Sekrete einen hochinfektiösen Staub. Trockene Witterung und starker Wind begünstigen die Ausbreitung einer Coxiellen-Infektion mit dem aufgewirbelten Staub.

Hunde, Katzen, vor allem streunende Tiere, werden durch Zeckenbiß oder das Fressen coxiellenhaltiger Plazenten oder infizierter Beutetiere infiziert. Auch Wild und Hausvögel, besonders Tauben und Spatzen, können mit Coxiellen infiziert sein.

Übertragung

Der Mensch infiziert sich meist aerogen mit kontaminiertem Staub bei direktem oder indirektem Kontakt mit infizierten Tieren und deren getrockneten Ausscheidungen (Abb. 1-16). Die Aufnahme infizierter Nahrungsmittel (nicht pasteurisierte Milch und Milchprodukte) führt zur Infektion und Serokonversion, jedoch nur selten zu klinisch manifestem Q-Fieber.

Pasteurisierung (high temperature, short time, HTST, 74°C, 15 s) führt zu ausreichender Entkeimung der Milch.

Krankheitsbild

Die Infektion des Menschen mit *C. burnetii* verläuft entweder subklinisch, akut oder chronisch. Die Diskrepanz zwischen der hohen Zahl seropositiver Personen, vor allem bei beruflich exponierten, und der geringen Zahl erkrankter Personen läßt auf einen klinisch häufig inapparenten oder nicht diagnostizierten Verlauf („grippaler Infekt") schließen.

Das akute Q-Fieber ist eine Allgemeininfektion und ähnelt in den Symptomen einer Influenza. Die Inkubationszeit beträgt 2–4 Wochen. Die Erkrankung beginnt mit plötzlichem Fieberanstieg auf gelegentlich über 40°C,

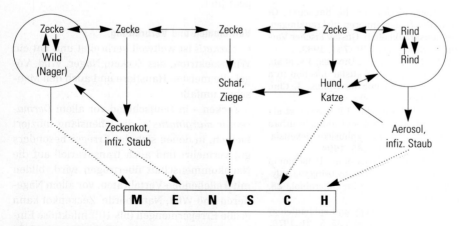

Abbildung 1-16: Mögliche Infektketten bei Q-Fieber.

Schüttelfrost, schwerem Krankheitsgefühl, Glieder- und Gelenkschmerzen, heftigen Stirnkopfschmerzen und Lichtscheu. Die zunächst frontal und retroorbital lokalisierten Kopfschmerzen sind später nicht mehr genau umschrieben lokalisierbar, sondern generalisiert, halten während der ganzen Erkrankung an und erweisen sich als therapieresistent gegen Analgetika. Der Patient erscheint trotz des hohen Fiebers auffallend blaß und grau. Die Skleren können gelblich tingiert sein. Das Fieber dauert gewöhnlich 1–2 Wochen, bei älteren Patienten auch länger. Gewichtsverlust ist typisch. Die physikalische Untersuchung der Lunge ist meist ohne pathologischen Befund, dennoch zeigt die Röntgenaufnahme bei 30–50% der Patienten eine interstitielle Pneumonie mit milchglasartiger Verschattung. Bei der Blutuntersuchung findet man häufig abnorme Leberwerte, insbesondere erhöhte Werte für SGOT und alkalische Phosphatase. Neben Lunge und Leber als Hauptmanifestationsorganen kann sich das akute Q-Fieber auch als Meningoenzephalitis, Myo- und Perikarditis, Thrombose, Knochenmarksgranulom und -nekrose, Orchitis und Plazentitis manifestieren. Die Rekonvaleszenz dauert oft viele Monate.

Tierexperimente zeigten, daß *C. burnetii* lange Zeit in Milchdrüsen, Leber, Milz, Lymphknoten, Niere, Knochenmark und Gehirn persistieren kann. Die Isolierung von *C. burnetii* aus Herzklappen und Lebergewebe von Patienten mit chronischem Q-Fieber läßt ebenfalls auf eine Persistenz der Coxiellen beim Menschen schließen.

Chronische Infektionen mit *C. burnetii* manifestieren sich klinisch als Q-Fieber-Endokarditis und/oder chronische granulomatöse Hepatitis. Die Q-Fieber-Endokarditis folgt einer klinisch apparenten oder subklinischen Infektion und befällt vor allem Mitral- und Aortenklappen. Vorschädigungen des Endokards sind prädisponierende Faktoren. Das Intervall zwischen primärer *Coxiella*-Infektion und der klinisch symptomatischen Endokarditis beträgt 6 Monate bis über 10 Jahre. Übliche Symptome sind mäßiges Fieber, Nachtschweiß, Anämie, Gelenkschmerzen, variable Herzgeräusche. Wiederholte Blutkulturen sind bakteriologisch ohne Erregernachweis: Eine „sterile" Endokarditis sollte an chronisches Q-Fieber denken lassen. Bei der Q-Fieber-Hepatitis findet man charakteristische kleine Granulome mit Epitheloidzellen in ringförmiger Anordnung.

Bei Tieren verläuft die Infektion im allgemeinen inapparent. Rinder und Schafe können jedoch aufgrund der Infektion verwerfen, wobei große Erregermengen mit den Lochien ausgeschieden werden. Dies ist auch bei anscheinend normalen Geburten möglich.

Neuere Untersuchungen über das Q-Fieber beim Rind deuten darauf hin, daß *C. burnetii* nicht nur Verwerfen verursacht, sondern auch an einer Reihe weiterer Fruchtbarkeitsstörungen, wie z.B. Metritis, Nachgeburtsverhaltung, Infertilität, ursächlich beteiligt sein kann.

Diagnose

Die klinische Verdachtsdiagnose wird in typischen Fällen aufgrund der Anamnese und der Trias „hohes unregelmäßiges Fieber, retrobulbäre Kopfschmerzen und atypische Pneumonie ohne katarrhalische Erscheinungen" gestellt.

Durch die serologische Untersuchung (Komplementbindungsreaktion) wird die Diagnose Q-Fieber gesichert. Ein mindestens vierfacher Titeranstieg oder -abfall (2 Serumproben im Abstand von 3–6 Wochen) ist beweisend.

Mittels ELISA kann bei Verwendung entsprechender Konjugate eine Differenzierung zwischen spezifischen IgG-, IgA- und IgM-Antikörpern erfolgen. Auf diese Weise wird durch den Nachweis von nicht-komplementbindendem IgM eine Frühdiagnose bereits in der ersten Krankheitswoche ermöglicht. Bei „chronischem Q-Fieber" (subakute Endokarditis) können IgM-Antikörper persistieren.

C. burnetii besitzt im Naturzustand, d.h. in der tieradaptierten Phase, das sogenannte Phase I-Antigen, das bei Passagen in embryonierten Hühnereiern verloren geht. Das verbleibende Ganzzell-Antigen wird als Phase II-Antigen bezeichnet und für die Routinediagnostik verwendet, da komplementbindende Antikörper gegen dieses Antigen regelmäßig ab der 2. Woche p. inf. auftreten. Antikörper gegen Phase I-Antigen erscheinen beim Menschen im akuten Stadium meist überhaupt nicht oder allenfalls frühestens ab 40. Tag p. inf., Phase I-Antikörper sind jedoch beim „chronischen Q-Fieber" (Endokarditis) in der Regel mit hohen Titern vorhanden.

Differentialdiagnose
Differentialdiagnostisch müssen vor allem Ornithose, Mykoplasmenpneumonie und andere Erkrankungen berücksichtigt werden, die als „atypische Pneumonien" verlaufen. Im Anfangsstadium, vor Ausbildung von Lungenerscheinungen, sowie in leichten Fällen kommen alle grippalen Infekte als Differentialdiagnosen in Frage. Auch Salmonellose, Leptospirose und leichte Formen anderer Rikkettsiosen sind zu erwägen. In tropischen Regionen sind Infektionskrankheiten wie Dengue und Malaria auszuschließen.

Therapie
Die Behandlung erfolgt in erster Linie mit 2 × 100 mg Doxycyclin/Tag oder 4 × 500 mg Tetrazyklin/Tag über mindestens 2–3 Wochen.

Auch Ofloxacin (600 mg/Tag) und Pefloxacin (800 mg/Tag), eine Kombination von Pefloxacin (800 mg/Tag) + Rifampicin (1200 mg/Tag) sowie Chloramphenicol und Cotrimoxazol waren wirksam. Der Erfolg einer Behandlung mit Erythromycin ist umstritten.

Bei chronischem Q-Fieber (Q-Fieber-Endokarditis) wird die langjährige Behandlung (über mindestens 3 Jahre) mit Doxycyclin + Pefloxacin oder Ofloxacin empfohlen. Als besonders wirksam wird neuerdings die Therapie mit 900 mg Chloroquin/Tag + 200 mg Doxycyclin/Tag beschrieben; durch die Kombination von Chloroquin mit Doxycyclin wirkt Doxycyclin bakterizid gegen intrazelluläre Erreger.

Prophylaxe
Nur pasteurisierte Milch oder Rohmilch von Q-Fieber-freien oder geimpften Herden trinken. Bei Umgang mit infizierten Rindern hygienische Maßnahmen beachten.

In Australien ist eine Q-Fieber-Vakzine für den Menschen zugelassen.

Weitere Hinweise
Zur Meldepflicht siehe Anhang, Kapitel 5.

Nach der Verordnung über meldepflichtige Tierkrankheiten vom 9. 8. 1983 unterliegt das Auftreten von Q-Fieber-Infektionen bei Tieren der Meldepflicht.

Literatur
AITKEN, I.D., K. BÖGEL, E. CRACEA et al.: Q fever in Europe: Current aspects of aetiology, epidemiology, human infection, diagnosis and therapy. Infection **15**, 323–327, 1987.

HOEN, B., C. SELTONSUTY, F. LACASSIN et al.: Infective endocarditis in patients with negative blood cultures: Analysis of 88 cases from a one-year nationwide survey in France. Clin. Inf. Dis. **20**, 506, 1995.

KRAUSS, H., N. SCHMEER, H.G. SCHIEFER: Epidemiology and significance of Q fever in the Federal Republic of Germany. Zbl. Bakt. Hyg. **267**, 42–50, 1987.

MARRIE, T.J.: Q fever – a review. Can. Vet. **31**, 555–563, 1990.

RAOULT, D.: Treatment of Q fever. Antimicr. Ag. and Chemother. **37**, 1733–1736, 1993.

RAOULT, D., T. MARRIE: Q fever. Clin. Inf. Dis. **20**, 489–496, 1995.

RAOULT, D., M. DRANCOURT, C. DEMICCO et al.: Hepatitis in Q fever – a report of 14 cases with a review of the literature. Sem Hop. Par. **62**, 997–999, 1986.

SCHMEER, N., H. KRAUSS, H.G. SCHIEFER: Q-Fieber. Deutsch. Med. Wschr. **112**, 184–188, 1987.

SCHNEIDER, T., H.-U. JAHN, D. STEINHOFF et al.: Q-Fieberepidemie in Berlin. Epidemiologische und klinische Aspekte. Deutsche Med. Wschr. **118**, 689–695, 1993.

TISSOT-DUPONT, H., D. RAOULT, PH. BROUQUI et al.: Epidemiologic features and clinical presentation of acute Q fever in hospitalized patients: 323 french cases. Amer. J. Med. **93**, 427–434, 1992.

1.17.7 Rickettsienpocken

Rickettsienpocken sind eine seltene, sporadisch auftretende und gutartig verlaufende Infektionskrankheit, die durch eine Primärläsion und ein windpockenähnliches Exanthem gekennzeichnet ist.

Ätiologie
Der Erreger ist *Rickettsia (R.) akari*.

Diese Rickettsie besitzt mit *R. rickettsii*, *R. conorii*, *R. sibirica* und *R. australis* ein gemeinsames, lösliches Antigen. *R. akari* wird deshalb aus taxonomischen Gründen der Spotted-Fever-Gruppe zugerechnet.

Vorkommen und Verbreitung
Erkrankungen durch *R. akari* wurden bisher nur in den USA (in erster Linie New York) und in der ehemaligen UdSSR beobachtet. Der Erreger wurde jedoch auch in Kroatien, Südeuropa, Südafrika und Korea isoliert. Die Krankheit tritt streng ortsgebunden auf und wird vor allem im Frühjahr und Sommer beobachtet.

Das Reservoir sind sehr kleine, farblose, blutsaugende Milben (*Lipnyssoides sanguineus*), die den Erreger auf ihre Nachkommenschaft übertragen. Infizierte Milben und ihre natürlichen Wirte, Hausmäuse, bilden Naturherde. Mäuse beherbergen den Erreger etwa einen Monat.

Übertragung
Die Übertragung von *R. akari* auf den Menschen erfolgt in erster Linie durch den Stich infizierter Milben. Menschen können auch durch direkten Kontakt mit infizierten Milben erkranken (Abb. 1-17). Aerogene Infektionen wurden in Laboratorien beobachtet.

Krankheitsbild
Die Inkubationszeit beträgt 10–24 Tage.

An der Stichstelle entwickelt sich eine schmerzlose Papel, die ulzeriert und einen schwarzen Schorf (Eschar) bildet. Die regionären Lymphknoten sind geschwollen, aber schmerzlos.

Eine Woche später plötzlich auftretende Allgemeinsymptome sind Fieber, Schüttelfrost, Kopfschmerzen, Myalgien und Photophobie. Stunden bis Tage später schießt ein windpockenähnliches Exanthem auf, zunächst erythematöse Papeln, die dann Bläschen bilden, verkrusten und abheilen.

Diagnose
Die Verdachtsdiagnose wird aufgrund der klinischen Symptome gestellt.

Die serologische Untersuchung mittels Kom-

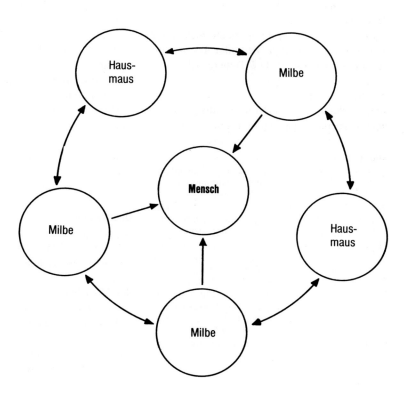

Abbildung 1-17:
Mögliche Infektketten bei Rickettsienpocken.

plementbindungsreaktion unter Verwendung von *R. akari*-Antigen (ab dem 11. Krankheitstag positiv mit Titern $\geq 1:10$) kann hilfreich sein. Die Weil-Felix-Reaktion (mit OX-19-, OX-2- und OX-K-Antigen) ist bei Rickettsienpocken negativ.

Auch durch Erregerisolierung aus Blut von Patienten (durch intraperitoneale Übertragung von Untersuchungsmaterial auf weiße Mäuse oder embryonierte Hühnereier) kann eine Diagnose erfolgen. Da eine serologische Abgrenzung gegenüber den Zeckenstichfiebern schwierig ist, kommt dem Tierversuch (es entsteht eine tödliche Peritonitis) für die Sicherung der Diagnose eine besondere Bedeutung zu. Mit einem monoklonalen Antikörper kann der Erreger eindeutig identifiziert werden.

Differentialdiagnose

Differentialdiagnostisch müssen Zeckenstichfieber, Herpesvirusinfektionen (Varicella, Ekzema herpeticum) und Ekzema vaccinatum erwogen werden.

Therapie

Entfieberung binnen 48 Stunden wird durch 2 × 100 mg Doxycyclin/Tag oder 4 × 500 mg Tetrazyklin/Tag über 3–5 Tage erzielt.

Prophylaxe

In gefährdeten Gegenden Anwendung von Insektiziden und anschließend Rodentiziden.

Literatur

BRETTMAN, L.R., L.S. HOLZMAN et al.: Rickettsial pox. Report of an outbreak and a contemporary review. Medicine **60**, 363–372, 1981.

KASS, E.M., M.K. SZANIAWSKI, H. LEVY et al.: Rickettsialpox in a New York City hospital, 1980–1998. New Engl. J. Med. **331**, 1612–1617, 1994.

MCDADE, J.E., C.M. BLACK, L.F. ROUMILLAT et al.: Addition of monoclonal antibodies specific for *Rickettsia akari* to the rickettsial diagnostic panel. J. Clin. Microbiol. **26**, 2221–2223, 1988.

MOHR, W.: Rickettsienpocken. In: BRÜSCHKE, G. (Hrsg.): Handbuch der Inneren Erkrankungen. Bd. 5. Infektionskrankheiten. Gustav Fischer Verlag, Stuttgart–New York, 786–787, 1983.

WALKER, D., J.S. DUMLER: Emerging and reemerging rickettsial diseases (Editorial). New Engl. J. Med. **331**, 1651–1652, 1994.

1.17.8
Tsutsugamushi-Fieber

Tsutsugamushi-Fieber (Milbenfleckfieber, Kedani-Krankheit, Japanisches Fleckfieber, „Scrub typhus") ist eine häufig schwer verlaufende Rickettsiose, die durch eine Primärläsion sowie durch ein bis zwei Wochen anhaltendes Fieber und ein gegen Ende der ersten Woche auftretendes Exanthem gekennzeichnet ist.

Ätiologie

Der Erreger ist *Rickettsia (R.) tsutsugamushi*.

Unter den einzelnen Stämmen von *R. tsutsugamushi* gibt es starke Unterschiede bezüglich Virulenz und Antigenmuster. Aus diesem Grunde sind wiederholte Erkrankungen beim Menschen nicht selten, da die Immunität typspezifisch ist.

Vorkommen und Verbreitung

Die Rickettsiose ist in Süd- und Ostasien, auf den pazifischen Inseln und in Australien weit verbreitet. Das wichtigste natürliche Reservoir für *R. tsutsugamushi* sind Ratten, Mäuse, Kaninchen und Beuteltiere. Ferner haben Milchen (*Trombicula*-Arten) eine Bedeutung als Erregerreservoir, da sie diese Rickettsien transovariell auf ihre Nachkommenschaft übertragen können. In Gegenden mit Buschvegetation und feuchtem Klima bestehen in sich abgeschlossene Naturherde (Abb. 1-18).

Menschen erkranken, wenn sie den Naturherd aufsuchen. Gefährdet sind besonders Teilnehmer an Abenteuerreisen in den Fernen Osten, den pazifischen Raum und nach Australien, wenn sie dort im Freien lagern und übernachten.

Übertragung

Die Krankheit wird durch Stich der Milbenlarven verschiedener *Trombicula*-Arten auf den Menschen übertragen.

Krankheitsbild

Die Inkubationszeit beträgt 6–21 Tage.

An der Inokulationsstelle entwickelt sich eine Papel, die ulzeriert und mit schwarzem Schorf (Eschar) abheilt. Die regionären Lymphknoten sind geschwollen. Die Allgemeiner-

Abbildung 1-18:
Infektketten bei Tsutsugamushi-Fieber.

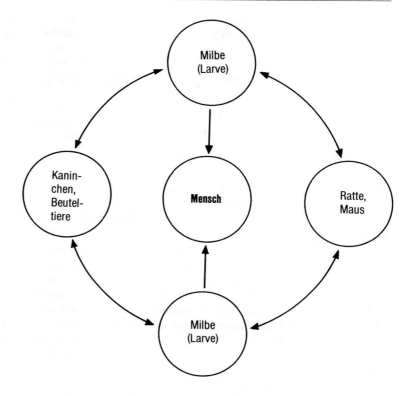

krankung manifestiert sich mit plötzlich einsetzendem Fieber (über 40°C) bei relativer Bradykardie, heftigen Kopfschmerzen, Apathie, Myalgien, generalisierter Lymphadenopathie, Photophobie und trockenem Husten. Etwa eine Woche später entwickelt sich ein fleckförmiges, dann makulopapulöses Exanthem, das sich vom Stamm auf die Extremitäten ausbreitet und nach einigen Tagen abblaßt. Als Komplikationen können eine interstitielle Pneumonie (in 30–65% der Fälle), Meningoenzephalitis oder Myokarditis auftreten. Ohne antimikrobielle Therapie klingt die Symptomatik meist nach 2 Wochen ab. Bei schweren Verläufen mit Myokarditis und Pneumonie kann die Letalität bis zu 30% betragen.

Diagnose
Die Früherkennung eines Tsutsugamushi-Fiebers kann bei ausgeprägtem Krankheitsbild und unter Berücksichtigung der Anamnese des Patienten mit Aufenthalt in einem bekannten Endemiegebiet an dem kennzeichnenden Symptom einer Primärläsion mit lokaler Lymphadenitis erfolgen. Später geben anhaltend hohes Fieber und das Auftreten eines Exanthems am Ende der 1. Woche weitere Hinweise.

Zur Absicherung der Diagnose kann die Weil-Felix-Reaktion herangezogen werden (mit *Proteus*-Antigen OX-K in 70% der Fälle positiv, OX-19 und OX-2 negativ). Ein Titer von 1:160 ist beweisend. Die beste serologische Methode ist der gruppenspezifische, indirekte Immunfluoreszenztest.

Typspezifische serologische Methoden wie die Komplementbindungsreaktion scheitern oft an den unterschiedlichen Antigeneigenschaften der vielen in Frage kommenden Typen von *R. tsutsugamushi*, die keine Kreuzreaktionen untereinander aufweisen.

Eine Isolierung der Erreger aus Patientenblut ist über Tierversuch (Verimpfen von Untersuchungsmaterial intraperitoneal in die Maus) möglich.

Zum Nachweis erregerspezifischer DNA und zur Differenzierung unterschiedlicher Genotypen wird heute auch die PCR eingesetzt.

Differentialdiagnose

Differentialdiagnostisch müssen andere zu einer regionären Lymphadenitis führende, unspezifische Erkrankungen, exanthematische Krankheiten, tropische Viruskrankheiten, Typhus und Malaria tropica berücksichtigt werden. In Indien und Südostasien sind in die Differentialdiagnose auch Zeckenstichfieber und murines Fleckfieber einzubeziehen.

Therapie

Die Therapie erfolgt mit 2 × 100 mg Doxycyclin/Tag oder 4 × 500 mg Tetrazyklin/Tag, über 3–7 Tage. Die Einmalgabe von 200 mg Doxycyclin oral gilt als gleich wirksam. Zur Behandlung und Prophylaxe eines Rückfalls werden auch je 200 mg Doxycyclin oral am 1. und 7. Tag empfohlen.

Prophylaxe

Prophylaktische Maßnahmen bestehen in der Bekämpfung von Ratten und Mäusen sowie der Überträgermilben in der Nähe menschlicher Ansiedlungen (Beseitigung von Vegetation, Anwendung von Rodentiziden, Insektiziden). Zum persönlichen Schutz kann in einem Milbengebiet mit einem Repellens imprägnierte Schutzkleidung getragen werden.

Eine Chemoprophylaxe mit 200 mg Doxycyclin/Woche ist möglich.

Literatur

BROWN, G.W., J.P. SAUNDERS, D.L. SINGH HUXSOLL, A. SHIRAI: Single dose doxycycline therapy for scrub typhus. Trans. Roy. Soc. Trop. Med. Hyg. **72**, 412–416, 1978.

DUPON, M., A.-M. ROQUES, M. MALOU et al.: Scrub typhus: An imported rickettsial disease. Infection **20**, 153–154, 1992.

KAWAMORI, F., M. AKIYAMA, M. SUGIEDA et al.: Two-step polymerase chain reaction for diagnosis of scrub typhus and identification of antigenic variants of *Rickettsia tsutsugamushi*. J. Clin. Microbiol. **32**, 2780–2785, 1994.

MOHR, W.: Tsutsugamushi-Fieber. In: BRÜSCHKE, G. (Hrsg.): Handbuch der Inneren Erkrankungen. Bd. 5. Infektionskrankheiten. Gustav Fischer Verlag, Stuttgart–New York, 787–789, 1983.

SCHOMERUS, P., E. HOLZER: Tsutsugamushi-Fieber. Münch. Med. Wschr. **124**, 133–135, 1982.

WATT, G., D. STRICKMAN: Life-threatening scrub typhus in a traveler returning from Thailand. Clin. Inf. Dis. **18**, 624–626, 1994.

YAMASHITA, T., S. KASUYA, N. NODA et al.: Transmission of *Rickettsia tsutsugamushi* strains among humans, wild rodents, and trombiculid mites in an area of Japan in which tsutsugamushi disease is newly endemic. J. Clin. Microbiol. **32**, 2780–2785, 1994.

1.18 Rotlauf

Rotlauf ist eine hauptsächlich beim Schwein auftretende, meist akut verlaufende Infektionskrankheit, die auch bei anderen Tieren sowie beim Menschen vorkommen kann und durch *Erysipelothrix rhusiopathiae* verursacht wird. Beim Menschen sind Erkrankungen mit diesem Erreger auch unter der Bezeichnung Erysipeloid Rosenbach oder Erythema serpens bekannt.

Ätiologie

Bei dem Erreger *Erysipelothrix (E.) rhusiopathiae* handelt es sich um grampositive, unbewegliche, sporenlose Stäbchenbakterien. Es sind mehrere Serovare bekannt.

Vorkommen und Verbreitung

E. rhusiopathiae kommt weltweit in der Natur vor und ist vor allem auf faulenden Substraten und im Erdboden nachweisbar. Das Auftreten menschlicher Erkrankungen ist eng mit dem Vorkommen des Erregers bei Schweinen, Geflügel, insbesondere Puten, Enten, sowie Fischen verbunden. Andere Vogelarten sowie andere Säugetiere, wie z.B. Schaflämmer, Pferde, Rinder, Hunde, Mäuse, Ratten, Pelztiere, kommen nur in vereinzelten Fällen für den Menschen als Ansteckungsquelle in Betracht.

Gefährdet sind in erster Linie Schlachter, Metzger, Tierärzte, Landwirte, Tierpfleger, Fischer, Abdecker, Personal von Fisch-, Geflügel- und Fleischverarbeitungsbetrieben, Köche und Personen, die mit Abwässern, die bei Schlachtungen anfallen, in Berührung kommen.

Übertragung

Die Infektion des Menschen erfolgt über Verletzungen (Schnitt-, Stich-, Rißwunden) durch infektiöses Tiermaterial oder kontaminierte Instrumente. Auch nach einem Hundebiß wurde eine Erkrankung beobachtet. Alimentäre Infektionen sind offensichtlich sehr selten.

Krankheitsbild

Nach einer Inkubationszeit von 2–5 Tagen entwickelt sich an der Eintrittspforte des Erregers, in den meisten Fällen an der Hand oder den Fingern, eine scharf begrenzte, peripher fortschreitende Rötung (Abb. 1-19). Diese ist anfangs von bläulicher Farbe, geht später in blaurot über und blaßt dann zentral ab. Die lokale Hautrötung sowie leichte Quaddelbildung werden von Juckreiz und Schmerz begleitet, die zur Bewegungseinschränkung des benachbarten Gelenks führen können. Eiterungen und Fieber treten bei dieser Form nicht auf. Gelegentlich entwickelt sich eine Lymphangitis. In Ausnahmefällen entsteht eine schmerzhafte Arthritis benachbarter Gelenke. Sehr selten kommt es zur Sepsis, die bei vorgeschädigtem Herzen zur Endokarditis führen kann.

Bei Schweinen verläuft die Infektion mit E. rhusiopathiae entweder akut (Septikämie, „Backsteinplattern") oder chronisch (Hautrotlauf, Arthritis, Endokarditis). Bei Schafen, insbesondere bei Jungtieren im ersten Lebenshalbjahr, manifestiert sich der Rotlauf hauptsächlich als chronische Polyarthritis, seltener als Septikämie. Bei Wirtschaftsgeflügel (insbesondere Puten und Enten) sowie Zoo- und Wildvögeln verlaufen Rotlaufinfektionen unter dem Bild einer fieberhaften Allgemeinerkrankung mit Dyspnoe, Durchfall und Apathie. Bei Erkrankungen anderer Tiere, z.B. Rind, Pferd, Hund, Nager, Pelz-, Zoo- und Wildtiere, handelt es sich um Einzelfälle, die im klinischen Verlauf dem Schweinerotlauf ähneln.

Diagnose

Die Absicherung der klinischen Verdachtsdiagnose erfolgt stets durch den kulturellen Erregernachweis. Zu diesem Zweck wird durch eine bis zur Subkutis reichende Exzision vom Rand des Erythems Material entnommen. Bei den septischen Formen ist das wiederholte Anlegen von Blutkulturen erforderlich, da hier der Erregernachweis nur selten gelingt.

Bei Tieren ist die Diagnose Rotlauf aufgrund des klinischen Bildes möglich. Die Absicherung der Diagnose erfolgt durch bakteriologische Untersuchungen von Herz, Lunge, Leber, Milz, Niere, Lymphknoten, Synovia der betroffenen Gelenke oder Hautproben.

Differentialdiagnose

Das Rotlauf-Erysipeloid (Rosenbach-Erysipeloid) ist aufgrund seines charakteristischen Bildes durch die typische Lokalisation (Hand, Finger) sowie durch die gezielte Anamnese (Beruf, Verletzung) meist gut abgrenzbar vom Streptokokken-Erysipel. Dieses geht mit einer stärkeren Rötung, schnelleren Ausbreitungstendenz über große Hautflächen sowie mit schweren Störungen des Allgemeinbefindens, verbunden mit Fieber, einher.

Therapie

Ruhigstellung des von der Infektion betroffenen Körperteils sowie feuchte Umschläge bewirken in der überwiegenden Zahl der Fälle Heilung. Eine Behandlung mit Penicillin V (1–2 Mill. E./Tag, oral) über 10–14 Tage kann die Krankheitsdauer verkürzen. Bei einer Sepsis werden 4–6 Wochen lang täglich 10–20 Millionen E. Penicillin verabreicht. Bei Penicillinallergie kann Erythromycin gegeben werden.

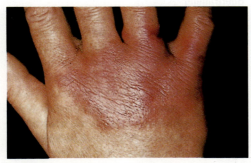

Abbildung 1-19: Rotlauf (fortschreitende Rötung und Schwellung mit hämorrhagischen Bezirken) (aus: Klinische Visite – Bildtafeln Thomae, Nr. 114, Bildarchiv für Medizin GmbH).

Akute Erkrankungen der Tiere werden mit Rotlauf-Immunserum und Penicillin behandelt. Chronische Arthritiden und Diskospondylitiden können durch diese medikamentöse Behandlung allerdings nicht beeinflußt werden.

Prophylaxe
Beim Umgang mit infizierten Tieren oder kontaminiertem Material (Tierkörper, Felle, Knochen, Fischgräten) sollten Schutzhandschuhe getragen und entstandene Wunden sofort desinfiziert werden.

Literatur
BIBLER, M.R.: *Erysipelothrix rhusiopathiae* endocarditis. Rev. Inf. Dis. **10**, 1062–1063, 1988.
GORBY, G.L., J.E. PEACOCK: *Erysipelothrix rhusiopathiae* endocarditis: Microbiologic, epidemiologic and clinical features of an occupational disease. Rev. Inf. Dis. **10**, 317–325, 1988.
MEISEL, S., I. SCHÖNBERGER: Ein Fall von Sepsis bei *Erysipelothrix rhusiopathiae*-Infektion. Z. Klin. Med. **42**, 1989–1990, 1987.
REBOLI, A., W.E. FARRAR: *Erysipelothrix rhusiopathiae*: An occupational pathogen. Clin. Microbiol. Rev. **2**, 354–359, 1989.
SCHUSTER, M.G., P.J. BRENNAN, P. EDELSTEIN: Persistent bacteremia with *Erysipelothrix rhusiopathiae* in a hospitalized patient. Clin. Inf. Dis. **17**, 783–784, 1993.
VENDITTI, M., V. GELFUSA, F. CASTELLI et al.: *Erysipelothrix rhusiopathiae* endocarditis. Eur. J. Clin. Microbiol. Inf. Dis. **1**, 50–52, 1990.

1.19 Salmonellosen

Bei den Salmonellosen unterscheidet man aus epidemiologischen und klinischen Gründen zwischen Typhus und Paratyphus (beide sind zyklisch verlaufende Allgemeinerkrankungen) sowie akuter Gastroenteritis (Enteritis infectiosa). Nur letztere spielt als Zoonose eine Rolle; ihre Bedeutung nimmt ständig zu.

Ätiologie
Derzeit sind 2000 *Salmonella*-Arten (Serovare) bekannt, jede kann als Ursache für akut verlaufende Gastroenteritiden in Frage kommen. Bis Mitte der 80er Jahre dominierte eindeutig die Serovar *Salmonella (S.) typhimurium*. Diese wurde abgelöst von *S. enteritidis* (vor allem Phagentyp 4), deren Nachweisrate beim Menschen immer weiter ansteigt. Von bedingter epidemiologischer Bedeutung sind *S. agona, S. saint-paul, S. manhattan, S. ohio* und *S. infantis*, die zeitweise und territorial in unterschiedlicher Häufigkeit als ätiologische Ursache von Salmonellosen beim Menschen ermittelt werden.

Vorkommen und Verbreitung
Salmonellen kommen weltweit in unterschiedlicher Häufigkeit bei Schlachttieren (Kälber und Schweine), Geflügel (Hühner, Puten, Gänse), freilebenden Vögeln (Möwen, Tauben), Heimtieren (Hund, Katze, Schildkröte, Reptilien), Nagern (Maus, Ratte) sowie zahlreichen anderen Tierarten vor. Ferner findet man diese Erreger häufig in importierten Nahrungs- und Futtermitteln, im Abwasser und in abwasserbelasteten Oberflächengewässern. Weltweit werden bei Mensch und Tier zunehmend häufiger Salmonellen nachgewiesen.

Gefährdet sind Personen, die häufigen Umgang mit Tieren und tierischen Produkten haben, insbesondere Tierhändler, landwirtschaftliches Personal, Tierpfleger, Schlachter, Metzger, Abwasser- und Kanalarbeiter, Personen in Lebensmittelbetrieben und Gaststätten, in denen tierische Produkte verarbeitet werden, sowie Touristen (dort häufig Massenerkrankungen).

Übertragung
Die Infektion des Menschen mit Salmonellen erfolgt in erster Linie auf oralem Wege, entweder direkt durch Verzehr oder indirekt durch Kontakt (Schmutz- und Schmierinfektion) mit kontaminierten Nahrungsmitteln, Fleischprodukten (insbesondere von Schlachtgeflügel, Fleischsalaten, Hackfleisch), Milch und vor allem Hühnereiern sowie daraus hergestellten Produkten (Eipulver, Speiseeis, Konditoreiwaren, Cremes). Nur in vereinzelten Fällen erfolgt die Ansteckung des Menschen durch direkten Kontakt mit Salmonella ausscheidenden Tieren (Zier- und Stubenvögel, Hund, Katze, Schildkröte). Die epidemiologi-

1.19 Salmonellosen

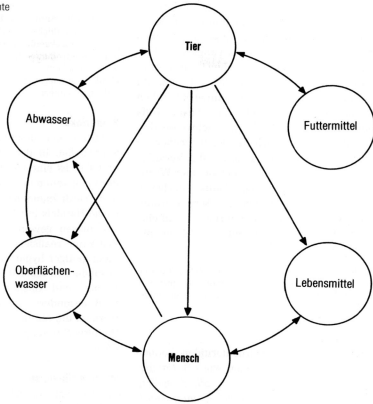

Abbildung 1-20: Vereinfachte Darstellung der wichtigsten Infektketten für Enteritis-Salmonellen.

sche Verflechtung der tierischen Wirte und die lange Überlebensdauer der Salmonellen in der Außenwelt sind für die Bildung komplizierter und oft schwer überschaubarer Infektketten verantwortlich, in denen der Mensch in der Regel das Endglied darstellt (Abb. 1-20).

Krankheitsbild

Bei Erkrankungen des Menschen beträgt die Inkubationszeit in Abhängigkeit von der aufgenommenen Keimmenge 5–72 Stunden. Es kommt zu plötzlichem Erbrechen und Übelkeit sowie zahlreichen, wässerigen, faulig riechenden Stuhlentleerungen, die in den meisten Fällen nur wenige Stunden anhalten. Ist das Kolon mitbeteiligt, können die Stühle Blut- und Schleimbeimengungen enthalten. Ein Anstieg der Körpertemperatur bis über 39°C ist möglich. Innerhalb 1–2 Tagen kommt es zur Genesung. Je nach Konstitution des Patienten kann sich die Erkrankung über 5–7 Tage oder noch länger hinziehen. Komplikationen, z.B. Sepsis, Osteomyelitis, Peritonitis, Harnwegsinfekt oder Aortenklappenendokarditis, sind möglich.

Bei Tieren können Salmonelleninfektionen als akute Gastroenteritiden verlaufen. Vielfach sind die Tiere aber nicht erkannte, latente Träger und Ausscheider dieser Erreger.

Diagnose

Die sichere Diagnose einer Infektion des Menschen mit Salmonellen kann nur durch die Isolierung des Erregers aus Stuhl oder Erbrochenem gestellt werden. Das Untersuchungsmaterial ist möglichst frühzeitig, d.h. in den ersten Stunden nach Auftreten der akuten Krankheitssymptome, zu entnehmen und bakteriologisch zu untersuchen.

Kulturelle Untersuchungen von Zitratblutproben sind kaum geeignet, eine auf Enteritissalmonellen zurückzuführende Darmkrankung ätiologisch abzusichern. Auch serologische Untersuchungen von Blutproben besitzen nur einen bedingten Aussagewert, weil die entsprechenden, mittels Langsamagglutination (Widal-Reaktion) nachweisbaren Antikörper erst 8–10 Tage p. inf. auftreten. Zu diesem Zeitpunkt sind die akuten klinischen Symptome meist abgeklungen. Um mit Hilfe des serologischen Antikörpernachweises diagnostisch verwertbare Aussagen machen zu können, ist es außerdem notwendig, Verlaufskontrollen im Abstand von etwa einer Woche durchzuführen. Nur signifikante Titerbewegungen von mindestens 4 Serumverdünnungsstufen erlauben einen Hinweis auf eine mögliche oder stattgefundene Infektion mit Salmonellen.

Bei lebenden oder verendeten Tieren erfolgt die Diagnose Salmonelleninfektion durch die Erregerisolierung aus Fäzes oder Darminhalt und Organmaterial.

Differentialdiagnose
Akut verlaufende Gastroenteritiden können auch durch andere Erreger, wie z.B. *Campylobacter jejuni*, *Escherichia coli*, Shigellen, *Staphylococcus aureus*, *Yersinia enterocolitica*, *Yersinia pseudotuberculosis*, Rota-Viren sowie Parasiten, verursacht werden. Differentialdiagnostisch ist außerdem eine Vergiftung mit Pilzen oder Schwermetallen (Arsen, Quecksilber) auszuschließen.

Therapie
Die durch Salmonellen verursachte akute Gastroenteritis ist bei leichter Verlaufsform nicht behandlungsbedürftig. Eine gezielt durchgeführte Antibiotikatherapie ist unter Berücksichtigung des Antibiogramms des isolierten Salmonellenstamms nur angezeigt bei Säuglingen, Kleinkindern und immungeschwächten Patienten und wenn sich aus einer Enteritis eine schwere Verlaufsform entwickelt hat. Eine Sanierung von Ausscheidern enteritischer Salmonellen ist durch orale Verabreichung von Lactulose möglich; Ciprofloxacin (2 × 500 mg/Tag, oral, über 10 Tage) ist ebenfalls wirksam.

Sind Tiere akut an einer Salmonelose erkrankt, wird eine gezielte Antibiotikatherapie (Berücksichtigung des Empfindlichkeitsverhaltens durch Antibiogramm) durchgeführt. Therapiemaßnahmen sind durch Kontrolluntersuchungen zu überprüfen. Latente Ausscheider werden nicht mit Antibiotika behandelt, sondern durch attenuierte Salmonellen-Vakzinen saniert.

Prophylaxe
Aufgrund der ubiquitären Verbreitung der Salmonellen in der Umgebung von Mensch und Tier ist eine vollständige Unterbrechung der Infektketten in Anbetracht des sich immer mehr verdichtenden internationalen Verkehrs sowie Handels mit Futtermitteln, Tieren und von diesen gewonnenen Lebensmitteln zur Zeit kaum realisierbar. Der Einhaltung allgemein gültiger hygienischer Maßnahmen, insbesondere in lebensmittelverarbeitenden Betrieben und Gaststätten (Küchenhygiene!), muß besondere Aufmerksamkeit geschenkt werden, um auf diese Weise einer möglichen Weiterverbreitung von Salmonellen vorzubeugen.

Weitere Hinweise
Zur Meldepflicht siehe Anhang, Kapitel 5.

Personen, die an einer Salmonellose erkrankt oder dessen verdächtig sind oder Salmonellen ausscheiden, dürfen beim gewerbsmäßigen Herstellen, Behandeln oder Inverkehrbringen von Lebensmitteln (z.B. Backwaren, Eiprodukten, Erzeugnissen aus Fischen, Krusten-, Schalen- oder Weichtieren, Feinkostsalaten, Fleisch und Erzeugnissen aus Fleisch, Milch und Erzeugnissen aus Milch, Säuglings- und Kleinkindernahrung, Speiseeis und Speiseeishalberzeugnissen) nicht tätig sein oder beschäftigt werden, wenn sie dabei mit diesen in Berührung kommen.

Für das Vorkommen der Salmonellose bei Tieren besteht nach § 10 (1) des Tierseuchengesetzes in der Fassung vom 29. 1. 1993 nur bei Rindern eine Anzeigepflicht.

Literatur
Burow, H.: Zunahme von Infektionen durch *Salmonella enteritidis* – Ursachen und Interventionsmöglichkeiten. Gesundh.-Wes. **55**, 285–293, 1993.

GERIGK, K.: Epidemiologische Aspekte der Salmonellose in Europa und in der Schweiz. Mitt. Gebiete Lebensm. Hyg. **85**, 163–172, 1994.

HEIMANN, P.: *Salmonella enteritidis* und humane Salmonellosen. Mitt. Gebiete Lebensm. Hyg. **85**, 187–204, 1994.

HOF, H.: Epidemiologie der Salmonellose im Wandel. Dtsch. Med. Wschr. **116**, 545–547, 1991.

KIST, M.: Zunahme der *Salmonella enteritidis*-Infektion des Menschen: Ein weltweites Problem. Öff. Gsundh.-Wes. **53**, 687–692, 1991.

KÜHN, H.: Vorkommen von Enteritis-Salmonellen beim Menschen. Dtsch. tierärztl. Wschr. **100**, 255–258, 1993.

MÜHLENBERG, W.: Seuchenhygienische Folgerungen aus Beobachtungen bei Erkrankungen durch *Salmonella enteritidis*. Gesundh.-Wes. **55**, 21–27, 1993.

PELZER, K.D.: Salmonellosis. J. Am. Vet. Med. Ass. **195**, 456–463, 1989.

RODRIGUE, D.C., R.V. TAUXE, B. ROWE: International increase in *Salmonella enteritidis*: A new pandemic? Epidem. Inf. **105**, 21–27, 1990.

SANDER, J.: Pathogenese der Salmonella-Infektion des Menschen. Dtsch. tierärztl. Wschr. **100**, 283–285, 1993.

WEBER, A.: Zum Vorkommen von Salmonellen bei kleinen Haustieren in Deutschland. ATF Schriftenreihe, Interdisziplinäres Symposium Salmonellose, 63–70, 1993.

1.20
Streptokokken-Infektionen

1.20.1
Allgemeines

Taxonomie und Nomenklatur der Streptokokken unterlagen in den letzten Jahren zahlreichen Änderungen. Die Anwendung von DNA-DNA-, DNA-rRNA-Hybridisierungen und Sequenzierungstechniken hat dazu beigetragen, die natürlichen Beziehungen der Gattung *Streptococcus* zu klären. Dies hatte zur Folge, daß gegenwärtig die Gattung *Streptococcus sensu stricto* in drei große Gruppen untergliedert ist: Pyogen-Streptokokken, Oral-Streptokokken und „weitere" Streptokokken. Allerdings ist die Einordnung verschiedener Spezies zu den jeweiligen Gruppen noch nicht zufriedenstellend geklärt. Von den zahlreichen bislang bekannten Streptokokken-Arten kommt nur wenigen eine Bedeutung als Erregern von Zoonosen zu.

Lange Zeit wurde *Streptococcus (S.) agalactiae* (Streptokokken der serologischen Gruppe B, „B-Streptokokken") als Zoonosenerreger angesehen. Das Vorkommen und die Bedeutung dieser Bakterien inbesondere beim Rind (Mastitis-Erreger, „Gelber Galt") und beim Menschen ließen einen epidemiologischen Zusammenhang vermuten. Inzwischen konnten hinsichtlich Serotyp, Pigmentbildung, Laktose-Abbauvermögen, β-D-Galaktosidase-Aktivität sowie der Empfindlichkeit gegenüber Bacitracin und Tetrazyklin ein unterschiedliches Verhalten zwischen „B-Streptokokken"-Stämmen von Rind und Mensch festgestellt werden. Deshalb wird heute den *S. agalactiae*-Infektionen beim Rind keine oder nur eine geringe Bedeutung als Ursache für Infektionen beim Menschen zugesprochen, so daß auf diesen Erreger in den folgenden Ausführungen nicht eingegangen wird.

1.20.2
Streptococcus equi-Infektionen (Streptokokken der serologischen Gruppe C)

Infektionen mit Streptokokken der serologischen Gruppe C, die von Tieren ausgehen, treten beim Menschen sporadisch und mit unterschiedlicher klinischer Symptomatik auf.

Ätiologie

Als Erreger von Zoonosen ist *Streptococcus equi subsp. zooepidemicus* (frühere Bezeichnung *S. zooepidemicus*) häufiger als *Streptococcus equi subsp. equi* (frühere Bezeichnung *S. equi*) nachweisbar.

Vorkommen und Verbreitung

S. equi subsp. zooepidemicus ist innerhalb der Gattung *Streptococcus* der Infektionserreger mit dem breitesten Wirtsspektrum beim Tier. Oft enzootisch auftretende Erkrankungen sind Septikämien, eitrige Wundinfektionen, Endometritiden, Arthritiden und Mastitiden. Tiere können latente Träger dieser

Bakterienspezies sein. Von Heim- und Haustieren ist das Pferd am häufigsten von Infektionen mit *S. equi subsp. zooepidemicus* betroffen.

S. equi subsp. equi kommt fast ausschließlich bei Equiden vor und ist der Erreger der Druse. Diese Bakterienspezies kann auch auf der Nasen-Rachen-Schleimhaut, im Luftsack, in Lungenschleimproben, Tonsillenabstrichen und auf Genitalschleimhäuten gesunder Pferde nachgewiesen werden. Der Erreger wurde auch vom Rind isoliert.

Beim Menschen können 0,25% bis 7,2% aller nachgewiesenen Streptokokken-Infektionen auf Streptokokken der Serogruppe C zurückgeführt werden.

Besonders gefährdet sind Tierpfleger, Landwirte, Tierhändler und Personen, die häufigen, intensiven Umgang mit Pferden und Heimtieren haben.

Übertragung
Die Übertragung auf den Menschen erfolgt in erster Linie durch direkten intensiven Kontakt mit infizierten Tieren, die den Erreger massiv ausscheiden (z.B. über Nasen-, Eitersekret), durch Bißverletzungen (Hund, Katze) und durch Genuß von Rohmilch oder daraus hergestellten Produkten.

Krankheitsbild
Verschiedene Krankheitsbilder sind möglich: Wundinfektionen (Impetigo), Erkrankungen des oberen Respirationstraktes, Lymphadenopathie, Pneumonie, Pleuritis, Endokarditis, Sepsis, Meningitis und Arthritis. Als Spätkomplikation kann eine Glomerulonephritis auftreten. Die Letalität unbehandelter Patienten kann bis zu 29% betragen.

Diagnose
Die Diagnose wird durch den kulturellen Erregernachweis gestellt.

Differentialdiagnose
In Abhängigkeit vom Krankheitsbild sind andere bakterielle und virale Erreger differentialdiagnostisch auszuschließen.

Therapie
Mittel der Wahl ist Penicillin G (4 × 2–5 Mill. E/Tag i.v.). Aminoglykoside wirken synergistisch. Vielfach wird auch die Verabreichung von Cephalosporinen der 3. Generation empfohlen.

Prophylaxe
Engen Kontakt mit bekannt infizierten Tieren und deren Ausscheidungen vermeiden, ebenso den Genuß von nichtpasteurisierter Milch.

Weitere Hinweise
Zur Meldepflicht siehe Anhang, Kapitel 5.

Literatur
BARNHAM, M., A. LJUNGGREN, M. MCINTYRE: Human infection with *Streptococcus zooepidemicus* (Lancefield group C): Three cases. Epidem. Inf. **98**, 183–190, 1987.

BRADLEY, S.F., J.J. GORDON, D.D. BAUMGARTNER et al.: Group C streptococcal bacteremia: Analysis of 88 cases. Rev. Inf. Dis. **13**, 270–280, 1991.

COLLAZOS, J., M.J. ECHEVARRIA, R. AYARZA, J. DE MIGUEL: *Streptococcus zooepidemicus* septic arthritis: Case report and review of group C streptococcal arthritis. Clin. Inf. Dis. **15**, 744–746, 1992.

DOLINSKY, S.Y., P.G. JONES, R.J. ZABRANSKY, M. RASANSKY: Group C streptococcal pleurisy and review of the literature. Infection **18**, 239–241, 1990.

EDWARDS, A.T., M. ROULSON, M.J. IRONSIDE: A milkborne outbreak of serious infection due to *Streptococcus zooepidemicus* (Lancefield group C). Epidem. Inf. **101**, 43–51, 1988.

GORMAN, P.W., D.N. COLLINS: Group C streptococcal arthritis. A case report of equine transmission. Orthopedics **10**, 615–616, 1987.

YEUN, K.Y., W.H. SETO, C.H. CHOI et al.: *Streptococcus zooepidemicus* (Lancefield group C) septicaemia in Hong Kong. J. Inf. **21**, 241–250, 1991.

1.20.3
Streptococcus suis-Infektionen

Eine beim Menschen zunehmend häufiger diagnostizierte Infektionskrankheit, die vor allem mit Meningitis – unter Beteiligung des VIII. Hirnnerven – einhergeht.

Ätiologie
Erreger ist *Streptococcus (S.) suis*, von dem inzwischen 30 verschiedene Serovare be-

schrieben wurden. Vor allem die Serovar 2 gilt als Zoonosenerreger.

Vorkommen und Verbreitung
Nach bisherigen Kenntnissen stellt weltweit das Schwein das Hauptreservoir für *S. suis* Serovar 2 dar. Die Häufigkeit des Vorkommens beim Schwein variiert von Bestand zu Bestand. Vor allem in Betrieben mit hoher Tierdichte in niedrigen Stallungen mit schlechter Belüftung treten Erkrankungen beim Schwein häufiger auf. *S. suis* kann über Wochen und Monate in klinisch gesunden Schweinen (vor allem in Tonsillengewebe) persistieren. Vereinzelt wurde *S. suis* Serovar 2 auch bei Wildschwein, Pferd, Rind, Hund und Katze sowie bei Vögeln nachgewiesen.

In Europa wurden Erkrankungen beim Menschen mit *S. suis* Serovar 2 (Einzelfälle) in Deutschland, Dänemark, Frankreich, Großbritannien, den Niederlanden und in Schweden bekannt.

Besonders gefährdet sind Schlachter, Metzger, Fleischhändler, Landwirte und Personen, die Schweinefleisch verarbeiten (Hausfrauen).

Übertragung
Die Ansteckung des Menschen erfolgt in erster Linie durch direkten Kontakt mit infizierten Schweinen und davon hergestellten Fleischprodukten über die Konjunktiven (Schmierinfektion) oder über kleine Hautläsionen. Auch durch kontaminierte Instrumente (z.B. Messer) ist die Weiterverbreitung des Erregers in Schnitt-, Stich- oder Rißwunden möglich. Ferner ist eine orale Infektion nach Verzehr roher oder nicht gekochter Fleischprodukte, die von infizierten Schweinen stammen, nicht auszuschließen.

Krankheitsbild
Nach einer Inkubationszeit von wenigen Stunden bis zwei Tagen treten meningitische Symptome auf. In über 50% der Fälle ist der VIII. Hirnnerv beteiligt, verbunden mit Hörverlust und Gleichgewichtsstörungen. Spätschäden, vor allem Taubheit, können zurückbleiben. Über tödlich verlaufene Erkrankungen wurde vereinzelt berichtet.

Bei *S. suis* Serovar 2-Infektionen ist auch Sepsis ohne Meningitis möglich. Der Erreger wurde auch als ätiologische Ursache von Uveitis, Endophthalmitis, Nystagmus, Pneumonie, Myokarditis, Petechien, Durchfall und Arthritis (vor allem der Kniegelenke) nachgewiesen.

Bei frühzeitiger Diagnose und rechtzeitigem Behandlungsbeginn ist die Prognose günstig.

Diagnose
Die Anamnese („Kontakt mit Schweinen oder Schweinefleischprodukten") verbunden mit dem klinischen Bild einer Meningitis, begleitet von Hörverlust und Gleichgewichtsstörungen, erlauben eine Verdachtsdiagnose. Die zuverlässige Absicherung ist nur durch einen kulturellen Erregernachweis in Liquor und Blut sowie bei Vorliegen von Arthritis in der Synovialflüssigkeit der befallenen Gelenke möglich.

Differentialdiagnose
Differentialdiagnostisch sind andere bakterielle Erreger (insbesondere *Neisseria meningitidis, Streptococcus pneumoniae, Haemophilus influenzae, Listeria monocytogenes, Mycobacterium tuberculosis*) auszuschließen; ebenso Infektionen mit Sproßpilzen, insbesondere *Cryptococcus neoformans*, sowie mit Viren, z.B. Enteroviren, *Herpes-simplex-* oder Mumps-Virus.

Therapie
Penicillin G (4 × 5 Mill. E/Tag i.v.) ist Mittel der Wahl. Auch der Einsatz von Ampicillin oder Chloramphenicol in Kombination mit Aminoglykosiden hat sich bewährt.

Prophylaxe
Beim Umgang mit infizierten Tieren (Schweinen) und von diesen stammenden Fleischprodukten Schutzhandschuhe tragen; entstandene Wunden sofort desinfizieren und antibiotisch (Penicillin) behandeln.

Weitere Hinweise
Zur Meldepflicht siehe Anhang, Kapitel 5.

Literatur

ARENDS, J.P., H.C. ZANEN: Meningitis caused by *Streptococcus suis* in humans. Rev. Inf. Dis. **10**, 131–137, 1988.

BÜNGENER, W., R. BIALEK: Fatal *Streptococcus suis* septicemia in an abattoir worker. Eur. J. Clin. Microbiol. Inf. Dis. **8**, 306–308, 1989.

KAUFHOLD, A., R. LÜTTICKEN, S. LITTERSCHEID: Systemische Infektion durch *Streptococcus suis*. Dtsch. med. Wschr. **113**, 1642–1643, 1988.

MAHER, D.: *Streptococcus suis septicaemia* presenting as severe acute gastroenteritis. J. Infection **22**, 303–304, 1991.

ROBERTSON, I.D., D.K. BLACKMORE: Occupational exposure to *Streptococcus suis* type 2. Epidemiol. Inf. **103**, 157–164, 1989.

WALSH, B., A.E. WILLIAMS, J. SATSANGI: *Streptococcus suis* type 2: Pathogenesis and clinical disease. Rev. Med. Microbiol. **3**, 65–71, 1992.

1.21 Tuberkulose

Die Tuberkulose ist eine bei Mensch und Tier chronisch verlaufende Infektionskrankheit. Beim Menschen und bei verschiedenen Säugetierarten wird diese Krankheit meist durch *Mycobacterium (M.) tuberculosis* oder *M. bovis* sowie in Einzelfällen durch *M. africanum* (vorwiegend in Afrika) verursacht. Diese Mykobakterien sind zwischen Mensch und Säugetieren wechselseitig übertragbar, obwohl erreger- und wirtsabhängige Unterschiede bestehen (Abb. 1-21).

Infektionen mit *M. avium*, dem Erreger der Geflügel- und Vogeltuberkulose, werden bei Mensch und Säu-

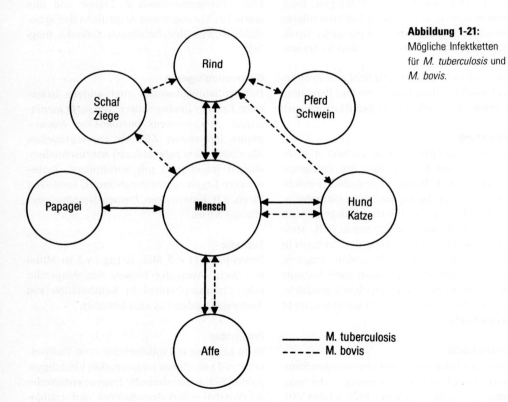

Abbildung 1-21: Mögliche Infektketten für *M. tuberculosis* und *M. bovis*.

getieren nur in seltenen Fällen klinisch manifest. Unter den bekannt gewordenen menschlichen *M. avium*-Infektionen befinden sich überwiegend Personen mit prädisponierenden Vorschädigungen, z.B. AIDS (Zahl der Erkrankungsfälle nimmt ständig zu), Silikose oder Aspergillose, während eine direkte Exposition zu Geflügel oder Vögeln kaum vorliegt. Aus diesem Grunde kommt *M. avium* im Zusammenhang mit Zoonosen keine wesentliche Bedeutung zu.

Ätiologie

Bei *M. tuberculosis* und *M. bovis* („Säugertuberkulosebakterien") handelt es sich um säurefeste Bakterien, die sich aufgrund ihres kulturellen und biochemischen Verfahren unterscheiden lassen.

Vorkommen und Verbreitung

Die Tuberkulose kommt beim Menschen und den verschiedenen wildlebenden, domestizierten oder in Gefangenschaft gehaltenen Säugetieren weltweit vor. Trotz der erfolgreichen Bekämpfung der Rindertuberkulose hierzulande steht das Rind im Mittelpunkt, sei es als potentielle Ansteckungsquelle *(M. bovis)* für den Menschen und andere Säugetiere oder, was derzeit fast wichtiger erscheint, als empfänglicher Wirt für Reinfektionen, auch mit *M. bovis*, durch den Menschen. Ferner kommt die Tuberkulose häufig bei Raubkatzen sowie Primaten in kommunalen und privaten Zoos, Wildparks oder Tierhandlungen vor. Infektionen mit „Säugertuberkulosebakterien" beim Schwein sind mit der Tilgung der Rindertuberkulose sehr zurückgegangen. Bei Pferden, Schafen und Ziegen tritt die Tuberkulose hierzulande kaum noch auf. Tuberkulose bei Hund und Katze wird gegenwärtig nur noch selten festgestellt, und in den meisten Fällen sind die eigentlichen Ursachen hierfür in Kontakten zu Personen, die mit *M. tuberculosis* oder *M. bovis* infiziert sind, zu suchen. Die von infizierten Tieren über Sputum, Milch, Urin oder Kot ausgeschiedenen Mykobakterien sind in der Außenwelt, z.B. in Staub und eingetrocknetem Sputum, monatelang infektionsfähig.

Besonders gefährdet durch die Tiertuberkulose sind einerseits Personen, die beruflichen Umgang mit möglicherweise tuberkulösen Tieren haben, wie Tierärzte, Landwirte, Melker, Schlachthofarbeiter, Fleischbeschauer, Sektionsgehilfen, Tierwärter (auch in zoologischen Gärten), Viehhändler und medizinisch-technisches Personal in Untersuchungsämtern (Tuberkulose-Tierversuche) sowie Personen, die Besitzer tuberkulöser Tiere (Affen!) sind.

Übertragung

Die Ansteckung des Menschen kann aerogen (Tröpfcheninfektion, Inhalation von Staub), oral (Genuß von nicht gekochter Milch oder Fleisch tuberkulöser Tiere) oder über Haut- und Schleimhaut (über Wunden oder kleinste Verletzungen durch Schmutz- und Schmierinfektion) erfolgen.

Krankheitsbild

Die Inkubationszeit beträgt 4–6 Wochen. Die Krankheitserscheinungen bei der Tuberkulose können sehr vielgestaltig sein.

Die Primärtuberkulose verläuft in der Regel symptomlos und ist nur an der Tuberkulinkonversion erkennbar. Gewöhnlich bildet sich nach Eindringen der Tuberkelbakterien in den Lungen ein Primärherd aus. Dieser verkäst und wird vom gesunden Lungengewebe abgekapselt. Die dazugehörigen Lymphknoten am Lungenhilus erkranken mit. Später verheilen diese ebenso wie der Primärherd (Primärkomplex). Mögliche Begleitsymptome sind subfebrile Temperaturen, Nachtschweiß, Lymphknotenschwellung, Husten und evtl. Hämoptoe, Müdigkeit, Appetitlosigkeit sowie Erythema nodosum, insbesondere an den Extremitäten. Perforieren die erkrankten Lymphknoten in einen Bronchus, können sich käsige Bronchopneumonien sowie eine „galoppierende Schwindsucht" entwickeln.

Die Primärtuberkulose kann neben produktiven oder kavernösen Prozessen auch einen exsudativen Verlauf zeigen, wobei sich eine Pleuritis exsudativa entwickeln kann. Diese beginnt in den meisten Fällen plötzlich mit hohem Fieber, Schmerzen im Thorax, Reizhusten sowie Nachziehen der erkrankten Seite. Das Exsudat ist gelb-grün, klar oder trüb-serös.

Besonders gefürchtet ist die hämatogene Streuung der Mykobakterien, die je nach Abwehrlage zu verschiedenen Krankheitsbildern führen kann. Die Miliartuberkulose verläuft akut, subakut oder chronisch. Die auffallendsten Symptome sind höheres und langanhaltendes Fieber, Nachtschweiß, trockener Husten, starke Störungen des Allgemeinbefindens, Milzvergrößerung sowie das mögliche Auftreten von Hauttuberkuliden. Auf dem Röntgenbild der Lunge finden sich zahlreiche, kleinste („hirsekorngroße") Fleckschatten. Ohne Therapie entwickelt sich in etwa 50% der Fälle eine Meningitis tuberculosa, die innerhalb weniger Wochen letal verläuft. Hauptsymptome bei diesem Krankheitsbild sind Fieber, Kopfschmerzen, Hirnnervenausfälle und psychotische Wesensveränderungen. Auch die Entwicklung einer Peritonitis tuberculosa ist bei der Miliartuberkulose möglich. Die auffallendsten Symptome sind hohes Fieber, Schwellung des Abdomens und Aszites.

Bei der Knochen- und Gelenktuberkulose werden bevorzugt Hüft- und Kniegelenke befallen. Schmerzen, Schwellungen sowie Bewegungseinschränkungen der Gelenke sind die Folgen. In der Wirbelsäule kann es zur Zerstörung von Wirbeln kommen, verbunden mit möglichen schweren Sekundärschäden.

Die Hauttuberkulose geht in Form von papulösen oder papulonekrotischen Tuberkuliden einher. Bei subkutanem Auftreten entstehen erbsengroße Infiltrationen mit Tendenz zur Einschmelzung, während die entsprechenden regionären Lymphknoten nicht beteiligt sind.

Bei Tieren verläuft die Tuberkulose chronisch mit spezifischen Entzündungsvorgängen, insbesondere in der Lunge und im Darm, wobei auch die dazugehörigen Lymphknoten betroffen sind.

Diagnose
Bakteriologisch lassen sich die Erreger der Tuberkulose mikroskopisch und kulturell und/ oder mittels Tierversuch (Meerschweinchen) nachweisen.

Die mikroskopische Untersuchung (Färbung der Präparate nach ZIEHL-NEELSEN oder mit Acridinorange) erlaubt lediglich den Nachweis säurefester Stäbchen. Für die Speziesdiagnose ist die kulturelle Erregerisolierung, die 3–8 Wochen in Anspruch nehmen kann, unerläßlich. In Abhängigkeit vom klinischen Krankheitsbild eignen sich für die bakteriologischen Untersuchungen Sputum, Bronchialsekret, Magensaft, Urin, Liquor, Ergüsse und Probeexzisionen von Lymphknoten, Hautefloreszenzen oder Schleimhaut.

Zunehmend gewinnen zum Nachweis von Mykobakterien radiometrische Kulturverfahren in Kombination mit ELISA sowie Gensonden in Kombination mit Polymerasekettenreaktion (PCR) an Bedeutung. Die Serologie ist noch nicht für die Mykobakteriendiagnostik ausgereift.

Der positive Ausfall eines Tuberkulintestes zeigt nur an, daß der Organismus sich mit Tuberkelbakterien auseinandergesetzt hat. Mit dieser Untersuchungsmethode lassen sich keine Aussagen über die Aktivität des Prozesses, die Schwere der Erkrankung oder die Spezies der beteiligten Mykobakterien machen. Bei einer schwer verlaufenden Tuberkulose (z.B. Miliartuberkulose) können Tuberkulinproben negativ ausfallen. Für die Tuberkulinproben stehen folgende Möglichkeiten zur Verfügung: Perkutanprobe nach MORO (Ablesung nach 72 Std.; in 10–30% der Fälle kann trotz negativen Ausfalls des Testes eine Tuberkulose vorliegen), Tine- oder Tubergentest (positives Ergebnis nach 72–96 Std. ablesbar) und Intrakutantest nach MENDEL-MANTOUX (Ablesung nach 72 Std.).

Röntgenologische Untersuchungen erlauben die Feststellung krankhafter Veränderungen in Lunge oder Knochen. Aus Röntgenbefunden kann kein Rückschluß auf die Erregerspezies gezogen werden.

Bei lebenden Tieren erfolgt die Diagnose der Tuberkulose mittels Tuberkulintest sowie bei Schlachttieren aufgrund des pathologisch-anatomischen Befundes und der Erregerisolierung aus verändertem Organmaterial.

Differentialdiagnose
Je nach Lokalisation der Erkrankung müssen verschiedene Krankheiten in die Differential-

diagnose einbezogen werden. Bei Lymphknotenveränderungen: unspezifische Lymphadenitis, Lymphogranulomatose oder Tularämie. Bei Lungenerkrankungen: chronische Bronchitis, Viruspneumonie, Lungenmykose (Aspergillose, Kryptokokkose, Histoplasmose), Aktinomykose, Silikose, Sarkoidose, Bronchialkarzinom sowie bei Ergüssen in der Brusthöhle eine eitrige Pleuritis. Bei Darmerkrankungen: chronische Appendizitis oder Sprue sowie bei eitrigen Ergüssen in der Bauchhöhle eine eitrige Peritonitis.

Ferner ist daran zu denken, daß neben *M. tuberculosis* oder *M. bovis* auch andere Mykobakterienspezies, die als sog. atypische Mykobakterien bezeichnet werden, Krankheitsbilder hervorrufen können, die der Tuberkulose ähneln und korrekterweise als Mykobakteriosen bezeichnet werden. Es handelt sich hierbei z.B. um *M. kansasii, M. avium, M. intracellulare, M. fortuitum, M. chelonei, M. xenopi*, die in der Umwelt von Mensch und Tier ubiquitär vorkommen und fakultativ pathogen sind, insbesondere bei Personen, deren Resistenz gemindert ist.

Therapie

Jede aktive Tuberkulose bedarf einer chemotherapeutischen Behandlung. Der Patient wird während 2–3 Monaten intensiv mit Rifampicin (RMP; 10 mg/kg/Tag, oral) + Isonikotinsäurehydrazid (INH; 5 mg/kg/Tag, oral) + Pyrazinamid (PZA; 25–30 mg/kg/Tag, oral) + Streptomycin (10–15 mg/kg/Tag, i.m.) oder Ethambutol (EMB; 15–25 mg/kg/Tag, oral) im Wechsel behandelt. In einer anschließenden Stabilisierungsphase (4 Monate) werden INH + RMP gegeben.

Auf Nebenwirkungen (z.B. Hepatitis, Parästhesie, polyneuritische Symptome), die durch Verabreichung dieser Medikamente entstehen können, muß geachtet werden.

Beim Rind sind therapeutische Maßnahmen nicht erlaubt. Landwirtschaftliche Nutztiere mit Tuberkulose müssen geschlachtet werden. Bei Heimtieren (Hund, Katze, Papagei) sind Therapiemaßnahmen wegen der großen Ansteckungsgefahr für den Menschen ebenfalls zu unterlassen.

Prophylaxe

Durch BCG-Schutzimpfung (möglich, aber umstritten), die am besten schon bei Neugeborenen durchgeführt wird. Bei Kontakt mit tuberkulosekranken Personen und Tieren sowie deren Produkten kann tuberkulinnegativen Personen prophylaktisch für 2 Monate INH (täglich 5 mg/kg Körpergewicht) gegeben werden. Bei Tuberkulinkonversion wird aus der Chemoprophylaxe eine Chemoprävention, bei der für 3–6 Monate INH, evtl. auch in Kombination mit Rifampicin, verabreicht wird.

Weitere Hinweise

Zur Meldepflicht siehe Anhang, Kapitel 5.

Nach dem Tierseuchengesetz in der Fassung vom 29. 1. 1993 gehört die Tuberkulose des Rindes zu den anzeigepflichtigen Tierseuchen. Die Tuberkulose des Geflügels unterliegt nach der Verordnung über meldepflichtige Tierkrankheiten in der Fassung vom 9. 8. 1983 der Meldepflicht.

Literatur

Dalovisio, J.R., M. Stetter, S. Mikota-Wells: Rhinoceros rhinorrhea: Cause of an outbreak of infection due to airborne *Mycobacterium bovis* in zookeepers. Clin. Inf. Dis. **15**, 598–600, 1992.

Fanning, A., S. Edwards: *Mycobacterium bovis* infection in human beings in contact with elk (*Cervus elaphus*) in Albena, Canada. Lancet **338**, 1253–1255, 1991.

Greinert, U.: Klinik atypischer Mykobakteriosen. Immun. Infekt. **20**, 32–35, 1992.

Kovalyov, G.K.: On human tuberculosis due to *M. bovis*: A review. J. Hyg. Epidemiol. Microbiol. Immunol. **33**, 199–206, 1989.

Robinson, P., D. Morris, R. Antic: *Mycobacterium bovis* as an occupational hazard in abattoir workers. Aust. N. Z. J. Med. **18**, 701–703, 1988.

Schlossberg, D.: Tuberculosis. 2nd ed. Springer Verlag, New York 1988.

Styblo, K.: Overview and epidemiologic assessment of the current global tuberculosis situation with an emphasis on control in developing countries. Rev. Inf. Dis. **11** (Suppl. 2), 339–346, 1989.

Thoen, C. O.: Tuberculosis. J. Am. Vet. Med. Ass. **193**, 1045–1048, 1988.

Urbanczik, R.: Diagnostik der Mykobakteriosen im Labor der Zukunft. Öff. Gesundh.-Wes. **53**, 507–509, 1991.

Wolinsky, E.: Mycobacterial diseases other than tuberculosis. Clin. Inf. Dis. **15**, 1–10, 1993.

1.22 Tularämie

Die Tularämie ist eine pestähnliche, meist mit Lymphknotenschwellung einhergehende Infektionskrankheit zahlreicher Tierarten, die bei Nagern häufig septikämisch („Hasenpest") verläuft und auf den Menschen übertragbar ist.

In vielen Teilen der Welt sind für die Tularämie verschiedene Bezeichnungen gebräuchlich: „Francis' Disease", „Market men's disease", „Rabbit fever", „Pahvant Valley plague" oder „Deer-fly fever" (in USA); „Yato-byo" oder Oharasche Krankheit (in Japan); Lemmingfieber (in Norwegen).

Ätiologie

Bei dem Erreger *Francisella (F.) tularensis* handelt es sich um gramnegative, sporenlose Stäbchenbakterien, deren Anzüchtung nur unter Verwendung von Spezialnährböden gelingt.

F. tularensis wird unterschieden in *Biovar tularensis* (hochvirulent, bislang vorwiegend in Nordamerika isoliert) und in *Biovar palearctica* (kommt vor allem in der nördlichen Hemisphäre, in Europa, Sibirien, im Iran, in Israel und Japan vor).

Vorkommen und Verbreitung

Über 125 verschiedene Tierarten sind als natürliche Wirte von *F. tularensis* bekannt. Insbesondere wildlebende Nagetiere, wie Hasen, Wildkaninchen, Hamster, Ratten, Mäuse, Lemminge, Eichhörnchen, Wiesel, gelten als Erregerreservoir. Auch bei Füchsen, Bären, Kojoten, Opossums, verschiedenen Wildvogelarten (Fasane, Rebhühner, Wachtel) sowie bei landwirtschaftlichen Nutztieren (Rinder, Schafe) und Haustieren (Hunde, Katzen) sind Infektionen mit *F. tularensis* festgestellt worden.

Das Vorkommen der Tularämie beim Menschen entspricht der geographischen Verbreitung dieser Infektionskrankheit bei Tieren. Die epidemiologisch wichtigsten Herde liegen in den USA und in Rußland. Europäische Endemiegebiete sind in skandinavischen Ländern, der ehemaligen Tschechoslowakei, in Österreich, der Schweiz und in Deutschland (Nordseeküste, Schleswig-Holstein, Mecklenburg und Mainfranken) bekannt.

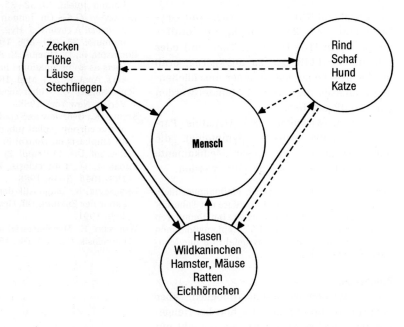

Abbildung 1-22: Die wichtigsten Infektketten für *F. tularensis*.

1.22 Tularämie

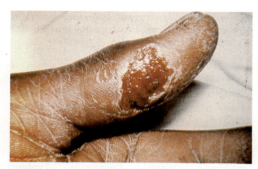

Abbildung 1-23: Primärläsion nach einer Infektion mit *F. tularensis* (Aufnahme: Prof. Dr. W. KNAPP, Erlangen).

Besonders gefährdet sind Jäger, Angestellte von Wildbrethandlungen, Präparatoren, Köche sowie landwirtschaftliches Personal und Laboratoriumsangestellte.

Übertragung

Die Ansteckung des Menschen erfolgt nur durch infizierte Tiere, am häufigsten durch unmittelbaren Kontakt mit Ausscheidungen, Blut oder Organen infizierter Jagd- und Wildtiere (Abb. 1-22). Der Erreger kann nicht nur über geringfügige oder kleinste, unsichtbare Hautveränderungen, sondern auch über Schleimhäute (Konjunktiven!) in den Körper eindringen. Außerdem ist die Infektion des Menschen durch Bisse oder Stiche blutsaugender Insekten (Zecken, Flöhe, Läuse, Stechfliegen) möglich. Auch durch Inhalation von erregerhaltigem Staub, z.B. bei der Verarbeitung von Getreide (Ernte, Dreschen), das mit Sekreten und Exkreten infizierter Nagetiere kontaminiert ist, kann eine Infektion mit *F. tularensis* erfolgen. Ferner ist die orale Ansteckung des Menschen durch Genuß von infizierten oder kontaminierten Lebensmitteln oder Trinkwasser möglich. Übertragungen von Mensch zu Mensch kommen praktisch nicht vor.

Krankheitsbild

Nach einer Inkubationszeit von 2-10 Tagen (in seltenen Fällen 1-14 Tagen) beginnt die Krankheit akut mit starken Kopf- und Gliederschmerzen, Fieber und Schüttelfrost sowie ausgeprägter Mattigkeit. Das weitere Krankheitsbild ist abhängig von der Eintrittspforte des Erregers.

Bei der äußeren Form der Tularämie entsteht an der Eintrittsstelle des Erregers eine Primärläsion, die sich vergrößert, einschmilzt und geschwürig zerfällt (Abb. 1-23). Innerhalb von 2-4 Tagen bildet sich ein Primärkomplex, indem die regionären Lymphknoten stark anschwellen, u.U. vereitern und ulzerös einschmelzen (ulzero-glanduläre Form). Der Primäraffekt kann gelegentlich fehlen, so daß nur Schwellungen der Lymphknoten, meistens in der Axillar- oder Inguinalgegend, auftreten. Sind die Konjunktiven die Eintrittspforte des Erregers, entsteht das Bild der sog. Parinaudschen Konjunktivitis (okulo-glanduläre Form). Bei der oral-glandulären Form findet sich eine Angina mit Schwellungen der Kieferwinkellymphknoten.

Die innere Form der Tularämie kann mit Lungen- und Rippenfellentzündungen und Retrosternalschmerz (pulmonale oder thorakale Form) oder mit ausgeprägten Leibschmerzen, Milzschwellung und Durchfall (abdominale Form) einhergehen. Die Generalisationsphase wird durch eine Bakteriämie eingeleitet. Es kommt während des langwierigen Verlaufs zu intermittierenden Fieberschüben (typhöse Form). Ferner kann eine Infektion mit *F. tularensis* mit Exanthemen, verschiedenartigen Hautefloreszenzen, Schmerzen ähnlich wie bei Angina pectoris und EKG-Veränderungen als Folge einer Endotoxinwirkung des Erregers einhergehen. Die unbehandelte Tularämie dauert ca. 2-3 Wochen, gefolgt von langer Rekonvaleszenz. Die Mortalitätsrate liegt bei 4-6%.

Bei Tieren äußert sich die Tularämie meist in Form einer akuten, tödlich verlaufenden hämorrhagischen Septikämie. Bei chronischem Verlauf bilden sich in Leber und Milz Abszesse; die Tiere magern hochgradig ab.

Diagnose

Aufgrund der Anamnese (Tierkontakt) sowie des klinischen Krankheitsbildes kann nur eine Verdachtsdiagnose gestellt werden. Eine sichere Diagnose ist nur durch mikrobiologische Untersuchungen möglich. Zu diesem

Zweck kann der kulturelle Erregernachweis je nach Krankheitsbild aus Ulkusmaterial der Primärläsion, aus Eitermaterial, Exzisionsmaterial von vergrößerten Lymphknoten, Konjunktivalsekret, Sputum, Magenspülwasser oder Blut unter Verwendung von Spezialnährböden (z.B. Blut-Zucker-Cystin-Agar nach FRANCIS) versucht werden. Da vielfach die Isolierung von *F. tularensis* in der Direktkultur nicht gelingt, wird der Erregernachweis über Tierversuch (Untersuchungsmaterial wird Meerschweinchen s.c. appliziert) erbracht. In diesem Fall kann die bakteriologische Diagnose nicht vor Ablauf von 10 Tagen gestellt werden.

Für die serologische Diagnose eignen sich Langsamagglutination (Widal-Reaktion) oder Hämagglutinationstest (passive Hämagglutination). Antikörper können schon ab dem 5. Krankheitstag nachweisbar sein, während agglutinierende Antikörper erst ab der 2. Krankheitswoche auftreten.

Titer von 1:40 in der Agglutinationsreaktion sind verdächtig (Titerdynamik im Abstand von 8–10 Tagen kontrollieren). In der Mehrzahl der Fälle werden während der Erkrankung Agglutinintiter zwischen 1:160 und 1:5120 nachgewiesen. Die serologischen Befunde sind in manchen Fällen mit Vorsicht zu interpretieren, da *F. tularensis* Antigengemeinschaften zu Brucellen *(Br. abortus, Br. melitensis, Br. suis)* und *Y. enterocolitica* aufweist. In solchen Fällen ist die Durchführung von Absättigungsversuchen notwendig.

Zunehmend findet auch der ELISA in der Serodiagnostik der Tularämie Anwendung (Erfassung von IgG-, IgM- und IgA-Antikörpern). Der Lymphozyten-Stimulationstest ist ebenfalls ein brauchbares immundiagnostisches Verfahren.

Auch ein Intrakutantest mit Tularin kann zur Diagnose der Tularämie herangezogen werden. Dieser Test fällt bereits 2–5 Tage nach Krankheitsbeginn positiv aus und bleibt 1–17 Jahre bestehen.

Bei Tieren erfolgt die Diagnose mittels Erregernachweis im Sektionsmaterial (Lunge, Leber, Milz, Lymphknoten) verendeter Tiere. Ferner kann durch Antikörpernachweis in Serumproben (Langsamagglutination, passive Hämagglutination) oder durch Intradermaltest mit Tularin bzw. Tularämin (Aufschwemmung abgetöteter *F. tularensis*-Bakterien), der ab dem 5. Krankheitstag positiv ausfällt, eine Tularämie festgestellt werden.

Differentialdiagnose

Bei den vielfältigen klinischen Krankheitsbildern müssen differentialdiagnostisch vor allem Tuberkulose, Pest, Rattenbißfieber, Katzenkratzkrankheit, Lymphogranulomatose, Aktinomykose, infektiöse Mononukleose, Virusgrippe, atypische Pneumonie, Typhus, Q-Fieber, Ornithose, Brucellose, Malaria ausgeschlossen werden.

Therapie

Täglich 1 g Streptomycin (i.m.); bei Pneumonie oder septischem Verlauf dagegen täglich 2 g in Kombination mit 0,2 g Doxycyclin (oral). Die Therapiedauer sollte 10–14 Tage betragen und mindestens 5 Tage nach der Entfieberung fortgesetzt werden. Auch Gentamicin (3–5 mg/kg/Tag) ist bei der Behandlung der Tularämie wirksam.

Bei Tieren hat sich therapeutisch in einzelnen Krankheitsfällen die Verabreichung von Oxytetracyclin (täglich 10 mg/kg Körpergewicht) bewährt.

Prophylaxe

Schutzimpfungen mit virulenzabgeschwächten, lebenden oder abgetöteten Keimen sind möglich, aber derzeit in der Bundesrepublik Deutschland nicht notwendig.

Personen in Endemiegebieten, die aufgrund ihrer Tätigkeit besonders gefährdet sind (Jäger, Wildbrethändler), sollten beim Umgang mit Wild- und Nagetieren stets arbeitshygienische Vorsichtsmaßnahmen beachten. Wird Wildbret aus Seuchengebieten importiert, ist Vorsicht bei Verarbeitung und Genuß angebracht. Auch bei der Untersuchung von tularämieverdächtigem Untersuchungsmaterial im Labor müssen Schutzmaßnahmen eingehalten werden.

Weitere Hinweise

Zur Meldepflicht siehe Anhang, Kapitel 5.

Bei Tieren unterliegt die Tularämie nach der Verordnung über meldepflichtige Tierkrankheiten in der Fassung vom 9. 8. 1983 der Meldepflicht.

Literatur

CABELLAN, J., I.W. FONG: Tularemia from a cat bite: Case report and review of feline-associated tularemia. Clin. Inf. Dis. **16**, 472–475, 1993.

EVANS, M.E., D.W. GREGORY, W. SCHAFFNER, Z.A. MCGEE: Tularemia: A 30 year experience with 88 cases. Medicine (Baltimore) **64**, 251–269, 1985.

OHARA, Y., T. SATO, H. FUJITA et al.: Clinical manifestations of tularemia in Japan – Analysis of 1355 cases observed between 1924–1987. Infection **19**, 14–17, 1991.

SATO, T., H. FUJITA, Y. OHARA, M. HOMMA: Arthropod-borne tularemia in Japan. Ann. Rep. Ohara Hosp. **34**, 1–5, 1991.

SELBITZ, H.J.: Die Tularämie – eine Zoonose mit Naturherdcharakter. Mh. Vet.-Med. **43**, 239–241, 1988.

STRAUBE, E., C. HESS: Tularämie – Bericht über 2 Fälle ohne nachweisbaren Tierkontakt. Z. ges. Hyg. **32**, 580–581, 1986.

1.23
(Enterale) Yersiniosen
(Y. enterocolitica, Y. pseudotuberculosis)

Als enterale Yersiniosen, deren medizinische Bedeutung heute weltweit anerkannt ist, bezeichnet man Erkrankungen, die durch *Yersinia (Y.) enterocolitica* oder *Y. pseudotuberculosis* verursacht werden. Trotz der weiten Verbreitung dieser Erreger im Tierreich konnten mutmaßliche Infektketten Tier-Mensch durch kulturelle und/oder serologische Untersuchungen bisher nicht sicher belegt werden (Abb. 1-24). Aus diesem Grunde können die enteralen Yersiniosen den „Sapronosen" und „Saprozoonosen" zugeordnet werden.

Ätiologie

Bei *Y. enterocolitica* und *Y. pseudotuberculosis* handelt es sich um gramnegative, nicht sporenbildende Stäbchenbakterien, die sich aufgrund ihres biochemischen und serologischen Verhaltens unterscheiden lassen.

Beide Bakterienspezies werden zusammen mit *Y. pestis*, dem Erreger der Pest, der Gattung *Yersinia* in der Familie der *Enterobacteriaceae* zugeordnet.

Vorkommen und Verbreitung

Weltweit werden in zunehmender Zahl Erkrankungen beim Menschen beobachtet, die auf *Y. enterocolitica* oder *Y. pseudotuberculosis* zurückzuführen sind.

Von den mehr als 30 bekannten Serovaren von *Y. enterocolitica* besitzen in Europa derzeit nur die Serovare 0:3 und 0:9 humanmedizinische Bedeutung. In den USA werden menschliche *Y. enterocolitica*-Erkrankungen in erster Linie durch Serovar 0:8 verursacht, während in Japan und Kanada vorwiegend die Serovar 0:5,27 nachgewiesen wird.

Y. pseudotuberculosis wird in 11 verschiedene Serogruppen unterteilt. In Europa wird Serogruppe 0:1 bei 60–70% der Erkrankungen des Menschen nachgewiesen; es folgen in der Häufigkeit die Serogruppen 0:2 und 0:3 mit jeweils 10–20%. Seltener dagegen kommen die Serogruppen 0:4 bis 0:6 vor. Sie haben im Zusammenhang mit enteralen Yersiniosen eine größere Bedeutung in Japan. Dort wurden bislang auch die übrigen Serogruppen 0:7 bis 0:11 nachgewiesen.

Infektionen beim Menschen mit *Y. enterocolitica* werden über das ganze Jahr verteilt, gehäuft aber in den Spätherbst- und Wintermonaten festgestellt, während bei *Y. pseudotuberculosis*-Infektionen ein Spätherbst- bzw. Winter- und Frühjahrsgipfel beobachtet wird.

Bei verschiedenen Tieren, vor allem im Darminhalt von gesunden Schweinen, Hunden und Katzen, und in tierischen Nahrungsmitteln sind in unterschiedlicher Häufigkeit humanpathogene Stämme von *Y. enterocolitica* nachweisbar. Infektionen mit *Y. pseudotuberculosis* treten bei den verschiedensten Tierarten, insbesondere bei Vögeln, Meerschweinchen und Kaninchen, vielfach seuchenhaft auf.

Besonders gefährdet sind Personen, deren Resistenz durch andere Erkrankungen gemindert ist.

Übertragung

Die vorherrschende Lokalisation der Erkrankungen im Intestinum läßt primär an eine alimentär bedingte und auf oralem Weg erworbene Infektion denken. Daneben dürften vermutlich auch Schmutz- und Schmierinfektionen eine Rolle spielen.

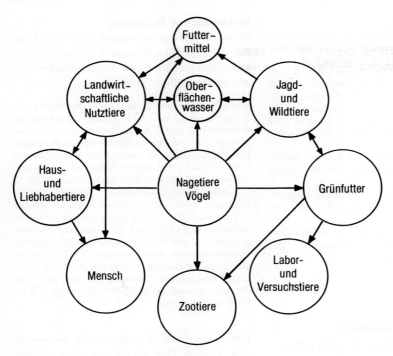

Abbildung 1-24:
Mögliche Infektketten für
Y. enterocolitica und
Y. pseudotuberculosis.

Krankheitsbild

Für *Y. enterocolitica* wird eine Inkubationszeit von 3–10 Tagen angegeben, während sie bei *Y. pseudotuberculosis* möglicherweise zwischen 7 und 21 Tagen liegt. Die durch beide Erregerarten verursachten Erkrankungen können unter klinisch weitgehend gleichen Symptomen auftreten. Unterschiede bestehen in der Häufigkeit einzelner erregerabhängiger Krankheitsverläufe sowie in einer Alters- und Geschlechtsdisposition (Tab. 1-3).

Am häufigsten manifestiert sich die enterale Yersiniose als Enteritis oder Enterokolitis. Der Krankheitsbeginn ist uncharakteristisch. Die ersten auffallenden Symptome sind dünnbreiige bis wässerige Stühle, die selten Blut oder Schleim enthalten. Die Körpertemperatur kann bis zu 39 °C ansteigen. Das Auftreten abdominaler Beschwerden von kolikartigem Charakter wird im rechten Unterbauch oder im gesamten Bauch lokalisiert angegeben. Die „pseudoappendizitische" Verlaufsform, die auf eine mesenteriale Lymphadenitis (häufiger bei *Y. pseudotuberculosis*) oder eine akute terminale Ileitis (häufiger bei *Y. enterocolitica*) zurückzuführen ist, gibt vielfach Anlaß zur Laparotomie. Diese zeigt in den seltensten Fällen eine Entzündung der Appendix; vielmehr finden sich im Ileozökalwinkel einzelne, tumorartig vergrößerte, entzündliche Lymphknoten oder Lymphknotenpakete, die gelegentlich auch Ursache für Darminvaginationen sein können.

Sowohl der enteritischen als auch der „pseudoappendizitischen" Verlaufsform, die beide eine günstige Prognose haben, können innerhalb von 1–3 Wochen Symptome einer reaktiven Arthritis (Mono- oder Polyarthritis, 40–80% HLA-B 27 positiv), Arthralgien und/oder Erythema nodosum (vor allem an den unteren Extremitäten) folgen. Derartige Krankheitserscheinungen treten in der akuten Phase der abdominellen Beschwerden nicht auf. In Einzelfällen sind kolikartige Bauchbeschwerden ohne Diarrhoe, grippaler Infekt, Pharyngitis, Tonsillitis, komplettes oder inkomplettes Reiter-Syndrom mit Konjunktivitis, Urethritis oder Karditis die alleinigen Prodromalerscheinungen für arthritische Beschwerden. Deren Dauer kann bis zu einem halben

Tabelle 1-3: Auftreten der enteralen Yersiniosen in Abhängigkeit vom Erreger sowie Alter und Geschlecht des Patienten (nach Angaben von KNAPP, 1980)

Klinisches Bild	Y. enterocolitica bevorzugtes Alter (Jahre) und Geschlecht		Y. pseudotuberculosis bevorzugtes Alter (Jahre) und Geschlecht	
• Enteritis Enterokolitis „fieberhafte Diarrhoe"	1–10 J. sowie ab 30 J.	keine signifikanten Unterschiede	ab 18 J.	keine signifikanten Unterschiede
• Mesenteriale Lymphadenitis Ileitis terminalis „Pseudoappendizitis"	10–30 J.	keine signifikanten Unterschiede	6–18 J.	vor allem beim männlichen Geschlecht
• Arthritis, Arthralgien	25–35 J.	keine signifikanten Unterschiede	ab 10 J.	keine signifikanten Unterschiede
• Erythema nodosum	unter 40 J.	vor allem beim weiblichen Geschlecht	unter 20 J.	keine signifikanten Unterschiede

Jahr anhalten, in Einzelfällen wurden Zeiten bis zu 2–5 Jahren bekannt.

Infektionen mit beiden Erregerarten können besonders bei resistenzgeminderten Patienten zu einem septischen Krankheitsverlauf führen. Wird in einem solchen Fall die Chemotherapie nicht rechtzeitig eingeleitet, beträgt die Letalität bis 50%.

In Einzelfällen wurde Y. enterocolitica als ätiologische Ursache von Meningitis, Ophthalmitis, Konjunktivitis, Myokarditis, Pneumonie, Lungenabszeß, Hepatitis, Cholangitis, Peritonitis, Glomerulonephritis, Urethritis, Zellulitis, hämolytischer Anämie nachgewiesen. Als seltener vorkommende Manifestationen von Y. pseudotuberculosis sind Parinaudsche Konjunktivitis und Leberzirrhose sowie ein Krankheitsbild, das von russischen Autoren als fernöstliches scharlachähnliches Fieber beschrieben wurde, bekannt geworden.

Bei Tieren zeigen Infektionen mit Y. enterocolitica in den meisten Fällen einen latenten Verlauf. In vereinzelten Fällen kann dieser Erreger an fiebrigen enteritischen Krankheitserscheinungen mitbeteiligt sein; mitunter sind auch Sepsis und Organmanifestationen möglich. Infektionen mit Y. pseudotuber-culosis verlaufen akut oder subakut. Insbesondere bei Nagern führt diese Infektionskrankheit unter Bildung herdförmiger Granulome in den inneren Organen (das Krankheitsbild wird als „Pseudotuberkulose" bezeichnet) innerhalb von 10–14 Tagen zum Tod.

Diagnose

Eine sichere ätiologische Diagnose der enteralen Yersiniose ist nur durch gezielten bakteriologischen Erreger- und/oder serologischen Antikörpernachweis möglich.

Die Isolierung der Erreger wird in der Regel aus Stuhlproben mit Hilfe der Kälteanreicherung versucht. Bei laparotomierten Patienten eignen sich für die kulturelle Untersuchung mesenteriale Lymphknoten, Resektions-, Appendixmaterial, Eiter oder Abstriche sowie bei einer Sepsis Blutkulturen.

Zum serologischen Nachweis von Antikörpern gegen Y. enterocolitica oder Y. pseudotuberculosis hat sich nach bisherigen Erfahrungen die Langsamagglutination (Widal-Reaktion) als brauchbar erwiesen.

Als „signifikant" bzw. „positiv" für das Vorliegen einer Infektion mit Yersinien sind Agglutinintiter gegen OH-Antigene in Serumverdünnungen von 1:160 und höher anzusehen. Werden in der Widal-

Reaktion auch O-Antigene verwendet, kann ein O-Titer von mindestens 1 : 40 und gleichzeitig der Nachweis eines OH-Titers von mindestens 1 : 80 als „positiv" beurteilt werden. Ferner sind für die Beurteilung des Krankheitsverlaufs Titerbestimmungen von 2 Serumproben, entnommen im Abstand von 8–10 Tagen, von Bedeutung, wobei ein 4facher Titeranstieg bzw. -abfall die diagnostische Aussage über das Vorliegen einer Yersiniose erleichtert.

Antigengemeinschaften von *Y. enterocolitica* Serovar 0 : 9 zu *Br. abortus, Br. melitensis* und *Br. suis*, ferner von *Y. pseudotuberculosis* Serogruppe 02 bzw. Serogruppe 04 zu Salmonellen der B-Gruppe bzw. der D-Gruppe sowie von *Y. pseudotuberculosis* Serogruppe 06 zu *E. coli* 0 : 55 müssen bei der Beurteilung serologischer Befunde mitberücksichtigt werden.

Zunehmend finden auch ELISA (erlaubt die Erfassung von IgM-, IgG- und IgA-Antikörpern) und Immunoblot (Verwendung plasmidkodierter Antigene des 70 kb-Plasmids) Eingang in die Serodiagnostik enteraler Yersiniosen.

Die Diagnose der Yersiniosen bei Tieren erfolgt durch den kulturellen Erregernachweis aus Kotproben oder verändertem Organmaterial verendeter Tiere.

Differentialdiagnose

Je nach klinischem Verlauf und möglichen Komplikationen muß differentialdiagnostisch an Infektionen mit Salmonellen, Shigellen, *Campylobacter jejuni/coli* und Clostridien gedacht werden. Bei der „pseudoappendizitischen" Verlaufsform ist aufgrund der pathologischen Befunde differentialdiagnostisch ein Morbus Crohn auszuschließen. Bei arthritischen Beschwerden ist eine Abgrenzung gegenüber Erkrankungen des rheumatischen Formenkreises notwendig. Eine Generalisation der Erreger, verbunden mit Abszeßbildung, insbesondere in Milz und Leber, läßt infolge der auftretenden klinischen Symptome differentialdiagnostisch an Amöbiasis, Typhus oder Malaria denken.

Therapie

Eine Chemotherapie ist nur bei Sepsis und septischen Verlaufsformen unbedingt erforderlich sowie bei chronischen oder rezidivierenden enteralen Erkrankungen angezeigt. Ciprofloxacin (2 × 500 mg/Tag), Cotrimoxazol forte (2 × 1 Tabl./Tag) und Doxycyclin (2 × 100 mg/Tag) sind wirksam.

Unkomplizierte Formen der Enteritis, Enterokolitis und „Pseudoappendizitis" sowie die arthritischen Beschwerden bedürfen nur einer symptomatischen Behandlung.

Bei Tieren kann antibiotische Therapie mit Oxytetracyclin zur Heilung führen.

Prophylaxe

Für eine gezielte Prophylaxe der enteralen Yersiniosen fehlen bisher noch gesicherte epidemiologische Daten. Beachtung küchenhygienischer Regeln sowie Vermeidung von Schmutz- und Schmierinfektionen durch infizierte Tiere sind die derzeit wichtigsten vorbeugenden Maßnahmen für Erkrankungen des Menschen.

Weitere Hinweise

Zur Meldepflicht siehe Anhang, Kapitel 5.

Literatur

ALEKSIC, S., J. BOCKEMÜHL: Mikrobiologie und Epidemiologie der Yersiniosen. Immun. Infekt. **18**, 178–185, 1990.

COVER, T.L., R.C. ABER: *Yersinia enterocolitica*. N. Engl. J. Med. **321**, 16–24, 1989.

FREIDANK, H., M. KIST, N. BÖHM: *Yersinia pseudotuberculosis*-Infektionen. Dtsch. med. Wschr. **110**, 1407–1410, 1985.

FUKUSHIMA, H., M. GOMYODA, S. ISHIKURA et al.: Cat-contaminated environmental substances lead to *Yersinia pseudotuberculosis* infection in children. J. Clin. Microbiol. **27**, 2706–2709, 1989.

HEESEMANN, J.: Enteropathogene Yersinien: Pathogenitätsfaktoren und neue diagnostische Methoden. Immun. Infekt. **18**, 186–191, 1990.

HOOGKAMP-KORSTANJE, J.A.A., J. DE KONING: Klinik, Diagnostik und Therapie von *Yersinia enterocolitica*-Infektionen. Immun. Infekt. **18**, 192–197, 1990.

KIESEWALTER, J.: Klinische und epidemiologische Bedeutung von *Yersinia enterocolitica* für Mensch und Tier. Bundesgesundhbl. **35**, 495–500, 1992.

TERTTI, R., R. VUENTO, P. MIKKOLA et al.: Clinical manifestations of *Yersinia pseudotuberculosis* infection in children. Eur. J. Clin. Microbiol. Inf. Dis. **8**, 587–591, 1989.

WEBER, A.: Welche Rolle spielen Heimtiere im Zusammenhang mit enteralen Yersiniosen beim Menschen? Prakt. Tierarzt **64**, 666–672, 1983.

2 Durch Pilze hervorgerufene Zoonosen

2.1 Allgemeines

Insbesondere die durch Hautpilze (Dermatophyten) häufig verursachten Erkrankungen beim Menschen, auch als Dermatophytosen bezeichnet, können ihren Ausgang von Tieren, auch latent infizierten, nehmen.

Nicht abgehandelt werden, mit Ausnahme der Sporotrichose *(Sporothrix schenkii)*, die ebenfalls durch dimorphe Pilze verursachte Nordamerikanische Blastomykose (hervorgerufen durch *Blastomyces dermatitidis*), Histoplasmose *(Histoplasma capsulatum)*, Kokzidioidomykose *(Coccidioides immitis)*, Parakokzidioidomykose *(Paracoccidioides brasiliensis)* und Rhinosporidiose *(Rhinosporidium seeberi)*. Bei diesen sog. außereuropäischen Mykosen, deren Erreger auch bei Tieren latent auftreten können, ist eine direkte Übertragung von Tier auf Mensch bisher noch nicht belegt worden. Möglicherweise können diese Pilzinfektionen als „Geonosen" bezeichnet werden, da die betreffenden Erreger ihren natürlichen Standort im Erdreich haben.

Die Pneumozystose (Pneumozystis-Pneumonie) wird bei den durch Parasiten (Protozoen) hervorgerufenen Erkrankungen abgehandelt (4.2.10), da nach wie vor nicht zuverlässig geklärt ist, ob es sich bei dem Erreger (*Pneumocystis carinii*) um einen Pilz (eigenständige frühe Pilzform, etwa im Sinne der Archemyzeten) oder doch um ein Protozoon handelt.

2.2 Kryptokokkose

Die Kryptokokkose (syn. Bezeichnungen: Europäische Blastomykose, Torulose) ist eine chronisch verlaufende Systemmykose, die beim Menschen und verschiedenen Säugetierarten sporadisch vorkommt. Sichere Beweise für eine Übertragung der Infektion von Tieren auf den Menschen liegen nicht vor. Aus diesem Grunde dürfte diese Infektionskrankheit eher den „Sapronosen" bzw. „Saprozoonosen" als den Zoonosen zugeordnet werden.

Ätiologie

Der Erreger ist *Cryptococcus (Cr.) neoformans*. Diese Sproßpilzspezies zeigt im Gewebe und in der Kultur eine mehr oder weniger ausgeprägte Schleimkapselbildung (Abb. 2-1).

Vorkommen und Verbreitung

Aufgrund des ubiquitären Vorkommens von *Cr. neoformans* ist die durch diese Hefeart verursachte Krankheit weltweit verbreitet, tritt allerdings nur sporadisch auf. Als primärer Standort von *Cr. neoformans* ist der Erdboden anzusehen. Vor allem aus Vogelexkrementen, insbesondere aus Taubenkot und -mist, gelingt häufig die Isolierung dieses Sproßpilzes (Nachweisraten in Abhängigkeit von der Untersuchungstechnik bis zu 37%). Ferner ist *Cr. neoformans* auch in Fäkalien von Zier- und Stubenvögeln, wie Papagei, Kanarienvogel, Sittich, Fink, anzutreffen (Nachweisrate jeweils ca. 1%). Auch in Milch mastitiskranker Kühe sowie in Früchten und Fruchtsäften konnte *Cr. neoformans* nachgewiesen werden.

Besonders gefährdet für eine Kryptokokkose sind Personen, deren Resistenz durch Tuberkulose, Morbus Hodgkin, Leukämie, Sarkoidose und immunsuppressive Therapiemaßnahmen gemindert ist. Insbesondere bei AIDS-Patienten ist eine Zunahme der Kryptokokkose zu beobachten; die Erkrankungsrate beträgt derzeit in Deutschland ca. 5%, in den

USA ca. 15%, in Westafrika fast 30%. Nach bisherigen Kenntnissen erkranken Männer doppelt so häufig wie Frauen.

Übertragung
Die Ansteckung des Menschen erfolgt in erster Linie auf aerogenem Wege (Staubinhalation) über die Lunge. Als weitere Eintrittspforten für *Cr. neoformans* kommen der Magen-Darm-Trakt, die Schleimhaut (Konjunktiven) und die verletzte Haut in Betracht.

Krankheitsbild
Die Inkubationszeit ist nicht bekannt, da sich die *Cr. neoformans*-Infektion in den meisten Fällen auf ein primäres Grundleiden aufpfropft. Die klinischen Erscheinungen bei der Kryptokokkose sind vielgestaltig.

Am häufigsten manifestiert sich die Kryptokokkose als enzephalomeningeale Form. Diese beginnt mit zunehmenden Kopfschmerzen, die insbesondere im Stirnbereich auftreten und von anfangs intermittierendem, später anhaltendem Brechreiz begleitet sind. Die Kryptokokkose des ZNS zeigt eine auffallende Chronizität. Vielfach liegt gleichzeitig eine Lungenkryptokokkose vor. Die Zellzahl im Liquor ist erhöht, ebenso der Albumin- und Globulinwert, während der Zuckergehalt stark erniedrigt ist (oft keine meßbaren Werte). Die Kryptokokkenmeningitis verläuft unbehandelt stets letal: ihre Prognose ist immer ernst.

Erkrankungen der Lunge (Lungenkryptokokkose) gehen mit uncharakteristischen Symptomen einher wie Bronchitis, Husten und geringen Mengen an glasigem Auswurf, der gelegentlich blutig sein kann. Röntgenologisch finden sich im Bereich der Lungenbasen Infiltrate (häufig in Form von Rundherden) mit geringer Tendenz zu Einschmelzung und Verkalkung. In den meisten Fällen läuft die Lungenkryptokokkose ohne klinische Symptome ab.

Gelegentlich kann sich die Kryptokokkose auch im Skelettsystem manifestieren. Prädilektionsorte sind Becken, Wirbelsäule, Schädel und Rippen. Im Röntgenbild sind diskrete Osteolysen mit geringer oder fehlender Reaktion erkennbar. Das angrenzende Gewebe ist geschwollen und schmerzhaft.

Bei Hunden und Katzen führt die Kryptokokkose vorwiegend zu Erkrankungen des ZNS; auch Lunge, Milz, Darmtrakt, Mediastinallymphknoten, Gelenke, Muskeln und Haut können betroffen sein. Die *Cr. neoformans*-Infektion des Rindes verläuft dagegen vorwiegend als Mastitis. Tauben können den Erreger im Kropf und im Magen-Darm-Trakt beherbergen, ohne selbst zu erkranken.

Diagnose
Die Diagnose der Kryptokokkose erfolgt je nach Krankheitsbild durch mikroskopischen und kulturellen Erregernachweis in Liquor, Sputum, Bronchialsekret, Knochenmark oder

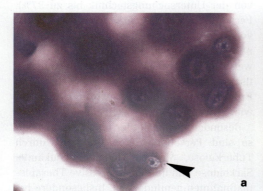
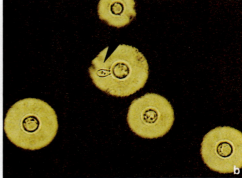

Abbildung 2-1: Liquorzytologisches Präparat von einer Patientin mit meningealer Kryptokokkose. Pfeil: Sproßform von *Cryptococcus neoformans*. **a)** Pappenheimfärbung (Aufnahme: Prof. Dr. M. Kaps, Neurolog. Univ. Klinik, Lübeck). **b)** Tuschefärbung.

Hautbiopsien. Bei ZNS-Kryptokokkose ist der Erreger mikroskopisch in Liquorpräparaten, gefärbt nach PAPPENHEIM (Abb. 2-1), mit Tusche oder Methylenblau, aufgrund seiner charakteristischen Schleimkapsel darstellbar. Mittels Latexagglutinationstest können in Liquor- oder Serumproben Antikörper nachgewiesen werden. Diese serologische Untersuchung fällt allerdings nur im frühen Krankheitsstadium positiv aus; später werden die Antikörper durch die *Cr. neoformans*-Polysaccharid-Kapsel-Antigene gebunden. Ein positiver Ausfall des Latexagglutinationstestes mit Serumproben kann auch auf den Rheumafaktor zurückgeführt werden und ist deshalb durch die Erregerisolierung abzusichern.

Bei Tieren erfolgt die Diagnose einer *Cr. neoformans*-Infektion durch histologischen und/oder kulturellen Erregernachweis.

Differentialdiagnose

Differentialdiagnostisch ist vor allem eine Tuberkulose auszuschließen. Bei Störungen des ZNS müssen Brucellose oder Listeriose als Differentialdiagnosen ebenso in Betracht gezogen werden wie Hirntumor oder -abszeß. Bei Lokalisation der Krankheit in der Lunge ist differentialdiagnostisch an andere bakterielle Infektionskrankheiten sowie an Candidiasis und Aspergillose, an Nordamerikanische Blastomykose, Kokzidioidomykose oder Histoplasmose zu denken.

Therapie

Systemische Verabreichung einer Kombination von Amphotericin B (0,3–0,6 mg/kg/Tag, i.v.) + 5-Fluorcytosin (150 mg/kg/Tag, in 4 Einzeldosen, oral) + Fluconazol (0,4 g/Tag). Auf mögliche Nebenwirkungen (z.B. Einschränkung der Nierenfunktion) ist zu achten. Bei umschriebenen Herden der Lungenkryptokokkose sind chirurgische Eingriffe angebracht.

Bei Tieren kann, falls die Diagnose intra vitam gestellt wurde, die systemische Behandlung mit Amphotericin B, Ketoconazol oder 5-Fluorcytosin versucht werden.

Prophylaxe

Da über die Epidemiologie der Kryptokokkose noch weitgehend Unklarheit besteht, ist die Einhaltung allgemeiner Hygienemaßnahmen, insbesondere bei Personen mit verminderter Resistenz, zu empfehlen.

Weitere Hinweise

Zur Meldepflicht siehe Anhang, Kapitel 5.

Literatur

ROTZENBAUM, R., A.J.R. CONCALVES: Clinical epidemiological study of 171 cases of cryptococcosis. Clin. Inf. Dis. **18**, 369–380, 1994.

STAIB, F.: *Cryptococcus neoformans* und seine zunehmende Bedeutung in der Medizin. hautnah myk. **1**, 4–7, 1991.

STAIB, F.: Kryptokokkose bei AIDS aus mykologisch-diagnostischer und -epidemiologischer Sicht. AIDS-Forschung **2**, 363–382, 1987.

WEBER, A., R. SCHÄFER: Untersuchungen zum Vorkommen von *Cryptococcus neoformans* in Kotproben von im menschlichen Wohnbereich gehaltenen Vögeln. Berl. Münch. Tierärztl. Wschr. **104**, 419–421, 1991.

WEGENER, H.-H., F. STAIB: Tödliche Cryptococcose eines Vogelliebhabers. Ein kasuistischer Beitrag zur Pathologie, Diagnostik und Epidemiologie der Cryptococcose. Zbl. Bakt. Hyg. **A 256**, 231–238, 1983.

2.3 Mikrosporie

Die Mikrosporie ist eine ansteckende Dermatomykose bei Mensch und Tier, verursacht durch Dermatophyten aus der Gattung *Microsporum*.

Ätiologie

Derzeit sind 16 verschiedene *Microsporum*-Arten bekannt. Von diesen hat im Zusammenhang mit Zoonosen *Microsporum (M.) canis* die größte Bedeutung. In vereinzelten Fällen konnte auch die Übertragung von *M. nanum* (Schwein) und *M. audouinii* (Hund) von Tier zu Mensch nachgewiesen werden.

Vorkommen und Verbreitung

Die Mikrosporie ist weltweit verbreitet. Insbesondere Katzen spielen bei der Übertragung und Weiterverbreitung von *M. canis* die wichtigste Rolle, da Hauptpilzerkrankungen bei Katzen zu über 90% durch diesen Erreger verursacht werden. Eine weitere wichtige Ansteckungsquelle ist der Hund, bei dem Hautmykosen in mindestens 50% der Fälle durch *M. canis* verursacht werden. Ferner wurden menschliche Erkrankungen mit *M. canis* bekannt, die ihren Ausgang von Pferden, Schweinen (auch mit *M. nanum*), Schafen, Ziegen, Kaninchen, Hamstern, Ratten (auch mit *M. racemosum*) sowie von Zootieren, insbesondere von Affen (auch mit *M. audouinii* und *M. distortum*), Tigern, Jaguaren, Luchsen genommen haben. In erster Linie stellen die an Mikrosporie erkrankten Tiere die Gefahrenquelle für den Menschen dar. Ferner sind stark behaarte, klinisch gesund erscheinende Tiere, insbesondere Katzen, häufig mit *M. canis* latent infiziert und deshalb vielfach Ursache für das Auftreten von Mikrosporie beim Menschen.

Besonders gefährdet sind Tierhalter, Tierpfleger (in Zoohandlungen, Tierheimen, Zoologischen Gärten), Tierärzte, Landwirte und insbesondere Kinder, die intensiven Umgang mit Katzen haben.

Übertragung

Die Infektion des Menschen erfolgt in erster Linie durch häufigen direkten Kontakt mit erkrankten oder latent infizierten Tieren (Katzen!). Ferner können *Microsporum*-Arten durch Läuse, Fliegen, Flöhe und Milben weiterverbreitet werden, so daß über kontaminierte Gegenstände auch eine indirekte Übertragung auf den Menschen möglich ist.

Krankheitsbild

Aufgrund des schleichenden Beginns der Mikrosporie läßt sich die Inkubationszeit, die zwischen mehreren Tagen und wenigen Wochen betragen kann, nicht genau bestimmen. Je nach Lokalisation werden zwei verschiedene Krankheitsbilder unterschieden.

Im Bereich der behaarten Kopfhaut entste-

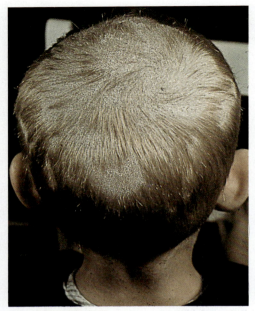

Abbildung 2-2: Alopecia areata, verursacht durch *M. canis* (Archivbild der Hautklinik der Universität Gießen).

hen einzelne oder multiple, linsen- bis markstückgroße Herde von kreisrunder bis ovaler Kontur (Abb. 2-2). In den betreffenden Veränderungen brechen die Haare 2–4 mm über der Haut ab. Die Haarstümpfe sind glanzlos und zeigen graue Beläge. Häufig fehlen Entzündungserscheinungen, die aber gelegentlich an den Randgebieten der befallenen Hautbezirke vorliegen können und sich in Form von Rötung und Schwellung darstellen (Tinea capitis).

Die Mikrosporie wird zunehmend auch im Bereich der lanugobehaarten Haut und an Körperstellen, die nicht von der Kleidung bedeckt sind (Hände, Unterarm, Halsregion, Gesicht), beobachtet (Abb. 2-3). Es handelt sich hierbei um flache, z.T. nässende Herde mit Krusten- und Schuppenbildung. Die sich fettig anfühlenden Schuppen sind grau bis gelblich. Die Randgebiete der befallenen Stellen sind häufig gerötet. Die einzelnen Herde können auch konfluieren (Tinea corporis).

Sowohl bei der Tinea capitis als auch Tinea corporis heilen die Krankheitsherde jeweils vom Zentrum der befallenen Bezirke her ab.

2.3 Mikrosporie

Abbildung 2-3: Mikrosporieherd am Körper, verursacht durch *M. canis*, nach Kontakt mit einer infizierten Katze (Aufnahme: Prof. Dr. W. MEINHOF, Hautklinik, RWTH Aachen).

Die Prognose ist günstig; häufig kommt es aber zum Ausbruch von Endemien oder Epidemien (z.B. in Kindergärten, Schulen).

Bei Tieren äußert sich die Mikrosporie durch Befall der Haare, die 3–5 mm über der Hautoberfläche abbrechen. Kreisrunde Herde treten auf. Daneben sind dicke, oft krustenähnliche, verklebte Schuppen sichtbar, die graugelblich bis asbestartig aussehen und sich fettig anfühlen. Vielfach sind Tiere (Katzen!) latent mit *Microsporum*-Arten (vorwiegend mit *M. canis*) infiziert.

Diagnose

Das klinische Bild erlaubt insbesondere bei der Tinea corporis nur eine Verdachtsdiagnose.

Die mikroskopische Untersuchung der veränderten Haare, Krusten oder Schuppen mittels Nativpräparat nach KOH-Behandlung ergibt lediglich einen Hinweis auf Vorliegen von Pilzelementen. Die zuverlässige Diagnose einer Mikrosporie ist nur durch kulturellen Erregernachweis in Haarstümpfen, entnommen am Übergang von krankhaft veränderten zu gesunden Bezirken, in Schuppen oder Krusten möglich. Die Dauer der kulturellen Untersuchungen inkl. Speziesdifferenzierung kann zwischen 8 Tagen und 4 Wochen betragen.

Mit *M. canis* infizierte Tiere können mit Hilfe der sog. „Woodschen Lampe" erfaßt werden, da Haare, die mit dieser Dermatophytenspezies befallen sind, im UV-Licht grünlich fluoreszieren. Ansonsten erfolgt die Diagnose der Mikrosporie bei Tieren nur durch die Erregerisolierung.

Differentialdiagnose

Je nach Lokalisation des Krankheitsherdes ist differentialdiagnostisch an das Vorliegen einer Trichophytie zu denken, ebenso an Alopecia areata, Alopecia specifica, Erythema chronicum migrans, Psoriasis vulgaris, Granulomata anularia, Pityriasis versicolor, seborrhoisches Ekzem und Candidiasis.

Therapie

Orale Verabreichung von Griseofulvin (10 mg/kg/Tag) oder von Ketoconazol (täglich 200 mg) über Wochen und Monate. Für zusätzliche örtliche Therapiemaßnahmen eignen sich Imidazolpräparate in Form von Salben, Puder oder Spray. Behandlungserfolg durch mykologische Untersuchungen kontrollieren!

Bei der Behandlung von Personen, die an einer Mikrosporie erkrankt sind, sollten unbedingt die betreffenden Tiere, die als Quelle für diese Infektionskrankheit ermittelt wurden, ebenfalls mit Antimykotika (oral mit Griseofulvin und lokal mit Imidazolpräparaten) saniert werden!

Prophylaxe

Einhalten hygienischer Maßnahmen beim Umgang mit Tieren, insbesondere wenn diese Hautveränderungen zeigen.

Literatur

BÖHM, K.H.: Katzen und menschliche Mikrosporie. Kleintierpraxis **39**, 111–113, 1994.
BÖHM, W., E. LANGBEIN: Bericht über eine Gruppeninfektion durch *Microsporum canis* im Bezirk Magdeburg. Derm. Mschr. **168**, 547–549, 1982.
MALE, O.: Mykozoonosen – ihre medizinische Bedeutung für Mensch und Tier. Pilzdialog **1**, 11–12, 1994.
STEPHAN, CH., V. SPLANEMANN: Mikrosporie-Erreger auf Katzenzungen. GIT Suppl. **6**, 8, 1986.
THOMAS, P., H.C. KORTING, W. STRASSL, T. RUZICKA: *Microsporum canis* infection in a 5-year-old boy: Transmission from the interior of a second-hand car. Mycoses **37**, 141–142, 1994.
WEISS, R., A. WEBER: Kultureller Nachweis von Dermatomykoseerregern bei Heimtieren mit Hautveränderungen. Prakt. Tierarzt **64**, 827–830, 1983.

ZAROR, L., O. FISMAN, M. BORGES et al.: The role of cats and dogs in the epidemiology cycle of *Microsporum canis*. Mykosen **29**, 185–188, 1986.

2.4 Sporotrichose

Eine subakut verlaufende Erkrankung bei Mensch und Tier, die sich mit papulösen, gelegentlich ulzerierenden Hautveränderungen an der Inokulationsstelle und entlang den zugehörigen Lymphbahnen manifestiert.

Ätiologie
Sporothrix (S.) schenkii, eine dimorphe Pilzspezies.

Vorkommen und Verbreitung
Die Sporotrichose kommt weltweit vor. Ihr Auftreten hängt erheblich von Luftfeuchtigkeit (92–100%) und Außentemperatur (26–29°C) ab. Die Sporotrichose wird vor allem in den feuchten tropischen und subtropischen Zonen in Brasilien, Kolumbien, Venezuela, Costa Rica, Guatemala, Mexiko, im Mississippi-Delta, in Südostasien (insbesondere Indonesien), Südafrika und Australien diagnostiziert. In Europa wird eine Sporotrichose seit 30 Jahren vermehrt in Italien (ca. 74 Fälle in Apulien) beobachtet, während in anderen europäischen Ländern nur sporadisch Fälle bekannt wurden.

Der Erreger kommt ubiquitär in der Natur vor und ist außer im Erdboden häufig auf verrottetem Holz, abgestorbenen Pflanzenteilen, im Oberflächenwasser und gelegentlich auch in Schwimmbädern anzutreffen. Abgesehen vom Menschen erkranken Tiere, in erster Linie Pferd, Maultier, Hund und Katze, an Sporotrichose. Besonders gefährdet sind Land- und Forstarbeiter und Personen nach Kontakt mit kontaminierten Pflanzen, Holz und infizierten Tieren, insbesondere Katzen.

Übertragung
Als Zoonose wurde die Sporotrichose beim Menschen vor allem nach Kratz- oder Bißwunden durch Katzen, gelegentlich auch durch Hunde, beobachtet.

Der Erreger kann über kleinste Wunden, z.B. nach Verletzung durch Holzsplitter, harte Pflanzendornen oder Insektenstiche, in oder unter die Haut gelangen. Die Möglichkeit einer aerogenen Infektion wird nicht ausgeschlossen. Die Übertragung von Mensch zu Mensch ist selten.

Krankheitsbild
Die Inkubationszeit beträgt 3 bis 21 Tage, auch bis zu 3 Monaten. Verschiedene Krankheitsbilder sind möglich.

Am häufigsten manifestiert sich die Sporotrichose als kutane Form. Hiervon betroffen sind besonders die unbedeckten Körperstellen, meist die Extremitäten, besonders Hände und Finger. An der Eintrittsstelle des Erregers entwickelt sich ein kleines Knötchen (Initialherd, Inokulationsschanker) von fest-elastischer Konsistenz. Diese Papel ist schmerzlos und zunächst verschieblich, haftet später an den angrenzenden Geweben fest an. Mit fortschreitender Krankheitsdauer verfärbt sich die umgebende Haut von rot nach violett. Das Knötchen wird fluktuierend und ulzeriert, wobei sich eine seröse oder purulente Flüssigkeit entleert. Innerhalb einiger Tage bis Wochen treten weitere Knötchen entlang den Lymphbahnen auf. Sie können ebenfalls ulzerieren. Die regionären Lymphknoten sind meist nicht befallen. Das Allgemeinbefinden ist nicht gestört. Die Primärherde heilen vielfach spontan ab, hinterlassen aber oft entstellende Narben. Die Sekundärherde bleiben oft mehrere Jahre bestehen.

Bei der Schleimhautsporotrichose sind die knotigen Veränderungen in Nase, Mund, Pharynx, Larynx und Trachea lokalisiert und ähneln Angina, Stomatitis, Glossitis, Laryngitis oder Rhinitis anderer Genese. Erst mit fortschreitender Krankheitsdauer treten Ulzera mit unregelmäßigen Konturen, erhabenen Rändern und granulomatösen Veränderungen auf, die von einer Schwellung der regionären Lymphknoten begleitet sind. Sie heilen unter Hinterlassung weicher Narben.

In sehr seltenen Fällen tritt beim Menschen eine Organsporotrichose auf. Lunge, Knochen (Osteitis, osteo-periostale Gummata), Gelenke (Synovitis), Muskeln, Augen (Chorioretinitis), Hoden und Nebenhoden können befallen sein.

Diagnose
Sie wird durch histologischen, mikroskopischen und/oder kulturellen Erregernachweis im Biopsiematerial gestellt. Im Gewebe präsentiert sich der Erreger in Hefeform (neben runden bis ovalen Zellen lassen sich typische zigarrenförmige Pilzelemente mit der PAS- oder Grocott-Färbung darstellen). Bei 37°C wächst *S. schenckii* in der Hefeform, bei 22°C in der Myzelform, zeigt aber im Gegensatz zu anderen dimorphen Pilzen kein schimmelpilzartiges Wachstum.

Serologische Nachweisverfahren, wie z.B. Agglutinations-, Präzipitations- oder Komplementbindungsreaktion und Intrakutantest (Sporotrichin-Hauttest), sind diagnostisch hinweisend, können aber bei Personen in Endemiegebieten positiv sein, obwohl sie keine klinischen Zeichen einer Sporotrichose zeigen.

Differentialdiagnose
Differentialdiagnostisch sind Tuberkulose, Schwimmbadgranulom (*Mycobacterium marinum, M. fortuitum*), Lepra, Tularämie, Lues, Kokzidioidomykose, Blastomykose, Leishmaniose auszuschließen.

Therapie
Kaliumjodid ist das Mittel der Wahl. Von einer gesättigten KJ-Lösung werden anfang 2 × 5 Tropfen/Tag in Milch oder Saft eingenommen. Die Dosis wird um 3–5 Tropfen/Tag bis auf 120 Tropfen/Tag gesteigert. Behandlungsdauer: 4–8 Wochen. Bei Nebenwirkungen (erhöhte Tränen- und Speichelsekretion; Jod-Akne) Therapie unterbrechen und nach einigen Tagen mit niedrigerer Dosis fortsetzen. Itraconazol (100 mg/Tag) kann als Alternative gegeben werden.

Bei Organmanifestation ist Amphotericin B (0,5 mg/kg/Tag; insges. 2–2,5 g) evtl. plus 5-Fluorcytosin (100–150 mg/kg/Tag) indiziert. Bei lokalisierter Sporotrichose (z.B. Lungenkaverne) ist eine chirurgische Sanierung (z.B. Lobektomie) angezeigt.

Prophylaxe
Vorsicht beim Umgang mit verrottendem Holz oder verfaulten Pflanzen (Schutzhandschuhe) sowie mit infizierten Tieren.

Literatur
BARILE, F., M. MASTROLONARDO, F. LOCONSOLE, F. RANTUCCIO: Cutaneous sporotrichosis in the period 1978–1992 in the province of Bari, Apulia, Southern Italy. Mycoses **36**, 181–185, 1993.

CARAVALHO, J., J.B. CALDWELL, B.L. RADFORD, A.R. FELDMAN: Feline-transmitted sporotrichosis in the southwestern United States. West. J. Med. **154**, 462–465, 1991.

DUNSTAN, R.W., R.F. LANGHAM, K.A. REIMANN: Feline sporotrichosis: A report of five cases with transmission to human. J. Am. Acad. Dermatol. **15**, 37–45, 1986.

IN, X.-Z., H.-D. ZHANG, M. HIRUMA, I. YAMAMOTO: Mother-and-child cases of sporotrichosis infection. Mycoses **33**, 33–36, 1990.

KUSUHARA, M., H. HACHISUKA, Y. SASAI: Statistical survey of 150 cases with sporotrichosis. Mycopathologia **102**, 129–133, 1988.

READ, S.I., L.C. SPERLING: Feline sporotrichosis. Transmission to man. Arch. Dermatol. **118**, 429–431, 1982.

REED, K.D., F.M. MOORE, G.E. GEIGER, M.E. STEMPER: Zoonotic transmission of sporotrichosis: Case report and review. Clin. Inf. Dis. **16**, 384–387, 1993.

2.5 Trichophytie

Die Trichophytie ist eine ansteckende Hauterkrankung bei Mensch und Tier, verursacht durch Dermatophyten der Gattung *Trichophyton*.

Für verschiedene Krankheitsbilder der Trichophytie existieren oft unterschiedliche Bezeichnungen, wie z.B. Borken-, Knötchen- oder Glatzflechte. Diese Terminologie läßt sich heute aus wissenschaftlichen Gründen nicht mehr aufrechterhalten. Lediglich im Falle des Favus (ältere Bezeichnung „Erbgrind") wird auch zum gegenwärtigen Zeitpunkt an der historischen Bezeichnung noch festgehalten.

Ätiologie

Derzeit sind 26 verschiedene *Trichophyton*-Arten bekannt. Als Erreger von Zoonosen haben allerdings nur *Trichophyton (T.) mentagrophytes, T. verrucosum, T. equinum, T. quinckeanum* und *T. erinacei* sowie in seltenen Fällen *T. gallinae* eine Bedeutung.

Vorkommen und Verbreitung

Die Trichophytie ist weltweit verbreitet. Die verschiedenen zoophilen *Trichophyton*-Arten können bei zahlreichen Tierarten vorkommen (Tab. 2-1).

Besonders gefährdet sind Kinder, die mit Heimtieren (Meerschweinchen, Kaninchen) intensiven Umgang haben, sowie Tierpfleger in der Versuchstierhaltung, Landwirte, Tierhalter, Tierärzte, Pelzhändler, Metzger und Jäger.

Übertragung

Die Ansteckung des Menschen erfolgt in den meisten Fällen durch direkten Kontakt mit Tieren, die entweder an einer Trichophytie erkrankt oder latent mit *Trichophyton*-Arten infiziert sind. Indirekt ist eine Übertragung durch kontaminierte Gegenstände, wie z.B. Saum-, Sattelzeug, Stallpfosten, Bürsten, Holzsplitter, Stroh oder Einstreu, möglich. Es ist nicht auszuschließen, daß auch Fliegen, Milben, Läuse, Flöhe oder Spinnen bei der Weiterverbreitung und Übertragung der Trichophytie eine Rolle spielen können.

Krankheitsbild

Die Dauer der Inkubationszeit schwankt zwischen 14 Tagen und 4 Wochen. Als Prädilektionsstellen für Infektionen mit *Trichophyton*-Arten tierischen Ursprungs sind vornehmlich unbedeckte Körperteile wie der Bereich des Kopfes (Hals, Gesicht, Bart) und der Extremitäten (Arme, Knie) zu nennen. Die vom Tier stammenden Erreger rufen beim Menschen in erster Linie akut entzündliche, tiefgreifende Prozesse hervor, für die Bezeichnungen wie tiefe Trichophytie, Kerion celsi, Sykosis, Tinea barbae, Tinea capitis gebräuchlich sind (Abb. 2-4). Im Verlaufe der Erkrankung kommt es dabei zur Intensivierung der Entzündungserscheinungen mit Ausbildung umschriebener, bis in die Subkutis reichender, abszedierender und stark sezernierender, schmerzhafter, knotig-tumoröser Infiltrate. Die regionären Lymphknoten sind in den meisten Fällen angeschwollen. Zusätzlich können sich Abgeschlagenheit und Fieber einstellen.

Auch die oberflächlich pustulös verlaufende Erkrankung, häufig bezeichnet als oberflächliche Trichophytie, Herpes tonsurans, Herpes circinatus, Folliculitis acuminata oder Tinea corporis, ist möglich (Abb. 2-5). Diese Krankheitserscheinungen beginnen zunächst als umschriebene Follikulitis, die in mehreren Herden auftritt. Die Veränderungen können den follikulitischen Charakter beibehalten,

Tabelle 2-1: Vorkommen von zoophilen Trichophyton-Arten

Spezies	Vorkommen bei Tieren (Erregerreservoire)
• *T. mentagrophytes*	Maus, Goldhamster, Meerschweinchen, Chinchilla, Ratte, Kaninchen, Hund und Katze sowie gelegentlich Pferd, Rind, Schaf, Schwein und Zootiere (insbesondere Affen)
• *T. verrucosum*	Rind, gelegentlich Schaf und Pferd
• *T. equinum*	Pferd
• *T. quinckeanum*[1]	Maus (Mäusefavus), Meerschweinchen, Ratte, Kaninchen sowie gelegentlich Hund und Katze
• *T. erinacei*[2]	Igel
• *T. gallinae*[3]	Huhn (Hühnerfavus)

1) heute vielfach auch als *T. mentagrophytes var. quinckeanum* bezeichnet
2) heute vielfach auch als *T. mentagrophytes var. erinacei* bezeichnet
3) heute vielfach auch *Microsporum gallinae* zugeordnet

2.5 Trichophytie

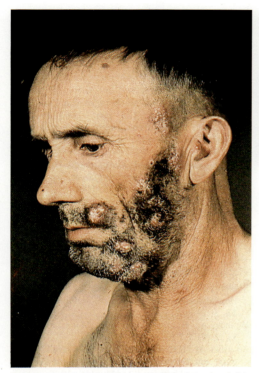

Abbildung 2-4: Tiefe Trichophytie bei einem Landwirt, verursacht durch *T. verrucosum*, nach Kontakt mit infizierten Rindern (Archivbild der Hautklinik der Universität Gießen).

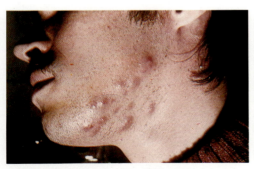

Abbildung 2-5: Oberflächliche Trichophytie bei einem Tierpfleger, hervorgerufen durch *T. mentagrophytes*, nach Kontakt mit infizierten Kaninchen (Aufnahme: Dr. H. Mayer, Heidelberg).

oder sie zeigen verstärkte Exsudation, Verkrustung und Schuppenbildung. Sind Haare betroffen, lassen sich diese leicht und ohne Schmerzen herausziehen.

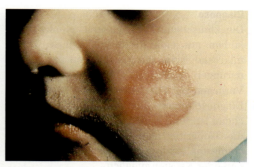

Abbildung 2-6: Trichophytie („skutulaartiger Herd") bei einem Kind, hervorgerufen durch *T. quinckeanum*, nach Kontakt mit infizierten Meerschweinchen (Aufnahme: Dr. H. Mayer, Heidelberg).

Befällt der Mäusefavus-Erreger *T. quinckeanum* die Haut des Menschen, bildet er die für eine Trichophytie typischen Herde, die charakteristisch nach Mäuseharn riechen. Diese Krankheitserscheinungen zeigen nicht die für den Favus typische Skutula („Pilzkuchen"), sondern zahlreiche Pusteln oder kleinere follikuläre Abszesse, die neben gelblichen Schuppen und Borken auftreten. Außerdem erscheinen die Krankheitsherde schärfer abgegrenzt, als dies bei Infektionen mit anderen, von Tier auf Mensch übertragbaren *Trichophyton*-Arten der Fall ist (Abb. 2-6).

Bei Tieren reichen die durch *Trichophyton*-Arten hervorgerufenen Krankheitserscheinungen von oberflächlichen, leicht schuppenden Läsionen bis zu tiefgreifenden, granulomatösen, manchmal auch eitrigen Herden. Außer der Haut können auch die Haare und sogar Krallen, Klauen oder Hufe befallen sein. Ein charakteristisches Krankheitsbild zeigt die Rindertrichophytie (syn. Bezeichnungen: Kälber-, Glatzflechte, Maul-, Kälbergrind, Teigmaul, verursacht durch *T. verrucosum*) in Form von runden, markstück- bis handtellergroßen, weitgehend haarlosen Herden mit borkigen Auflagerungen, vorwiegend lokalisiert im Kopfbereich. Der Mäusefavus (starke Skutula-Bildung, verursacht durch Infektionen mit *T. quinckeanum*) und der Hühnerfavus (Skutula-Bildung am Kamm, verursacht durch *T. gallinae*) zeigen ebenfalls ein charakteristisches Bild. Häufig sind Tiere auch latent mit *Trichophyton*-Arten infiziert.

Diagnose

Die klinischen Krankheitserscheinungen erlauben nur eine Verdachtsdiagnose. Durch mikroskopische Untersuchungen der Veränderungen erhält man einen Hinweis auf das Vorliegen von Pilzelementen, der aber für die Diagnose einer Trichophytie nicht ausreichend ist. Eine exakte Diagnose ist nur durch die Isolierung des Erregers aus Untersuchungsmaterialien wie Haarstümpfen, Schuppen oder Krusten möglich.

Die Anzüchtung von *Trichophyton*-Arten aus Untersuchungsmaterialien nimmt mindestens 2–3 Wochen in Anspruch. Die Dauer der sich anschließenden Speziesdifferenzierung kann mehrere Wochen betragen.

Bei Tieren erfolgt die Diagnose der Trichophytie ebenfalls durch den kulturellen Erregernachweis. Lediglich die typischen Erscheinungen bei der Rindertrichophytie, beim Mäuse- und Hühnerfavus erlauben bereits eine klinische Diagnosestellung.

Differentialdiagnose

In Abhängigkeit von den Krankheitserscheinungen ist differentialdiagnostisch an Mikrosporie, Epidermophytie, Erythema chronicum migrans, Psoriasis vulgaris, Pityriasis versicolor, seborrhoisches Ekzem, allergisches Kontaktekzem und Candidiasis zu denken.

Therapie

Orale Verabreichung von Griseofulvin (10 mg/kg/Tag) oder Ketoconazol (täglich 200 mg) über Wochen oder Monate bis zur völligen Abheilung. Für zusätzliche lokale Maßnahmen eignen sich Imidazolpräparate in Form von Salben, Puder oder Spray, Behandlungserfolg durch mykologische Untersuchungen kontrollieren!

Bei der Behandlung von Personen, die an einer Trichophytie erkrankt sind, sollten unbedingt die betreffenden Tiere, die als Quelle für diese Infektionskrankheit ermittelt wurden, ebenfalls mit Antimykotika (oral mit Griseofulvin sowie lokal mit Imidazolpräparaten) saniert werden.

Prophylaxe

Einhalten hygienischer Maßnahmen beim Umgang mit Tieren, insbesondere wenn diese Hautveränderungen zeigen.

Literatur

Böhm, K.H.: Hautpilze als Erreger von Zoonosen. Münch. med. Wschr. **125**, 1061–1063, 1983.

Jung, H.-D.: Tinea barbae trichophytica und Tinea superficialis trichophytica. hautnah myk. **1**, 38–39, 1991.

Krempl-Lamprecht, L., T. Weidenbach: Tinea faciei durch *Trichophyton mentagrophytes var. quinkkeanum*. Pilzdialog **4**, 75–76, 1986.

Male, O.: Mykozoonosen – ihre medizinische Bedeutung für Mensch und Tier. Pilzdialog **3**, 43–44 und **4**, 57–58, 1993.

Meisel, C.W., F. Enders: Ungewöhnliche *Trichophyton-verrucosum*-Infektion vom Kalb auf den Menschen und von Mensch zu Mensch. Akt. Dermatol. **17**, 110–111, 1991.

Schmidt-Löffler, P., I. Effendy, V. Splanemann: Hautmykosen durch Igelpilze. Notabene medici **13**, 391–394, 1983.

Weber, A.: Hautmykosen beim Menschen durch Tiere. VET **7** (6), 6–9, 1992.

Zienicke, H., H.C. Korting: Innerfamiliäre Übertragung von *Trichophyton verrucosum* auf ein Neugeborenes. Mykosen **32**, 411–415, 1989.

3
Durch Viren hervorgerufene Zoonosen

3.1
Allgemeines

Viren werden in der Regel nach ihren Bauprinzipien und strukturellen Besonderheiten eingeteilt. Erreger von Zoonosen kommen in verschiedenen Virusgruppen vor. Wir halten uns bei der Darstellung virusbedingter Zoonosen nur zum Teil an die durch die Virusstruktur vorgegebenen Klassifikationsprinzipien und wählen eine Gliederung, die einerseits klinische Belange berücksichtigt, andererseits dem Alphabet folgt. So werden durch Arthropoden übertragene Zoonosen eingeteilt in fieberhafte Arbovirusinfektionen mit und ohne Exanthem. Auch die virusbedingten Hämorrhagischen Fieber werden zusammenhängend abgehandelt.

In dieses Buch wurden Virusinfektionen nicht aufgenommen, die primär beim Menschen vorkommen und von Mensch zu Mensch, aber nur unter besonderen Umständen auf Tiere übertragen werden können, wie etwa das Herpes simplex- oder das Hepatitis A-Virus, für die Affen empfänglich sind.

Auch Virusinfektionen, die primär wahrscheinlich einem tierischen Reservoir entstammen, bei denen aber der infizierte Mensch inzwischen die alleinige Infektionsquelle darstellt, fallen nicht unter den Begriff Zoonosen. Aus diesem Grund wird das erworbene Immunschwächesyndrom (AIDS) in diesem Abschnitt nicht besprochen, obwohl seine Erreger HIV I und HIV II möglicherweise von Affenviren abstammen. Gegen die Hypothese eines kürzlich erfolgten Wirtswechsels von HIV I und II spricht u.a., daß Laborinfektionen mit SIVmac, dem Immunschwächevirus der Makaken, das dem HIV II besonders ähnlich ist, zur Bildung kreuzreaktiver Antikörper, aber nicht zur Erkrankung geführt haben. Das gleiche gilt für das Humane-T-Zell-Leukämie-Virus HTLV I, den Erreger der adulten T-Zell-Leukämie. Auch hier gibt es homologe Viren bei verschiedenen Affenspezies, ein Wirtswechsel ist aber nicht bewiesen.

Es gibt eine Reihe anderer Virusarten, bei denen enge verwandtschaftliche Beziehungen zwischen animalen und humanpathogenen Virusspezies vorhanden sind, z.B. Rota-, Reo- oder Paramyxoviren, und es ist vorstellbar, daß hier einmal ein Wirtswechsel stattgefunden hat. Ist ein solcher Wirtswechsel in der Gegenwart nicht nachweisbar, handelt es sich nicht um eine Zoonose. Auch bei der Borna-Enzephalitis der Pferde kann, obwohl positive Antikörperbefunde und inzwischen auch Virusisolationen von psychiatrisch erkrankten Menschen vorliegen, gegenwärtig nicht von einer Zoonose gesprochen werden, da die Identität der von Tier und Mensch isolierten Viren noch unklar und die Übertragbarkeit von Pferd zu Mensch nicht bewiesen ist.

Eine besondere Fähigkeit zum Wirtswechsel scheint bei den animalen Morbilliviren (masernähnliche Viren, z.B. Rinderpest und Hundestaupe) vorhanden zu sein. Vertreter dieses Genus haben Epidemien mit hoher Letalität bei Seehunden, Löwen in Afrika und Zootieren verursacht. In Brisbane erkrankten im September 1994 Pferde in einem Rennstall an einem hämorrhagischen Fieber mit letalem Ausgang. Drei Menschen infizierten sich bei engem Kontakt mit den Pferden und erkrankten schwer, einer starb. Der Erreger ist ein Morbillivirus, das als zoonotisches Virus anzusprechen ist.

Muscheln sind seit langem für ihre Fähigkeit bekannt, humanpathogene Viren aus Abwasser aufzunehmen und zu konzentrieren. Vor allem Enteroviren, Caliciviren, Reoviren sowie Hepatitis A- und B-Viren werden in Muscheln nachgewiesen. Das Hepatitis A-Virus und einige Erreger von Gastroenteritiden, wie das „Norwalk agent", haben bei Menschen nach dem Genuß von Muscheln Epidemien verursacht. Solche Infektionen durch „foodborne viruses" entsprechen nicht der Definition einer Zoonose und werden in diesem Buch nicht behandelt.

Virusinfektionen, die durch Milch infizierter Tiere übertragen werden, wie Frühsommer-Meningoenzephalitis und „Kyasanur Forest Disease", sind dagegen als Zoonosen einzuordnen.

Ständig werden neue Arboviren isoliert, die Menschen und Tiere infizieren können (vgl. 3.1.1), denen jedoch bisher keine eindeutige Krankheit zugeordnet werden konnte. Eine Aufzählung dieser Erreger würde den Rahmen dieses Buches sprengen und trotzdem zwangsläufig unvollständig bleiben.

Einige von den in diesem Abschnitt behandelten Viren fallen unter das modische Konzept der „emerging und re-emerging", der auftauchenden und wieder auftauchenden Infektionen. Der Begriff schreibt den Viren eine geheimnisvolle, wenn nicht sogar eine aktive Rolle bei ihrem Auftauchen zu. Mutationen und Änderungen des Wirtsspektrums sollen dabei eine Rolle spielen. Es ist nicht zu leugnen, daß es Beispiele für das überraschende und rätselhafte Auftauchen von neuen Krankheiten und Krankheitserregern gibt. Die Rocio-Enzephalitis und das Equine Morbillivirus wären hier an erster Stelle zu nennen. Auch die Frage des Auftauchens von neuen humanpathogenen Influenza-Viren kann trotz vieler Einsichten in die zugrundeliegenden Mechanismen noch rätselhaft erscheinen. In aller Regel ist aber nicht das Virus der aktive Teil bei seiner Verbreitung, sondern der Mensch verändert seine Umwelt, indem er sehr aktiv mit seiner Zivilisation in Lebensbereiche vordringt, die ihm bisher verschlossen waren. Dafür ist das Oropouchevirus ein klassisches Beispiel. In den meisten Fällen, in denen die Umstände für die Verbreitung „neuer" Viren aufgeklärt wurden, waren Verstöße gegen altbekannte Grundsätze der Hygiene verantwortlich (z.B. Lassavirus und Ebolavirus).

In solchen Fällen von Auftauchen oder Wiederauftauchen zu reden, vernebelt die Tatsachen und ist nicht zweckdienlich bei der Vermeidung der Ursachen für die Verbreitung.

Interessant und weitgehend unverstanden ist der Zusammenhang zwischen der schwankenden Populationsdichte von Reservoirtieren oder Vektoren mancher Viren und der Häufigkeit ihrer Manifestation. Die Häufigkeit der Zecken läßt sich bei der Verbreitung der durch Zecken übertragenen Infektionen zwar leicht auf den Wechsel der klimatischen Bedingungen zurückführen. Gänzlich ungeklärt sind die Zusammenhänge zwischen der schwankenden Populationsdichte einiger Nagetiere, die den Viren (Arena- und Hantaviren) als Reservoir dienen, und der Frequenz der Virusinfektionen. Beobachtungen haben ergeben, daß Arenaviren und Hantaviren die Überlebenschancen ihrer Reservoirtiere nicht beeinträchtigen, weil sie für diese nicht pathogen sind. Man würde deswegen erwarten, daß diese Virusarten bessere Verbreitungschancen finden, wenn mehr Wirtstiere vorhanden sind, weil die Lebensbedingungen günstiger sind. Es kann aber beim gegenwärtigen Kenntnisstand auch nicht die Möglichkeit ausgeschlossen werden, daß die Viren selbst die Populationsdichte der Wirtstiere kontrollieren. Wenn nur ein Teil der Wirtstierpopulation resistent gegen das Virus ist und die anderen nicht, kann man sich leicht ausrechnen, daß das Virus selbst die Populationsdichte beeinflußt, indem es empfindliche Individuen eliminiert.

Literatur

BODE, L.: Editorial. Bornavirus – ein Faktor bei endogenen Affektstörungen? Bundesgesundbl. **39**, 281, 1996.

CDC: Seroconversion to simian immunodeficiency virus in two laboratory workers. Morbid. Mortal. Wkly. Rep. **44**, 679–681, 1992.

MURRAY, K., P. SELLECK, P. HOOPER et al.: A Morbillivirus that caused fatal disease in horses and humans. Science **268**, 94–97, 1995.

ROTT, R., S. HERZOG, K. BECHTER, K. FRESE: Borna disease, a possible hazard for man? Arch. Virol. **118**, 143–149, 1991.

3.1.1
Infektketten bei Arboviren (arthropod borne viruses)

Typ A

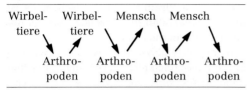

Urbane Infektionszyklen, bei denen der Mensch als Infektionsquelle für Moskitos dient, sind nachgewiesen oder aufgrund einer ausreichenden Virämie möglich. Infizierte Menschen müssen vor Moskitostichen geschützt werden!

Typ A ist nachgewiesen bei Gelbfieber, Venezolanischer Pferdeenzephalitis und Chikungunya-Fieber; möglich bei O'nyong-nyong-, Mayaro-, Ross-River-, Oropouche-, Rift-Valley-*) und Wesselsbron-Fieber.

Typ B

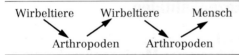

Der Mensch ist Endwirt im Infektionszyklus und dient nicht der Amplifikation.

Typ B kommt vor bei Ost- und Westamerikanischer Pferdeenzephalitis, bei St.-Louis-Enzephalitis, Rocio-, West-Nil- und Sindbis-Fieber.

Typ C

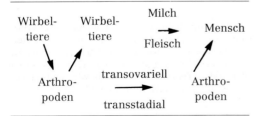

* Infektion des Menschen auch durch direkten Kontakt

Bei den Arthropoden kommt ein vertikaler Infektionsweg (transovariell und transstadial) vor und ist epidemiologisch bedeutsam.

Typ C kommt vor bei:
durch Zecken übertragenen Virusinfektionen: Frühsommer-Meningoenzephalitis, Russ. Frühjahr-Sommer-Meningoenzephalitis, Louping Ill, Kyasanur-Forest-Fieber, Omsker Hämorrhagisches Fieber, Krim Kongo Hämorrhagisches Fieber, Colorado-Zeckenstichfieber; durch Moskitos übertragenen Infektionen: Kalifornische und Japanische Enzephalitis sowie Murray-Valley-Fieber.

Die Epidemiologie von Arbovirusinfektionen wird durch eine Reihe von unabhängigen Faktoren reguliert. Dazu zählen Anzahl und Immunstatus der Wirbeltiere, die das Erregerreservoir darstellen, und die klimatischen Bedingungen, unter denen sich die Vektorpopulation mit wechselnder Effizienz reproduzieren kann. An komplexen Erhaltungszyklen mit mehrfachem Wirtswechsel sind häufig auch unterschiedliche Arten von Moskitos mit unterschiedlicher Wirtsspezifität beteiligt. Die saisonale Häufung der entsprechenden Virusinfektionen wird durch die Brutbedingungen und Überlebenszeit der Vektoren bestimmt.

Bei Arbovirusinfektionen, die in gemäßigten Klimazonen auftreten, muß die Frage der Überwinterung oder gegebenenfalls der Wiedereinwanderung des Erregers geklärt sein. Wichtig ist die Frage, ob der Vektor durch transovarielle und transstadiale Virusübertragung die Rolle des Reservoirs spielen kann.

Für Viren, die durch Zecken als Vektoren übertragen werden, ist zu beachten, daß die Entwicklung der Zecken vom Ei über die Stadien Larve–Nymphe–Adulte in unseren Breiten mindestens zwei Jahre dauert. In jedem Stadium benötigt die Zecke eine Blutmahlzeit, während der eine Erregerübertragung erfolgen kann. Die Populationsdichte der Zecken wird nicht nur von den Lebensbedingungen im laufenden Jahr, sondern auch vom Klima vorhergehender Jahre beeinflußt.

Es gibt Fälle, in denen der gleiche Erhaltungszyklus zwischen Virusreservoir und Vektor von ganz unterschiedlichen Viren benutzt wird. Dies kann eine enge epidemiologische Verknüpfung zur Folge haben. So wird der Erreger der Westamerikanischen Pferdeenzephalitis, ein Alphavirus, im gleichen Erhaltungszyklus zwischen Wildvögeln und der Moskitoart *Culex tarsalis* verbreitet wie das Virus der St.-Louis-Enzephalitis, ein Flavivirus. Tatsächlich treten beide Krankheiten nicht selten zur gleichen Zeit gehäuft auf. Ein ähnlicher Zusammenhang besteht in Afrika und im Vorderen Orient zwischen dem Erreger des Sindbis-Fiebers, einem Alphavirus, und dem West-Nil-Virus, einem Flavivirus, die beide einen Erhaltungszyklus zwischen Vögeln und Culexarten *(Culex univittatus)* benutzen. In Australien ist *Culex annulirostris* der Hauptvektor für den Erreger der Murray-Valley-Enzephalitis, ein Flavivirus, und verbreitet außerdem das Ross-River-Virus, ein Alphavirus. Die urbanen Zyklen von Gelbfieber, Dengue und Chikungunya-Fieber sind abhängig von der Vektoraktivität und -kompetenz von *Aedes aegypti*.

Der Vektor des O'nyong-nyong-Fiebers, *Anopheles gambiae*, ist ein wichtiger Malariavektor.

Durch die gleichen Sandfliegen-Spezies *(Phlebotomus pappataci, Ph. perinicosus* und *Ph. perfilieri)*, die Phlebotomenviren verbreiten, werden auch Leishmanien, die Erreger von Kala-Azar und Orientbeule, übertragen.

Kemerovovirus, ein Orbivirus, wird ebenso wie der Erreger der Russischen Frühjahr-Sommer-Meningoenzephalitis (RSSE) durch *Ixodes persulcatus* verbreitet. Ein anderer Vertreter aus dem Kemerovokomplex, Lipovnikvirus, wurde in *Ixodes ricinus* gefunden, der Zeckenart, die außerdem den Erreger der Zentraleuropäischen Frühsommer-Meningoenzephalitis (FSME), ein Flavivirus, und *Borrelia burgdorferi*, Erreger der Lyme-Borreliose, verbreitet. *Dermacentor marginatus* ist ein Vektor für *Coxiella burnetii* und kann auch FSME/RSSE übertragen.

Neu aufgenommen wurden die Arboviruserkrankungen Dengue, Dengue Hämorrhagisches Fieber und Pappataci-Fieber. In beiden Fällen sind in der letzten Zeit Erhaltungszyklen zwischen Moskitos und niederen Wirbeltieren identifiziert worden, die als silvatischer Zyklus zum urbanen Infektionszyklus (Insekt-Mensch-Insekt-Mensch) parallel verlaufen. Bei diesen Infektionen gewinnt der urbane Übertragungszyklus ein hohes Maß an Selbständigkeit wegen der langanhaltenden und hochtitrigen Virämie beim Menschen. Es ist aber denkbar, daß der Urwaldzyklus als Reservoir erforderlich ist.

Beim Rift-Valley-Fieber ist ein Urwaldzyklus offensichtlich nicht vorhanden. Verschiedene *Aedes spp.,* sog. „floodwater Aedes", können das Virus vertikal und transstadial übertragen. Die Eier werden in Überschwemmungsgebieten abgelegt, wo sie lange Trockenperioden überstehen können. Nach intensiven Flutungen können die Larven schlüpfen, und damit sind die Voraussetzungen für eine neue Epizootie (Virusamplifikation in Schafen, Ziegen, Rindern) und Epidemie gegeben.

3.2
Durch Arboviren verursachte Enzephalitiden

3.2.1
Frühsommer-Meningoenzephalitis

Die Frühsommer-Meningoenzephalitis (FSME) oder Zentraleuropäische Zeckenenzephalitis (ZEE) ist die humanpathologisch wichtigste der in Mitteleuropa vorkommenden Arbovirusinfektionen. Sie wird durch Zeckenstich übertragen und tritt in klinisch voll ausgeprägten Fällen unter dem Bild einer Meningoenzephalitis mit biphasischem Krankheitsverlauf auf.

Eng verwandt mit der FSME ist die Russische Frühjahr-Sommer-Meningoenzephalitis (RSSE, Russian Spring Summer Encephalitis), auch „Far Eastern Encephalitis" (FEE) genannt, die allerdings durch eine andere Zeckenart übertragen wird und schwerere Krankheitsbilder verursacht als die FSME.

Ätiologie

Die Erreger von FSME und RSSE sind Flaviviren (Togavirus, Genus B der Arboviren) und bilden mit einigen anderen, durch Zeckenstich übertragenen Flaviviren eine eigene Untergruppe, den TBE (Tick Borne Encephalitis)-Komplex.

Vorkommen und Verbreitung

Das Zeckenenzephalitisvirus wurde durch Isolierung in Bulgarien, der Bundesrepublik Deutschland, in Finnland, Frankreich (Vogesen), Griechenland, Italien, im ehemaligen Jugoslawien, Österreich, Polen, Rumänien, Schweden, der Schweiz, der Slowakei, Tschechien, der ehemaligen UdSSR und in Ungarn nachgewiesen.

Arboviren aus dem Genus Orbivirus (Kemerovovirus) haben die gleiche geographische Verbreitung und benutzen die gleichen Vektoren wie die Erreger von RSSE und FSME. Es besteht eine enge epidemiologische und in manchen Fällen möglicherweise auch pathogenetische Beziehung zwischen diesen Viren.

Serologisch konnte das Vorkommen des Zeckenenzephalitisvirus auch bei Wildtieren in Dänemark, Spanien und der Türkei festgestellt werden. Im Westen der Bundesrepublik deckt sich die nördliche Grenze des Vorkommens etwa mit dem Verlauf des Mains. In Mitteldeutschland sind Fälle aus dem Thüringer Wald, dem Harz und vereinzelt aus Mecklenburg-Vorpommern und Sachsen bekannt.

Bei Fällen, die nördlich der Mainlinie oder auch westlich des Rheins auftreten, muß, ehe eine autochthone Infektionsquelle angenommen wird, zunächst geklärt werden, ob es sich nicht um eine importierte Infektion handelt. In Osteuropa geht das Verbreitungsgebiet der FSME in das der RSSE über. Da die RSSE bereits 1937 in Rußland beschrieben und als Gesundheitsproblem erkannt wurde, während die FSME erst 1948 in der CSSR und danach auch in Österreich festgestellt wurde, gibt es eine Theorie, die eine Westwanderung der Zeckenenzephalitis animmt.

1993 wurden erstmals FSME-Fälle aus den Baltischen Ländern (Lettland 791 Fälle und Estland 166 Erkrankungen) gemeldet. 1994 wurden aus Lettland 1366 Fälle gemeldet (52,4 pro 100 000 Einwohner).

In Hessen sind in den letzten Jahren vereinzelt autochthone Fälle von FSME serologisch diagnostiziert worden.

Igel, Spitzmäuse und Maulwürfe werden als wichtige Reservoirtiere der FSME und RSSE angesehen. In Igeln kann das Virus während des Winterschlafs persistieren. Daneben wurden Wasservögel und Fledermäuse als Wirtstiere identifiziert. Unter den Haustieren ist die Infektion vor allem bei Weidetieren (Rindern, Ziegen und Schafen) nachweisbar, aber auch Hunde können infiziert werden und im Gegensatz zu den vorher genannten Wirten mit klinischen Zeichen einer Meningoenzephalitis erkranken.

Übertragung

FSME wird in erster Linie durch die Zeckenart *Ixodes ricinus*, RSSE durch *I. persulcatus* übertragen. Daneben können aber auch *Dermacentor marginatus* und *D. silvarum* und einige hämaphysale Arten als Vektoren eine Rolle spielen. Die unreifen Nymphen der Zecken infizieren sich beim Saugen an virämischen Tieren und können danach weitere Wirtstiere infizieren. Die Zecken dienen aber nicht nur als Vektoren, sondern spielen auch als Erregerreservoir eine Rolle, da man vertikale Infektionen mit transovarieller und transstadialer Viruspassage vom Ei über die Larve, Nymphe und Adulte zum Ei nachgewiesen hat (Abb. 3-1).

Die Rolle der Zecken als Vektoren erklärt einige epidemiologische Besonderheiten. Die Zecken benötigen an ihren Standplätzen eine Umgebungstemperatur von 15°C für eine Zeit, die für ihre Entwicklung ausreicht. Auch bei Überschreitung dieser Temperatur muß die relative Luftfeuchtigkeit nahezu gesättigt sein. Die Stichaktivität der Zecken ist beschränkt auf Perioden, in denen die wöchentliche Durchschnittstemperatur zwischen 7 und 15°C liegt. Aus klimatischen Gründen erfolgen Infektionen mit RSSE nur im Mai und Juni, während die FSME einen charakteristischen Frühjahrs- und Herbstgipfel aufweist.

Der Mensch wird durch Stich einer infektiösen Zecke infiziert. Da infektiöse Zecken nur in bestimmten Naturherden vorkommen (dort kann bei 0,1 bis 1% der Zecken infektiöses Virus nachgewiesen werden), sind Zeckensti-

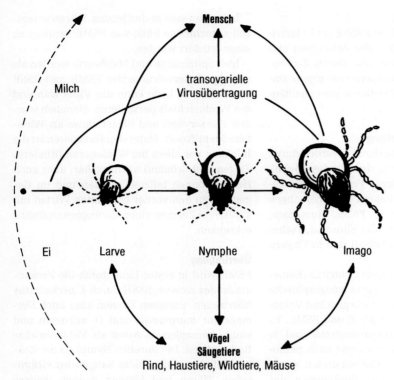

Abbildung 3-1:
Infektionszyklus des Virus der Frühsommer-Meningoenzephalitis (nach BLESSING, J.: Epidemiologie und Diagnose der Frühsommer-Meningoenzephalitis. Med. Welt **32**, 1345–1347, 1981).

che in Hinblick auf FSME nur dann als gefährlich anzusehen, wenn sie innerhalb dieser Region erfolgten.

FSME-Virus kann nicht nur durch Zeckenstich, sondern auch durch frische Milch und nicht-pasteurisierte Milchprodukte auf den Menschen übertragen werden (Abb. 3-1). Infizierte Rinder, Ziegen und Schafe, bei denen die Infektion immer subklinisch verläuft, scheiden das Virus mit der Milch aus und werden so zur Infektionsquelle. Auch zahlreiche Laborinfektionen sind vorgekommen, bei denen die Virusübertragung durch direkten Kontakt oder Aerosole erfolgte.

Krankheitsbild
Die Inkubationszeit beträgt 1–2 Wochen, kann aber auch kürzer sein oder bis zu 4 Wochen dauern. Die Infektion führt bei ca. 10–30% der Fälle zu klinischen Manifestationen, so daß im Endemiegebiet nur bei 0,01 bis 0,3% der Zeckenstiche mit einer FSME zu rechnen ist, die sich in ²/₃ der Fälle auf ein uncharakteristisches Prodomalstadium beschränkt.

Der typische Krankheitsverlauf ist biphasisch mit einem Prodromalstadium von 1–6 Tagen. In ca. ²/₃ aller klinisch manifesten Verläufe bleibt die Krankheit auf das Prodromalstadium beschränkt, in dem Symptome seitens des Zentralnervensystems fehlen.

In den übrigen Fällen folgt der ersten Krankheitsphase nach völlig beschwerdefreiem Intervall von 7–10 Tagen die meningoenzephalitische Phase mit einem neuen Fieberanstieg.

Die Symptomatik des Prodromalstadiums ist uncharakteristisch, grippeartig mit katarrhalischen Erscheinungen, Fieberanstieg bis 39°C, Gliederschmerzen, Kopfschmerzen und gastrointestinalen Störungen. Meistens besteht eine Leukopenie, gelegentlich ist Meningismus nachweisbar. Die zweite Phase beginnt mit Fieberanstieg auf 40°C und höher und schwerstem Krankheitsgefühl. Sie verläuft meistens mit Vermehrung von Liquoreiweiß und mononukleärer Pleozytose unter dem Bild einer Meningitis mit oder ohne nachweisbare enzephalitische Symptomatik. Nach 2–14 Tagen kann es zur Restitutio ad integrum kommen. Es kann sich aber auch eine lange Phase mit gesteigerter vegetativer Labilität und Neigung zu heftigen Kopfschmerzen anschließen. Schwere Fälle verlaufen unter dem Bild einer Enzephalomyelitis mit Paresen und Paralysen. Auch diese Fälle können zur vollständigen Heilung führen, oft bleiben aber spinale Lähmungen zurück, und nicht selten stirbt der Patient unter dem Bild einer Bulbärparalyse. Die Letalität enzephalomyelitischer Verlaufsformen wird bei der FSME mit 1–5% und bei der RSSE mit bis zu 20% angegeben.

Diagnose

Entscheidend für die klinische Verdachtsdiagnose ist die Zeckenstichanamnese oder der vorausgehende Aufenthalt in einem Endemiegebiet (Abb. 3-2). Der stattgefundene Zeckenstich kann bis zu 4 Wochen zurückliegen. Auch der Genuß roher Schafs- oder Ziegenmilch kann einen anamnestischen Hinweis geben.

Die Diagnose wird gesichert durch den kulturellen Virusnachweis aus Blut oder Liquor oder besser und schneller direkt durch fluoreszenzserologischen Antigennachweis in den Liquorzellen. In Speziallabors wird heute die RT-PCR für den Virusnachweis eingesetzt. Für die Früh- und Schnelldiagnose ist auch der Nachweis virusspezifischer IgM-Antikörper sehr geeignet.

Die Aussagekraft serologischer Untersuchungen wird durch die erhebliche Kreuzreaktivität der Flaviviren insgesamt und nicht nur innerhalb des TBE-Komplexes eingeschränkt. Da in Zentraleuropa andere Flavivirusinfektionen nicht vorkommen, ist hier in erster Linie die Gelbfieberimpfung als Ursache kreuzreagierender Antikörper zu berücksichtigen. Antikörper sind nach durchgemachter FSME oder RSSE nicht nur im Serum, sondern auch im Liquor nachweisbar.

Differentialdiagnose

Differentialdiagnostisch kommen im Prodromalstadium alle influenzaartigen Krankheitsbilder, aber auch eine Poliomyelitis in Betracht. Im meningoenzephalitischen Stadium engt sich das Spektrum auf die Erreger einer serösen Meningitis und einer Enzephalitis ein, z.B. Mumps und viele Enteroviren, aber auch und besonders nach Zeckenstichanamnese die Meningopolyneuritis Garin-Bujadoux-Bannwarth. Bei fehlendem Hinweis auf eine Infektion ist eine Zeckenlähmung oder Zeckenparalyse (s. S. 345) in Betracht zu ziehen.

Therapie

Eine spezifische Therapie gibt es nicht. Die Behandlung ist rein symptomatisch. Wichtig ist Bettruhe ausreichender Dauer, um die vegetativen Folgeerscheinungen zu mildern und die Rekonvaleszenz abzukürzen. Die Lähmungen des zweiten Stadiums sollen geringer ausgeprägt sein, wenn auch während des beschwerdefreien Intervalls Bettruhe eingehalten wird. Frühzeitige Bewegungstherapie ist erforderlich, um der Muskelatrophie entgegenzuwirken und die Regeneration zu beschleunigen.

Prophylaxe

Gefährdet sind in Endemiegebieten vor allem Förster und Waldarbeiter, aber auch Touristen in leichter Bekleidung. Rohe Milch, besonders von Ziegen und Schafen, soll in Endemiegebieten nicht getrunken werden.

Prophylaxe durch passive Immunisierung ist möglich durch die Gabe von FSME-Hyperimmunglobulin (z.B. FSME-Bulin®). Zur präexpositionellen passiven Immunisierung werden einmalig 0,1–0,2 ml/kg intramuskulär injiziert. Die Schutzwirkung hält 3–6 Monate an.

Zur postexpositionellen Impfung wird die zweimalige Gabe von 0,1 ml Hyperimmunglobulin pro kg Körpergewicht intramuskulär innerhalb der ersten 2 Tage nach einem Zeckenstich oder einer sonstigen Exposition empfohlen. Bei späterer Applikation ist die Wirkung unsicher. Neuerdings sind schwere Krankheitsverläufe bei Kindern nach voraus-

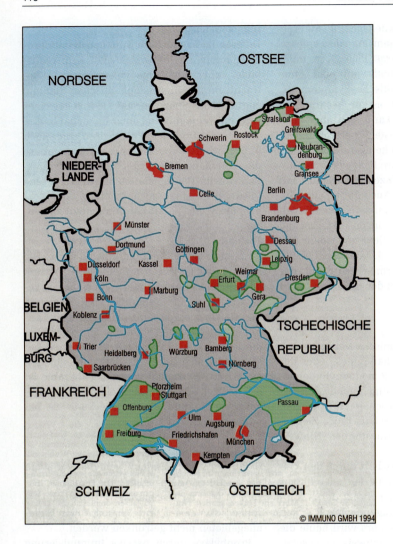

Abbildung 3-2: Endemiegebiete der FSME in der Bundesrepublik Deutschland. Außerhalb der Endemiegebiete in Bayern und Baden-Württemberg treten autochthone FSME-Infektionen nur sporadisch auf. (Karte aus: Immuno-Berater Endemieatlas FSME 1995. Fa. Immuno GmbH, 69126 Heidelberg).

gehender Immunglobulin-Prophylaxe beobachtet worden, so daß diese für Kinder unter 12 Jahren derzeit nicht mehr empfohlen wird.

Wichtig ist die Prophylaxe durch aktive Immunisierung. Seitens der Impfkommission wird die aktive FSME-Impfung in erster Linie für Menschen mit hoher berufsbedingter Exposition in Endemiezonen empfohlen. Es stehen inaktivierte Vakzinen (FSME-Immun®, Fa. Immuno; Encepur®, Fa. Behringwerke) zur Verfügung. Encepur kann nach einem Kurzschema (Tag 0, 7 und 21) oder nach einem Langzeitschema (Tag 0, 28 und 300) angewandt werden. Drei Wochen nach der zweiten Impfung sollen schützende Antikörper vorhanden sein. Eine Auffrischimpfung sollte 3 Jahre nach der Grundimmunisierung erfolgen.

Die FSME-Impfung schützt auch vor einer Infektion mit dem Virus der Russischen Frühjahr-Sommer-Meningoenzephalitis.

Eine postexpositionelle Impfung (nach einem Zeckenstich) ist kontraindiziert. Auch bei fieberhaften Allgemeinerkrankungen und bei kürzlich abgelaufenen ZNS-Erkrankungen soll nicht geimpft werden.

Schwere Neuritiden und Hühnereiweißallergie stellen eine relative Kontraindikation dar.

Für FSME-Immun wird die Rate unerwünschter Nebenwirkungen mit weniger als 10^{-6} angegeben. Neuritiden und Neuralgien wurden nach aktiver Immunisierung gegen FSME beschrieben und in ca. 10 Fällen auch als Impfschäden anerkannt. Da höchstens einer von 200–300 Zeckenstichen im Endemiegebiet eine Erkrankung an FSME zur Folge hat, die in 2/3 der Fälle klinisch harmlos verläuft, ist eine Impfung von Personen, die im Endemiegebiet Urlaub machen, trotz des geringen Impfrisikos kaum zu rechtfertigen und wird von der ständigen Impfkommission auch nicht empfohlen. Das gleiche gilt auch für die Immunglobulin-Prophylaxe. Für seronegative Einwohner im Endemiegebiet, besonders für Personen mit hoher beruflicher Exposition, wird die aktive Immunisierung empfohlen.

Bei der aktiven Immunisierung gegen FSME kann die Entwicklung einer protektiven Immunität verzögert sein, wenn bei dem Impfling Antikörper gegen andere Flaviviren (hierzulande vorwiegend Dengue oder Gelbfieber-Impfung) vorhanden sind.

Durch Impfkampagnen ist in Österreich und Bayern die Häufigkeit von FSME-Erkrankungen drastisch vermindert worden.

Weitere Hinweise

Zur Meldepflicht siehe Anhang, Kapitel 5.

Literatur

ACKERMANN, R.: Impfung nach Zeckenbiß? Dtsch. med. Wschr. **110**, 856, 1985.
ACKERMANN, R., B. REHSE-KÜPPER: Die Zentraleuropäische Enzephalitis in der Bundesrepublik Deutschland. Fortschr. Neurol. Psych. **47**, 103–122, 1979.
BODEMANN, H., P. HOPPE-SEYLER, H. BLUM, L. HERKEL: Schwere und ungünstige Verlaufsformen der Zeckenenzephalitis (FSME) 1979 in Freiburg. Dtsch. med. Wschr. **105**, 921–924, 1980.
CDC: Tick-Paralysis – Washington 1995. Morbid. Mortal. Wkly. Rep. **45**, 325–326, 1996.
HEINZ, F.X., C. KUNZ, H. FAUMA: Preparation of a highly purified vaccine against tick-borne encephalitis by continuous flow ultracentrifugation. J. Med. Virol. **6**, 213–217, 1980.
HOLZMANN, H., M. KUNDI et al.: Correlation between ELISA, hemagglutination inhibition and neutralization tests after vaccination against tick borne encephalitis. J. Med. Virol. **48**, 102–107, 1996.
JETŻNA, C.Z., W. ZAJAE, T. CIĘSIELSKI, S. PANCEWICZ: Epidemiologische und klinische Untersuchungen von Kranken mit Zecken-Enzephalitis aus Nordostpolen. Zbl. Bakt. Hyg. I Abt. Orig. B **178**, 510–521, 1984.
KLOCKMANN, U., K. KRIVANEC, J.R. STEPHENSON, J. HILFENHAUS: Protection against European isolates of tick-borne encephalitis virus after vaccination with a new tick-borne encephalitis vaccine. Vaccine **9**, 210–212, 1991.
KUNZ, C., H. HOFMANN, H. DIPPE: Die FSME-Impfung, eine Maßnahme der Vorsorgemedizin mit hoher Akzeptanz in Österreich. Wien Med. Wschr. **12**, 273–276, 1991.
MÖSE, J.R.: Probleme der Zecken-Enzephalitis. Öff. Gesundh.-Wes. **42**, 446–454, 1980.
RAMELOW, C., J. SÜSS, D. BERNDT et al.: Detection of tick-borne encephalitis RNA in ticks *(Ixodes ricinus)* by the polymerase chain reaction. J. Virol. Meth. **45**, 115–119, 1993.
ROGGENDORF, M., O.E. GIRGSDIES, G. ROSENKRANZ: Epidemiologie und Prophylaxe der Frühsommer-Meningoenzephalitis. Die Gelben Hefte **34**, 74–80, 1994.
ROGGENDORF, CH., E. GOLDHOFER, F.X. HEINZ et al.: Frühsommer-Meningoenzephalitis in Süddeutschland. Münch. med. Wschr. **123**, 1407–1411, 1981.
WHO: Outbreak of tick-borne encephalitis, presumably milk-borne. Weekly Epidemiol. Rec. **69**, 140–141, 1994.
WHO: Tick-borne encephalitis in Latvia and in Sweden. Weekly Epidemiol. Rec. **70**, 120–122, 1995.
WYLER, R., H. MATILE: Zeckenenzephalitis in der Schweiz. Schweiz. Rundsch. Med. (Praxis) **73**, 601–617, 1984.

3.2.2
Indische Waldkrankheit (Kyasanur Forest Disease)

Hierbei handelt es sich um ein durch Zeckenstich übertragenes Fieber mit zentralnervösen Störungen und zum Teil hämorrhagischem Verlauf.

Ätiologie

Der Erreger ist ein Flavivirus (Genus B der Arboviren), das zum Tick-Borne-Encephalitis-Komplex zählt.

Vorkommen und Verbreitung

Die Krankheit kommt regional begrenzt in Indien (Distrikte Shimoga, Nord- und Südkanara sowie Chikamagaloor im Staat Karnataka, früher Mysore) vor. Das Verbreitungsgebiet des Virus in Indien ist viel größer als das der Krankheit. Neben Menschen können auch Affen an Enzephalitis erkranken. Als Reservoire sind inapparent infizierte Rinder und Affen (Rhesus, Languren) sowie kleine Nager und Vögel anzusehen. Erkrankungsfälle beim Menschen treten gehäuft im Frühjahr auf, gefährdet sind vor allem Landwirte und Waldarbeiter. Eine Epidemie wird oft durch Todesfälle bei Affen signalisiert.

Krankheitsfälle treten gehäuft im Zusammenhang mit der Rinderhaltung in neu gerodeten Gebieten auf.

Übertragung

Die Infektion des Menschen erfolgt durch den Stich infizierter *Haemaphysalis*-Zecken (verschiedene Spezies) oder wie bei der Zentraleuropäischen Zeckenenzephalitis durch Genuß von Rohmilch über die Schleimhäute des Magen-Darm-Traktes.

Krankheitsbild

Die Inkubationszeit beträgt 8 Tage. Der Krankheitsverlauf ist biphasisch. Die erste Phase, die etwa eine Woche dauert, verläuft mit Fieber, Kopf- und Muskelschmerzen, Konjunktivitis, Durchfall. Auf den Schleimhäuten können Hämorrhagien auftreten. Nach Abklingen der Symptome kommt es nach 1–3 Wochen zu den Erscheinungen einer Enzephalitis. Die Mortalität kann 5–10% betragen.

Diagnose

Der Erreger wird aus Blut, Liquor oder Organen Erkrankter über Zellkulturen, embryonierte Hühnereier oder im Tierversuch (Säuglingsmäuse) isoliert.

Zum Nachweis von Antikörpern werden heute überwiegend ELISA und indirekte Immunfluoreszenz eingesetzt. Gruppenspezifische Reaktionen mit anderen Flaviviren müssen berücksichtigt werden.

Differentialdiagnose

In Frage kommen andere Zeckenstich-Enzephalitiden und hämorrhagische Fieber.

Therapie

Die Therapie erfolgt symptomatisch.

Prophylaxe

Zeckenbekämpfung mit Repellentien, Tragen von Schutzkleidung und Behandlung der Rinder mit Akariziden.

In den befallenen Gebieten werden Vakzinen zur Schutzimpfung von Menschen eingesetzt und zur Unterbrechung der Infektkette auch Rinder gegen den Erreger geimpft.

Literatur

BLAŽSKOVIŽC, D., H. LIBÍKOVÁ: Arbovirusinfektionen. In: GSELL, O., W. MOHR (Hrsg.): Infektionskrankheiten. Bd. I/1. Springer Verlag, Berlin, 151–265, 1967.

MARCHETTE, N.J.: Arboviral Zoonoses of Asia. In: BERAN, W.B. (ed.): Handbook of Zoonoses. 2nd edition. CRC-Press, Boca Raton, 275–288, 1994.

MONATH, T.P.: Flaviviruses. In: FIELDS, B.N. et al. (eds.): Virology. 2nd edition. Raven Press, New York, 763–814, 1990.

SREENIVASAN, M.A., H.R. BHAT, P.K. RAJAGOPALAN: The epizootics of Kyasanur Forest Disease in wild monkeys during 1964–1986. Trans. R. Soc. Trop. Med. Hyg. **80**, 810–816, 1986.

WEBB, H.E., P.L. RAO: Kyasanur forest disease. A general clinical study in which cases with neurological complications were observed. Royal Soc. Trop. Med. Hyg. **3**, 284–298, 1961.

WORK, T.H.: Russian Spring-Summer virus in India. Kyasanur Forest Disease. Progr. Med. Virol. **1**, 248–279, 1958.

3.2.3 Japanische Enzephalitis

Die Japanische Enzephalitis (JE), früher Japanische B-Enzephalitis genannt, beruht auf einer Flavivirusinfektion, die durch Moskitos übertragen wird.

Ätiologie

Der Erreger, das JE-Virus, gehört zur Gruppe B der Arboviren *(Flaviviridae)* und ist mit dem Erreger der St.-Louis-Enzephalitis, des

Abbildung 3-3:
Erkrankung an Japanischer Enzephalitis in der Endemieregion. Fallzahlen aus dem Berichtszeitraum 1986–1991 (WHO: Wkly. Epidemiol. Rec. **16**, 114, 1994).

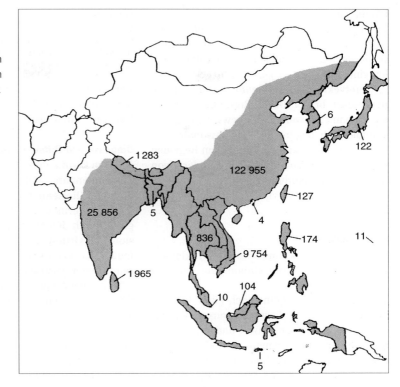

West-Nil-Fiebers und der Murray-Valley-Enzephalitis serologisch eng verwandt.

Vorkommen und Verbreitung

Die Krankheit ist in weiten Teilen Asiens endemisch und epidemisch (Abb. 3-3).

Das JE-Virus wurde in der maritimen Region Sibiriens, in China, Japan, Korea, Taiwan, auf den Philippinen, in Vietnam, Thailand, Indonesien, Burma, Malaysia, Bangladesh, Süd- und Ostindien, neuerdings auch auf Bali und in Australien nachgewiesen. Die Japanische Enzephalitis kommt in den tropischen Gebieten Asiens während des ganzen Jahres vor, während in den Zonen mit gemäßigtem Klima der Winter ausgespart ist.

In tropischen Regionen Asiens haben bis zu 70% der Erwachsenen Antikörper, bei Epidemien sind dort vor allem die Kinder betroffen, bei denen die Manifestationsrate auf 0,2% der Infizierten geschätzt wird. Bei den amerikanischen Soldaten in Vietnam betrug die Manifestationsrate etwa 4%.

Verschiedene Wirbeltierspezies (Schweine, Rinder, Ziegen, Katzen, Hunde), Vögel, Fledermäuse, Schlangen und Kröten sind unter natürlichen Bedingungen mit JE-Virus infiziert.

Im natürlichen Infektionszyklus spielen vor allem Schweine und Reiher, bei denen ebenfalls virämische Infektionen vorkommen, eine Rolle.

Das Fehlen der JE in Indonesien, die im Nachbarland Malaysia häufig vorkommt, wird auf die in einem rein islamischen Land geringe Schweinehaltung zurückgeführt.

Einschleppungen des JE-Virus in bisher nicht betroffene Gebiete kommen vor. 1990 wurde erstmals ein Ausbruch auf der Insel Saipan beobachtet. Besuchern der Insel Bali wird neuerdings auch bei kurzfristigen Aufenthalten in Touristengebieten zur Impfung gegen JE geraten.

Bei Moskitos ist die transovarielle Virusübertragung bewiesen, so daß sie auch das Virusreservoir für die Überwinterung in den gemäßigten Zonen stellen können.

Übertragung

Die Übertragung erfolgt durch *Culex*- und *Aedes*-Moskitos, wobei je nach geographischer Region unterschiedliche Spezies beteiligt sind.

Hauptvektor ist *C. tritaeniorhynchus*, der in Reisfeldern brütet. Durch Reisanbau in Kombination mit Schweinehaltung wird die JE epidemiologisch begünstigt. Das saisonale Auftreten der Erkrankung in nördlichen Regionen wird mit dem Vogelzug, insbesondere von Reihern, in Verbindung gebracht.

Eine Übertragung von Mensch zu Mensch kommt nicht vor.

Krankheitsbild

Die meisten Infektionen verlaufen klinisch inapparent. Die Manifestationsrate liegt bei 1:200 bis 1:1000.

Die Krankheit beginnt nach einer Inkubationszeit von 4–14 Tagen mit einem Vorstadium, das 2–3 Tage dauert und mit Fieber, Kopfschmerz, allgemeinem Krankheitsgefühl und uncharakteristischen, respiratorischen und gastrointestinalen Störungen einhergeht. Danach entwickelt sich das Vollbild der Erkrankung mit meningealen Reizsymptomen, Bewußtseinstrübung, Krämpfen (vor allem bei Kindern), Rigidität, Ataxie, Tremor, unkontrollierten Bewegungen, Hirnnervenlähmungen, Paresen, pathologischen Reflexen. Bei günstigen Verläufen normalisiert sich die Temperatur nach 7–9 Tagen, die neurologischen Ausfälle bilden sich zurück. Ungünstige Verläufe führen bei anhaltendem Fieber, zunehmender neurologischer Symptomatik und kardialen und respiratorischen Komplikationen zum Tod. Die Letalität der klinisch manifesten Infektion beträgt bei Kindern 20%, bei Erwachsenen über 50 Jahre 50%. Die Rekonvaleszenz dauert lange. Bleibende Störungen in Form von motorischen oder sensorischen Ausfällen, Choreoathetosen, Parkinsonismus und psychopathologischen Symptomen werden bei 30–40% der Überlebenden registriert. Erkrankungen mit vorwiegend myelitischen oder bulbären Ausfällen kommen vor. Transplazentare Infektionen führen zu Kindstod und Abort.

Die Infektion verläuft bei Tieren subklinisch, nur bei trächtigen Schweinen kann sie zum Abort und Tod der Ferkel führen. Virämische Infektionen sind unter natürlichen Bedingungen bei Schweinen und Fröschen nachgewiesen.

Bei Pferden ist die JE eine der bedeutendsten neurotropen Virusinfektionen, die mit hohen Verlusten einhergeht.

Diagnose und Differentialdiagnose

Klinisch kann eine Verdachtsdiagnose nur im Zusammenhang mit der epidemiologischen Situation (Reiseanamnese) gestellt werden.

Die Sicherung der Diagnose erfolgt serologisch durch den Nachweis einer Serokonversion oder virusspezifischer IgM-Antikörper im Liquor. Kreuzreaktionen mit anderen Flaviviren müssen berücksichtigt werden.

Virusisolierungen aus Liquor oder Blut gelingen nur in den seltensten Fällen. Nach letalen Verläufen kann das Virus aus Gehirngewebe isoliert oder fluoreszenzmikroskopisch nachgewiesen werden.

Neuerdings wird auch die Polymerase-Kettenreaktion (RT-PCR) zum Erregernachweis empfohlen.

Die Differentialdiagnose umfaßt ein großes Spektrum von Virusenzephalitiden.

Therapie

Eine spezifische Therapie gibt es nicht. Die Behandlung ist symptomatisch. Bei komatösen Verläufen sind Maßnahmen zur Stützung der vitalen Funktionen erforderlich, bei Krämpfen werden Antikonvulsiva, bei Hirndruckzeichen Mannoseinfusionen gegeben.

Prophylaxe

Zur Individualprophylaxe stehen in China und Japan inaktivierte Virusvakzinen aus Mäusegehirn und aus Zellkulturen mit guter Immunogenität und Schutzwirkung zur Verfügung. Die Vakzinen basieren auf dem Stamm Beijing-1 des JE-Virus. Sie schützen auch gegen die Murray-Valley-Enzephalitis. Das empfohlene Immunisierungsschema lautet: zwei Immunisierungen im Abstand von 2 Wochen und eine Boosterimpfung nach einem Jahr sowie Auffrischimpfungen alle 3 bis 4 Jahre. Die

Vakzinen sind weitgehend frei von Nebenwirkungen, insbesondere gibt es keine Berichte über postvakzinale Demyelinisierungs-Enzephalitis.

In der Bundesrepublik Deutschland ist bis jetzt keine Vakzine gegen Japanische Enzephalitis zugelassen. Moderne Vakzinen auf der Basis von Attenuierung und von rekombinanter DNS-Technik wurden entwickelt, haben aber noch keine breite Anwendung gefunden.

Maßnahmen wie Änderungen in der Schweinehaltung, Gebrauch von Insektiziden und Rückgang des Reisanbaus werden neben der Massenimpfung der Bevölkerung für die abnehmende Häufigkeit der Japanischen Enzephalitis in Japan und in Korea verantwortlich gemacht.

Weitere Hinweise

Zur Meldepflicht siehe Anhang, Kapitel 5.

Literatur

CDC: Inactivated Japanese encephalitis virus vaccine. Recommendations of the advisory committee on immunization practices (ACIP). Morbidity & Mortality Weekl. Rep. **42**, RR-1, 1–15, 1993.

HAMMON, W.M., M. KITAOKA, W.G. DOWNS (eds.): Immunization for Japanese Encephalitis. Williams and Wilkins Co., Baltimore 1971.

HOKE, C.H., A. NISALEK, N. SANGAWHIPA et al.: Protection against Japanese Encephalitis by inactivated vaccines. New Engl. J. Med. **319**, 608–614, 1988.

KETEL, W.B., A.J. OGNIBENE: Japanese B Encephalitis in Vietnam. Am. J. Med. Sci. **261**, 271–279, 1971.

MONATH, T.P.: Flaviviruses. In: FIELDS, B.N. et al. (eds.) Virology. Raven Press, New York, 763–814, 1990.

PAUL, W.S., P.S. MOORE, N. KARABATSOS et al.: Outbreak of Japanese Encephalitis on the Island of Saipan 1990. J. Inf. Dis. **167**, 1053–1058, 1993.

WHO: Japanese Encephalitis: Inactivated Japanese encephalitis vaccine. Weekly epidem. Rec. **69**, 113–120, 1994.

3.2.4
Kalifornische Enzephalitis

Die Kalifornische oder La-Crosse-Enzephalitis ist eine durch Moskitos übertragene, akute Erkrankung des Zentralnervensystems, die im Sommerhalbjahr in verschiedenen Gegenden der USA auftritt.

Ätiologie

Die Erreger sind Arboviren aus der Familie der *Bunyaviridae*, Genus Bunyavirus.

Die Viren des California-Enzephalitis-Komplexes (14 Serotypen) besitzen gemeinsame Antigene, sind aber serologisch voneinander zu unterscheiden. La-Crosse-Virus ist einer dieser Subtypen, ein anderer ist das Tahynavirus, das in der ehemaligen CSSR isoliert wurde und dort influenzaartige Erkrankungen beim Menschen verursacht hat.

Tahynavirus und andere Viren der California-Enzephalitis-Gruppe kommen auch in der Bundesrepublik Deutschland vor, wie der Nachweis neutralisierender Antikörper bei Personen ländlicher Wohngebiete sowie Virusisolierungen aus Moskitos, die im Gebiet des oberen Mains gefangen worden waren, zeigten. Zusammenhänge mit Erkrankungen beim Menschen wurden jedoch bisher nicht festgestellt.

Vorkommen, Verbreitung und Übertragung

Zwischen 30 und 160 Erkrankungsfälle an Kalifornischer Enzephalitis kommen jährlich in den USA vor. Besonders betroffen sind Kinder unter 15 Jahren. Die Zahl klinisch inapparenter Infektionen ist hoch: Bei 40% der Bevölkerung von Wisconsin wurden Antikörper gefunden. Epidemien sind besonders häufig in Wisconsin, Minnesota und Ohio; sporadische Fälle kommen in North Carolina und Florida vor.

Die Erreger werden von zahlreichen Moskitospezies übertragen. Kleine Säugetiere wie Wildkaninchen und Eichhörnchen sind Erregerreservoire und Amplifikationswirte. Das Überwintern der Erreger wird durch vertikale, transovarielle und transstadiale Virusübertragung bei den Moskitos ermöglicht.

Das La-Crosse-Virus, der pathogenetisch wichtigste Erreger dieser Gruppe, benutzt *Aedes triseriatus* als Vektor und Eichhörnchen als Wirtstiere.

Männer sind von der Kalifornischen Enzephalitis häufiger betroffen als Frauen, möglicherweise weil die Infektion bei Aktivitäten im Freien erworben wird.

Krankheitsbild

Die Inkubationszeit beträgt 5-10 Tage.

Der Krankheitsbeginn ist schleichend mit subfebrilen Temperaturen und Kopfschmerzen. Verwirrtheitszustände und Krämpfe führen die Patienten zum Arzt. Die Patienten können komatös werden und die Zeichen einer Meningitis erkennen lassen. Pathologische Reflexe oder Paralysen gehören nicht zum klinischen Bild. Das Fieber dauert durchschnittlich zwei Wochen. Die Rekonvaleszenz kann – besonders bei Kindern – langwierig sein. Als Dauerschäden werden epileptische Anfälle bei 10% der Patienten sowie Paresen und Lernstörungen (2%) vor allem bei Kindern beobachtet. Todesfälle sind selten (1%).

Diagnose und Differentialdiagnose

Die Krankheit ist aufgrund des klinischen Bildes nicht zu diagnostizieren. Virusisolierungen sind bei lebenden Patienten nie gelungen, sondern nur postmortal aus Hirngewebe. Die Viren dieser Gruppe verursachen produktive, zytozide Infektionen in BHK 21- und Verozellen und peristierende, nicht zytolytische Infektionen in Moskito-Zellkulturen. Die Diagnose wird immer serologisch durch den Nachweis einer Serokonversion, ansteigender Antikörpertiter oder virusspezifischer IgM-Antikörpertiter gestellt.

Andere Virusenzephalitiden und posttraumatische subdurale Hämatome sind differentialdiagnostisch auszuschließen.

Therapie und Prophylaxe

Eine spezifische Therapie und eine Vakzine zur aktiven Immunisierung gibt es nicht. Die Behandlung ist symptomatisch.

Maßnahmen zur Vektorkontrolle stoßen wegen der Lebensgewohnheiten der baumbrütenden Moskitos auf große Schwierigkeiten, deshalb ist lediglich der individuelle Schutz gegen Moskitostiche durch ausreichende Kleidung und Repellentien durchführbar.

Weitere Hinweise

Zur Meldepflicht siehe Anhang, Kapitel 5.

Literatur

ACKERMANN, R., W. SPITTALER, W. PROFITTLICH, D. SPIECKERMANN: Untersuchungen zur Frage der Infektionen mit Viren der California-Encephalitis-Gruppe in der Bundesrepublik Deutschland. Zbl. Bakt. I. Orig. 212, 416-418, 1969.

GONZALEZ-SCARRANO, F., N. NATHANSON: Bunyaviruses. In: FIELDS, B.N. et al. (eds.) Virology. 2nd edition. Raven Press, New York, 1195-1228, 1990.

KNUDSEN, A.B., R. SLOOF: Vector-borne disease problems in rapid urbanization: New approaches to vector control. Bull. WHO 70, 1-6, 1992.

MONATH, T.P.: Ecology and control of moskitoborne arbovirus disease. In: KURSTAK, E., R.G. MARUSYK (eds.): Control of virus disease. M. Dekker, New York, 115-134, 1984.

PORTERFIELD, J.S. et al.: Bunyaviruses and *Bunyaviridae*. Intervirol. 6, 13-24, 1975/76.

3.2.5
Louping Ill

Bei dieser Erkrankung handelt es sich um eine durch Zecken übertragene Arbovirusinfektion, die große Ähnlichkeit mit der Frühsommer-Meningoenzephalitis hat, im Gegensatz zu dieser aber nur selten beim Menschen auftritt.

Der Name „louping" ist ein schottisches Dialektwort und weist auf die Hyperaktivität und hüpfende Gangart der mit diesem Virus infizierten Schafe hin.

Ätiologie

Der Erreger ist ein Flavivirus (Gruppe B der Arboviren).

Es gehört zu den durch Zecken übertragenen Enzephalitisviren (Tick-Borne-Encephalitis-Komplex), zu denen die Viren der Frühsommer-Meningoenzephalitis (FSME), des Omsker Hämorrhagischen Fiebers, der Kyasanur-Forest-Krankheit und einige andere Viren gerechnet werden.

Vorkommen und Verbreitung

Louping Ill kommt vor allem bei Schafen und Rindern in Schottland, Nordengland, Wales und Irland vor und ist auch in Frankreich, Schweden, Finnland, Polen, Portugal, Bulgarien und den Nachfolgestaaten der ehemaligen Sowjetunion sowie neuerdings in Norwegen beobachtet worden.

Die Krankheit der Schafe hat in Ost-Schottland den Charakter einer herdförmig verbreiteten Enzootie, während im Westen eher periodisch auftretende Epizootien die Regel sind. Eine Schlüsselrolle in der Epidemiologie von Louping Ill kommt, ähnlich wie bei FSME, der Zeckenart *Ixodes ricinus* zu, die als Vektor und als Erregerreservoir fungiert.

Neben Schafen spielen Moorhühner, Rotwild, Hasen, Wildkaninchen, Feldmäuse, Fledermäuse und Igel epidemiologisch eine Rolle.

Übertragung

Erkrankungen des Menschen sind selten. Unter 35 bekannt gewordenen Fällen bei Menschen wurden 26 durch Laborinfektionen, der Rest durch Kontakt mit erkrankten Schafen oder durch Zeckenstiche verursacht. Aerogene Infektionen (Staub) sind bekannt geworden. Eine Übertragung durch Milch oder Käse scheint beim Louping Ill im Gegensatz zur FSME nicht vorzukommen.

Krankheitsbild

Klinisch inapparent verlaufende Infektionen wurden beim Menschen nachgewiesen. Die klinische Krankheit verläuft biphasisch.

Nach einer Inkubationszeit von 4–7 Tagen beginnt die Krankheit mit einem influenzaartigen Prodromalstadium, welches 2–11 Tage dauert. Dann folgt ein beschwerdefreies Intervall von 1–2 Wochen Dauer. Daran schließt sich mit erneutem Fieberanstieg die Phase der Organmanifestation im Zentralnervensystem an.

Das Schaf reagiert auf die Infektion mit Louping Ill-Virus mit kurzdauernder Virämie, begleitet von leichtem Fieber. Nach mehreren Tagen können nervöse Symptome folgen, geprägt von Inkoordination der Bewegungen (Springkrankheit), dann Paralyse. Letalität 20–50%. Auch Hunde können nach der Infektion mit zentralnervösen Störungen erkranken.

Diagnose und Differentialdiagnose

Die Diagnose basiert auf dem Erregernachweis in Liquorproben, ferner auf dem Nachweis von Antikörpertiteranstiegen in gepaarten Serumproben.

Differentialdiagnostisch sind Erreger von Meningitiden und Meningoenzephalitiden in Betracht zu ziehen (Näheres siehe Frühsommer-Meningoenzephalitis).

Therapie und Prophylaxe

Eine spezifische Therapie existiert nicht. Die selten auftretenden Erkrankungen des Menschen rechtfertigen nicht die Einführung einer Vakzine zum allgemeinen Gebrauch. Gefährdet sind in erster Linie Laborpersonal, Schafhirten und Veterinäre.

Für Schafe hat sich die breite Anwendung einer formalininaktivierten Vakzine aus infizierten Schafnieren-Zellkulturen bewährt.

Weitere Hinweise

Zur Meldepflicht siehe Anhang, Kapitel 5.

Literatur

GAO, G.F., W.R. JIANG, M.H. HUSSAIN et al.: Sequencing and antigenic studies of a Norwegian virus isolated from encephalomyelitic sheep confirm the existence of louping Ill virus outside Great Britain and Ireland. J. Gen. Virol. **74**, 109–114, 1993.

MÖSE, J.R.: Frühsommer-Meningo-Enzephalitis und andere Arbovirosen. Bundesgesundhbl. **25**, 243–249, 1982.

REID, H.W., C.A. GIBBS, C. BURRELLS, T.C. DOHERTY: Laboratory infections with Louping-Ill Virus. Lancet I, 592–593, 1972.

SCHMIDT, D.: Louping Ill. In: RÖHRER, H. (Hrsg.): Handbuch der Virusinfektionen bei Tieren. Bd. IV. VEB Gustav Fischer Verlag, Jena, 471–486, 1969.

3.2.6 Murray-Valley-Enzephalitis

Die Murray-Valley-Enzephalitis (MVE) ist eine in Australien und Neu-Guinea vorkommende Arbovirusinfektion, die enge Beziehungen zur Japanischen Enzephalitis aufweist. Es handelt sich um eine lebensbedrohliche Krankheit.

Ätiologie

Das MVE-Virus zählt zur Familie *Flaviviridae* (Gruppe B der Arboviren).

Es besitzt eine enge Antigenverwandtschaft zu anderen, durch Moskitos übertragenen Flaviviren, besonders zu den Erregern der Japanischen Enzephalitis, der St.-Louis-Enzephalitis und des West-Nil-Fiebers, die innerhalb dieser Gruppe einen antigenetisch besonders eng verwandten Komplex bilden.

Kunjinvirus, ein enger Verwandter des West-Nil-Virus, kommt im Verbreitungsgebiet der Murray-Valley-Enzephalitis vor und verursacht ebenfalls Erkrankungen des Menschen.

Vorkommen, Verbreitung und Übertragung

Zwischen 1917 und 1974 sind in Australien acht größere Epidemien registriert worden. Aufgrund serologischer Untersuchungen ist anzunehmen, daß das Virus in Australien und Neu-Guinea endemisch ist. Epidemien gibt es im Spätsommer (Februar bis April).

Der Erreger persistiert in einem Erhaltungszyklus zwischen Wasservögeln (Reiher, Fischreiher und Pelikane) und Moskitos und wird durch Moskitos auf den Menschen übertragen. Hauptvektor ist *Culex annulirostris*, ein Teichbrüter.

Krankheitsbild

Aufgrund serologischer Erhebungen wird angenommen, daß die Infektion nur in 0,2% der Fälle klinisch manifest wird.

Die Krankheit beginnt plötzlich mit Kopfschmerzen, Inappetenz, Erbrechen, schwerem Krankheitsgefühl, Erregbarkeit, Benommenheit, Fieber und Meningismus. Schwere Verläufe führen mit Krämpfen und Koma zum Tod. Lähmungen des oberen oder unteren motorischen Neurons können Schluck- und Atemstörungen verursachen. Die Krankheit dauert zwei Wochen und hinterläßt bei einem Teil der Patienten schwere psychische und neurologische Defekte. Die Letalität betrug in den ersten Epidemien 60% und konnte durch moderne Intensivpflege auf 20% gesenkt werden. Dabei nahm allerdings der Anteil der Defektheilungen zu.

Diagnose und Differentialdiagnose

Die Verdachtsdiagnose kann aufgrund klinischer und epidemiologischer Besonderheiten gestellt und muß durch die Labordiagnostik bestätigt werden. Zu Lebzeiten ist die Diagnose serologisch durch Nachweis hämagglutinationshemmender IgM-Antikörper zu stellen. Heute wird vorwiegend der ELISA zum Antikörpernachweis verwendet. Kreuzreaktionen mit anderen Flaviviren, vor allem mit dem Kunjinvirus und mit Dengueviren, sind zu berücksichtigen. Eine Isolierung des MVE-Virus aus Blut- oder Liquorproben ist noch nicht gelungen. Das Virus kann allerdings postmortal aus Gehirn und Rückenmark isoliert werden.

Differentialdiagnostisch ist an die anderen bekannten Virusenzephalitiden zu denken.

Therapie und Prophylaxe

Die Behandlung ist symptomatisch und erfordert eine Intensivbehandlung. Eine spezielle Vakzine gibt es nicht. Impfstoffe gegen das Virus der Japanischen Enzephalitis schützen auch gegen die Murray-Valley-Enzephalitis.

Prophylaktisch wird in der Nähe menschlicher Siedlungen die Moskitobekämpfung mit Larviziden und Adultiziden durchgeführt.

Weitere Hinweise

Zur Meldepflicht siehe Anhang, Kapitel 5.

Literatur

AASKOV, J.G., R.L. DOHERTY: Arboviral zoonoses of Australia. In: BERAN, U.B. (ed.): Handbook of Zoonoses, Section B. 2nd edition. CRC-Press, Boca Raton, 289–304, 1994.

MACKENSIE, J.S., D.W. SMITH, A.K. BROOM, M. BUCENS: Australian encephalitis in western Australia, 1978–1991. Med. J. Austral. **158**, 591–595, 1993.

3.2.7 Pferdeenzephalomyelitiden

3.2.7.1 Ostamerikanische Pferdeenzephalomyelitis

Die Ostamerikanische Pferdeenzephalomyelitis (Eastern Equine Encephalitis, EEE) ist eine durch Moskitos übertragene Zoonose von Wildvögeln, die akute Erkrankungen des Zentralnervensystems bei Menschen und Pferden hervorruft.

Wichtig ist es, sie von der Westlichen und der Venezolanischen Pferdeenzephalomyelitis zu unterscheiden, zwei Zoonosen mit ganz ähnlichen Krankheitsbildern und ähnlicher Epidemiologie, die aber aufgrund unterschiedlicher Erreger eindeutig von der Ostamerikanischen Pferdeenzephalomyelitis zu differenzieren sind.

Ätiologie

Der Erreger ist das östliche Pferdeenzephalomyelitis-Virus (EEE-Virus), ein Togavirus aus dem Genus Alphavirus.

Eine serologisch unterscheidbare Variante des EEE-Virus kommt in Mittelamerika und Teilen Südamerikas vor; sie verursacht aber nur selten neurologische Krankheiten beim Menschen.

Vorkommen, Verbreitung und Übertragung

Das EEE-Virus persistiert in Nordamerika in einem natürlichen Infektionszyklus zwischen *Culiseta melanura* und einer großen Anzahl verschiedener Wildvögel. Weitere Wirte sind Fasane, Nagetiere und Pferde. Den inapparenten Infektionszyklen in wildlebenden Vögeln folgen Ausbrüche der Erkrankung bei Fasanen, die dann ihrerseits zur Infektionsquelle für Pferde und Menschen werden. Bei Fasanen ist die direkte Virusübertragung ohne Zwischenschaltung eines Vektors nachgewiesen. Bei Infektion von Pferden und Menschen dient nicht *Culiseta melanura*, sondern *Aedes sollicitans* und *Aedes vexans* als Vektor.

In 1990 wurde EEE-Virus erstmals aus einem neu in die USA importierten Moskito, *Aedes albopictus*, isoliert.

Das Vorkommen der Ostamerikanischen Pferdeenzephalomyelitis ist beschränkt auf die Küstenregionen im Osten der USA und Kanadas. Eine für den Menschen harmlosere Variante des EEE-Virus kommt in Mexiko und Südamerika vor. Indirekte Hinweise auf das Vorkommen des EEE-Virus gibt es aus der ehemaligen Tschechoslowakei, Polen, der ehemaligen UdSSR, Thailand und den Philippinen.

Für die Virusinfektionszyklen zwischen *Culiseta melanura* und Wildvögeln spielen Frischwassersümpfe in waldreichen Küstengebieten der Ostküste der USA eine wesentliche Rolle. In jedem Frühjahr kommt es im Zusammenhang mit der Nordwärtswanderung der Wildvögel zu einer Wanderung der Ostamerikanischen Pferdeenzephalomyelitis vom Süden der Vereinigten Staaten in den Norden Kanadas. Die Infektion ist immer zuerst bei den Wildvögeln, danach bei den Fasanen und dann bei Pferd und Mensch nachweisbar. Die Frage, auf welche Weise das Virus überwintert, ist ungeklärt.

Krankheitsbild

Manifeste Erkrankungen des Menschen sind selten, zwischen 1964 und 1989 wurden 122 laborbestätigte Fälle registriert. Man schätzt, daß die EEE-Infektion des Menschen in ca. 50% der Fälle zu einer klinisch manifesten Erkrankung führt. Bei hospitalisierten Patienten liegt die Letalität bei 50% und darüber. Viele Überlebende haben bleibende neurologische Defekte oder Funktionsstörungen, unabhängig vom Lebensalter.

Die Krankheit beginnt nach einer Inkubationszeit von 7–10 Tagen mit plötzlichem Fieberanstieg, Kopfschmerzen, Konjunktivitis, Übelkeit und Erbrechen. Das Krankheitsbild schreitet besonders bei Erwachsenen rasch von Benommenheit zu Delirium und Koma fort. Die Patienten zeigen Nackensteifigkeit, Übererregbarkeit; zeitweilig ist das Kernigsche Zeichen positiv, die Reflexe können fehlen oder hyperaktiv sein, die Muskeln der Extremitäten sind spastisch. Die Patienten sind, sofern sie bei Bewußtsein sind, unfähig zu sprechen oder zu schlucken, exzessiver Speichelfluß ist üblich. Die Krankheit endet innerhalb von 2 Wochen, oft schon innerhalb der ersten 7 Tage tödlich. Bei Überlebenden pflegen die Zeichen einer ZNS-Beteiligung mit wechselnder Symptomatik noch über mehrere Wochen anzuhalten, ehe die Patienten allmählich das Bewußtsein wiedererlangen. Im Verlauf der Rekonvaleszenz zeigt sich dann, welche Zentren und Innervationsgebiete bleibende Schäden erlitten haben. Bei Kindern findet sich oft ein biphasischer Krankheitsverlauf. Unter den Laborbefunden ist eine polymorphkernige Leukozytose bis zu $50 000/mm^3$ besonders charakteristisch, der Liquordruck ist erhöht, die Zellen können bis auf 1000/3 vermehrt sein.

Bei Pferden verläuft die Infektion in der Hälfte der Fälle mit klinischen Manifestationen. Die Sterblichkeit kann bis zu 90% betragen. Auch Fasanen und Enten erkranken, andere Vogelspezies nicht.

Diagnose
Der Virusnachweis im Blut oder Liquor gelingt nur in Ausnahmefällen. Dagegen läßt sich das Virus bei der Autopsie leicht aus Gehirngewebe isolieren.

In den meisten Fällen wird die Diagnose serologisch durch Nachweis virusspezifischer IgM-Antikörper oder eines signifikanten Titeranstieges gestellt.

Differentialdiagnose
Die Differentialdiagnose wird bei gegebener epidemiologischer Situation (Todesfälle bei Fasanen und Pferden in feucht-heißem Sommer und in der Nachbarschaft von Frischwasser-Sümpfen) und in schwer verlaufenden Fällen keine besonderen Schwierigkeiten bereiten. Sporadisch auftretende Fälle mit leichten Verlaufsformen werden meist nicht diagnostiziert oder müssen gegen eine Reihe anderer Meningoenzephalitiden abgegrenzt werden.

Therapie
Es gibt keine spezifische Therapie. Der Krankheitsverlauf nach Ausbruch der Symptome wird durch passiv übertragene Antikörper nicht beeinflußt. Die Behandlung ist symptomatisch und beschränkt sich auf die Erhaltung der Lebensfunktionen. In der Rekonvaleszenz sind passive und aktive Bewegungsübungen wichtig.

Prophylaxe
Die Seltenheit der Erkrankung rechtfertigt die Einführung einer Impfung nicht. Laborpersonal und andere Personen mit hohem Infektionsrisiko können mit einer formalininaktivierten Vakzine geschützt werden. Eine ähnliche Vakzine steht auch für Pferde zur Verfügung.

Prophylaktische Maßnahmen beschränken sich vor allem auf die Bekämpfung der Moskitos in Brutgebieten. Durch Aufklärung wird die Bevölkerung auf die Möglichkeiten zur Vermeidung von Moskitostichen hingewiesen.

Weitere Hinweise
Zur Meldepflicht siehe Anhang, Kapitel 5.

Literatur
CDC: Eastern Equine Encephalitis associated with *Aedes albopictus* – Florida 1991. Morbidity & Mortality Wkly. Rep. **41**, 115–118, 1992.

GRADY, G., H.K. MAXFIELD, S.W. HILDRETH et al.: Eastern equine encephalitis in Massachusetts 1957–1976: A prospective study centered upon analyses of mosquitoes. Am. J. Epidemiol. **107**, 170–178, 1978.

GRIFFIN, D.E.: Equine Encephalitis Viruses. In: WEBSTER, R.G., A. GRANOFF: Encyclopedia of Virology. Bd. I. Academic Press, London, 416–423, 1994.

JOHNSON, R.T.: Acute encephalitis. Clin. Inf. Dis. **23**, 219–226, 1996.

McGOWAN, F.E. Jr., J.A. BRYAN, M.B. GREGG: Surveillance of arboviral encephalitis in the United States, 1955–1971. Am. J. Epidemiol. **97**, 199–207, 1973.

MITCHEL, C.J., M.L. NIEBYLSKI, G.C. SMITH et al.: Isolation of eastern equine encephalitis virus from *Aedes albopictus* in Florida. Science **257**, 526–527, 1992.

ROSEN, L.: Overwintering mechanisms of mosquito borne arboviruses in temperate climates. Am. J. Trop. Med. Hyg. **37**, 69–78, 1991.

SCULLY, R.E., E.J. MARK, B.V. McNELLY (eds.): Case records of the Massachusetts General Hospital: Case 50–1984, New Engl. J. Med. **311**, 1559–1566, 1984.

3.2.7.2
Westamerikanische Pferdeenzephalomyelitis

Die Westamerikanische Pferdeenzephalomyelitis (WEE), auch als Westliche Enzephalitis (WE) bezeichnet, ist eine Arbovirusinfektion, an der vorwiegend Pferde und Menschen erkranken.

Ätiologie
Erreger ist das WEE- oder WE-Virus, ein Togavirus aus dem Genus Alphavirus, das serologische Kreuzreaktivität mit anderen, durch Moskitos übertragenen Alphaviren aufweist.

Vorkommen, Verbreitung und Übertragung

Das Verbreitungsgebiet des WEE-Virus erstreckt sich auf weite Teile Nord- und Südamerikas. In den tropischen Regionen Mittelamerikas kommt es nicht vor.

Größere Epidemien sind beim Menschen bisher nur im Gebiet zwischen dem Mississippi-Becken und den Rocky Mountains und in Brasilien aufgetreten. Unter der Bevölkerung in Colorado fand man 10,9%, in Nord-Utah 8,6% Träger von Antikörpern gegen WEE-Virus.

Obwohl das Virus für Pferde und Menschen besonders hohe Virulenz besitzt, kommt diesen Spezies keine Bedeutung bei der Verbreitung des Erregers zu, weil die Höhe der Virämie nicht ausreicht, um eine Infektion von Moskitos zu ermöglichen. Hausgeflügel, Schweine, Rinder und wildlebende Nager werden infiziert, erkranken aber nicht und haben ebenfalls keine Bedeutung als Erregerreservoir.

Die wichtigsten Amplifikationswirte scheinen Wildvögel, besonders Jungvögel, zu sein. Bei Umgebungsuntersuchungen waren Wildvögel (z.B. nistende Hausschwalben) die ergiebigste Quelle für die Virusisolierung.

Der Überwinterungsmechanismus der WEE in den gemäßigten Regionen ist unbekannt.

WEE-Virus ist bereits im Juni/Juli in Naturherden nachweisbar, Erkrankungen von Pferden und Menschen treten aber erst im August auf.

Die meisten WEE-Epidemien treten unter Bedingungen auf, bei denen die Juni-Isotherme höher als 21,1°C ist. Starke Regenfälle im Sommer begünstigen das Auftreten der Seuche, weil sie größere Vektorpopulationen zur Folge haben.

Zahlreiche Moskitospezies, andere Insekten und Milben können unter natürlichen Bedingungen mit WEE-Virus infiziert sein. Der wichtigste Vektor der WEE ist die Moskitoart *Culex tarsalis*. Der Erreger der St.-Louis-Enzephalitis, ein Flavivirus, wird vom gleichen Vektor verbreitet. Beide Krankheiten treten unter gleichartigen epidemiologischen Bedingungen auf.

Krankheitsbild

Die Virulenz des WEE-Virus ist altersabhängig, sie ist besonders hoch für Kinder: Die Rate klinisch manifester Infektionen beträgt bei Kindern 1:58 und bei Erwachsenen 1:1150. In einzelnen Epidemien wurden 30% der klinisch manifesten Infektionen bei Kindern unter einem Jahr registriert.

Die Krankheit beginnt nach einem uncharakteristischen Prodromalstadium mit Fieber und Myalgien, bei Erwachsenen oft ohne Prodrome. Bei der Erkrankung der Kinder stehen Krämpfe, pathologische Reflexe, schlaffe und spastische Lähmungen im Vordergrund. Dauerschäden mit geistiger Retardierung, emotionaler Labilität und spastischen Lähmungen kommen bei 50% der erkrankten Kinder vor. Mit zunehmendem Lebensalter verschiebt sich die Symptomatik: Krämpfe und Lähmungen treten nur selten auf, statt dessen werden vor allem Benommenheit, Lethargie, Koma, Nackensteifigkeit, Kopfschmerzen, Sehstörungen und Photophobie beobachtet. Bei den Erkrankungen der Erwachsenen sind Dauerschäden selten. Die Letalität der WEE-Infektionen beträgt 7–20%.

WEE-Virus ist für Pferde weniger virulent als das Virus der Östlichen Pferdeenzephalomyelitis. Die Inkubationszeit beträgt ein bis drei Wochen. Die Symptomatik umfaßt Fieber, Müdigkeit, Schläfrigkeit, Erregbarkeit, Koordinations- und Gleichgewichtsstörungen, Schluckbeschwerden, Lähmung der Lippen und Unfähigkeit zu stehen. Die Letalität beträgt 20–30%, bei einzelnen Epizootien bis zu 50%.

Diagnose

Vorausgegangene (bis zu 3 Wochen) oder gleichzeitige Enzephalitisfälle bei Pferden können einen epidemiologischen Hinweis auf WEE geben.

Zum Antigennachweis existiert ein Genusspezifischer Capture-ELISA. Die Diagnose wird am häufigsten durch Nachweis spezifischer IgM-Antikörper mit einem μ-Capture-ELISA gestellt.

Wegen der serologischen Verwandtschaft mit VEE-, EEE- und anderen Alphaviren müssen heterologe Alphaviren als Kontrolle mitgeführt werden.

Bei verstorbenen Patienten kann das Virus im Gehirngewebe über Zellkulturen nachgewiesen werden.

Differentialdiagnose

Aufgrund des klinischen Bildes müssen Erreger von Meningitiden und Enzephalitiden, vor allem die St.-Louis-Enzephalitis, differentialdiagnostisch berücksichtigt werden, darunter saisonal bedingt besonders die Enteroviren.

Therapie

Eine spezifische Therapie gibt es nicht. Die Behandlung ist symptomatisch. Wasser- und Elektrolythaushalt müssen überwacht werden. Zur Fiebersenkung sollten physikalische Mittel bevorzugt werden, weil Antipyretika die Interferonproduktion einschränken.

Prophylaxe

Zum Schutz von Personen mit hohem Risiko wurde eine experimentelle, formalininaktivierte Vakzine entwickelt. Bei Epidemien und Epizootien ist es besonders wichtig, Kleinkinder und Schwangere mit Moskitonetzen, Repellentien und Insektiziden vor Moskitostichen zu schützen.

Für die Anwendung bei Pferden gibt es eine formalininaktivierte Vakzine, durch welche die Pferde geschützt werden, die aber den Wert der Pferde als Indikatorwirte einschränkt.

Die wichtigste Prophylaxe sowohl für Mensch als auch Tiere wäre die Vektorenkontrolle, deren Anwendbarkeit aber durch die geringe Selektivität der verfügbaren Methoden eingeschränkt ist.

Weitere Hinweise

Zur Meldepflicht siehe Anhang, Kapitel 5.

Literatur

CDC: Arboviral infections of the central nervous system – cases due to western equine encephalitis by month, United States, 1975–1992. Morbidity & Mortality Wkly. Rep. **41**, 21–23, 1992.

GREISER-WILKE, I.M., V. MOENNING, O.R. KAADEN, R.E. SHOPE: Detection of alphavirus in a genus-specific antigen capture enzyme immunoassay using monoclonal antibodies. J. Clin. Microbiol. **29**, 131–137, 1991.

GRIFFIN, D.E.: Equine Encephalitis Viruses. In: WEBSTER, R.G., A. GRANOFF (eds.): Encyclopedia of Virology. Bd. I. Academic Press, London, 416–423, 1994.

HAYES, O.R.: Eastern and Western Encephalitis. In: STEELE, G.H. (ed.): CRC Handbook Series in Zoonoses. Section B, Vol. I. CRC Press Inc., Boca Raton, 29–57, 1981.

MONATH, T.P.: Arthropod-borne encephalitides in the Americas. Bull. WHO. **57**, 513–533, 1979.

3.2.7.3
Venezolanische Pferdeenzephalomyelitis

Die Venezolanische Pferdeenzephalomyelitis (VEE) ist eine durch Moskitos übertragene Infektionskrankheit der Pferde und Menschen. Bei der VEE werden zwei Formen unterschieden, eine epizootische, bei der Pferde, und eine enzootische oder silvatische Variante, bei der Nagetiere die Wirte sind.

Menschen und Pferde werden durch die enzootische VEE nur akzidentell betroffen, ein direkter Zusammenhang mit der epizootischen VEE besteht nicht.

Ätiologie

Erreger der VEE ist das VEE-Virus, ein Alphavirus aus der Familie der *Togaviridae*.

Vier Subtypen (VEE original, Florida, Mucambo und Pixuna) bilden den VEE-Komplex. Der Subtyp VEE original tritt in epizootischen und silvatischen Varianten auf. Zwischen VEE und Östlicher Pferdeenzephalomyelitis besteht eine partielle Kreuzimmunität.

Vorkommen, Verbreitung und Übertragung

Das VEE-Virus kommt in Zentral- und Südamerika sowie Teilen von Nordamerika vor. In den Regionen, in denen die enzootische Form auftritt, pflegen auch die VEE-Epizootien auszubrechen; die epizootischen Varianten des Virus sind jedoch in den Perioden zwischen den Epizootien nie isoliert worden.

Die enzootische VEE persistiert in Erhaltungszyklen, an denen je nach geographischer Region und Virussubtyp eine große Anzahl verschiedener Kleinnager beteiligt ist. Als Vektoren fungieren in den Zyklen *Culex*-Moskitos.

Bei der epizootischen VEE spielen Pferde als Amplifikatoren die Hauptrolle; aber auch Mensch, Hund, Schweine, Katzen, Rinder, Ziegen, Fledermäuse und Vögel werden während der Epizootien infiziert und entwickeln eine ausreichende Virämie, um wiederum zur

Infektionsquelle für Moskitos zu werden. Bei der Verbreitung von epizootischen VEE-Varianten über Distanzen von mehreren tausend Kilometern sollen zahlreiche Moskitoarten und Vögel, besonders Reiher, eine Rolle spielen. Gänzlich ungeklärt ist die Frage des Erregerreservoirs der epizootischen Variante in den interepidemischen Phasen.

Bei Pferden kommt Übertragung von VEE-Infektionen durch direkten Kontakt vor, dies scheint epizootisch jedoch bedeutungslos zu sein. Auch transplazentare VEE-Infektionen sind bei Pferden beobachtet worden.

Im September 1995 kam es nach einer ungewöhnlich langen Regenzeit im Norden von Venezuela, übergreifend auf Kolumbien (Halbinsel La Guajira), zu einer VEE-Epidemie, von der schätzungsweise 13 000 Personen betroffen waren. Krämpfe traten bei 4% der Erkrankten auf, die Letalität lag bei 0,7%. Im Gebiet von La Guajira wurden mehr als 70 000 ungeimpfte Pferde und Esel gehalten, die zum Erhaltungszyklus der Epidemie beigetragen haben.

Infektionen des Menschen durch Aerosole sind als Laborinfektionen vorgekommen; eine direkte Mensch-zu-Mensch-Übertragung ist nicht bekannt geworden.

Krankheitsbild
Die Inkubationszeit dauert nach dem Stich eines infizierten Moskitos 2–3 Tage, kann aber nach Infektionen durch hochtitrige Aerosole nur 24 Stunden betragen.

Die Krankheit verläuft meistens unter dem Bild einer milden bis schweren Erkrankung der Atemwege mit heftigen Stirnkopfschmerzen, Myalgien und hohem Fieber. Der Krankheitsverlauf der VEE ist bei Erwachsenen milder als bei Kindern. Von den relativ seltenen enzephalitischen Verläufen sind fast nur Kinder betroffen: 0,4% der Erkrankungen bei Erwachsenen und 4% bei Kindern gehen mit einer Enzephalitis einher. Bei enzephalitischem Verlauf ist die Fieberkurve meist biphasisch, die Enzephalitis tritt beim zweiten Fieberanstieg auf. Ihre Symptome sind Reflexanomalien, spastische Paralysen, Krämpfe und Koma. Die Liquorbefunde sind meist unauffällig mit einer geringen Pleozytose. Bleibende Schäden (Paralysen, Epilepsie, Tremor, emotionale Instabilität) kommen bei Kindern und Erwachsenen vor. Die Enzephalitis hat eine Letalität von 20%, bei Kindern unter 5 Jahren von 35%.

Unter natürlichen Bedingungen können ca. 150 Tierspezies mit dem VEE-Virus infiziert sein. Bei den meisten Haustierarten verläuft die Infektion subklinisch. Hunde und Schweine können manifest erkranken; bei Hunden kann die Erkrankung besonders nach Infektion mit den epizootischen VEE-Stämmen tödlich verlaufen.

Am stärksten sind Pferde von der VEE-Infektion betroffen. Die Schwere des Krankheitsbildes ist variabel. Subklinische und milde Verläufe kommen vor, meistens verläuft die Krankheit fulminant unter dem Bild einer Allgemeininfektion oder einer Enzephalitis mit letalem Ausgang oder Defektheilung. Die Hälfte aller Erkrankungen bei Pferden geht mit einer Enzephalitis einher, letale Verläufe sind auch ohne enzephalitische Erscheinungen möglich.

Diagnose und Differentialdiagnose
Da beim Menschen 97% aller VEE-Erkrankungen nur mit milden, uncharakteristischen Symptomen einhergehen, wird die Diagnose oft nicht gestellt, wenn nicht andere Umstände (Aufenthalt in einem Epizootie- oder Enzootiegebiet, Enzephalitis bei Pferden) den Verdacht auf eine VEE-Infektion erregen.

Der kulturelle Virusnachweis gelingt leicht aus Blut, Rachenspülwasser, Gewebsproben und Liquor. Methoden zum Antigennachweis mit Hilfe monoklonaler Antikörper werden inzwischen durch den Einsatz der RT-PCR verdrängt.

Unter den serologischen Reaktionen ist der Neutralisationstest typspezifisch, während beim Hämagglutinationshemmtest Kreuzreaktionen mit zahlreichen anderen Alphaviren Schwierigkeiten machen können. Die serologische Diagnostik basiert heute auf der Anwendung von immunenzymatischen Methoden.

Bei enzephalitischen Verläufen sind zahlreiche Virusenzephalitiden, insbesondere durch Entero-, Mumps-, Masern-, Varizellen- und Arboviren, differentialdiagnostisch auszuschließen.

Therapie
Der Verlauf ist oft gutartig. Eine spezielle Therapie gibt es nicht. Enzephalitische Verläufe werden wie andere Formen der Virusenzephalitis unterstützend behandelt.

Prophylaxe
Für die prophylaktische Anwendung beim Menschen gibt es eine experimentelle formalininaktivierte Vakzine, die aber keine allgemeine Bedeutung erlangt hat, sondern nur zum Schutz hochgradig gefährdeten Laborpersonals mit gutem Erfolg eingesetzt wird.

Zur Anwendung bei Pferden gibt es seit 30 Jahren formalininaktivierte Vakzinen. Neuerdings werden attenuierte Lebendvakzinen verwendet, die Pferde lebenslang schützen.
Weitere Maßnahmen zur Begrenzung und Eindämmung von Epizootien bestehen in Transportbeschränkungen für Pferde, Impfung von Pferden und Moskitobekämpfung. Da infizierte Pferde und auch der infizierte Mensch während der Virämie zur Infektionsquelle für Moskitos werden können, ist es wichtig, Moskitos von infizierten Menschen und Tieren fernzuhalten.

Weitere Hinweise
Zur Meldepflicht siehe Anhang, Kapitel 5.

Literatur
CDC: Venezuelan Equine Encephalitis – Colombia 1995. Morbid. Mortal. Wkly. Rep. **44**, 721–724, 1995
DIETZ, W.H., P.H. PERALTA, K.M. JOHNSON: Ten clinical cases of human infection with Venezuelan equine encephalomyelitis virus, subtype ID. Am. J. Trop. Med. Hyg. **28**, 329–334, 1979.
MCCONNELL, S.: Venezuelan Equine Encephalomyelitis: Past, present, and future. J. Am. Vet. Med. Assoc. **161**, 1579–1583, 1972.
MONATH, T.P.: Arthropod-borne encephalitides in the Americas. Bull. WHO **57**, 513–533, 1979.
OSORIO, J.E., T.M. YUILL: Venezuelan Equine Encephalitis. In: BERAN, W.B., J.H. STEELE (eds.): Handbook of Zoonoses. 2nd edition. CRC-Press, Boca Raton, 33–46, 1994.
PETERS, C.J., J.M. DALRYMPLE: Alphaviruses. In: FIELDS, B.N. et al. (eds.): Virology. 2nd edition. New York, Raven Press, 713–761, 1990.

3.2.8 Rocio-Enzephalitis

Die Rocio-Enzephalitis ist eine Arbovirusinfektion, deren Vorkommen bisher nur in Südostbrasilien festgestellt wurde. Die Infektion mit Rociovirus manifestiert sich nicht bei Haustieren in Form einer Erkrankung.

Ätiologie
Bei dem Rociovirus handelt es sich um ein Flavivirus (Gruppe B der Arboviren), das enge serologische Beziehungen zu den Erregern der St.-Louis- und der Japanischen Enzephalitis aufweist.
Rociovirus ist das Musterbeispiel eines „emerging virus". Man vermutet, daß es sich um eine pathogene Variante des Ilheusvirus handeln könnte.

Vorkommen, Verbreitung und Übertragung
Die Krankheit wurde bisher nur in einem Küstenstreifen südlich von Santos im brasilianischen Staat Sao Paulo nachgewiesen, wo 1975 und 1976 ca. 1000 Fälle auftraten. Betroffen waren vor allem junge Männer mit Tätigkeiten im Freien und in ländlichen Gebieten. Der Infektionszyklus ist noch nicht aufgeklärt. Der Mensch scheint nur das Endglied einer Kette zu sein. Es wird vermutet, daß Wildvögel bei der Verbreitung eine Rolle spielen und Moskitos die eigentlichen Überträger sind.
Unter experimentellen Bedingungen wird Rociovirus durch *Aedes scapularis* und durch *Psorophora ferox* als Vektoren übertragen.

Krankheitsbild
Die Inkubationszeit dauert 7–14 Tage.
Die Krankheit beginnt abrupt mit Fieber, Kopfschmerz, schwerem Krankheitsgefühl, Brechreiz, Erbrechen, Pharyngitis und Konjunktivitis. Später treten meningeale Reizsymptome mit Nackensteifigkeit, Hyperreflexie und pathologischen Reflexen hinzu. Der Gang ist ataktisch. Das Gleichgewicht ist gestört, während motorische oder sensorische Ausfälle selten sind.Das Bewußtsein ist getrübt, nicht selten sind die Patienten komatös. Die Letalität beträgt bei hospitalisierten Pa-

tienten 4%. Bei 20% der Überlebenden wurden bleibende neurologische und neuropsychiatrische Ausfälle registriert.

Diagnose und Differentialdiagnose
Zur Serodiagnose wird heute überwiegend der IgM-Nachweis mit der µ-Capture-Methode verwendet.

Serologische Kreuzreaktionen mit dem auch in dieser Region auftretenden St.-Louis-Enzephalitis-Virus können die ätiologische Diagnose erschweren.

Eine Virämie ist beim Menschen nicht nachweisbar. Das Virus kann postmortal aus dem Gehirn isoliert werden (nur in dafür eingerichteten Sicherheitslaboratorien).

Die Differentialdiagnose umfaßt eine große Anzahl virusbedingter Meningoenzephalitiden, wie zuvor schon besprochen.

Therapie und Prophylaxe
Eine spezifische Therapie gibt es nicht.

Eine formalininaktivierte Vakzine aus Gehirn saugender Mäuse wurde entwickelt; sie hat sich inzwischen als unwirksam erwiesen.

Weitere Hinweise
Zur Meldepflicht siehe Anhang, Kapitel 5.

Literatur
LOPES, O.S.: Rocio Viral Encephalitis. In: BERAN, W.B. (eds.): Handbook of Zoonoses. 2nd edition. CRC-Press, Boca Raton, 205–209, 1994.
MITCHELL, C.J., O.P. FORATTINI, B.R. MILLER: Vector competence experiments with Rocio virus and three mosquito species from the epidemic zone in Brazil. Rev. Saúse Públ. (São Paulo) **20**, 171–183, 1986.
MONATH, T.P.: Flaviviruses. In: FIELDS, B.N. et al. (eds.): Virology. 2nd edition. Raven Press, New York, 763–814, 1990.

3.2.9
Semliki-Forest-Virusinfektion

Es handelt sich um eine Arbovirusinfektion, die fast immer inapparent abläuft, beim Menschen aber unter ungünstigen Umständen zur Erkrankung führen kann.

Ätiologie
Semliki-Forest-Virus (SFV) ist ein Alphavirus aus der Familie der *Togaviridae*.

Vorkommen und Verbreitung
SFV wurde 1942 von *Aedes abnormalis*-Moskitos in Uganda, später in verschiedenen afrikanischen Ländern aus zahlreichen anderen Moskitoarten und von wildlebenden Vögeln isoliert. Virusspezifische Antikörper wurden bei wildlebenden Nagern, bei Haustieren und bei der Bevölkerung in zahlreichen afrikanischen und asiatischen Ländern, sogar im ehemaligen Jugoslawien gefunden und auch bei Laborpersonal, das mit SFV arbeitete, nachgewiesen. In drei Fällen von Laborinfektionen wurde der Erreger vom Menschen isoliert.

1990 wurde erstmals ein größerer Ausbruch in der Zentralafrikanischen Republik mit mehr als 20 klinischen Fällen beschrieben. Im Senegal wurden im Verlauf einer epidemischen Pferdeenzephalitis bei 5 von 6 Pferden hochtitrige neutralisierende Antikörper gegen SFV nachgewiesen.

Übertragung
Die Übertragung erfolgt durch Moskitostiche, aber auch durch Kontakt mit kontaminiertem Material bzw. durch Aerosol.

Krankheitsbild
Die Patienten in der Zentralafrikanischen Republik hatten Fieber, Kopfschmerzen, Arthralgien und Myalgien, einige hatten Diarrhoen, Bauchschmerzen und Konjunktivitis. Einige Fälle von Laborinfektionen wurden beschrieben. In einem Fall kam es zu einer tödlichen Enzephalitis.

Diagnose und Differentialdiagnose
In seroepidemiologischen Untersuchungen erfolgt der Nachweis einer Semliki-Forest-Virusinfektion mit dem Hämagglutinationshemmtest. Die Isolierung des Virus gelingt in Zellkulturen (Hühnerembryofibroblasten) und erfolgte in dem erwähnten Erkrankungsfall mit tödlichem Ausgang aus dem Liquor cerebrospinalis.

Differentialdiagnostisch müssen andere Arbovirusinfektionen in Betracht gezogen werden.

Prophylaxe

Bei Laborarbeiten auch mit als apathogen geltenden Arboviren ist stets mit der Möglichkeit einer zur Erkrankung führenden Infektion zu rechnen, und entsprechende Schutz- und Hygienevorschriften sind streng zu beachten.

Literatur

MATHIOT, C.C., G. GRIMMAUD, P. GARRY et al.: An outbreak of human Semliki Forest virus infection in Central African Republic. Am. J. Trop. Med. Hyg. **42**, 386–389, 1990.

PETERS, C.J., J.M. DALRYMPLE: Alphaviruses. In: FIELDS, B.N. et al. (eds.): Virology. 2nd edition. Raven Press, New York, 713–762, 1990.

SMITHBURN, K.C., A.J. HADDOW: Semliki Forest Virus: Isolation and pathogenic properties. J. Immunol. **49**, 141–157, 1944.

WILLEMS, W.R., G. KALUZA, C.B. BOSCHEK et al.: Semliki Forest Virus: Cause of a fatal case of human encephalitis. Science **203**, 1127–1129, 1979.

3.2.10
St.-Louis-Enzephalitis

Die St.-Louis-Enzephalitis (SLE) ist die wichtigste Arbovirusinfektion Nordamerikas. Die Krankheit wurde 1933 beschrieben. Seither sind beim Menschen ca. 10000 Krankheitsfälle mit etwa 1000 Todesfällen aufgetreten.

Ätiologie

Das SLE-Virus ist ein Flavivirus (Gruppe B der Arboviren), das serologische Kreuzreaktionen mit anderen, durch Moskitos übertragenen Flaviviren, insbesondere mit den Erregern der Japanischen Enzephalitis und des West-Nil-Fiebers, aufweist.

Vorkommen und Verbreitung

Epidemien sind bisher in allen amerikanischen Bundesstaaten mit Ausnahme einiger Neuengland-Staaten, in Mexiko und Kanada aufgetreten. Saisonal ist die SLE auf die Jahreszeiten, in denen Moskitos vorkommen, beschränkt. Am häufigsten kommen Infektionen im Ohio-Mississippi-Becken vor; *Culex pipiens* und *C. quinquefasciatus* sind hier die Hauptvektoren.

Epidemien treten vorwiegend südlich der 21°C-Juni-Isotherme auf und sind besonders häufig in Jahren mit heißen Sommern. In epidemischen Jahren ist das SLE-Virus die häufigste Ursache aller ätiologisch geklärten Enzephalitiden in den USA; in anderen Jahren verursacht es weniger als 5% aller Enzephalitiden. Die Häufigkeit klinisch manifester Verläufe wird mit 1:20 bis 1:425 angegeben. Bei Kindern sind klinisch manifeste Infektionen seltener als bei Erwachsenen. Die SLE tritt in ländlichen Regionen etwa drei- bis fünfmal häufiger als in Städten auf.

Die meisten Tiere scheinen für die Infektion empfänglich zu sein, ohne daß eine Virämie auftritt. Eine Ausnahme machen Wildvögel und Hausgeflügel, bei denen die Infektion zu einer anhaltenden Virämie führt. Sperlingen und Tauben wird eine besondere Rolle bei der Verbreitung des Virus in der Nachbarschaft menschlicher Wohnungen zugeschrieben.

Übertragung

Verschiedene *Culex*-Spezies sind in den Vereinigten Staaten für die Übertragung der SLE verantwortlich. Die Häufigkeit, mit der virusinfizierte Stechmücken und Jungsperlinge gefangen werden, ist ein Indikator für das Auftreten von Epidemien.

Im Westen der USA ist *Culex tarsalis* der Hauptvektor des SLE-Virus, das hier häufig in enger epidemiologischer Relation zur Westlichen Pferdeenzephalitis (WEE) auftritt.

Eine Übertragung von Mensch zu Mensch kommt bei der SLE nicht vor. Der infizierte Mensch ist keine Infektionsquelle für Stechmücken.

Krankheitsbild

Klinische Erscheinungen treten bei 1% der Infizierten auf; meistens beschränken sie sich auf eine relativ milde Krankheit mit Fieber und Kopfschmerzen, die nach wenigen Tagen abheilen. Gelegentlich kommt es unter dem Bild einer aseptischen Meningitis oder Meningoenzephalitis zu schweren Verläufen mit lebensbedrohlichen Zuständen.

Nach der Inkubationszeit von wenigen Tagen bis zwei Wochen beginnt die Krankheit plötzlich und führt rasch zu einer Trübung des Sensoriums. Krämpfe treten bei Kindern häufiger als bei Erwachsenen auf. Die häufigsten neurologischen Symptome bestehen in Nackensteifigkeit, Tremor, Dysdiadochokinese und Nystagmus. Eine Hirnnervenbeteiligung ist in 20% der Fälle nachweisbar. Daneben bestehen Myalgien, Lichtscheu, Konjunktivitis und Zeichen einer leichten Niereninsuffizienz mit Harnstoffretention. Die Letalität der Enzephalitis wird bei Erwachsenen mit 10–25% angegeben. Anhaltendes Fieber über 40°C ist ein ungünstiges Zeichen. Die meisten Todesfälle treten auf, wenn die Zeichen der Enzephalitis bereits abklingen. Die Rekonvaleszenz ist oft langwierig. Als Residuen findet man Persönlichkeitsveränderungen und emotionale Labilität.

Diagnose

Die Diagnose ist klinisch nur im Rahmen einer Epidemie zu vermuten. Das SLE-Virus ist nie im Blut oder Liquor der Patienten zu finden, wird aber bei letalen Verläufen im Gehirn nachgewiesen. Die Labordiagnose ist deswegen ausschließlich auf die Serologie angewiesen. Der Nachweis virusspezifischer IgM-Antikörper erlaubt eine frühe Diagnose in einer einzelnen Serumprobe.

Kreuzreaktionen mit den Viren des Gelbfiebers, der Japanischen Enzephalitis, des West-Nil-Fiebers, der Murray-Valley- und Rocio-Enzephalitis können die Beurteilung serologischer Befunde erschweren.

Differentialdiagnose

In der Differentialdiagnose sind alle Enzephalitiden durch Viren, Bakterien, Rickettsien, Chlamydien, Pilze und Parasiten, aber auch zerebrale Gefäßprozesse, Tumoren und Stoffwechselkrankheiten zu berücksichtigen.

Therapie und Prophylaxe

Die Behandlung ist rein symptomatisch. Eine Vakzine gibt es nicht.

Maßnahmen zur Prophylaxe richten sich auf die Kontrolle der Vektoren und auf Bemühungen zur Vorhersage und Früherkennung von Epidemien. Das schwächste Glied im Infektionszyklus scheint in den gemäßigten Klimazonen die Überwinterung zu sein. Zur Vektorbekämpfung wird die ULV (ultra low volume)-Versprühung von Organophosphatinsektiziden im Bereich der Brutstätten im Spätherbst und Frühjahr eingesetzt.

Weitere Hinweise

Zur Meldepflicht siehe Anhang, Kapitel 5.

Literatur

KEMP, G.E.: St. Louis Encephalitis. In: STEELE, J.H. (ed.): CRC Handbook Series in Zoonoses. Section B, Vol. I. CRC Press Inc., Boca Raton, 71–93, 1981.

MONATH, T.P.: Flaviviruses. In: FIELDS, B.N. et al. (eds.): Virology. 2nd edition. Raven Press, New York, 763–814, 1990.

MONATH, T.P. (ed.): St. Louis Encephalitis. American Public Health Association, Washington D.C. 1980.

TSAI, T.F., R.A. BOLIN, M. MONTOYA et al.: Detection of St. Louis encephalitis antigen in mosquitoes by capture enzyme immunoassay. J. Clin. Microbiol. 25, 370–376, 1987.

3.3 Fieberhafte Arbovirusinfektionen mit und ohne Exanthem

3.3.1 Chikungunya-Fieber

Es handelt sich um eine durch Moskitos übertragene, in Afrika, Südasien und Südostasien vorkommende Alphavirusinfektion, die beim Menschen klinisch durch heftige Arthralgien und durch ein makulopapulöses Exanthem gekennzeichnet ist. Bei Affen verläuft die Infektion mit diesem Virus ähnlich wie Dengue-Fieber, bei Vögeln dagegen inapparent.

Der Name Chikungunya stammt aus der Suaheli-Sprache und bedeutet: das, was beugt.

Ätiologie

Der Erreger ist ein Togavirus aus dem Genus Alphavirus.

Dieses Virus weist serologisch eine enge Verwandtschaft mit O'nyong-nyong-, Mayaro-, Ross-River-

und Semliki-Forest-Virus auf, nicht dagegen mit anderen Alphaviren.

Vorkommen und Verbreitung

Virusisolierungen und Antikörpernachweise sind aus Uganda, Tansania, Zimbabwe, Angola, Zaïre und Südafrika bekannt. Es darf angenommen werden, daß das Chikungunyavirus in allen afrikanischen Ländern südlich der Sahara vorkommt. Epidemien sind auch in zahlreichen Ländern Süd- und Südostasiens aufgetreten.

Erregerreservoire scheinen in Afrika vorwiegend wildlebende Primaten, möglicherweise aber auch Fledermäuse, Buschbabies, Vögel und einige andere Tierarten zu stellen. Antikörper wurden bei afrikanischen grünen Meerkatzen, Orang Utans und Schimpansen nachgewiesen.

Möglicherweise besteht ähnlich wie beim Gelbfieber ein ruraler oder Urwaldinfektionszyklus neben einem urbanen Zyklus.

Ähnlich wie die Flaviviren, Gelbfieber- und Denguevirus hatte Chikungunyavirus im Vektor *Aedes aegypti* die neue Welt erreicht, wo es jetzt allerdings nicht mehr vorkommt. Im Gegensatz zum Gelbfieber, aber in Übereinstimmung mit Dengue hat Chikungunya weite Verbreitung im südostasiatischen Raum gefunden.

Übertragung

Bei Epidemien in asiatischen Großstädten wurde vorwiegend *Aedes aegypti* als Vektor nachgewiesen, und es ist anzunehmen, daß der Mensch bei diesen Epidemien nicht Nebenwirt, sondern Hauptwirt und Infektionsquelle für die Moskitos war. Eine vertikale Virusübertragung findet bei den Moskitos nicht statt.

Bei afrikanischen Epidemien treten neben *Aedes aegypti* noch *Culex pipiens fatigans, Aedes africanus, Aedes furcifer taylori* und *Mansonia*-Arten als Vektoren auf. *Aedes furcifer taylori* und *Aedes africanus* frequentieren den Urwald und bevorzugen wilde Primaten als Wirte.

Krankheitsbild

Die Inkubationszeit wird mit 6–10 Tagen angegeben. Bei zwei Laborinfektionen durch Moskitostiche wurden Inkubationszeiten von 22 und 80 Stunden beobachtet.

Die Krankheit beginnt plötzlich mit Fieberanstieg und heftigsten Gelenkschmerzen, die den Patienten sofort bewegungsunfähig machen. Rücken- und Gliederschmerzen können so heftig sein, daß Morphiumgaben erforderlich sind. Daneben treten Myalgien, Brechreiz, Erbrechen, Kopfschmerz, Schnupfen, Konjunktivitis, Retrobulbärschmerz, Photophobie und Lymphadenopathie auf. Das Fieber dauert 3–10 Tage und verläuft oft biphasisch. Um den 2.–5. Tag entwickelt sich ein makulopapulöses Exanthem, das hämorrhagisch sein kann.

Hämorrhagische Verläufe sind bei afrikanischen Epidemien nicht beschrieben; in Asien werden sie mit einer Frequenz von 5–7% beobachtet. Die Letalität wird mit durchschnittlich 0,4%, bei Kindern mit 2,8%, bei älteren Menschen mit 1,6% angegeben; subklinisch verlaufende Fälle sind dabei nicht berücksichtigt.

Den Arthralgien liegt oft eine klinisch nachweisbare Arthritis mit Rötung, Schwellung und Druckschmerzhaftigkeit der Gelenke zugrunde. Auch periartikuläre Knötchen wie bei einer rheumatischen Arthritis sollen vorkommen. Arthralgien und Ödeme können noch wochenlang nach einer Erkrankung Beschwerden verursachen. Die Heilung führt aber zur Restitutio ad integrum, bleibende Schäden kommen nicht vor.

Ähnliche klinische Symptome werden durch verwandte Alphaviren, O'nyong-nyong-Virus, Mayaro-, Ross-River- und Sindbisvirus verursacht. Auch das Rötelnvirus, ein Togavirus aus dem Genus Rubivirus, ist ein Arthritiserreger.

Diagnose

Bis zu 6 Tagen nach Krankheitsbeginn kann das Virus aus dem Patientenblut (über Tierversuch, Zellkulturen) isoliert werden. Allerdings können bei der Virustypisierung Kreuzreaktionen mit O'nyong-nyong-Virus, Mayaro-

und Ross-River-Virus Schwierigkeiten bereiten.

In Speziallabors wird heute die RT-PCR für den Erregernachweis und die Typisierung angewandt.

Die Serodiagnose ist bei Chikungunya-Infektionen sehr unzuverlässig, weil – jedenfalls in afrikanischen Seren – eine sichere Differenzierung gegenüber O'nyong-nyong-Infektionen nicht möglich. Das gleiche trifft für Mayaro- und Ross-River-Virus-Infektionen zu, deren Verbreitungsgebiet sich allerdings nicht mit Chikungunya überschneidet.

Differentialdiagnose
Dengue-Infektionen können differentialdiagnostisch Schwierigkeiten bereiten, wenn die Myalgien für Arthritiden gehalten werden. Dengue-Fieber verursacht nie Arthritiden, aber im Gegensatz zu Chikungunya häufig hämorrhagische Manifestationen. Außerdem sind O'nyong-nyong, Sindbis- und West-Nil-Fieber differentialdiagnostisch zu berücksichtigen.

Therapie
Die Behandlung ist symptomatisch. Die Heftigkeit der Gelenkschmerzen kann die Gabe starker Analgetika erforderlich machen.

Prophylaxe
Eine kommerziell hergestellte, beim Menschen anwendbare Vakzine gibt es nicht. Eine experimentelle, attenuierte Lebendvakzine steht für Laborpersonal mit hoher Exposition zur Verfügung. Wichtig ist der Schutz gegen Moskitos, die meistens nur kurze Zeit nach Sonnenuntergang aktiv sind. Maßnahmen zur Malariakontrolle können die Epidemiologie von Chikungunya beeinflussen. Wegen der Möglichkeit, daß *Aedes aegypti* einen urbanen Infektionszyklus etabliert, muß verhindert werden, daß virämische Patienten durch Moskitos gestochen werden.

Zur Vorbeugung gegen Epidemien ist die Bekämpfung von *Aedes aegypti* in stadtnahen Habitaten erforderlich.

Literatur
CDC: Chikungunya fever among U.S. Peace Corps volunteers – Republic of the Philippines. Morbidity & Mortality Wkl. Rep. 573–574, 1986.
GEAR, J.H.S.: Hemorrhagic fevers, with special reference to outbreaks in Southern Africa. Rev. Inf. Dis. **1**, 571–591, 1979.
HALSTEAD, S.B.: Chikungunya Fever. In: STEELE, J.H. (ed.): CRC Handbook Series in Zoonoses. Section B, Vol. I. CRC Press Inc., Boca Raton, 437–447, 1981.
MUNZ, E.: Afrikanische virusbedingte Zoonosen. Münch. med. Wschr. **115**, 1–9, 1973.
PETERS, C.J., J.M. DALRYMPLE: Alphaviruses. In: FIELDS, B.N. et al. (ed.): Virology. 2nd edition. Raven Press, New York, 713–762, 1990.
ROBIN, Y.: Chikungunya Fever. In: STEELE, J.H. (ed.): CRC Handbook Series in Zoonoses. Section B, Vol. I. CRC Press Inc., Boca Raton, 235–239, 1981.
TUREOL, M.J., F.J. MALINOSKI: Limited potential for mosquito transmission of a live attenuated chikungunya virus vaccine. Am. J. Trop. Med. Hyg. **42**, 1359–1364, 1993.

3.3.2 Colorado-Zeckenstichfieber

Das Colorado-Zeckenstichfieber (Colorado Tick Fever) oder Colorado-Fieber ist eine akute, gutartige, durch Zeckenstich übertragene Virusinfektion, die in den Rocky Mountains vorkommt. Die wichtigsten Krankheitssymptome sind Kopfschmerzen, Rückenschmerzen, Fieber mit biphasischem Verlauf und Leukopenie.

Ätiologie
Der Erreger, das Colorado-Zeckenvirus, ist ein Arbovirus aus dem Genus Orbivirus der Familie *Reoviridae*. Eyachvirus, ein enger Verwandter des Colorado-Zeckenvirus, ist in Deutschland und Frankreich aus Zecken der Spezies *Ixodes ricinus* isoliert worden. Zum Genus Orbivirus zählt außerdem der Komplex des Kemerovovirus mit 23 Serotypen, die im Bereich der Nachfolgestaaten der ehemaligen Sowjetunion, aber auch in Tschechien und Österreich vorkommen. Kemerovovirus in Rußland sowie Lipovnikvirus in der Slowakei, Tschechien und Österreich benutzen die gleichen Vektoren wie die Erreger der Russischen Frühjahr-Sommer-Meningoenzephali-

tis *(Ixodes persulcatus)* und der Zentraleuropäischen Frühsommer-Meningoenzephalitis *(Ixodes ricinus)*. Aufgrund von Antikörperbefunden bei Patienten mit FSME ist eine enge epidemiologische und möglicherweise auch pathogenetische Assoziation zwischen diesen Virusgruppen anzunehmen.

Vorkommen und Verbreitung
Das Virus kommt in den Rocky Mountains einschließlich der westlichen Provinzen Kanadas vor. Krankheitsfälle treten am häufigsten in Colorado auf. Sie zeigen eine saisonale Häufung im Frühjahr und Sommer. Infektionen wurden bei zahlreichen Säugetierarten durch Virusisolierungen und Antikörpernachweis festgestellt. Besonders Erdhörnchen und Bakkenhörnchen, Waldratten und Perimyscus-Arten (deer mice) spielen eine Rolle als Erregerreservoir. *Perimyscus maniculatus* ist auch das Reservoirtier des „Sin Nombre"-Virus (Hantavirus-Lungen-Syndrom).

Das Colorado-Zeckenvirus persistiert offenbar in Infektionszyklen zwischen Säugetieren und Zecken. Für eine transovarielle Virusübertragung bei *Dermacentor andersoni* gibt es keine Hinweise, eine transstadiale Persistenz ist erwiesen.

Übertragung
Der wichtigste Vektor ist *Dermacentor andersoni*, eine Schildzecke, deren Verbreitungsgebiet in Höhenlagen zwischen 1500 und 3000 m sich gut mit dem durch Infektionen bei Menschen und Säugetieren bekannten Verbreitungsgebiet des Colorado-Zeckenvirus deckt.

Übertragungen von Mensch zu Mensch durch Bluttransfusionen sind vorgekommen.

Krankheitsbild
Nach einer Inkubationszeit von 3–7 Tagen beginnt die Krankheit abrupt mit Fieberanstieg auf 38–40°C, Kopfschmerz, Retroorbitalschmerz, Myalgien, besonders im Rücken und in den Beinen, Photophobie und Brechreiz. Die objektiven Krankheitszeichen sind uncharakteristisch; Konjunktiven und Rachenschleimhaut sind gerötet, Lymphknoten und Milz geringgradig vergrößert, bei einem Teil der Patienten findet sich ein fleckiges oder makulopapulöses Exanthem am Stamm und an den Extremitäten. Bei der Hälfte der Fälle verläuft das Fieber biphasisch; es fällt nach zwei Tagen ab, die Patienten fühlen sich relativ wohl, aber nach ein bis zwei Tagen tritt erneut Fieber, häufig mit verstärktem Krankheitsgefühl und stärkeren Schmerzen, auf. Als seltene Verlaufsform kommt ausschließlich bei Kindern eine Beteiligung des Zentralnervensystems mit Meningitis oder Enzephalitis vor. Auch hämorrhagische Manifestationen wurden beobachtet.

Unter den Laborbefunden ist eine Leukopenie mit relativer Lymphozytose auffällig. Das Virus hat eine besondere Affinität zu den Zellen der Hämopoese. Im Sternalmark findet sich eine Reifungshemmung, die besonders die Granulo-, aber auch die Thrombo- und Erythropoese betrifft. Charakteristisch ist die ungewöhnlich lang anhaltende Virämie, bei der das Virus noch nach 120 Tagen innerhalb der Erythrozyten nachweisbar ist.

Diagnose
Der Verdacht auf Colorado-Zeckenstichfieber ist gegeben, wenn ein Patient 3–7 Tage nach einem im Endemiegebiet Rocky Mountains erfolgten Zeckenstich fieberhaft erkrankt.

Die Diagnose wird durch Virusisolierung aus Heparinblut (intrazerebrale Verimpfung in saugende Mäuse) gesichert. Da die Virämie bis zu 120 Tagen nach Krankheitsbeginn nachweisbar sein kann, ist Heparinblut in allen Krankheitsstadien für den Virusnachweis geeignet. Eine Möglichkeit zur Schnelldiagnostik ist durch den fluoreszenzserologischen Virusnachweis direkt in den Erythrozyten gegeben.

Virusspezifische IgM-Antikörper können im ELISA nachgewiesen werden und verschwinden 6 Wochen nach Beginn der Erkrankung.

Differentialdiagnose
Differentialdiagnostisch muß vor allem an die Rickettsiose Rocky Mountain Spotted Fever gedacht werden, die ebenfalls durch *Dermacentor andersoni* im gleichen Endemiegebiet übertragen wird. Erkrankungen an Colorado-Zeckenstichfieber kommen jedoch viel häufiger vor. Ein biphasischer Fieberverlauf spricht immer für Colorado-Zeckenstichfieber, wäh-

rend sich bei Rocky Mountain Spotted Fever das typische fleckförmige Exanthem zeigt.

Therapie und Prophylaxe
Die Therapie ist rein symptomatisch, die Prognose fast immer günstig.

Inaktivierte und attenuierte Vakzinen wurden entwickelt und erprobt, haben jedoch wegen der Gutartigkeit der Krankheit keine praktische Bedeutung erlangt. Wichtig ist die persönliche Prophylaxe durch ausreichende Kleidung und Verwendung von Repellentien in Höhenlagen zwischen 1500 und 3000 m der Rocky Mountains.

Weitere Hinweise
Es besteht keine Meldepflicht für Erkrankungsfälle. In Colorado werden jährlich mehrere hundert Fälle registriert. Eine Viruseradikation ist wegen der epidemiologischen Gegebenheiten nicht möglich.

Wegen der lang anhaltenden Virämie müssen Personen nach einer Erkrankung an Colorado-Zeckenstichfieber für mindestens sechs Monate vom Blutspenden ausgeschlossen werden.

Literatur
EMMONS, R.W.: Ecology of Colorado Tick Fever. Ann. Rev. Microbiol. **42**, 49-58, 1988.
HUGHES, L.E., E.A. CASPER, J. CORY, C.M. CLIFFORD: Persistence of Colorado tick fever virus in red blood cells. Am. J. Trop. Med. Hyg. **23**, 530–532, 1974.
KNUDSON, D.I., T.P. MONATH: Orbiviruses. In: FIELDS, B.N. et al. (eds.): Virology. 2nd edition. Raven Press, New York, 1405–1436, 1990.
SPRUANCE, S.L., A. BAILEY: Colorado tick fever. A review of 115 laboratory confirmed cases. Arch. Intern. Med. **131**, 288–293, 1973.

3.3.3
Dengue-Fieber

Dengue (DEN) ist eine meist gutartig verlaufende Erkrankung, die durch biphasisches Fieber, Myalgien, Arthralgien, Lymphadenopathie, Exanthem und Leukopenie gekennzeichnet ist. Schwerste Verlaufsformen sind unter den Namen Dengue Hämorrhagisches Fieber (DHF) und Dengue-Schock-Syndrom (DSS) bekannt. DEN ist weltweit die häufigste Arboviruserkrankung des Menschen und die am häufigsten von Touristen eingeschleppte Virusinfektion.

Ätiologie
Erreger ist das Denguevirus, ein Flavivirus, mit vier eng verwandten Serotypen DEN 1–4. Besonders enge Antigen-Verwandtschaft besteht zwischen den Typen 1 und 4. Eine überstandene Infektion mit Typ 1 hinterläßt eine kurzfristige protektive Immunität gegen Typ 4 und umgekehrt.

Vorkommen und Verbreitung
DEN kommt auf allen Kontinenten mit Ausnahme der Antarktis vor. In den tropischen Regionen sind mehr als 2 Milliarden Menschen gegenüber DEN exponiert, 30–50 Millionen Erkrankungen kommen jährlich vor. 70% aller nach Deutschland eingeschleppten DEN-Infektionen stammen aus Südostasien, vor allem aus Thailand. In den USA wurden 1990 102, 1993/94 46 Fälle von importierten Dengue-Infektionen virologisch bestätigt; bei einem 12jährigen Patienten kam es zum DSS. Autochthone Infektionen werden aus Texas gemeldet; der Vektor *Aedes aegypti* tritt an der amerikanischen Südküste erneut auf.

Während in Mittelamerika, weiten Teilen Südamerikas, Äquatorial-Afrikas und im Norden Australiens ausschließlich gutartige Verläufe von DEN bekannt sind, treten in Venezuela, der Karibik und besonders in Indien, Hinterindien, Indonesien und auf den Philippinen die gefürchteten Komplikationen DHF und DSS auf, die bei 1–2% der hospitalisierten Patienten letal verlaufen.

Die Infektion verursacht nur beim Menschen Krankheitserscheinungen. Affen, insbesondere Schimpansen, Gibbons und Makaken, werden infiziert und entwickeln Virämien, die hoch genug sind und lange genug anhalten, um die Infektion der Moskitos zu ermöglichen. Bei anderen Affenspezies besteht meist nur eine kurzdauernde und niedrigtitrige Virämie. Vor allem in Afrika und Indonesien ist eine hohe Durchseuchung der Affenpopulationen mit DEN-Viren nachgewiesen.

Übertragung
Lange Zeit war nur der urbane Übertragungszyklus bekannt, bei dem ganz ähnlich wie beim Gelbfieber vor allem *Aedes aegypti* die Rolle des Überträgers und – durch transovarielle Infektion – auch die des Reservoirs spielt. In ländlichen Regionen wird DEN vorwiegend durch *Aedes albopictus, Aedes scutellaris* und *Aedes africanus* von Mensch zu Mensch übertragen (ruraler Übertragungszyklus). Neben diesen beiden Zyklen wurden in jüngerer Zeit Dschungelzyklen identifiziert, in denen das Virus von urwaldbewohnenden *Aedes spp.* zwischen Affen verbreitet wird. Die Verbindung zwischen silvatischen und urbanen Zyklen wird z.B. in Malaysia durch *Aedes niveus* ermöglicht, eine Spezies, die Affen und Menschen angreift. DEN ist damit eine Zoonose, die sich im urbanen Zyklus weitgehend verselbständigen und geographisch über die urwaldnahen Regionen hinweg Epidemien verursachen kann. In Amerika hat die Insektenbekämpfung in den 50er Jahren nahezu zur Ausrottung von *Aedes aegypti* und zur Elimination von Dengue geführt. Aber schon in den 60er Jahren verbreitete sich Dengue wieder in Süd- und Mittelamerika sowie in der Karibik.

Krankheitsbild
Die Inkubationszeit dauert 4–7, in Extremfällen 3–14 Tage. Milde Verläufe manifestieren sich als 2–3tägige, fieberhafte Erkrankung mit Kopfschmerzen und Myalgien. Häufigste Symptome des „klassischen" Dengue-Fiebers sind plötzlicher Fieberanstieg mit heftigen Kopf- und Retroorbitalschmerzen, die sich bei Bewegung noch verstärken, ein flüchtiges, fleckförmiges, scharlach- oder masernähnliches Exanthem, eine schmerzlose Lymphadenopathie, Übelkeit, Erbrechen, Appetitlosigkeit, Geschmacksstörungen, kutane Hyperästhesie, Schlaflosigkeit und allgemeine Schwäche, gelegentlich petechiale Blutungen, Epistaxis, Hämaturie und Melaena, selten Myokarditis und Enzephalopathie. Charakteristische Befunde sind Granulo- und Thrombozytopenie sowie Hämokonzentration mit Anstieg des Hämatokrit. Nach 2–5 Tagen klingt die Symptomatik ab. Einer 2tägigen Remission folgt eine zweite symptomatische Phase, die leichter als die Initialphase verläuft. Dieser biphasische Verlauf gilt als typisch, wird aber nicht immer beobachtet. Die Rekonvaleszenten klagen lange Zeit über Müdigkeit und depressive Verstimmung.

Die Komplikationen DHF/DSS sind nach den Kriterien der WHO durch vier klinische Manifestationen definiert: hohes Fieber, hämorrhagische Diathese, Hepatomegalie und Schock. Dem Schweregrad nach werden die milderen Verläufe I und II als DHF (Dengue Hämorrhagisches Fieber), die schweren Verläufe III und IV als DSS (Dengue-Schock-Syndrom) bezeichnet. Bei DEN-Epidemien in Venezuela mit den Typen 1 und 2 lag in den Jahren zwischen 1989 und 1993 der Anteil an DHF bei 24–66%, während die Letalität 0,2–0,7% betrug.

Für das Auftreten von DHF/DSS werden zirkulierende Immunkomplexe mit nicht neutralisierenden Antikörpern (Immun-Enhancement) verantwortlich gemacht. Solche Immunkomplexe treten vor allem dann auf, wenn konsekutiv Infektionen mit zwei verschiedenen Typen des Denguevirus durchgemacht werden. Die Antikörper gegen das erstinfizierende Virus sind nicht protektiv gegen den zweitinfizierenden Typ und ermöglichen die produktive Infektion von Makrophagen über die Fc-Rezeptoren.

Fünf Risikofaktoren für DHF/DSS sind bekannt:
1. Infektion in Gegenwart nicht protektiver Antikörper;
2. Ursprung des zweitinfizierenden Virus in Südostasien;
3. Geschlecht: Frauen häufiger betroffen als Männer;
4. Rasse: Weiße und Asiaten häufig, Schwarze selten betroffen;
5. Alter: Kinder unter 15 Jahren am häufigsten betroffen.

Diagnose

Wichtig ist der klinische Verdacht aufgrund der klassischen Symptome und der Reiseanamnese. Für die Diagnose von DHF/DSS ist der Nachweis einer Hypovolämie (ansteigender Hämatokrit) und einer veränderten Hämostase (Thrombozytenzahlen unter 100 000) besonders wichtig.

Die ätiologische Diagnose beruht auf Virusisolierung aus dem Blut. Eine Virämie von 10^8 ID_{50} (Moskito) besteht beim Menschen für 4–5 Tage, manchmal 12 Tage lang. Für die Isolierung sind lebende Moskitos, Moskito-Zellkulturen (*Aedes albopictus*) oder permanente Affennieren-Zellkulturen geeignet. In Gewebsproben (Leber, Lunge, Niere, Milz, Lymphknoten) kann das Antigen durch Immunfluoreszenz gefunden werden. Außerdem sind Antigen-Capture-Tests sowie RT-PCR zum Direktnachweis verfügbar. Für die Serodiagnose wird vor allem der IgM-Nachweis nach der μ-Capture-Methode empfohlen, der nach 7 Tagen in 97% der Fälle positiv ausfällt. Wird gleichzeitig eine quantitative Bestimmung des IgG-Titers vorgenommen, erlaubt die Bestimmung des Quotienten IgM/IgG die Differenzierung zwischen primären und sekundären Antikörperantworten.

Antikörper gegen andere Flavivirusinfektionen (Japanische Enzephalitis, West-Nil-Fieber) und Gelbfieberimpfung können durch Kreuzreaktionen zur Fehlinterpretation serologischer Ergebnisse führen.

Dengue-Infektionen werden bei Tropenreisenden besonders dann gefunden, wenn man alle nicht bestätigten Malaria-Verdachtsfälle auf Dengue untersuchen läßt.

Differentialdiagnose

Respiratorische und influenzaähnliche Virusinfektionen, Hepatitis, Leptospirose, Frühstadien von Malaria und Tsutsugamushi-Fieber sind zu berücksichtigen. Chikungunya-, O'nyong-nyong-Fieber (beide durch Alphaviren verursacht) und West-Nil-Fieber (Flavivirus) verursachen ähnliche Exantheme wie Dengue-Fieber. Unter den nichtexanthematischen Arbovirusinfektionen zeigen Colorado-Zeckenstichfieber, Pappataci-Fieber und milde Formen des Rift-Valley-Fiebers ein dengueähnliches Krankheitsbild.

Beim DHF/DSS sind alle durch Viren, Rikkettsien und Bakterien verursachten hämorrhagischen Fieber zu berücksichtigen: Machupo-, Junin- und Lassavirus, Ebola- und Marburgvirus, Hantaviren sowie die Erreger von Gelbfieber, Krim Kongo Hämorrhagischem Fieber und Rift-Valley-Fieber. *Rickettsia prowazekii*, Leptospiren und Meningokokken verursachen ebenfalls hämorrhagische Krankheitsbilder.

Therapie

Eine spezifische antivirale Therapie gibt es nicht. Bei DHF/DSS sind Bluttransfusionen, Ersatz von Flüssigkeit und Plasmaproteinen sowie Korrektur der Elektrolytstörungen indiziert.

Prophylaxe

Eine attenuierte tetravalente Lebendvakzine gegen Dengue, die neutralisierende Antikörper gegen alle vier Serotypen induziert, wurde entwickelt, ist aber noch nicht ausreichend erprobt. Einstweilen stehen Maßnahmen zur Vektorkontrolle im Vordergrund. Bei der Bekämpfung des Gelbfiebers waren die Beseitigung und Kontrolle von Brutstätten für *Aedes aegypti* und die Impfung erfolgreich. Dengue- und Chikungunya-Fieber, die beide durch *Aedes aegypti* verbreitet werden, machen wirkungsvolle Programme zur Vektorkontrolle in südostasiatischen Städten erfolgreich.

Für Reisende in tropische Länder, insbesondere nach Venezuela und Südostasien, sind persönliche Schutzmaßnahmen, wie vollständige Bekleidung in der Dämmerung, Gebrauch von Repellentien und Moskitonetzen, dringend zu empfehlen.

Weitere Hinweise

Zur Meldepflicht siehe Anhang, Kapitel 5.

Literatur

CDC: Dengue type 3 infection – Nicaragua and Panama, October–November 1994. Morbid. Mortal. Wkly. Rep. **44**, 21–24, 1994.

CDC: Dengue Fever among US Military Personnel – Haiti, September – November 1994. Morbid. Mortal. Wkly. Rep. **43**, 845 – 848, 1994.

HALSTEAD, S.B.: Pathogenesis of Dengue: Challenges to molecular biology. Science **239**, 476 – 481, 1988.

HENCHAL, E.A., J.R. PUTNAK: The Dengue Viruses. Clin. Microbiol. Rev. **3**, 376 – 384, 1990.

INNIS, B.L., A. NISOLEK, S. NIMMANNITYA et al.: An enzymelinked immunosorbent assay to characterize Dengue infections where Dengue and Japanese encephalitis co-circulate. Am. J. Trop. Med. Hyg. **40**, 418 – 427, 1989.

WHO: Dengue hemorrhagic fever: Diagnosis, treatment and control. Geneva, 1986.

WHO: Dengue and Dengue haemorrhagic fever in Laos People's Democratic Republic. Wkly. Epid. Rec. **69**, 265 – 266, 1995.

3.3.4 Epidemische Polyarthritis (Ross-River- und Barmah-Forest-Virusinfektion)

Die epidemische Polyarthritis oder Ross-River-Virusinfektion ist eine in Australien vorkommende Arbovirusinfektion, die durch ein generalisiertes Exanthem und Polyarthritis charakterisiert ist.

Klinisch und serologisch bestehen enge Beziehungen zum Chikungunya-, O'nyongnyong- und Mayaro-Fieber.

Ätiologie

Erreger ist das Ross-River-Virus, ein Alphavirus aus der Familie der Togaviren. Das Barmah-Forest-Virus, ein eng verwandtes Virus, wurde 1989 in Westaustralien von Moskitos isoliert. Es verursacht beim Menschen ein der Ross-River-Infektion sehr ähnliches Krankheitsbild.

Vorkommen und Verbreitung

Erkrankungsfälle werden in jedem Jahr zwischen Januar und Mai in Queensland, Australien, in Neusüdwales und Victoria registriert.

Von Anfang 1992 bis Mai 1993 wurden in Australien 5516 Krankheitsfälle registriert.

Epidemien sind in der Murray-Valley-Region in Südaustralien mehrfach aufgetreten. Antikörperträger wurden auch in Neuguinea, auf den Fiji-Inseln und auf Samoa gefunden. Auf den Fiji-Inseln gab es 1979 eine Epidemie mit 30 000 – 40 000 Erkrankten.

Zahlreiche wildlebende und domestizierte Säuger in Australien, insbesondere Rinder, Schafe, Pferde, Schweine, Känguruhs und andere Beuteltiere, Nagetiere und Hunde können unter natürlichen Bedingungen mit Ross-River-Virus inapparent infiziert sein. Auch bei Wildvögeln wurde das Virus nachgewiesen.

Es ist anzunehmen, daß der Erreger in einem Erhaltungszyklus zwischen Moskitos und Säugetieren persistiert. Ungeklärt ist, wie das Ross-River-Virus in der moskitofreien Zeit überwintert.

Übertragung

Das Virus wurde von verschiedenen Moskitoarten, die auch als Überträger gelten, isoliert.

Krankheitsbild

Die Manifestationsrate liegt bei 20 – 30%.

Die epidemische Polyarthritis ist eine gutartige Krankheit mit geringgradigen Fieberanstiegen. Die Patienten klagen über Halsschmerzen und Arthralgien, besonders an den kleinen Gelenken der Hände und Füße. Die Gelenke können leicht geschwollen sein. Ein Übergang der Gelenkaffektion in eine chronische Polyarthritis ist nicht beobachtet worden.

Bei vielen Patienten entwickelt sich ein generalisiertes makulopapulöses, gelegentlich auch vesikuläres Exanthem, besonders am Stamm und den Extremitäten. Auch Enantheme und Petechien kommen vor. Lymphknotenschwellungen, Schmerzhaftigkeit der Fußsohlen und Handflächen sowie Parästhesien wurden beobachtet. Die akute Krankheit dauert höchstens zwei Wochen. Ähnlich wie bei Chikungunya- und Mayaro-Fieber können rekurrierende Erkrankungen Beschwerden verursachen.

75% der Patienten klagen über Gelenkbeschwerden, bei einem Drittel liegt eine echte Arthritis vor. Die Gelenkbeschwerden klingen innerhalb von 1 – 3 Monaten ab, können aber in einzelnen Fällen bis zu drei Jahren bestehen. MHC-Antigene vom Typ DR7 und B12, aber nicht B27, sind unter den Arthritispatienten überrepräsentiert.

Bei Tieren sind Krankheiten durch Ross-River-Infektionen unbekannt. Es gibt allerdings serologische Hinweise, daß Fälle von Enzephalitis und Polyarthritis bei Pferden auf das Ross-River-Virus zurückzuführen sein könnten.

Ein der epidemischen Polyarthritis (Ross River) sehr ähnliches Krankheitsbild mit Polyarthritis, Arthralgien, Myalgien, Fieber, Exanthem und Somnolenz wird durch ein weiteres Alphavirus, das Barmah-Forest-Virus, verursacht. Das Virus wurde 1989 im Westen von Australien aus Moskitos *(Culex annulirostris)* isoliert, durch die es auch übertragen wird. Erkrankungen des Menschen treten oft nach Epidemien mit dem Ross-River-Virus auf. Die Rate klinisch inapparenter Infektionen ist beim Barmah-Forest-Virus höher als beim Ross-River-Virus. Beide Viren benutzen die gleichen Vektoren. Als Vertebraten-Wirt des Barmah-Forest-Virus kommen Beuteltiere in Frage.

Diagnose
Der Virusnachweis aus Serum gelingt nur, solange Antikörper noch nicht vorhanden sind. Wegen der anfänglich geringen Beschwerden kommen die meisten Patienten erst spät in ärztliche Behandlung. Virusisolierungen aus Gelenkflüssigkeit liegen bisher nicht vor, ein Virusantigen wurde allerdings gefunden. Die beste Methode zur Virusisolierung ist die Verimpfung auf C6/36-Zellen, eine Moskito-Zellinie.

Die Krankheit wird meist aufgrund serologischer Befunde diagnostiziert. Neuerdings spielt der Nachweis virusspezifischer IgM-Antikörper im Hämagglutinationshemmtest oder im ELISA mit der μ-Capture-Methode eine Rolle. Die serologischen Kreuzreaktionen mit Chikungunya-, O'nyong-nyong- und Mayaro-Virus haben wegen der unterschiedlichen geographischen Verbreitung dieser Viren keine große Bedeutung.

Differentialdiagnose
Voll ausgeprägte Krankheitsfälle mit Exanthem und Polyarthritis bereiten besonders bei epidemischem Auftreten keine diagnostischen Schwierigkeiten. Bei sporadisch und abortiv verlaufenden Krankheitsfällen wird die Diagnose häufig übersehen. Differentialdiagnostisch sind vor allem akute Arthritiden anderer Ursachen, z.B. nach Röteln, Ringelröteln oder Lyme-Borreliose, Chikungunya-Fieber, Arzneimittelunverträglichkeit und rheumatisches Fieber zu berücksichtigen. Dengue-Fieber verursacht Muskelschmerzen ohne Gelenkbeteiligung. Bei vesikulären Exanthemen müssen Varizellen und Sindbis-Fieber ausgeschlossen werden.

Therapie und Prophylaxe
Eine spezifische Therapie ist nicht notwendig. Bei starken Gelenkbeschwerden sollten Aspirin oder nichtsteroidale Antirheumatika, aber keinesfalls Steroide gegeben werden.

Die Bedeutung der epidemischen Polyarthritis wird in Australien als so gering angesehen, daß besondere Kontrollmaßnahmen entfallen.

Literatur
DOHERTY, R.L., E.J. BARRETT, B.M. GORMAN, R.H. WHITEHEAD: Epidemic polyarthritis in eastern Australia, 1959–1970. Med. J. Austr. **1**, 5–8, 1971.

DOHERTY, R.L., J.G. CARLEY, J.C. BEST: Isolation of Ross River virus from man. Med. J. Austr. **1**, 1083–1084, 1972.

LINDSAY, M.D.A., C.A. JOHANNSON, A.K. BROOM et al.: Emergence of Barmah Forest virus in western Australia. Emerg. Infect. Dis. **1**, 22–26, 1995.

PETERS, C.J., J.M. DALRYMPLE: Alphaviruses. In: FIELDS, B.N. et al. (eds.): Virology. 2nd edition. Raven Press, New York, 713–762, 1990.

WHO: Ross River virus infection. Weekly Epidemiol. Rec. **69**, 98–99, 1994.

3.3.5 Gelbfieber

Gelbfieber ist eine bei Menschen und Primaten auftretende Arbovirusinfektion, die beim Menschen durch Ikterus gekennzeichnet ist. Überträger sind verschiedene Stechmücken-

Spezies mit Brutstätten in der Nähe von Siedlungen oder im Urwald.

Beim Dschungeltyp des Gelbfiebers persistiert das Virus durch ständigen Wechsel zwischen Moskitos und Affen, beim urbanen Typ übernimmt der Mensch die Rolle des Vertebraten. Beide Zyklen verlaufen parallel und gehen ineinander über.

Ätiologie

Der Erreger, das Gelbfiebervirus, ist der Prototyp der Familie *Flaviviridae* mit dem einzigen Genus Flavivirus (Gruppe B der Arboviren).

Vorkommen und Verbreitung

Der urbane Zyklus des Gelbfiebers ist dort weitgehend verschwunden, wo die stadtnahen Moskitobrutstätten wirksam kontrolliert werden. Es gibt Gelbfieber noch in ländlichen Gebieten West-, Zentral- und Ostafrikas, Süd- und Mittelamerikas (Abb. 3-4), vornehmlich bei Waldarbeitern. In Afrika finden sich als Wirbeltierwirte vorwiegend verschiedene Affenarten.

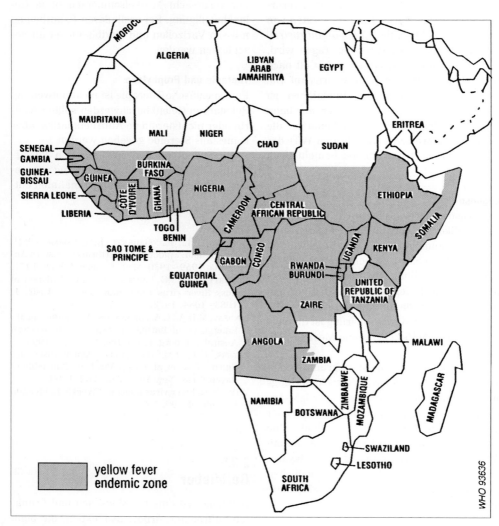

Abbildung 3-4: a) Gelbfieber-Endemiegebiete in Afrika (International Travel and Health. Vaccination Requirements and Health Advice. WHO, Genf 1996).

In den offiziellen Mitteilungen der WHO (für 1991: 2561 Krankheitsfälle in 12 afrikanischen Staaten) wird die Morbidität um den Faktor 1000 unterschätzt. In Kenia hat die Gelbfieberaktivität in jüngerer Zeit wieder zugenommen. Das Fehlen des Gelbfiebers in Asien trotz weiter Verbreitung des Hauptvektors *Aedes aegypti* wird auf eine partielle Kreuzimmunität mit den Dengueviren oder auf eine geringe Vektorkompetenz der asiatischen *Aedes aegypti* für das Gelbfiebervirus zurückgeführt.

Übertragung

Der urbane Zyklus des Gelbfiebers wird ausschließlich durch die Stechmückenarten *Aedes aegypti* und *Aedes simpsoni* unterhalten. Im Dschungeltyp dienen vor allem verschiedene *Haemagogus*-Spezies als Überträger des Gelbfiebers.

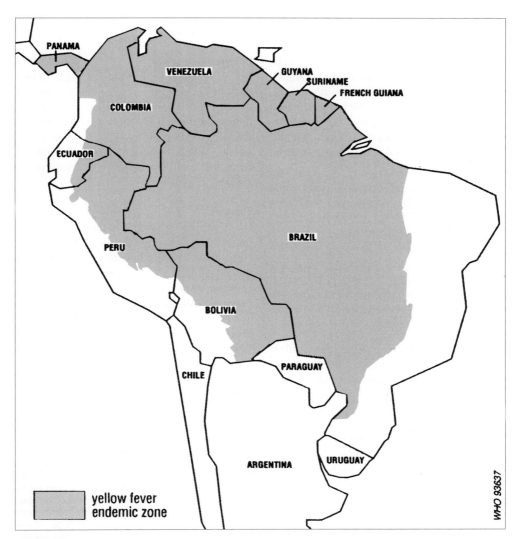

Abbildung 3-4: b) Gelbfieber-Endemiegebiete in Süd- und Mittelamerika (International Travel and Health. Vaccination Requirements and Health Advice. WHO, Genf 1996).

Krankheitsbild

Das klinische Bild beim Menschen reicht von inapparenten Infektionen, deren Anteil nur vermutet werden kann, bis zum Vollbild einer schweren Krankheit mit letalem Ausgang.

Die Inkubationszeit beträgt 3–6 Tage. Bei milden Verläufen beobachtet man während 1–3 Tagen lediglich ein grippeähnliches Krankheitsbild mit plötzlichem Fieberanstieg bei relativer Bradykardie, Kopf-, Rücken- und Muskelschmerzen, Übelkeit, Epistaxis und konjunktivaler Injektion. Bei schweren und malignen Verläufen kommt es nach dieser 1. Phase zur Remission, die Stunden bis Tage andauert, danach zu erneutem Fieberanstieg mit relativer Bradykardie, Ikterus, Epistaxis, Melaena, Haematemesis (schwarzes, kaffeesatzartiges Erbrechen), urogenitalen Blutungen und Zeichen der Niereninsuffizienz mit Albuminurie und Oligurie. Bei malignem Verlauf wird der Patient präfinal delirant, hochgradig agitiert und komatös. Die Letalität beträgt 10–50%.

Oligurie, Anurie und Albuminurie mit Harnstoffretention sowie Hyperbilirubinurie und verlängerte Prothrombinzeit sind übliche Laboratoriumsbefunde bei Gelbfieber.

Diagnose

Wegen der Ähnlichkeit des klinischen Bildes mit zahlreichen anderen tropischen Infektionskrankheiten kann die Diagnose aufgrund des klinischen Bildes allenfalls im Rahmen von Epidemien gestellt werden.

Bei geimpften Personen muß mit dem Auftreten von Gelbfieber nicht gerechnet werden.

Beweisend ist die Virusisolierung aus Blut oder Liquor, entnommen während der Fieberphase. In Zellkulturen erfolgt der Virusnachweis durch Immunfluoreszenz oder Nachweis von zytopathischen Effekten. Vor allem Moskito-Zellkulturen von *Aedes spp.* eignen sich sehr gut für die Virusisolierung. Der Nachweis der Virus-RNS durch RT-PCR ist möglich.

Auch Antikörpertiterbewegungen können zur Diagnose herangezogen werden. Serodiagnose und Nachweis einer virusspezifischen Immunität sind unkompliziert, wenn der Proband keine anderen Flavivirusinfektionen durchgemacht hat.

Für den Nachweis von IgM-Antikörpern im ELISA eignet sich am besten die μ-Capture-Methode. Nach Impfung mit dem 17D-Stamm des Gelbfiebervirus wurden IgM-Antikörper bis zu 18 Monate lang nachgewiesen. Vorausgegangene Impfungen und Infektionen mit anderen Flaviviren sind bei der serologischen Diagnose von Gelbfieber immer zu berücksichtigen. Für seroepidemiologische Studien ist deswegen auch heute noch der Neutralisationstest allen anderen serologischen Techniken vorzuziehen.

Differentialdiagnose

Differentialdiagnostisch sind je nach Krankheitsverlauf und vorherrschenden Symptomen neben zahlreichen anderen Infektionskrankheiten Malaria, die hämorrhagische Form von Dengue, hämorrhagisches Fieber (Marburg-, Lassa-, Ebola-Fieber), Hepatitis, Weilsche Krankheit und Rückfallfieber in Erwägung zu ziehen.

Therapie

Die Therapie ist symptomatisch. Zu vermeiden ist eine Dehydratation. Bluttransfusionen – möglichst Blut von Rekonvaleszenten – können angebracht sein. Im übrigen werden Therapiemaßnahmen ergriffen, die bei schweren Leberschäden üblich sind.

Prophylaxe

Wichtigste Methode der Individualprophylaxe ist die aktive Immunisierung bei Reisen in Endemiegebiete und bei Reisen aus Endemiegebieten in bislang gelbfieberfreie Länder Asiens.

Zwei attenuierte Gelbfieberlebendvakzinen stehen zur Verfügung, die im Mausgehirn produzierte, neurotrope französische Dakar-Vakzine und der in Hühnerembryonen vermehrte 17D-Stamm von Theiler. Wegen eines sehr hohen Enzephalitisrisikos von 1‰ soll Dakar-Vakzine, die durch Skarifikation appliziert wird, nur bei Personen angewendet werden, die älter als 14 Jahre sind. Der 17D-Stamm wird subkutan angewandt. Das Enzephalitisrisiko ist wesentlich geringer als bei dem französischen Stamm. Ausgenommen von der Impfung sind beim 17D-Stamm nur Kinder unter 7 Monaten und Schwangere. Die Impfung hinterläßt eine langanhaltende Immunität, die im Neutralisationstest nachweisbar ist.

Weitere Hinweise

Zur Meldepflicht siehe Anhang, Kapitel 5.

Bei Einreise in Endemiegebiete (Zentral- und Südamerika sowie zahlreiche Länder Afrikas) und Einreise aus Endemiegebieten in gelbfieberfreie Länder werden Impfbescheinigungen verlangt, die im internationalen Reiseverkehr 10 Jahre lang gültig sind.

Literatur

LEE, V.H., D.L. MOORE: Vectors of the 1969 yellow fever epidemic on the Joss plateau, Nigeria. Bull. WHO **46**, 669–673, 1972.

MONATH, T.P.: Yellow Fever Virus. In: WEBSTER, R.G., A. GRANOFF (eds.): Encyclopedia of Virology. Academic Press, London, 1607–1612, 1994.

ROBIN, Y., G.W. BERAN: Yellow Fever. In: STEELE, J.H. (ed.): CRC Handbook Series in Zoonoses. Sect. B, vol. I. CRC Press Inc., Boca Raton, 85–96, 1981.

SHOPE, R.E., G.E. SATHER: Arboviruses. In: SCHMIDT, N.J., E.H. LENNETTE (eds.): Diagnostic Procedures for Viral and Rickettsial Infection. 5th edition. American Public Health Association, New York, 767–814, 1979.

WHO: Expert Committee on Yellow Fever: 3rd Rep., WHO Tech. Rep. Ser. 479, 1971.

WHO: Yellow Fever in 1991. Wkly. Epid. Rec. **68**, 209–215, 1993

WOODALL, D.: Summary of a symposium on Yellow Fever. J. Infect. Dis. **144**, 87–91, 1981.

3.3.6
Mayaro-Fieber

Mayaro-Fieber ist eine gutartige, bisher nur in den tropischen Regionen Südamerikas vorkommende Arbovirusinfektion, die durch Fieber, Arthralgien und Exanthem gekennzeichnet ist.

Ätiologie

Erreger des Mayaro-Fiebers ist ein Alphavirus, das eine enge serologische Verwandtschaft mit Chikungunya-, Ross-River- und O'nyong-nyong-Virus aufweist.

Vorkommen und Verbreitung

Das Virus ist von erkrankten Menschen in Brasilien, Trinidad, Bolivien und Surinam isoliert worden. Serologisch ist sein Vorkommen in Guayana, Kolumbien, Peru und Panama belegt. Epidemien sind in Brasilien und Bolivien bei Menschen, die in Urwaldregionen leben, beobachtet worden.

Verschiedene südamerikanische Affenarten besitzen zu einem hohen Prozentsatz Antikörper gegen Mayarovirus und werden als Erregerreservoir angesehen. Daneben gibt es serologische Hinweise auf Infektionen bei Wildvögeln.

Die Kenntnis des Mayaro-Fiebers basiert auf Beobachtungen von drei Epidemien mit weniger als 100 Fällen, bei denen ausschließlich Menschen mit engem Kontakt zu Wald erkrankten. Im Gegensatz zum Chikungunyavirus gibt es beim Mayaro-Fieber keinen urbanen Übertragungszyklus.

Übertragung

Von verschiedenen Moskitoarten (*Haemagogus spp., Culex spp.* und andere) wurde das Mayarovirus isoliert. Die Übertragbarkeit durch Moskitos ist experimentell nachgewiesen.

Krankheitsbild

Die Inkubationszeit beim Menschen beträgt ca. 6 Tage.

Die Erkrankung ist durch Fieber, Kopfschmerzen, Schmerzen im Epigastrium, Rückenschmerzen, Arthralgien, Schüttelfrost, Brechreiz, Photophobie, Exanthem und Lymphadenitis gekennzeichnet. Die Arthralgien betreffen vorwiegend die Hand- und Fußgelenke, Finger und Zehen, sie werden von allen Erkrankten angegeben; nur in 20% der Fälle finden sich Gelenkschwellungen. Die Arthralgien können über Wochen und Monate bestehen oder rekurrieren. Das makulopapulöse Exanthem ist am Oberkörper und den Extremitäten besonders ausgeprägt, oft auch generalisert. Bei einem Teil der Patienten findet sich eine inguinale Lymphadenopathie.

Bei Tieren verläuft die Infektion asymptomatisch.

Diagnose

Das Virus kann durch Verimpfung von Blutplasma auf Verozellen oder Moskito-Zellkulturen zu Krankheitsbeginn leicht isoliert werden. Die Anwendung eines µ-Capture-ELISA zum Nachweis von IgM-Antikörpern hat ältere serologische Methoden verdrängt.

Bei der Virustypisierung sind die Kreuzreaktionen mit Chikungunya-, O'nyong-nyong-, Ross-River- und Semliki-Forest-Virus zu berücksichtigen. Aufgrund der unterschiedlichen geographischen Verbreitung dieser Viren werden Kreuzreaktionen allerdings praktisch keine Schwierigkeiten bereiten.

Differentialdiagnose

Mayaro-Fieber ähnelt klinisch sehr dem Chikungunya-, dem O'nyong-nyong- und dem Ross-River-Fieber, ist aber das einzige unter diesen Krankheitsbildern, das in Amerika anzutreffen ist.

Neben Röteln, Ringelröteln, Lyme-Borreliose müssen Arzneimittel-Exantheme und chronische Polyarthritis differentialdiagnostisch ausgeschlossen werden.

Therapie und Prophylaxe

Eine spezifische Therapie ist nicht bekannt und angesichts des gutartigen Krankheitsverlaufs auch nicht erforderlich; das gleiche gilt für die Prophylaxe. Der Mensch ist nur akzidentell betroffen.

Literatur

CASALS, J., L. WHITMAN: Mayaro virus: A new human disease agent. I. Relationship to other arboviruses. Am. J. Trop. Med. Hyg. **6**, 1004–1011, 1957.

HOCH, A.L., N.E. PETERSON, J.W. LEDUC, F.P. PINHEIRO: An outbreak of Mayaro Virus Disease in Belterra, Brazil. III. Entomological and ecological studies. Am. J. Trop. Med. Hyg. **30**, 689–698, 1981.

LEDUC, J.W., F.P. PINHEIRO, A.P.A. TRAVASSOS DA ROSA: An outbreak of Mayaro Virus Disease in Belterra, Brazil. II. Epidemiology. Am. J. Trop. Med. Hyg. **30**, 682–688, 1981.

PETERS, C.J., J.M. DALRYMPLE: Alphaviruses. In: FIELDS, B.N. et al. (eds.): Virology. 2nd edition. Raven Press, New York, 713–762, 1990.

PINHEIRO, F.P., R.B. FREITAS, J.F. TRAVASSOS DA ROSA et al.: An outbreak of Mayaro Virus Disease in Belterra, Brazil. I. Clinical and virological findings. Am. J. Trop. Med. Hyg. **30**, 674–681, 1981.

PINHEIRO, F.P., A.P.A. TRAVASSOS DA ROSA: Mayaro Fever. In: BERAN, W.B. (ed.): Handbook of Zoonoses, Section B. 2nd edition. CRC Press, Boca Raton, 201–203, 1994.

3.3.7
O'nyong-nyong-Fieber

Diese Erkrankung ist eine in Ostafrika vorkommende Arbovirusinfektion, die beim Menschen mit Fieber, Arthralgien, Exanthem und Lymphadenitis einhergeht. Der Name entstammt der Acholi-Sprache und bedeutet „sehr schmerzhaft und schwach".

Ätiologie

Der Erreger ist ein Alphavirus, das serologisch eng mit Chikungunya-, Semliki-Forest-, Mayaro- und Ross-River-Virus verwandt ist. Das Virus kann als ein Subtyp des Chikungunyavirus aufgefaßt werden.

Vorkommen und Verbreitung

Eine größere Epidemie, die auf Kenia, Tansania und Malawi übergriff, wurde 1959 in Uganda registriert. Auch in den folgenden Jahren wurden in diesen Ländern Fälle von O'nyong-nyong-Fieber festgestellt.

Das natürliche Erregerreservoir ist nicht bekannt. Der Beweis, daß es sich tatsächlich um eine Zoonose handelt, steht somit noch aus.

Unter experimentellen Bedingungen ist das Virus nur bei intrazerebraler Injektion in Saugmäuse pathogen.

In einem infizierten Gebiet kommt es zu schneller Verbreitung mit hohen Befallsraten.

Übertragung

O'nyong-nyong wird durch die Stechmückenarten *Anopheles gambiae* und *Anopheles funestus* übertragen. Das O'nyong-nyong-Virus ist das einzige Arbovirus, das durch *Anopheles*-Spezies übertragen wird. Erkenntnisse über eine epidemiologische Beziehung zu Malaria liegen nicht vor.

Krankheitsbild

Die Inkubationszeit wird mit 8 Tagen angegeben.

Die Krankheit beginnt abrupt mit Fieber, Schüttelfrost und Nasenbluten. Weitere Symptome sind Schmerzhaftigkeit und Steife des Rückens und der Gelenke, Kopf- und Augenschmerzen sowie ein vom Gesicht zum Stamm wanderndes, juckendes Exanthem und eine Lymphadenitis erheblichen Grades, die besonders die zervikalen Lymphknoten betrifft. Das Fieber dauert 4–5 Tage. Der Verlauf ist immer gutartig.

Diagnose und Differentialdiagnose
Klinisch ist O'nyong-nyong kaum vom Chikungunya-Fieber zu unterscheiden. Bei letzterem fehlt in der Regel die Lymphadenitis.

Wie Chikungunyavirus kann der Erreger in der Fieberphase aus dem Blut über Zellkulturen isoliert werden.

Im Labor bereitet die Differenzierung von Isolaten gegenüber Stämmen vom Chikungunyavirus Schwierigkeiten, weil Antiseren gegen das letztere Kreuzreaktionen mit O'nyong-nyong-Virus zeigen. In umgekehrter Richtung sind diese weniger ausgeprägt. Die fehlende Pathogenität des O'nyong-nyong-Virus für saugende Mäuse bei peripherer Infektion spielt bei der Differenzierung eine wichtige Rolle.

Therapie und Prophylaxe
Die Therapie erfolgt symptomatisch. Zur Prophylaxe ist der Schutz gegen Moskitos wichtig (Repellentien, Mückenbekämpfung).

Literatur
HADDOW, A.J., C.W. DAVIES, A.J. WALKER: O'nyong-nyong fever: An epidemic virus disease in East Africa. Trans. R. Soc. Trop. Med. Hyg. **54**, 517–522, 1960.
JOHNSON, B.K.: O'nyong-nyong virus disease. In: MONATH, T.P. (ed.): The Arboviruses: Epidemiology and Ecology. Vol. III. CRC-Press, Boca Raton, 217–232, 1988.
PETERS, C.J., J.M. DALRYMPLE: Alphaviruses. In: FIELDS, B.N. et al. (eds.): Virology. 2nd edition. Raven Press, New York, 713–762, 1990.

3.3.8 Oropouche-Fieber

Das Oropouche-Fieber ist eine gutartige, epidemisch auftretende, fieberhafte Erkrankung, die mit wenig charakteristischen Beschwerden einhergeht. Nach einem Dorf in Nordbrasilien wird die Krankheit auch als „Febre de Mojui" bezeichnet. Oropouchevirus ist zu den „emerging viruses" zu rechnen: Die erste epidemische Verbreitung erfolgte im Zusammenhang mit der Rodung von Regenwald für menschliche Siedlungen.

Ätiologie
Der Erreger, das Oropouchevirus, zählt zur Simbu-Serogruppe des Genus Bunyavirus in der Familie *Bunyaviridae*. Es ist bisher der einzige menschenpathogene Vertreter innerhalb dieser Serogruppe.

Vorkommen und Verbreitung
Das Virus ist 1955 von einem Waldarbeiter in Trinidad isoliert worden, der an einer fieberhaften Krankheit litt. Epidemien sind jedoch in Trinidad nie beobachtet worden.

In den städtischen Zentren der Amazonasregion traten zwischen 1961 und 1991 zahlreiche urbane Epidemien auf. Die Fallzahl wird auf mehr als 300 000 geschätzt. Überwiegend waren Kinder und Jugendliche betroffen. Todesfälle wurden nicht bekannt.

Bei Affen in Kolumbien hat man Antikörper gegen Oropouchevirus nachgewiesen. Das Virus wurde von vier Faultieren in der Amazonasregion isoliert, die Tiere waren frei von Krankheitszeichen.

Übertragung
Bei urbanen Epidemien wird das Virus von *Culicoides paraensis* verbreitet, es existiert ein urbaner Erhaltungszyklus mit Vektor-Mensch-Vektor-Mensch-Übertragung. Daneben scheint ein silvatischer Erhaltungszyklus mit Affen und Faultieren als Reservoiren und urwaldbewohnenden Moskitos als Vektoren zu existieren.

Krankheitsbild
Die Länge der Inkubationszeit ist unbekannt. Die Krankheit beginnt abrupt ohne Prodromi mit Frösteln, Fieber (bis 40°C), Kopfschmerzen, Myalgien (Nacken, Rücken), Arthralgien, Benommenheit und Lichtscheu. Weitere Symptome sind konjunktivale Injektion, Bronchitis, Übelkeit, Erbrechen, Diarrhoe, Schmer-

zen im Epigastrium und ein Brennen in vielen Regionen des Körpers. In einzelnen Fällen wurden meningoenzephalitische Verläufe beobachtet.

Im Blutbild findet man eine Leukopenie.

Die Krankheit dauert 2–7 Tage, die Rekonvaleszenz kann langwierig sein, es sind auch Fälle mit mehrfachen Rekurrenzen der Symptomatik vorgekommen. Todesfälle sind bei den bisher bekannt gewordenen Epidemien nicht aufgetreten.

Diagnose

Wegen des weitgehend uncharakteristischen Krankheitsbildes wird die Verdachtsdiagnose auf das Vorliegen einer Erkrankung an Oropouche-Fieber nur im Falle von Epidemien im Endemiegebiet zu stellen sein. Das Virus kann durch Verimpfung von Heparinblut oder von Serum in neugeborene Mäuse oder saugende Hamster isoliert werden, es vermehrt sich aber auch in Zellkulturen von Hamstern und Affen.

Die Serologie stützt sich heute vor allem auf den Nachweis von IgM-Antikörpern mit dem ELISA. Mit Gänse-Erythrozyten kann bei pH 6,0 ein Hämagglutinationstest und ein Hämagglutinations-Hemmtest durchgeführt werden.

Differentialdiagnose

Differentialdiagnostisch wird in erster Linie eine Malaria auszuschließen sein. Im übrigen muß eine große Anzahl von für Südamerika spezifischen, aber auch von ubiquitär vorkommenden fieberhaften Krankheiten mit uncharakteristischen Symptomen in Erwägung gezogen werden.

Therapie und Prophylaxe

Eine spezifische Therapie gibt es ebensowenig wie einen Impfstoff zur Prophylaxe. Die Behandlung ist unterstützend, häufig müssen die Patienten hospitalisiert werden.

Da bei den Epidemien meistens ein hoher Prozentsatz der Bevölkerung betroffen war, hat dies in kleinen Gemeinden nicht selten zu akuten Versorgungsschwierigkeiten geführt.

Für eine Eindämmung der Krankheit durch Vektorkontrolle gibt es noch nicht genügend gesicherte Hinweise auf die Rolle bestimmter Arthropoden als Krankheitsüberträger.

Literatur

GONZALES-SCARANO, F., N. NATHANSON: Bunyaviruses. In: FIELDS, B.N. et al. (eds.): Virology. 2nd edition. Raven Press, New York, 1195–1230, 1990.

PINHEIRO, F.P., A.P.A. TRAVASSOS DA ROSA, I.F. TRAVASSOS DA ROSA et al.: Oropouche virus. I. A review of clinical, epidemiological and ecological findings. Am. J. Trop. Med. Hyg. 30, 149–162, 1981.

PINHEIRO, F.P., A.P.A. TRAVASSOS DA ROSA, P.F.C. VASCONCELOS: Oropouche Fever. In: BERAN, W.B. (ed.): Handbook of Zoonoses. Section B. 2nd edition. CRC Press, Boca Raton, 214–217, 1994.

3.3.9 Rift-Valley-Fieber

Beim Rift-Valley-Fieber handelt es sich um eine durch Moskitos übertragene Virusinfektion, die im Zusammenhang mit enzootischen und epizootischen Infektionen von Schafen, Ziegen und Rindern auf den Menschen übertragen wird. Die Krankheit ist benannt nach dem Rift-Tal in Ostafrika.

Ätiologie

Das Rift-Valley-Fieber (RVF)-Virus ist ein Arbovirus aus der Familie *Bunyaviridae*, das aufgrund serologischer Gemeinsamkeiten der Gattung Phlebovirus zugeordnet wird, obwohl es nicht durch Sandfliegen verbreitet wird. Über Unterschiede in der Pathogenität verschiedener Isolate gibt es noch wenig gesicherte Informationen.

Vorkommen und Verbreitung

Das Virus wird in Afrika südlich der Sahara nach ausgiebigen Regenfällen durch Moskitos verbreitet. Sein Vorkommen ist durch Virusisolierungen und serologische Untersuchung u.a. in Kenia, Uganda, Namibia, Angola und Nigeria nachgewiesen. In neuerer Zeit wurden Epizootien und begleitende Epidemien in Madagaskar und Ägypten beobachtet. Schafe, Rinder, Büffel, Ziegen und Kamele sind Amplifikationswirte. Das Virus ist besonders für Schafe und Ziegen pathogen. Epizootische und enzootische Infektionen der Nutztiere sind Voraussetzung der epidemischen Verbreitung beim Menschen.

Bei einer Epidemie, die 1977 in Assuan in Folge einer schweren Epizootie mit hohen Verlusten von Rindern und Schafen auftrat, erkrankten 18 000, möglicherweise noch mehr Menschen. 600 Patienten starben meist unter dem Bild eines hämorrhagischen Fiebers. Beim Wiederauftreten der Erkrankung im Juni 1993 im gleichen Gebiet wurde eine Epizootie nicht festgestellt. Die Epidemie fiel dadurch auf, daß viele Menschen nach einer uncharakteristischen Virusinfektion über Visus-Verlust klagten. Zwischen 1981 und 1993 hatte man in der Region von Assuan intensiv nach dem RVF-Virus gesucht, ohne es zu finden, so daß man von einer Wiedereinführung der Infektion ausgeht.

Übertragung

Erkrankungen des Menschen gehen zum Teil auf direkten Kontakt mit Tieren bei der Schlachtung oder der Geburtshilfe oder auf Kontakt mit kranken Tieren zurück. Übernachtung im Freien ohne Schutz gegen Moskitos ist ein großer Risikofaktor. Der den Menschen infizierende Vektor ist nicht identifiziert. Mehr als 40 Moskitospezies, *Aedes*- und *Culex*-Arten, haben Vektorkompetenz für RVF und spielen eine Rolle bei der Verbreitung des Virus in enzootischen und epizootischen Transmissionszyklen, bei denen Schafe, Rinder und Ziegen als Amplifikationswirte dienen.

In einigen Vektoren ist die transovarielle Übertragung des RVF-Virus nachgewiesen. Als Reservoir und Vektor spielen „floodwater"-*Aedes spp.* eine Rolle. Diese legen Eier, die gegen Austrocknung resistent sind und lange Trockenheitsperioden überstehen können. Starke und gehäuft auftretende Regenfälle in ariden Regionen begünstigen das Auftreten von Epizootien des RVF.

Aufgrund der geringen Vektorspezifität wird dem RVF die Fähigkeit zu nahezu pandemischer Ausbreitung nachgesagt. Mechanische Übertragung durch Fliegen, Moskitos, Phlebotomen und blutsaugende Milben wurde experimentell gezeigt und könnte eine Rolle bei der Verbreitung spielen. Die Existenz eines silvatischen Transmissionszyklus wird vermutet, ist aber unbewiesen.

Krankheitsbild

Die Inkubationszeit beträgt 3–7 Tage. Die akute Erkrankung beginnt mit Fieber, Schüttelfrost, schwerem Krankheitsgefühl, Myalgien, Rückenschmerzen und gastrointestinalen Symptomen. Sie führt nach 2–7 Tagen, gelegentlich mit biphasischem Fieberverlauf, zu kompletter Heilung.

In 1–3% der Fälle entwickeln sich hämorrhagische Manifestationen mit Ikterus und Nierenversagen, die Letalität dieser Fälle liegt bei 50%.

Im Anschluß an die akute Krankheit kann innerhalb von 1–4 Wochen eine schwere Enzephalitis auftreten mit Fieber, Kopfschmerz, Koma, fokalen Ausfällen und Krämpfen. Sie führt entweder zum Exitus oder zu Heilung ohne Residua. Häufigste Komplikation ist eine meist bilateral auftretende, schwere vaskuläre Erkrankung der Retina mit Blutungen in die Macula, Exsudaten und entzündlichen Infarkten. Dieser Verlauf wird bei 1% der Erkrankten innerhalb von 4 Wochen nach der akuten Erkrankung festgestellt. Das Ausmaß bleibender Funktionsausfälle ist vom Schweregrad der Läsionen abhängig. Subklinische Infektionen durch weniger pathogene Varianten kommen möglicherweise vor. In endemischen Gebieten und nach Epizootien sind 10–15% der Bewohner seropositiv.

Schafe und Ziegen, besonders die trächtigen Tiere, sind hochempfindlich, häufig kommt es zum Abort mit anschließendem Tod des Muttertieres. Bei Jungtieren verursacht das RVF-Virus Hepatitis und Enzephalitis. Die Letalität liegt bei 90%. Trächtige Kühe abortieren. Bei Kälbern beträgt die Letalität 70%, bei älteren Rindern 15%.

Diagnose

Bei Menschen und Nutztieren findet man im akuten Stadium der Krankheit eine Virämie, die durch Virusisolierung, einen Antigen-Capture-Test oder den Nachweis der Virus-RNS nachgewiesen wird. In der Rekonvaleszenz werden IgM- und IgG-Antikörper nachgewiesen. Retinitis und Enzephalitis treten erst spät auf, wenn eine Virämie nicht mehr vorhanden ist. Diese Fälle sind nur durch einen IgM-Capture-Test ätiologisch zu klären. Bei Fällen von Enzephalitis sind IgM-Antikörper gegen RVF-Virus im Liquor vorhanden.

Differentialdiagnose

Unkomplizierte fieberhafte Krankheiten, daneben hämorrhagische Fieber, Enzephalitiden und vaskuläre Retinopathien müssen differentialdiagnostisch erwogen werden.

Wenn Erkrankungen des Menschen im Zusammenhang mit Epizootien auftreten, sind Aborte, Todesfälle von Lämmern, Kälbern, trächtigen Schafen und Kühen wichtige Hinweise.

Therapie

Experimentell infizierte Rhesus-Affen entwickeln häufiger hämorrhagische Symptome, wenn sie wenig Interferon bilden. Mit moderaten Interferongaben in der Inkubationszeit läßt sich der Krankheitsausbruch verhindern. Die Virämie kann durch Hyperimmunglobulin beendet werden. Experimentell hat sich die orale Gabe von Ribavirin zur Prophylaxe und Therapie von RVF bewährt, klinische Erfahrungen liegen noch nicht vor.

Prophylaxe

Eine formalininaktivierte Vakzine steht zur Verfügung, ihre Unschädlichkeit und Wirksamkeit wurde nachgewiesen. Es gibt auch eine attenuierte Lebendvakzine. Beide Vakzinen wurden noch nicht in größerem Maßstab erprobt.

Die beste Methode zur Verhütung von Epizootien und Epidemien besteht in der prophylaktischen Immunisierung der Nutztiere. Zur Anwendung bei Rindern steht eine formalininaktivierte Vakzine zur Verfügung, bei Schafen und Ziegen wird eine attenuierte Lebendvakzine verwandt.

Literatur

ARTHUR, R.R., M.S. EL SHARKAWI, S.E. COPE et al.: Recurrence of Rift Valley fever in Egypt. Lancet **342**, 1149–1150, 1993.
CDC: Rift Valley Fever – Egypt 1993. Morbid. Mortal. Wkly. Rep. **43**, 693–699, 1994.
GONZALES-SCARANO, F., N. NATHANSON: Bunyaviruses. In: FIELDS, B.N. et al. (eds.): Virology. 2nd. edition. Raven Press, New York, 1195–1228, 1990.
MEEGAN, J.M., J.P. DIGOUTTE, C.J. PETERS, R.E. SHOPE: Monoclonal antibodies to identify Zinga Virus as Rift Valley Fever Virus. Lancet I. 641, 1983.
MUSSGAY, M.: Rifttal-Fieber. Eine Bedrohung für Mitteleuropa. Dtsch. med. Wschr. **105**, 1265–1266, 1980.
PETERS, C.J., K.J. LINTHICUM: Rift Valley Fever. In: BERAN, W.B., J.H. STEELE (eds.): Handbook of Zoonoses, Section B. 2nd edition. CRC Press, Boca Raton, 125–138, 1994.
PROVOST, A.: Une zoonose menaçante: la fièvre de la Vallée du Rift. Rev. Elev. Méd. Vét. Pays trop. **33**, 11–14, 1980.
ROBIN, Y.: Zinga Fever. In: STEELE, J.H. (ed.): CRC Handbook Series in Zoonoses. Section B: Viral Zoonoses. Vol. I. CRC Press Inc., Boca Raton, 257–259, 1981.
SHIMSHONY, A., R. BARZILAI: Rift Valley Fever. Adv. Vet. Sci. comp. Med. **27**, 347–425, 1983.
SHOPE, R.E., C.J. PETERS, F.G. DAVIES: The spread of Rift Valley fever and approaches to its control. Bull. WHO **60**, 299–304, 1982.
WHO: Rift Valley fever. Wkly Epid. Rep. **10**, 74–76, 1994.
WHO: Rift Valley Fever – Egypt. Wkly Epid. Rep. **34**, 297–299, 1994.

3.3.10
Sandfliegen-Fieber

Sandfliegen-Fieber (SFF), auch Phlebotomen- oder Pappataci-Fieber genannt, ist eine meist mild verlaufende Arbovirusinfektion, die im Mittelmeerraum, im Vorderen Orient und in Zentralasien, aber auch in Südamerika vorkommt und durch den Stich von Sandfliegen übertragen wird.

Ätiologie

Die Erreger gehören dem Genus Phlebovirus der Familie *Bunyaviridae* an. Nur acht der über 36 Phleboviren werden tatsächlich durch Sandfliegen (Phlebotomen) verbreitet: Im Mittelmeerraum sind besonders die Serotypen SF-Sicilian (SFS), SF-Naples (SFN) und SF-Toscana (SF-TOS) als Ursache von SFF von Bedeutung. Außerdem gibt es noch die Serotypen Alenquer, Candiru, Chagres, Corfu und Punta Toro.

Aufgrund enger serologischer Verwandtschaft zählt auch der Erreger des Rift-Valley-Fiebers, obwohl nicht von Sandfliegen, sondern von Moskitos übertragen, zum Genus Phlebovirus.

Vorkommen und Verbreitung
Die Erkrankung wurde 1886 bei Soldaten in der Herzegowina erstmals beschrieben, der Erreger nach dem zweiten Weltkrieg bei amerikanischen Soldaten in Italien isoliert. Im zweiten Weltkrieg erkrankten über 10 000 Soldaten in Südosteuropa an Sandfliegen-Fieber. In neuerer Zeit ist Sandfliegen-Fieber vor allem bei militärischen Operationen, etwa in Zypern und Afghanistan, diagnostiziert worden. Serologische Befunde und Virusisolierungen dokumentieren eine Verbreitung vom Mittelmeerraum bis nach Südostasien sowie in Südamerika. Sandfliegen-Fieber wird auch bei Touristen festgestellt, die aus Endemiegebieten zurückkehren.

Die Serotypen Sizilien und Neapel haben eine weite Verbreitung im Mittelmeerraum und sind weniger virulent als der Stamm Toscana, der bisher ausschließlich in Italien, Portugal (Algarve), Kastilien und auf Zypern nachgewiesen wurde.

Bei Schafen, Rindern, Eichhörnchen und Waldmäusen finden sich Hinweise auf Infektionen mit Phleboviren, diese Tiere erkranken aber nicht. Die große Rennmaus *(Rhombomys opimus)*, die langzehige Zieselmaus *(Spermophilopsis leptodactylus)* und der Igel *(Erinaceus auritus)* gelten als wichtigste Amplifikationswirte.

Übertragung
Unter den Sandfliegen (Ordnung *Diptera*, Familie *Psychodidae*) sind die Spezies *Ph. pappatasi* Vektor der Serotypen SFS und SFN, die Spezies *Ph. perfilieri* und *Ph. perniciosus* Vektoren des Serotyps Toscana. Dieselben Vektoren sind auch Überträger von Leishmanien.

Da die Sandfliegen Vektor und durch transovarielle Übertragung auch Reservoir der Phleboviren sind, kannte man bisher nur den urbanen Übertragungszyklus. Nachdem die Rolle von Rennmäusen, Zieselmäusen und Igeln im silvatischen Zyklus geklärt ist, gilt Sandfliegen-Fieber als Zoonose.

Krankheitsbild
Die Inkubationszeit beträgt 3–5 Tage. Der Krankheitsbeginn ist abrupt mit Symptomen, die denen des Dengue-Fiebers ähneln: hohes Fieber, Stirn-Kopfschmerzen, Retrobulbärschmerz, Photophobie, Myalgien, Arthralgien, Übelkeit, Erbrechen, Appetitlosigkeit. Im Endemiegebiet sind vorwiegend Kinder betroffen, auch Touristen ohne Schutz können infiziert werden.

Der Verlauf ist gutartig. Nur der Serotyp Toscana besitzt eine ausgeprägte Neuropathogenität. Infektionen mit diesem Stamm können im Anschluß an die oben beschriebenen Symptome nach einem beschwerdefreien Intervall zur ZNS-Manifestation mit seröser Meningitis oder Meningoenzephalitis führen; Bewußtseinstrübung, Nackensteife, Nystagmus, Tremor und Lähmungen werden beobachtet. In Italien wird das Toscanavirus für ein Drittel der bisher ätiologisch ungeklärten Fälle seröser Meningitis bei Kindern verantwortlich gemacht.

Diagnose
Sandfliegenstiche findet man vorwiegend an den unteren Extremitäten. Sie verursachen entzündliche Reaktionen, die bei typischem Beschwerdebild und positiver Reiseanamnese den Verdacht auf Sandfliegen-Fieber erregen sollten.

Die spezifische Diagnose kann durch Virusnachweis aus dem Blut meist nur am ersten Krankheitstag gesichert werden. Verozellen zeigen nach Verimpfung von Heparinplasma nach zwei bis drei Tagen einen zytopathischen Effekt. Der Stamm Toscana kann bei einer Meningitis aus dem Liquor isoliert werden.

Zur Serodiagnostik wird der IgM-Nachweis nach der μ-Capture-Methode eingesetzt, er wird um den 5. Tag nach Krankheitsbeginn positiv. Zum IgG-Nachweis werden ELISA, Hämagglutinations-Hemmtest und Neutralisationstest eingesetzt. Westernblot-Streifen zur Serodiagnose sind kommerziell erhältlich.

Therapie
Eine antivirale Therapie ist möglich, aber selten indiziert. In Freiwilligen-Versuchen wurde die Wirksamkeit von Ribavirin bewiesen.

Prophylaxe
Eine Impfprophylaxe gibt es nicht. Da die Serotypen der Phleboviren keine Kreuzimmunität verursachen, sind Mehrfachinfektionen möglich. Gängige Immunglobulinpräparate enthalten keine Antikörper gegen Phleboviren.

Die Aktivität von Sandfliegen beschränkt sich auf die Monate Mai bis Oktober. Moskitonetze sind zu weitmaschig, um gegen Sandfliegen zu schützen, deswegen bleibt nur die Anwendung engmaschiger Gardinen oder von Repellentien. Sandfliegen haben nur 200 m Reichweite; ihre Brutplätze in der Nähe von Wohnungen sollten saniert werden.

Weitere Hinweise
Zur Meldepflicht siehe Anhang, Kapitel 5.

Literatur
DOERR, R., K. FRANZ, S. TAUSSIG: Das Pappataci-Fieber. Verl. Franz Deuticke, Leipzig, 1909.

NICOLLETI, L., P. VERANI, S. CACIOLLI et al.: Central nervous system involvement by phlebovirus Toscana of residents in natural foci in central Italy (1977–1988). Am. J. Trop. Hyg. **45**, 429–435, 1991.

PAULI, C., T.F. SCHWARZ et al.: Neurologische Symptome nach Infektion durch Sandfliegenfieber-Virus. DMW **120**, 1468–1471, 1995.

RKI: Sandfliegenfieber. Epidemiol. Bull. **32/96**, 222–223, 1996.

SABIN, A.B.: Recent advances in our knowledge of dengue and sandfly fever. Am. J. Trop. Hyg. **4**, 198–205, 1955.

SCHWARTZ, T.F., G.R. JAEGER: Virusinfektionen durch Sandfliegenstich: Pappataci-Fieber. Die Gelben Hefte **34**, 67–73, 1994.

3.3.11 Sindbis-Fieber

Sindbis-Fieber ist eine beim Menschen auftretende, mild verlaufende fieberhafte Erkrankung, begleitet von einem vesikulären Exanthem. Offensichtlich gibt es beim Menschen vielfach auch klinisch inapparente Verläufe.

Bei Klauentieren verlaufen Infektionen mit dem Erreger des Sindbis-Fiebers in der Regel latent. Häufig beherbergen Wildvögel verschiedener Spezies dieses Virus in Zentralnervensystem, Blut oder Leber.

Ätiologie
Der Erreger ist ein Alphavirus aus der Familie der *Togaviridae*, das antigenetisch mit dem Virus des Westtyps der Amerikanischen Pferdeenzephalomyelitis verwandt ist.

Vorkommen und Verbreitung
Das Virus wurde erstmals 1955 in Sindbis, Ägypen, aus *Culex*-Moskitos isoliert. Seither wurde über Virusisolierungen und Antikörperfunde aus zahlreichen Ländern in Afrika, Asien, Australien und Europa (CSSR und den Staaten der ehemaligen UdSSR) berichtet. Das Erregerreservoir scheinen wildlebende Vögel zu sein. Die Durchseuchung der Bevölkerung bestimmter Gegenden, so besonders im Niltal und in anderen Gegenden Afrikas, kann erheblich sein. Antikörper hat man auch bei Haustieren in Togo nachgewiesen.

In Skandinavien wurden Krankheitsbilder mit virologisch bestätigten Sindbisvirus-Infektionen als „Ockelbo disease" (Schweden), „Pogosta disease" (Finnland) oder als Karelisches Fieber beschrieben.

Übertragung
Das Virus wird durch zahlreiche ornithophile Moskitoarten (*Anophelen, Mansonien, Aedes-* und *Culex*-Arten) übertragen. In Südafrika wurde *Culex univittatus*, eine ornithophile Moskitoart, die nach explosionsartiger Vermehrung in Feuchtperioden auch Menschen angreift, als Hauptvektor identifiziert. Durch die Existenz eines gemeinsamen Erhaltungszyklus zwischen Wildvögeln und *Culex*-Arten besteht eine enge epidemiologische Beziehung zwischen West-Nil-Virus, einem Flavivirus, und Sindbisvirus. Epidemien beider Viren treten gleichzeitig auf, in Israel fand man Antikörper gegen West-Nil-Virus signifikant häufiger in Seren mit Sindbisantikörpern als in Normalseren. Infektionen des Menschen erfolgen nur tangential zum natürlichen In-

fektionszyklus und spielen epidemiologisch keine Rolle.

Krankheitsbild

Sindbis-Fieber ähnelt dem West-Nil-Fieber. Die Inkubationszeit ist unbekannt. Die Krankheit beginnt mit geringgradigem Fieber, Kopf- und Gelenkschmerzen. Es entwickelt sich ein zunächst makulopapulöses, später vesikuläres Exanthem an Rumpf und Gliedmaßen. Gelegentlich wird eine leichte Rachenentzündung beobachtet. Die akute Krankheit dauert bis 10 Tage, bis zur vollkommenen Wiederherstellung können jedoch mehrere Wochen vergehen. In Schweden wurden anhaltende Gelenkbeschwerden bis zu zwei Jahre nach Krankheitsbeginn eruiert.

Diagnose

Die Diagnose wird durch Virusisolation aus dem Blut des Patienten und – häufiger – aus Bläscheninhalt oder durch serologische Untersuchung mit dem Hämagglutinationshemmtest gestellt.

Heute bietet sich die RT-PCR für den Virusnachweis und ein ELISA nach der μ-Capture-Technik für den Nachweis virusspezifischer IgM-Antikörper an.

Differentialdiagnose

Differentialdiagnostisch müssen West-Nil-Fieber, Chikungunya- und O'nyong-nyong-Fieber sowie in Australien und Ozeanien Ross-River-Fieber erwogen werden.

Therapie und Prophylaxe

Die Behandlung erfolgt symptomatisch. Prophylaktisch Moskitonetze verwenden und Repellentien einsetzen.

Literatur

ESPMARK, A., B. NIKLASSON: Ockelbo disease in Sweden: Epidemiological, clinical and virological data from the 1982 outbreak. Am. J. Trop. Med. Hyg. **33**, 1203–1211, 1984.

JUPP, P.G., B.M. MCINTOSH, N.K. BLACKBURN: Experimental assessment of the vector competence of *Culex neavei* Theobald with West Nile and Sindbis viruses in South Africa. Trans. R. Soc. Trop. Med. Hyg. **80**, 226–231, 1986.

MALHERBE, M., M. STRICKLAND-CHOLMLEY, A.L. JACKSON: Sindbisvirus infections in man. S. Afr. Med. J. **37**, 547–552, 1963.

MCINTOSH, B.M., G.M. MCGILLIVRAY, D.B. DICKINSON, H. MALHERBE: Illness caused by Sindbis and West Nile viruses in South Africa. S. Afr. Med. J. **38**, 291–294, 1964.

MCINTOSH, B.M., P.G. JUPP, I. DOS SANTOS, G.M. MEENEHAN: Epidemics of West Nile and Sindbis viruses in South Africa with *Culex (Culex) univittatus* Theobald as vector. S. Afr. J. Sci. **72**, 295–300, 1976.

MUNZ, E.: Afrikanische virusbedingte Zoonosen. Münch. med. Wschr. **115**, 1–9, 1973.

PETERS, C.J., J.N. DALRYMPLE: Alphaviruses. In: FIELDS, B.N. et al. (eds.): Virology. 2nd. edition. Raven Press, New York, 713–762, 1990.

YUKIO, S., B. NIKLASSON, J.M. DALRYMPLE et al.: Structure of the Ockelbo virus genome and its relationship to other Sindbis viruses. Virology **182**, 753–764, 1991.

3.3.12 Wesselsbron-Fieber

Wesselsbron-Fieber ist eine akute Infektionskrankheit der Schafe, die durch Moskitos auf den Menschen übertragen werden kann. Sporadisch auftretende Erkrankungen beim Menschen gehen mit Fieber, Kopf-, Muskelschmerzen und einem Exanthem einher, verlaufen aber immer gutartig.

Ätiologie

Der Erreger ist ein Arbovirus aus der Familie *Flaviviridae*.

Vorkommen und Verbreitung

Das Wesselsbron-Fieber kommt vor allem in Süd- und Zentralafrika vor. Auch in Madagaskar und in Thailand wurden Infektionen nachgewiesen. Der Erreger wurde aus verschiedenen *Aedes*-Spezies, von Schafen, Rindern und vom Menschen isoliert; das Virus wurde außerdem bei Enten und Kojoten gefunden. Das eigentliche Virusreservoir ist unbekannt.

Übertragung

Das Wesselsbron-Virus wird auf den Menschen durch Moskitos übertragen, die sich an virämischen Schafen und Rindern infizieren.

Menschen können sich auch durch den Umgang mit Kadavern infizierter Schafe anstecken. Zahlreiche Laborinfektionen sind vorgekommen.

Krankheitsbild
Bei Laborinfektionen betrug die Inkubationszeit 2–4 Tage, nach Moskitobiß soll sie länger sein. Die Krankheit beginnt abrupt mit Frösteln, Fieber, Muskel-, Glieder- und Augenschmerzen und Hyperästhesien. Oft findet man ein makulopapulöses Exanthem und eine Hepatosplenomegalie. Schwere Fälle zeigen Symptome einer Enzephalitis mit Bewußtseinstrübung, Sehstörungen und Photophobie. Letale Verläufe sind beim Menschen nicht bekannt. Die Krankheit verläuft gutartig.

Die Wesselsbron-Krankheit der Schafe ist dem Rift-Valley-Fieber sehr ähnlich. Bei trächtigen Schafen kommt es zu intrauterinen Infektionen mit fetalem Fruchttod, Mumifikation, Abort. Bei Lämmern ist die Infektion tödlich.

Diagnose
Das Krankheitsbild beim Menschen ist so uncharakteristisch, daß die Verdachtsdiagnose nur aufgrund epidemiologischer Hinweise zu stellen ist.

Das Virus kann in der Fieberphase aus Blut und Rachensekret isoliert werden.

Die Serodiagnose ist nur beweiskräftig bei Personen, die noch keine Flavivirusinfektion durchgemacht haben.

Insbesondere besteht eine enge Antigenverwandtschaft zum Gelbfiebervirus.

Differentialdiagnose
Differentialdiagnostisch sind beim Menschen Infektionen mit influenzaähnlichem Krankheitsbild zu berücksichtigen. Außerdem ist im Zusammenhang mit Erkrankungen bei Schafen oder Rindern das Rift-Valley-Fieber in Erwägung zu ziehen.

Therapie und Prophylaxe
Die Therapie ist symptomatisch. Prophylaktische Maßnahmen können in einer Bekämpfung der Moskitos bestehen, obwohl das Erregerreservoir unbekannt ist.

Literatur
JUPP, P.G.: Arboviral zoonoses of Africa. In: BERAN, W.B., J.H. STEELE (eds.): Handbook of Zoonoses. Section B. 2nd edition. CRC-Press, Boca Raton, 265–266, 1994.
MCINTOSH, B.M., J.H.S. GEAR: Arboviral zoonoses in South Africa – Wesselsbron Fever. In: STEELE, J.H. (ed.): CRC Handbook Series in Zoonoses. Sect. B, Vol. I. CRC-Press, Boca Raton, 244–226, 1981.
MONATH, T.P.: Flaviviruses. In: FIELDS, B.N. et al. (eds.): Virology. 2nd edition. Raven Press, New York, 763–814, 1990.
MUNZ, E.: Afrikanische virusbedingte Zoonosen. Münch. med. Wschr. **115**, 1–9, 1973.

3.3.13
West-Nil-Fieber

West-Nil-Fieber (WNF) ist eine Virusinfektion, die durch Fieber, Pharyngitis, Muskel- und Gliederschmerzen, Exanthem, Lymphadenopathie und gelegentlich auch durch eine Meningoenzephalitis gekennzeichnet ist. Wilde Vögel und ornithophile Moskitos bilden das Erregerreservoir.

Die Krankheit erhielt ihren Namen nach dem Distrikt in Uganda, in dem das Virus erstmals isoliert wurde.

Ätiologie
Das West-Nil-Virus ist ein Arbovirus der Gruppe B, Familie *Flaviviridae*, Genus Flavivirus. Es besteht eine enge antigene Beziehung zu dem Komplex, der die Viren der St.-Louis-Enzephalitis, der Japanischen Enzephalitis und des Murray-Valley-Fiebers umfaßt.

Vorkommen und Verbreitung
Der Erreger des West-Nil-Fiebers ist nicht nur in Uganda, sondern inzwischen auch in Ägypten, Zaïre, Südafrika, Indien, Borneo, Israel, Zypern, den Staaten der ehemaligen UdSSR und sogar in Südfrankreich gefunden worden.

In Südafrika wird das West-Nil-Fieber als häufigste der dort vorkommenden Arbovirusinfektionen angesehen. In Israel und Ägypten verursacht das Virus zwischen Mai und Oktober Epidemien, bei denen bis zu 60% der Bevölkerung erkranken können.

Das Virus persistiert in einem Zyklus zwischen zahlreichen ornithophilen *Culex*-Arten und Wildvögeln, bei denen anhaltende Virämien nachgewiesen wurden. Hausgeflügel wird zwar ebenfalls infiziert, dient aber wegen der gering ausgeprägten Virämie nicht als Ansteckungsquelle für Moskitos. Auch der Mensch spielt als Verbreiter des Virus keine Rolle.

Das West-Nil-Virus existiert im gleichen Erhaltungszyklus zwischen Wildvögeln und ornithophilen Moskitos wie das Sindbisvirus, ein Alphavirus. Epidemien beider Viren treten oft gleichzeitig auf.

Übertragung

Bei Epidemien in Südafrika wurde *Culex univittatus* als Überträger identifiziert, ein ornithophiler Moskito, der nach explosionsartiger Vermehrung während der Feuchtigkeitsperioden nicht nur Vögel, sondern auch Menschen angreift.

Zahlreiche Laborinfektionen, zum Teil mit aerogener Virusübertragung, sind vorgekommen.

Krankheitsbild

Die Schwere des Krankheitsverlaufs ist altersabhängig; bei Kindern werden vorwiegend milde Verläufe beobachtet, während bei Erwachsenen oft schwere Krankheitsbilder auftreten. Eine Meningoenzephalitis kommt nur bei Erwachsenen vor.

Die Inkubationszeit beträgt 3 bis maximal 6 Tage.

Der Krankheitsbeginn ist abrupt mit manchmal biphasisch verlaufendem Fieber, schwerem Krankheitsgefühl, Kopf-, Muskel- und Gliederschmerzen, Lymphadenopathie und einem makulopapulösen Exanthem, das auf den Rumpf beschränkt bleibt. Das Exanthem verschwindet nach 5–7 Tagen ohne Desquamation. Gelegentlich kommen Arthralgien und Myokarditiden vor. Bei älteren Patienten können in 25% der Fälle neurologische Krankheitszeichen auftreten; die Letalität erreicht bei ihnen 10%.

Bei Rindern und anderen Säugetieren kann das WNF-Virus eine Enzephalitis verursachen. Auch latente Infektionen sind möglich.

Diagnose

Die Virusisolierung aus Blut gelingt in 77% der Fälle schon am ersten Tag der Krankheit; während der ganzen Fieberphase ist dann eine Virämie kulturell nachweisbar. Hier unterscheidet sich das WNF-Virus deutlich von den verwandten Erregern der St.-Louis-, Japanischen und Murray-Valley-Enzephalitis. Zum Virusnachweis in Plasma kann heute auch die RT-PCR eingesetzt werden.

Diagnostisch verwertbare Antikörpertiteranstiege (bestimmt mittels Hämagglutinationshemmtest) oder Serokonversionen sind wegen der ausgedehnten serologischen Kreuzreaktionen zwischen den Flaviviren nur bei Personen zu erwarten, die noch keine Flavivirusinfektionen und auch keine Gelbfieberimpfung durchgemacht haben. IgM-Antikörper werden heute mit der µ-Capture-Methode im ELISA nachgewiesen.

Differentialdiagnose

Beim klinischen Bild des West-Nil-Fiebers und seiner geographischen Verbreitung muß in erster Linie das Sindbis-Fieber, eine durch ein Alphavirus verursachte Krankheit, ausgeschlossen werden.

Therapie und Prophylaxe

Die Therapie ist rein symptomatisch.

Eine attenuierte Lebendvakzine wurde entwickelt, hat aber bisher keine praktische Bedeutung erlangt. Besonders für ältere Menschen ist es ratsam, in Epidemiegebieten die Exposition gegenüber Vektoren zu vermeiden.

Geschlachtete Hühner können eine Infektionsquelle sein. Andererseits soll Geflügelhaltung in der Nachbarschaft menschlicher Wohnungen die ornithophilen Vektoren daran hindern, Menschen anzugreifen.

Literatur

BESSELAAR, T.G., N.K. BLACKBURN, N. ALDRIDGE: Comparison of antibody capture IgM enzyme linked immunosorbent assay with IgM indirect immunofluorescence for the diagnosis of acute Sindbis and West Nile infections. J. Virol. Methods **25**, 337–342, 1989.

McINTOSH, B.M., P.G. JUPP, I. DOS SANTOS, G.M. MEENEHAN: Epidemics of West Nile and Sindbis viruses in South Africa with *Culex (Culex) univittatus* Theobald as vector. S. Afr. J. Sci. **72**, 295–300, 1976.

McINTOSH, B.M., G.M. McGILLIVRAY, D.B. DICKINSON, H. MALHERBE: Illness caused by Sindbis and West Nile viruses in South Africa. S. Afr. Med. J. **38**, 291–294, 1964.

MONATH, T.P.: Flaviviruses. In: FIELDS, B.N. et al. (eds.): Virology. 2nd. edition. Raven Press, New York, 763–814, 1990.

MUNZ, E.: Afrikanische virusbedingte Zoonosen. Münch. med. Wschr. **115**, 1–9, 1973.

3.4 Virusbedingte Hämorrhagische Fieber

3.4.1 Südamerikanische Hämorrhagische Fieber

Das Argentinische Hämorrhagische Fieber (AHF), das Bolivianische (BHF) und das Venezolanische (VHF) sind akute Viruskrankheiten, deren Erreger besonders in ländlichen Regionen Südamerikas von Nagetieren auf den Menschen übertragen werden. Sie sind klinisch gekennzeichnet durch Fieber, Myalgien, hämorrhagische Diathese, Schock und neurologische Störungen.

Ätiologie
Erreger des AHF ist das Juninvirus, BHF wird durch das Machupovirus verursacht. Der Erreger des VHF, das Guanaritovirus, und ein brasilianischer Vertreter, das Sabiavirus, wurden erst kürzlich isoliert. Diese Viren zählen zur Familie *Arenaviridae*, zu der neben dem Prototyp, dem Virus der Lymphozytären Choriomeningitis (LCM), das Lassavirus gehört. Von den 15 bekannten Viren dieser Familie haben nur sechs (LCM-, Lassa-, Junin-, Machupo-, Guanarito- und Sabiavirus) humanpathogene Bedeutung.

Alle bekannten Arenaviren verursachen persistierende Infektionen in Mäusen oder anderen Nagetieren, die ihnen als Erregerreservoir dienen. Sie werden deswegen zusammen mit den Hantaviren als Roboviren (rodent borne viruses) zusammengefaßt.

Vorkommen und Verbreitung
AHF ist endemisch in den Provinzen Buenos Aires, Córdoba, Santa Fé und La Pampa. Hier werden jährlich vor allem bei Farmarbeitern einige hundert bis mehrere tausend Fälle registriert. Männer sind, wahrscheinlich aufgrund höherer Exposition, viermal häufiger betroffen als Frauen.

BHF trat bisher ausschließlich in der Provinz Beni zwischen den Flüssen Mamore und Branco auf. Eine Hospitalinfektion außerhalb der Provinz Beni war auf einen Indexfall aus Beni zurückzuführen. Auch BHF wird bei Männern häufiger beobachtet als bei Frauen.

Die Erkrankungen des Menschen sind auf die trockene Jahreszeit zwischen April und September beschränkt.

Die wichtigsten Reservoire des Juninvirus sind *Calomys laucha* (leben vor allem in Maisfeldern), *Calomys musculinus* und andere Mausspezies. Erregerreservoir des Machupo-Virus ist *Calomys callosus* (besiedelt vor allem Häuser, Wiesen und Waldränder in Ostbolivien). Bei Epidemien von BHF waren bis 50% der in den betroffenen Haushalten gefangenen Exemplare von *Calomys callosus* mit Machupovirus infiziert. Guanaritovirus wurde aus Baumwollratten *(Sigmodon spp.)* isoliert, Antikörper fanden sich in Reisratten *(Oryzomys spp.)*.

Nagetiere sind von Geburt an persistierend infiziert und geben das Virus von Generation zu Generation weiter. Beträchtliche Virusmengen werden mit dem Speichel und den Exkrementen ausgeschieden.

Übertragung
Infektionen mit AHF erfolgen beim Menschen während der Erntearbeiten durch direkten Kontakt mit *Calomys laucha* oder deren frischen Exkreten. Nach Einführung neuer Erntetechniken, bei denen vermehrt Mäuse getötet und ihr Blut in Aerosolen zerstäubt wird, trat AHF gehäuft auf. Auch bei BHF und

VHF sind Mausexkrete die wichtigste Infektionsquelle für den Menschen.

Die Übertragung von Mensch zu Mensch ist selten. Ähnlich wie beim Lassa-Fieber kamen aber auch bei BHF nosokomiale Epidemien und Familieninfektionen vor. Laborinfektionen mit Junin-, Machupo- und Sabiavirus sind bekannt.

Krankheitsbild

Die Krankheitsbilder von AHF, BHF und VHF sind fast identisch und ähnen dem Lassa-Fieber, bei dem allerdings das ZNS seltener beteiligt ist.

Nach einer Inkubationszeit von 7–14 Tagen beginnt die Krankheit schleichend mit Fieber, Glieder-, Bauch- und Kopfschmerzen. Meistens findet man eine konjunktivale Injektion und eine Hautrötung an Kopf, Hals und Thorax. Brechreiz, Erbrechen und Diarrhoen treten in weniger als der Hälfte, eine hämorrhagische Diathese in etwa einem Drittel der Fälle auf. Man beobachtet petechiale Blutungen am Gaumen und Stamm, Epistaxis, gastrointestinale und urogenitale Blutungen. Ein feinschlägiger Tremor von Zunge und Händen ist bei den meisten Patienten feststellbar; häufig finden sich auch weniger diskrete Hinweise auf neurologische Störungen. Zwischen dem 6. und 10. Tag machen die meisten Patienten eine hypotone Krise durch, die prognostisch ungünstig ist und nicht selten zum Tod führt, wenn sie nicht beherrscht wird.

Die akute Krankheit dauert 2–3 Wochen, die Rekonvaleszenz kann langwierig sein, die Patienten klagen vor allem über Ermüdbarkeit. Ähnlich wie bei anderen Arenavirusinfektionen kommt es häufig zu Haarausfall. Die Letalität wird für BHF mit 18%, für AHF mit 10–20% angegeben.

Klinisch inapparente Verläufe kommen selten vor.

Unter den Laborbefunden sind die ausgeprägte Leukopenie und Thrombopenie erwähnenswert.

Diagnose

AHF wird in 60% der Fälle allein aufgrund des klinischen Befundes diagnostiziert.

Für die Virusisolierung ist vor allem Blut aus der Fieberperiode geeignet. Die Erreger werden auch in den Schleimhautsekreten nachgewiesen. Die Isolierungsversuche sind langwierig, gefährlich und führen nur in einem Teil der Fälle zum Erfolg.

In der Frühphase führt der Antigen-Capture-ELISA zur Diagnose, in der 2. Krankheitswoche werden IgM-Antikörper (µ-Capture-ELISA) nachgewiesen. Optimal ist die Kombination beider Verfahren.

Differentialdiagnose

Bei den klinisch uncharakteristischen Verläufen sind Arbovirusinfektionen, Typhus, Rikkettsiosen, Leptospirosen und parasitäre Erkrankungen differentialdiagnostisch zu erwägen.

Therapie

Durch frühzeitige Gabe neutralisierender Antikörper kann die Letalität des AHF von 15% auf 6% reduziert werden. Bei experimentellen Infektionen von Affen mit Machupovirus wurde die Letalität durch die Gabe von Ribavirin reduziert (vgl. 3.4.5 Lassa-Fieber). Die Allgemeinbehandlung gilt vor allem der Beherrschung der hämorrhagischen Diathese und des Schocks. Gerinnungsfaktorpräparate, Übertragung von Frischblut oder Frischplasma werden empfohlen.

Prophylaxe

Bei Exposition im Labor oder am Krankenbett ist die prophylaktische Gabe von Rekonvaleszentenserum angezeigt. Wegen der Gefahr nosokomialer Infektionen sollten Verdachts- und Erkrankungsfälle in Unterdruckzelten isoliert werden.

Die wichtigste prophylaktische Maßnahme ist die Kontrolle der murinen Erregerreservoire in den menschlichen Behausungen und die Expositionsprophylaxe bei der Feldarbeit.

Eine formalininaktivierte Vakzine gegen AHF wurde entwickelt und schützt im Experiment auch gegen BHF. Neuerdings gibt es eine attenuierte Lebendvakzine, die bereits an über 100 000 Menschen ohne Probleme erprobt wurde.

Weitere Hinweise
Zur Meldepflicht siehe Anhang, Kapitel 5.

Literatur
JOHNSON, K.M., S.B. HALSTEAD, S.N. COHNEN: South American haemorrhagic fevers. Progr. Med. Virol. **9**, 127, 1967.
MCCORMICK, J.B.: Lassa, Junin, Machupo, and Guanarito Viruses. In: WEBSTER, R.G., A. GRANOFF (eds.): Encyclopedia of Virology. Academic Press, London, 776–786, 1994.
MCCORMICK, J.B., S.P. FISHER-HOCH: Zoonoses caused by Arenaviruses. In: BERAN, W.B., J.H. STEELE (eds.): Handbook of Zoonoses. Section B. CRC-Press, Boca Raton, 365–373, 1994.
STEELE, J.H.: Haemorrhagic fevers of South America. In: STEELE, J.H. (ed.): CRC Handbook Series in Zoonoses. Section B, Vol. II. CRC Press Inc., Boca Raton, 3–12, 1981.
WHO: Vaccination against Argentine haemorrhagic fever. Wkly. epidem. Rec. **68**, 233–236, 1993.
WHO: Re-emergence of Bolivian haemorrhagic fever. Wkly. epidem. Rec. **3**, 16–17, 1995.

3.4.2
Ebolavirus-Infektion

Das Ebolavirus ist afrikanischer Herkunft und verursacht beim Menschen ein hämorrhagisches Fieber mit hoher Letalität. Epidemiologie und Epizootiologie sind ungeklärt. Bei den bisher bekannt gewordenen Epidemien handelte es sich immer um nosokomiale Infektionen, deren primäre Infektionsquelle unbekannt blieb. Ein Einzelfall, der 1994 in der Republik Elfenbeinküste auftrat, stand in Zusammenhang mit einer Epidemie bei Schimpansen, die mit hoher Letalität einherging. Eine Epidemie, die im Januar 1996 in Gabun, Westafrika, auftrat, ist ebenfalls auf Kontakt mit einem tot aufgefundenen Schimpansen zurückzuführen.

Ätiologie
Erreger ist das Ebolavirus, das mit dem Marburgvirus zusammen das Genus Filovirus, Familie *Filoviridae*, bildet. Die *Filoviridae* haben nichtsegmentierte, einsträngige RNS-Genome von Minusstrang-Polarität und gehören deswegen zu den *Mononegavirales*. In der Evolution stehen sie dem Genus Pneumovirus besonders nahe. Aufgrund der Genomorganisation bilden Marburg- und Ebolavirus je ein eigenes Subgenus.

Dem Ebolavirus Zaïre steht das Maridivirus nahe, das 1976 bei einer Epidemie im Sudan isoliert wurde. Das Ebolavirus Elfenbeinküste (1994) scheint ein weiter entfernter Subtyp zu sein. Der Erreger der 1995 in Zaïre aufgetretenen Ebolaepidemie weist ein hohes Maß an Sequenzhomologie (nur 1,2% Variation im Glykoprotein-Gen) mit dem Isolat von 1976 aus Yambuku (Nord-Zaïre) auf. Der Indexfall soll ein Waldarbeiter gewesen sein, der in der Nähe von Kikwit Holz gesammelt hatte. Ein genetisch weit entfernter Subtyp des Ebolavirus ist das Restonvirus. Bei allen bisher beobachteten Ebolavirusausbrüchen und auch bei den mit Restonvirus infizierten Cynomolgen sind die Virusstämme, die von einzelnen Patienten isoliert wurden, untereinander so einheitlich in ihrer Basensequenz, daß man von einem einzigen Indexfall als Ausgangspunkt jeder Epidemie ausgehen kann.

Vorkommen und Verbreitung
Isolate des Ebolavirus und seiner Subtypen sind aus Yambuku (1976) und aus Kikwit (1995) in Zaïre, aus Maridi im südlichen Sudan (1976 und 1979), aus der Republik Elfenbeinküste (1994) und aus Gabon (1996) bekannt. Der neue Subtyp Restonvirus wurde 1989 und 1990 in Reston, USA, und 1991 in Italien von *Cynomolgus*-Affen isoliert. Die Cynomolgen stammten von den Philippinen; hier wurde das Restonvirus ebenfalls nachgewiesen, so daß es das erste Filovirus außerafrikanischer Provenienz ist. Das Restonvirus wurde inzwischen viermal aus erkrankten Cynomolgen, die von den Philippinen importiert wurden, isoliert, zuletzt im April 1996 in Texas.

Die Ebolavirusausbrüche im Sudan und in Zaïre verursachten hospitalassoziierte Epidemien und sind als nosokomiale Infektionen aufzufassen. Von diesen Epidemien waren zwischen 1976 und 1995 mindestens 700 Menschen betroffen.

Das Ebolavirus Elfenbeinküste (1994) wurde von einer Schweizer Patientin mit Hepatitis ohne hämorrhagische Manifestationen isoliert. Sie hatte sich in Westafrika (Elfenbeinküste) wahrscheinlich bei der Obduktion eines Schimpansen infiziert, der bei einer Epizootie unter den Affen im Taipark gestorben war. Im Januar 1996 erfolgte ein Ausbruch von Ebolavirusfieber in Mayibout II, einem Dorf in der Ogooué Provinz von Gabun. Ausgangspunkt der Epidemie war ein tot aufgefundener Schimpanse, dessen Fleisch gegessen wurde. 37 Fälle wurden diagnostiziert, 21 primär nach Kontakt mit Affenfleisch, 16 sekundär oder tertiär. Die Letalität betrug 56,8%. Krankheitsfälle beim Krankenhauspersonal traten nicht auf.

Bei dem von den Philippinen stammenden Restonvirus und dem neuen Subtyp aus Westafrika sind Affen Ursache der Infektion des Menschen. In allen Fällen, in denen die Quelle menschlicher Filovirusinfektionen aufgedeckt wurde, wurden Affen als Überträger gefunden, die aber wegen der hohen Pathogenität kaum als Erregerreservoir in Frage kommen dürften: beim Marburgvirus *Cercopithecus aethiops*, beim Ebolavirus Schimpansen, beim Restonvirus Cynomolgen.

Aus Kenia, Uganda, Liberia und Sierra Leone liegen serologische Hinweise auf das Vorkommen von Ebolavirus-Infektionen beim Menschen vor. Da diese Personen keine Anamnese eines durchgemachten hämorrhagischen Fiebers angeben, gelten die serologischen Befunde als unsicher.

Übertragung

Bei der Epidemie im Sudan waren zunächst Arbeiter einer Baumwollfabrik betroffen, anschließend kam es zur Ausbreitung in einem Krankenhaus.

Fast alle Infektionen waren auf engen persönlichen Kontakt, Kontakt mit infektiösem Patientenblut oder auf unbeabsichtigte Inokulationen zurückzuführen. Die aerogene Übertragung spielte wahrscheinlich keine Rolle.

Bei der Epidemie in Zaïre wurde in der Hälfte der Fälle die Inokulation mit gebrauchten kontaminierten Kanülen als Infektionsursache nachgewiesen.

In Zusammenhang mit Familieninfektionen wurden bis zu viergliedrige Infektionsketten mit Erkrankungen von weniger als 10% der Kontaktpersonen festgestellt. In einem Fall wurde das Virus 12 Wochen nach der akuten Erkrankung wahrscheinlich sexuell übertragen. Eine Laborinfektion im Hochsicherheitslabor wird auf einen lädierten Handschuh bei der Inokulation von Meerschweinchen zurückgeführt.

Krankheitsbild

Die Inkubationszeit liegt im Durchschnitt bei 6–9 Tagen (2–21 Tage).

Der Krankheitsverlauf ähnelt weitgehend der Marburgvirus-Krankheit. Die Erkrankung beginnt ohne Prodrome mit plötzlichem Fieberanstieg, schwerem Krankheitsgefühl, Kopf-, Muskel-, Hals-, Leibschmerzen und Diarrhoe. Eine hämorrhagische Diathese wurde in 75% der Fälle, ein makulopapulöses Exanthem in der Hälfte der Fälle beobachtet. Die Letalität betrug im Sudan 53%, in Zaïre 88%.

Infektionen mit mildem oder klinisch inapparentem Verlauf wurden in Endemiegebieten nachgewiesen.

Das Restonvirus ist für Menschen nicht pathogen: Vier Tierpfleger, die teils durch Nadelstichverletzungen, teils durch Kontakt mit Affen infiziert worden waren, machten klinisch inapparente Infektionen mit Serokonversion durch; in einem Fall wurde das Virus isoliert.

Diagnose

Zum Erregernachweis sind Plasma, heparinisiertes Blut, Urin oder (von Verstorbenen) Leber und Milz verwendbar. Elektronenmikroskopie, Virusanzucht in Zellkulturen (Verozellen Klon E6), RT-PCR und Antigennachweis mit einem Antigen-Capture-ELISA eignen sich zum Virusnachweis, sollen aber nur in Speziallaboratorien höchster Sicherheitsstufe (L4) von erfahrenem Personal durchgeführt werden. Zwei Laborinfektionen mit Ebolavirus sind bekannt geworden, von denen eine tödlich verlief.

Gegen Ende der ersten Krankheitswoche ist eine serologische Diagnose mit Nachweis von IgM-Antikörpern (µ-Capture-ELISA besser als Immunfluoreszenz) möglich. Für seroepidemiologische Untersuchungen werden ELISA-Tests eingesetzt.

Differentialdiagnose

Differentialdiagnostisch sind andere hämorrhagische Fieber wie Lassa-Fieber, Marburgvirus-Infektion, Krim Kongo Hämorrhagisches Fieber und hämorrhagisches Fieber mit renalem Syndrom in Betracht zu ziehen, aber auch Gelbfieber und andere Flavivirusinfektionen, Ruhr, Typhus, Leptospirosen und Rickettsiosen.

Therapie und Prophylaxe

Die Therapie ist symptomatisch und gilt vor allem der Beherrschung der hämorrhagischen Diathese und des Schocks.

Behandlung mit Rekonvaleszentenserum wird empfohlen, ist aber bisher nicht hinreichend erprobt. Es gibt davon nur begrenzte Vorräte. Gegen Ribavirin und Interferon sind Filoviren im Experiment nicht sehr empfindlich. In Zellkulturen kann die Replikation von Filoviren durch lysosomotrope Agentien, z.B. durch Chloroquin und Chinin, gehemmt werden.

Im Umgang mit infizierten oder infektionsverdächtigen Menschen und mit kontaminiertem Material ist größte Vorsicht geboten. Experimentelle Arbeiten müssen im Sicherheitslabor durchgeführt werden. Sicherheitslabors (Risikoklasse 4) mit der notwendigen Expertise des Personals stehen in Marburg (Institut für Virologie), bei den Centers for Disease Control and Prevention in Atlanta, in London und Sandringham zur Verfügung.

Einen Impfstoff gibt es nicht.

Weitere Hinweise

Zur Meldepflicht siehe Anhang, Kapitel 5.

Literatur

CDC: Ebola virus infection in imported primates – Virginia, 1989. Morbid. Mortal. Wkly. Rep. **38**, 831–832, 1989.

CDC: Update: Filovirus infections among persons with occupational exposure to nonhuman primates. Morbid. Mortal. Wkly. Rep. **39**, 266–273, 1990.

CDC: Outbreak of Ebola Viral Hemorrhagic Fever – Zaïre, 1995. Morbid. Mortal. Wkly. Rep. **44**, 381–382, 1995.

CDC: Ebola Reston virus infection among quarantined nonhuman primates – Texas 1996. Morbid. Mortal. Wkly. Rep. **45**, 314–317, 1996.

HEYMANN, D.L., J.S. WEISFELD, P.A. WEBB et al.: Ebola Hemorrhagic Fever: Tandala, Zaïre, 1977–1978. J. Inf. Dis. **142**, 372–376, 1980.

JAHRLING, P.B., T.W. GEISBERT, D.W. DALGARD et al.: Preliminary report: Isolation of Ebola virus from monkeys imported into the USA. Lancet **335**, 502–505, 1990.

KLENK, H.D., W. SLENCZKA, H. FELDMANN: Marburg and Ebola Viruses. In: WEBSTER, G.R., A. GRANOFF (eds.): Encyclopedia of Virology. Academic Press, London, 827–832, 1994.

KNOBLOCH, J., M. DIETRICH, D. PETERS, G. NIELSEN, H.H. SCHUMACHER: Maridi-hämorrhagisches Fieber eine neue Viruserkrankung. Dtsch. med. Wschr. **102**, 1575–1581, 1977.

KSIAZEK, T.G., P.E. ROLLIN, P.B. JAHRLING et al.: Enzyme immunosorbent assay for Ebola virus antigens in tissues of infected primates. J. Clin. Microbiol. **30**, 947–950, 1992.

MORELL, V.: Chimpanzee outbreak heats up search for Ebola origin. Science **268**, 974–974, 1995.

PATTYN, S.R. (ed.): Ebola Virus Haemorrhagic Fever, Elsevier/North-Holland, Biomedical Press, Amsterdam–New York 1978.

SANCHEZ, A., H. FELDMANN: Detection of Marburg and Ebola virus infection by polymerase chain reaction assays. In: BECKER, Y., G. DARAI (eds.): Diagnosis of human viruses by polymerase chain reaction technology. 2nd. edition. Springer Verlag, Berlin, 411–418, 1995.

SIEGERT, R.: Marburg-, Lassa- und Ebola-Virus als Erreger hämorrhagischer Fieber. Dtsch. med. Wschr. **103**, 1176–1181, 1978.

SLENCZKA, W., M. RIETSCHEL, C. HOFFMANN, W. SIXL: Seroepidemiologische Untersuchungen über das Vorkommen von Antikörpern gegen Marburg- und Ebola-Virus in Afrika. Mitt. Österr. Ges. Tropenmed. Parasitol. **6**, 53–60, 1984.

WHO: Ebola haemorrhagic fever in Sudan, 1976: Report of WHO/International Study Team. Bull. WHO **56**, 247–270, 1978.

WHO: Ebola haemorrhagic fever in Zaïre 1976: Report of an International Commission. Bull. WHO **56**, 271–293, 1978.

WHO: Outbreak of Ebola hemorrhagic fever in Gabon officially declared over. Wkly. Epidemiol. Rec. **17**, 125–132, 1996.

3.4.3
Hämorrhagisches Fieber mit renalem Syndrom (Koreanisches Hämorrhagisches Fieber, Nephropathia epidemica, Hantavirus-Lungensyndrom)

In Asien, Rußland und Nordeuropa wurden Krankheitsbilder beschrieben, bei denen hämorrhagische Manifestationen mit einer Niereninsuffizienz kombiniert auftraten. Erst durch das 1978 als Erreger des Koreanischen Hämorrhagischen Fiebers identifizierte Hantaanvirus ergab sich eine ätiologische Verknüpfung dieser Krankheitsbilder, deren Erreger gemeinsame Antigene besitzen: Koreanisches Hämorrhagisches Fieber (KHF) im Fernen Osten, Hämorrhagisches Fieber mit renalem Syndrom, Nephrosonephritis oder Tula-Fieber in Rußland sowie in China, Nephropathia epidemica (NE) in Skandinavien. Möglicherweise wurden auch Fälle von Feldnephritis, die im ersten und zweiten Weltkrieg bei Soldaten auftraten, durch diesen Erreger hervorgerufen.

Im Mai 1993 wurde das Hantavirus-Lungensyndrom (Hantavirus Pulmonary Syndrome, HPS) in USA als neue Hantavirus-Krankheit bekannt. Synonymbezeichnungen sind „Four corner disease" und „Sin nombre".

Ätiologie

Die Erreger wurden 1987 als Genus Hantavirus der Familie *Bunyaviridae* zugeordnet. Unterschiedliche Spezies kleiner Nagetiere dienen den verschiedenen Hantaviren als Reservoir und sind Quelle für Infektionen des Menschen. Aus ökologischen Gründen werden Hantaviren zusammen mit Arenaviren als Roboviren (rodent borne viruses) bezeichnet. Das Hantaanvirus mit dem Wirt *Apodemus agrarius* (Feldmaus) ist die Prototyp-Spezies und verursacht das Koreanische Hämorrhagische Fieber. Das Seoulvirus mit den Wirtstieren *Rattus rattus* und *R. norwegicus* verursacht die milder verlaufende, urbane Form des KHF, die weltweit vor allem in Hafenstädten vorkommt. Das Puumalavirus mit dem Wirtstier *Chlethrionomys glareolus* (Rötelmaus) kommt in Nordeuropa vor und ist die Ursache der Nephropathia epidemica (NE), möglicherweise auch der Feldnephritis. Das „Sin Nombre"-Virus wurde als Erreger des „Hantavirus Pulmonary Syndrome" 1993 entdeckt und wird überwiegend durch *Perimyscus maniculatus* (deer mouse oder Streifen-Maus), teils auch durch *Sigmodon spp.* (Baumwollratten) auf den Menschen übertragen. Vom „Sin Nombre"-Virus existieren weitere Varianten in anderen Wirtstieren, die aber das gleiche Krankheitsbild verursachen: „Black Creek Canal" in der Baumwollratte (*Sigmodon hispidus*) und Bayou in der Reisratte (*Oryzomys palustris*). Das Dobravavirus, in Belgrad isoliert und mit *Apodemus agrarius* assoziiert, steht dem Hantaanvirus nahe. Das amerikanische Prospect Hill Virus mit dem Reservoirtier *Microtus pennsylvanicus* ähnelt dem Puumalavirus und verursacht beim Menschen subklinische Infektionen. Der Stamm Thai mit dem Reservoirtier *Bandicota indicus* steht dem Seoulvirus nahe.

Vorkommen und Verbreitung

Durch Hantaviren verursachte Krankheitsfälle wurden zuerst in den dreißiger Jahren im Amurbecken und in der Mandschurei beschrieben und als Viruskrankheit charakterisiert. Während des Koreakrieges traten bei den UN-Truppen zahlreiche Fälle mit einer Letalität bis zu 30% auf. Gleichzeitig wurde die Krankheit in Japan und – als Nephropathia epidemica – in Skandinavien beschrieben. Aufgrund serologischer Befunde bei entsprechenden Krankheitsverläufen ist anzunehmen, daß durch Hantaviren verursachte Krankheitsbilder auch in den Balkanländern, in Schottland, Frankreich, Griechenland und der Bundesrepublik Deutschland vorkommen.

Einschleppungen des Seoulvirus in Hafenstädte – möglicherweise durch Schiffsratten – und in Tierversuchsanlagen durch Laboratoriumsratten sind beschrieben worden.

Die Assoziation der verschiedenen Hantavirus-Spezies mit den jeweiligen Reservoirtieren ist sehr eng; sie definiert das Verbreitungsgebiet und die Virusspezies. Infektionen des Menschen treten besonders nach massenhafter Vermehrung der Reservoirtiere unter Bedingungen auf, bei denen Menschen oder Nahrungsmittel mit Mausexkrementen in Berührung kommen. Charakteristisch für NE und KHF ist die saisonale Häufung der Erkrankungen des Menschen im Frühsommer (Maximum im Juni) und Herbst (Maximum im November). In Sibirien treten die Fälle gehäuft im Winter auf. Überwiegend sind Männer mit Freiluftaktivitäten (Land- und Waldarbeiter, Angler, Sportler, Soldaten) betroffen, die Exposition erfolgt meist in feuchten Wiesen und Sumpfgebieten. In China rechnet man mit 100 000 Fällen hantavirusbedingter Erkrankungen (Seoul und Hantaan) pro Jahr. In Schweden liegt die Durchseuchung mit Puumalavirus in hyperendemischen Gebieten bei 10%. Bei einer jährlichen Erkrankungsrate von 30 Fällen pro 100 000 Einwohner wird mit einer Rate klinischer Manifestationen von 1:10 gerechnet.

Aus Deutschland gibt es bisher nur ein Virusisolat, das dem Puumalavirus ähnelt. Bisher wurden in über 400 Fällen frische Infektionen mit Hantaviren, Typ Puumala, serologisch nachgewiesen, in einigen Fällen auch mit der PCR. Die meisten Fälle stammen aus der Eifel, der Schwäbischen Alb, dem Weserbergland und aus Franken. Die Antikörperprävalenz liegt in Westdeutschland bei 1,85%, überwiegend Puumalavirus, und in Ostdeutschland bei 1,2%. Es besteht der Verdacht, daß in Ostdeutschland auch Hantaanvirus vorkommen könnte.

Kürzlich wurde Hantavirus-Lungensyndrom erstmals in Deutschland bei zwei Frauen aus Detmold, die in einer Wollspinnerei beschäftigt waren, nachgewiesen. Nach bisherigen Informationen ist der Erreger mit dem Serotyp Puumala, nicht mit einem der amerikanischen Viren verwandt.

Beim HPS (Hantavirus Pulmonary Syndrome) sind Frauen häufiger betroffen als Männer. Massenvermehrung von *Perimyscus maniculatus* und Eindringen der Tiere in leicht gebaute menschliche Behausungen werden dafür verantwortlich gemacht.

In Japan, Korea, Rußland und Belgien wurden Wissenschaftler und Tierpfleger durch Kontakt mit inapparent infizierten Laborratten in Tierversuchsanlagen infiziert. In Korea wurden Hantaviren auch bei Vögeln und Fledermäusen gefunden. Die Bedeutung für Erkrankungen des Menschen ist unklar.

Übertragung

Der Mensch infiziert sich durch Wasser, das mit Mäuseexkreten und -exkrementen verunreinigt ist, sowie durch Schmierinfektion oder durch Aerosole. Verunreinigung von Nahrungsmitteln ist möglich, so daß orale Infektionen stattfinden können.

Bei zahlreichen Laborinfektionen, die in Tierversuchsanlagen in Japan, Korea, Rußland und Belgien vorkamen, waren gefangene Feld- und Rötelmäuse, meistens aber Wistar-Ratten die Infektionsquelle.

Nosokomiale Infektionen oder sonstige Mensch-zu-Mensch-Übertragungen von Hantaviren sind nicht bekannt.

Krankheitsbild

Die Inkubationszeit des KHF beträgt 2–3 Wochen (5–35 Tage).

Die Krankheit beginnt mit plötzlichem Fieber, das 3–6 Tage anhält. Die Kranken klagen über schweres Krankheitsgefühl, Appetitlosigkeit, Brechreiz und Erbrechen. Es besteht eine deutliche konjunktivale Injektion; die Haut in Gesicht, Nacken und Thorax ist gerötet. Die hämorrhagische Diathese zeigt sich in Form von Petechien an den Axillarfalten, im Gesicht, am Nacken und weichen Gaumen; die Konjunktivitis wird hämorrhagisch. Ein Blutdruckabfall, der bis zum Schock gehen kann, folgt. Ein Drittel aller letalen Verläufe ist auf irreversiblen Schock zurückzuführen. Die Petechien nehmen zu. Eine milde Hämaturie und Proteinurie sind nachweisbar. Die Patienten klagen über Lumbalgie. Vom 3.–7. Krankheitstag werden die Patienten oligurisch, der Blutdruck steigt, die hämorrhagische Diathese nimmt zu, so daß es zu Epistaxis, intrazerebralen, gastrointestinalen und urogenitalen Blutungen kommen kann. Die Nierenfunktion wird insuffizient und muß gelegentlich durch Dialyse kompensiert werden.

Bei schweren Verläufen treten Symptome einer ZNS-Beteiligung auf. Ein Lungenödem kann sich entwickeln. Bei letalen Verläufen sterben die Patienten meistens in der oligurischen Phase oder im Lungenödem. Das Überstehen der oligurischen Phase macht sich durch gesteigerte Diurese bei fehlender Konzentrationsfähigkeit der Tubuli bemerkbar. Typische Komplikationen in dieser Phase sind auf Störungen des Elektrolythaushalts und interkurrente Infektionen zurückzuführen. Die Rekonvaleszenz kann sich über Monate hinziehen, führt aber meistens zur vollständigen Heilung. Die Letalität des KHF liegt bei 5%, kann aber bis zu 30% betragen.

Die Nephropathia epidemica stellt eine milde Variante des KHF dar, bei der hämorrhagische Manifestationen fehlen. Sie gleicht damit dem urbanen Typ des KHF, der in Südostasien auf Kontakt mit infizierten Ratten zurückzuführen ist.

Beim Hantavirus-Lungensyndrom wird die Inkubationszeit mit 14–21 Tagen angegeben. Hohes Fieber mit Schüttelfrost, schwerem Krankheitsgefühl, Myalgien, Übelkeit, Erbrechen, Diarrhoen und Kopfschmerz sind häufige Initialsymptome. Dazu kommen Atemnot, Benommenheit, Arthralgien, Schweißausbrüche, Rückenschmerzen und retrosternale Schmerzen, gelegentlich Rhinitis und Pharyngitis. In mehr als der Hälfte der Fälle lauten die Einweisungsdiagnosen Pneumonie oder akutes Atemnotsyndrom (ARDS), gelegentlich auch Sepsis, Pyelonephritis. Wichtigste Laborbefunde sind Hypoxie, Leukozytose über 10 000 Zellen mit Linksverschiebung, atypische Lymphozytose, Hämokonzentration auf über 50% Hämatokrit, Thrombozytopenie, verlängerte Prothrombinzeit, erhöhte Serumenzymaktivitäten (LDH, SGPT und ALT). Eine reversible Kapillarschädigung führt zu generalisierten Ödemen, rasch entwickelt sich ein proteinreiches Lungenödem mit 80% der Plasmaproteinkonzentration. Unter den 92 bisher beobachteten Krankheitsfällen betrug die Letalität 62%.

Natürliche und experimentelle Infektionen der als Erregerreservoir fungierenden Mausarten führen zu Persistenz und Exkretion des Virus ohne Krankheitszeichen. Mit Hantaanvirus infizierte Wistar-Ratten lassen ebenfalls keine klinischen Symptome erkennen.

Diagnose

Die Verdachtsdiagnose muß bei KHF und NE aufgrund einer fieberhaften Erkrankung mit zunehmender Niereninsuffizienz, Ödemen und ggf. hämorrhagischer Diathese gestellt werden. Dabei ist die epidemiologische Situation und mögliche Exposition zu Nagetieren zu berücksichtigen. Beim HPS besteht der Verdacht bei einer hochfieberhaften Erkrankung mit rasch zunehmender Lungenverschattung und respiratorischer Insuffizienz. Für die Labordiagnose und für die Pathogenese ist wichtig, daß im Gegensatz zu hämorrhagischen Fiebern anderer Ätiologie bereits bei Krankheitsbeginn neutralisierende Antikörper im Serum vorhanden sind, während sie bei Infektionen mit Arena- oder Filoviren erst zu Beginn der Rekonvaleszenz nachweisbar sind. Die Chance zur Virusisolierung ist deswegen bei Hantavirus-Infektionen sehr gering. Der Virusnachweis gelingt mit einer RT-PCR, bei der der volle Leserahmen für das Nukleokapsidprotein transkribiert wird. Mit einem rekombinantem Nukleokapsidantigen kann man zusätzlich im μ-Capture-Test virusspezifische IgM-Antikörper nachweisen.

Differentialdiagnose

Bei einer fieberhaften Erkrankung mit hämorrhagischer Diathese, Schock und Niereninsuffizienz sind Leptospirosen und Rickettsiosen differentialdiagnostisch zu berücksichtigen.

Beim HPS sind alle fieberhaften Krankheitszustände, die mit Pneumonie und Lungenödem einhergehen und zum ARDS führen, zu erwägen.

Therapie

Eine spezifische Therapie gibt es nicht. Die Behandlung ist auf die Überwachung und Stützung der Funktion von Kreislauf und Niere gerichtet. Vorsicht ist besonders beim Übergang von der hypotensiven zur oligurischen Phase geboten, weil die Maßnahmen zur Schockbekämpfung dann rasch zum Lungenödem führen können.

Bei schweren Verläufen muß man frühzeitig die Dialysebehandlung einsetzen. In der polyurischen Phase müssen die Überwachung des Elektrolythaushaltes und die Prophylaxe interkurrenter Infektionen im Vordergrund stehen.

Beim HPS wäre eine extrakorporale CO_2-Elimination möglicherweise hilfreich, wenn sich die Verschiebungen des Plasmavolumens bei der extremen Kapillardurchlässigkeit kontrollieren lassen.

Obwohl die frühzeitig vorhandenen IgM-Antikörper und Immunkomplexe an eine Immunpathogenese der Hantavirus-Infektionen denken lassen, wird aus China über günstige Erfahrungen mit Ribavirin berichtet. Therapieversuche mit Rekonvaleszentenserum erscheinen sinnlos, da die Patienten am Ende der Inkubationszeit bereits neutralisierende Antikörper haben.

Prophylaxe
Persönliche Hygieneschutzmaßnahmen beim Aufenthalt in infektionsgefährdeten Gebieten sind wichtig.

Wegen der Möglichkeit nosokomialer Infektionen sollten Patienten und Verdachtsfälle in Unterdruckzelten behandelt werden.

Größte Vorsicht ist bei tierexperimentellen Arbeiten mit dem Erreger geboten, weil er sich in Tierversuchsanlagen schnell verbreitet, ohne daß die Tiere auffällig werden, und infizierte Tiere über Aerosole Menschen infizieren können.

Auch die Bekämpfung der Mäuse könnte eine wirksame prophylaktische Maßnahme sein, da das Vorkommen menschlicher Infektionen eng mit der wechselnden Häufigkeit der Reservoirtiere korreliert.

Eine Vakzine zur aktiven Immunisierung gibt es nicht.

Weitere Hinweise
Zur Meldepflicht siehe Anhang, Kapitel 5.

Literatur
BECKER, C., G. GOUBEAUD, W.R. WILLEMS: Hantavirus-Infektion. Deutsche Med. Wschr., **116**, 598, 1991.
BECKER, Y., G. DARAI (eds.): Diagnosis of human viruses by polymerase chain reaction technology. 2nd edition. Springer Verlag, Berlin, 1995.
CDC: Hantavirus infection – Southwestern United States: Interim recommendations for risk reduction. Morbid. Mortal. Wkly. Rep. **42**, 1–13, 1993.
CDC: Update Hantavirus disease United States, 1993. Morbid. Mortal. Wkly. Rep. **42**, 612–614, 1993.
DUCHIN, J.S., F.T. KOSTER, C.J. PETERS et al.: Hantavirus pulmonary syndrome: A clinical description of 17 patients with a newly recognized disease. New Engl. J. Med. **330**, 945–955, 1994.
JOHNSON, K.M.: Nephropathia epidemica and Korean hemorrhagic fever: The veil lifted? J. Inf. Dis. **141**, 135–136, 1980.
KULZER, P., R.M. SCHAEFER, E. HEIDBREDER, A. HEIDLAND: Hantavirus-Infektionen mit akutem Nierenversagen. Deutsche Med. Wochenschr. **117**, 1429–1433, 1992.
LÄHDEVIRTA, J.: Nephropathia epidemica in Finland. A clinical, histological, and epidemiological study. Ann. clin. Res. **3** (Suppl. 8), 1–154, 1971.
LEE, H.W., P.W. LEE, K.M. JOHNSON: Isolation of the etiologic agent of Korean Hemorrhagic Fever. J. Inf. Dis. **137**, 298–307, 1978.
NICHOL, S.T., C.F. SPIROPOULOU, S. MORZUNOV et al.: Genetic identification of a hantavirus associated with an outbreak of acute respiratory illness. Science **262**, 914–917, 1993.
RKI: Infektionen durch Hantaviren. Epidemiol. Bull. **32/96**, 221–222, 1996.
SCHMALJOHN, C.S., J.M. DALRYMPLE: Hantaviruses. In: WEBSTER, R.G., A. GRANOFF (eds.): Encyclopedia of Virology. Academic Press, London, 539–545, 1994.
SLENCZKA, W.: Koreanisches hämorrhagisches Fieber. In: LANG, W., E. HOLZER (Hrsg.): Infektionskrankheiten. MMV Medizin Verlag, München, 64–71, 1984.
SONG GAN, HANG CHANG-SHOU, QUI XUE-ZHAO et al.: Studies of Epidemic Hemorrhagic Fever (Hemorrhagic Fever with Renal Syndrome). J. Inf. Dis. **147**, 654–659, 1983.
STUHLFAUTH, K.: Bericht über ein neues schlammfieberähnliches Krankheitsbild bei deutschen Truppen in Lappland. Deutsch. Med. Wschr. **69**, 439–443, 1943.
TSAI, T.F., YI WEI TANG, SHAN LIAN HU et al.: Hemagglutination-inhibiting antibody in Hemorrhagic Fever with Renal Syndrome. J. Inf. Dis. **150**, 895–898, 1984.
WHO: Haemorrhagic fever with renal syndrome. Wkly. epidem. Rec. **68**, 189–191, 1993.
ZÖLLER, L., D.H. KRÜGER: Hantaviren: Neue Infektionserreger mit wachsender Bedeutung. Die gelben Hefte **36**, 31–41, 1996.

3.4.4
Krim Kongo Hämorrhagisches Fieber

Das Krim Kongo Hämorrhagische Fieber (KKHF) ist eine akute Krankheit, die durch ein Arbovirus verursacht wird, das durch Zecken auf den Menschen übertragen wird.

Die Krankheit wurde 1944 auf der Krim beobachtet. 1945 wurde die Virusätiologie bewiesen. Der gleiche oder ein serologisch sehr ähnlicher Erreger wurde bei sporadisch auftretenden Fällen von hämorrhagischem Fieber im asiatischen Teil der ehemaligen UdSSR, in Bulgarien und im ehemaligen Jugoslawien identifiziert. Auch Virusisolate aus Zaïre und anderen Regionen West- und Zentralafrikas waren serologisch identisch mit dem Erreger des Krim Kongo Hämorrhagischen Fiebers.

Ätiologie

Der Erreger wird als Krim-Kongo-Hämorrhagisches-Fieber-Virus (KKHFV), auch als Krim-Hämorrhagisches-Fieber-Kongo-Virus bezeichnet und gehört zur Familie der *Bunyaviridae*, Genus Nairovirus (von „Nairobi Sheep Disease Virus").

Vorkommen und Verbreitung

Durch virologische und/oder serologische Untersuchung ist das KKHF-Virus in der ehemaligen UdSSR, in Bulgarien, im ehemaligen Jugoslawien, in Griechenland, Pakistan, Iran, Irak, Dubai und zahlreichen afrikanischen Ländern nachgewiesen worden.

KKHF tritt in Rußland saisonal eng begrenzt auf: in Astrachan im Mai und Juni, im Gebiet von Rostow von Mai bis August. Im Irak treten sporadische Fälle während des ganzen Jahres auf.

Seit 1981 sind zahlreiche Erkrankungs- und Todesfälle an KKHF mit den Symptomen eines hämorrhagischen Fiebers in Süd- und Westafrika beschrieben worden.

In den Endemiegebieten ist die Infektion mit KKHF-Virus beim Menschen und bei Haustieren (häufiger bei Rindern als bei Schafen und Ziegen) nachweisbar. In Bodennähe lebende Vögel werden infiziert. Strauße, die in Farmen gehalten werden, sind häufiger infiziert als Hühner. Igel, Hasen und mausartige Nagetiere gelten als Reservoir des Erregers.

KKHF wurde von über 30 verschiedenen Zeckenspezies (vorwiegend Hyalomma, aber auch Ixodes-Arten) isoliert. Obwohl transovarielle und transstadiale Virusübertragung bei den Zecken nachgewiesen wurde, wird vermutet, daß der Zyklus zwischen Zecken und Wirbeltierwirten für die Erhaltung des Virus in Naturherden wichtig ist.

Infektionen des Menschen sind beschränkt auf ländliche Gebiete mit Viehhaltung. Personen, die in der Tierzucht arbeiten, gelten als besonders gefährdet.

Übertragung

Menschen infizieren sich durch Kontakt mit Zecken oder infizierten Nutztieren (Kontakt-, Schmutz- und Schmierinfektionen). In der Landwirtschaft sind Tätigkeiten wie Schlachten, Kastrieren oder Markieren von Tieren sowie die Geburtshilfe mit Risiko verbunden. Nosokomiale Infektionen sind häufig.

Krankheitsbild

Die Inkubationszeit nach Infektion durch Zeckenstich wird mit 3–6 Tagen angegeben.

Die Krankheit beginnt akut mit Fieber, Frösteln, Krankheitsgefühl, Reizbarkeit, Kopf-, Glieder- und Rückenschmerzen. Die Patienten sind appetitlos und klagen über Brechreiz und Leibschmerzen. Erbrechen ist häufig. Das Fieber verläuft meistens als Kontinua von 5–12 Tagen, auch remittierende oder biphasische Fieberverläufe werden beobachtet. Die Haut an Gesicht und Nacken ist gerötet und geschwollen. Konjunktiven und Mundschleimhaut sind injiziert und ödematös. Die Patienten sind meistens depressiv und somnolent. Eine hämorrhagische Diathese macht sich bei 75% der Patienten am 4. oder 5. Krankheitstag bemerkbar. Man findet petechiale Hautblutungen am Stamm und schließlich am ganzen Körper, Schleimhautblutungen, Melaena, Hämatemesis und urogenitale Blutungen. Die Letalität kann 30 bis 50% betragen. Die Patienten sterben meistens im hämorrhagischen Schock oder an interkurrenten Infektionen.

Diagnose

Es gibt keine Unterschiede im Verlauf des KKHF zwischen den in Rußland und den in Afrika beschriebenen Fällen.

Während des uncharakteristischen Prodromalstadiums ist die Diagnose nicht zu stellen. Fragen nach Zeckenstichen, Auslandsreisen (vorwiegend Rußland oder Afrika) und landwirtschaftlicher Tätigkeit in Endemiegebieten geben wichtige Hinweise. Die Diagnostik sollte im Hochsicherheitslabor (L4) durchgeführt werden. Das Virus kann durch Verimpfung auf Verozellen aus dem Blut schwerkranker Patienten isoliert werden. Zur Diagnose akuter Infektionen dient der Antigennachweis oder die RT-PCR. Die Untersuchung auf spezifische IgM-Antikörper (μ-Capture-Methode) sollte in Ergänzung zum Erregernachweis durchgeführt werden.

Differentialdiagnose
Die Differentialdiagnose muß neben septischen Krankheitsbildern wie Typhus abdominalis die Erreger hämorrhagischer Fieber berücksichtigen. Rickettsiosen (Fleckfieber), Leptospirosen, Meningokokken-Infektionen, Malaria, Gelbfieber, Dengue Hämorrhagisches Fieber, Omsker Hämorrhagisches Fieber, Kyasanur Forest Disease, Infektionen mit Hanta-, Filo- oder Arenaviren, vor allem Lassa-, Marburg- und Ebola-Fieber, müssen ausgeschlossen werden.

Therapie
Die Therapie erfordert Sicherheitsanzüge, Unterdruckzelte und Intensivüberwachung der Vitalfunktionen. Konzentrate von Erythrozyten, Thrombozyten, Gerinnungsfaktoren und Albuminlösungen werden zur Behandlung des hämorrhagischen Schocks eingesetzt. Eine therapeutische Wirksamkeit von Hyperimmunglobulinen ist nicht erwiesen. Ribavirin hemmt die Virusreplikation unter experimentellen Bedingungen.

Prophylaxe
Im Umgang mit Patienten und potentiell infizierten Rindern, Schafen, Ziegen und Kamelen müssen Handschuhe getragen werden. Die generelle Behandlung von Nutztieren gegen Zeckenbefall hat sich als unpraktikabel erwiesen. Eine inaktivierte Vakzine aus Mausgehirn wurde in Rußland hergestellt. Die Entwicklung einer modernen Vakzine wird wegen des relativ seltenen Auftretens der Krankheit nicht befürwortet.

Weitere Hinweise
Zur Meldepflicht siehe Anhang, Kapitel 5.

Literatur
CHAPMAN, I.E., M.L. WILSON, D.B. HALL et al.: Risk factors for Crimean-Congo haemorrhagic fever in rural northern Senegal. J. Inf. Dis. **164**, 686–692, 1991.

HOOGSTRAAL, H.: The epidemiology of tick-born Crimean-Congo Hemorrhagic Fever in Asia, Europe and Africa. J. Med. Entomol. **15**, 307–417, 1979.

SWANEPOEL, R.: Crimean-Congo haemorrhagic fever. In: BERAN, W.B., J.H. STEELE (eds.): Handbook of Zoonoses. Section B. 2nd edition. CRC Press, Boca Raton, 151–161, 1994.

YUILL, T.M.: Zoonoses. In: WEBSTER, R.G., A. GRANOFF (eds.): Encyclopedia of Virology. Academic Press, London, 1613–1622, 1994.

3.4.5 Lassa-Fieber

Lassa-Fieber ist eine in westafrikanischen Ländern vorkommende Infektionskrankheit, die durch die Mausart *Mastomys natalensis* auf den Menschen übertragen wird. Die Krankheit verläuft unter dem Bild eines hämorrhagischen Fiebers. Sie wurde erstmals 1969 beschrieben, als drei amerikanische Missionsschwestern in Lassa (Nigeria) erkrankten.

Ätiologie
Erreger ist das Lassavirus, das zusammen mit dem Virus der Lymphozytären Choriomeningitis und den Erregern der südamerikanischen hämorrhagischen Fieber zu den Arenaviren gehört.

Mopaia-, Mobala- und Ippyvirus sind die Namen von weiteren afrikanischen Arenaviren, die antigen mit Lassavirus verwandt sind, aber andere Wirtstiere infizieren. Infektionen des Menschen mit diesen Viren kommen vor, bleiben aber möglicherweise subklinisch.

Vorkommen und Verbreitung
Erregerreservoir des Lassavirus und wichtigste Infektionsquelle für den Menschen ist *Mastomys natalensis*, eine kommensal lebende Vielzitzenmaus, die in Afrika südlich der Sahara verbreitet ist.

Epidemien traten vorwiegend in Westafrika, Nigeria, Liberia und Sierra Leone auf. In Westafrika wurden in 13% der untersuchten menschlichen Serumproben Antikörper gegen Lassavirus nachgewiesen. In anderen Regionen Afrikas, in denen *Mastomys natalensis* vorkommt, ist Lassavirus bisher noch nicht nachgewiesen worden.

In einem Endemiegebiet in Sierra Leone wurde bei 17% der gefangenen Exemplare von *Mastomys natalensis* eine Lassavirus-Infektion festgestellt. Auch *Rattus rattus* und *Mus minutoides* spielen als Infektionsquelle für den Menschen eine Rolle.

Infektionen des Menschen treten meist sporadisch oder als Familieninfektionen in Häusern, die durch *Mastomys natalensis* infestiert sind, auf. Die Manifestationsrate liegt bei 3%, die Letalität der Erkrankung bei 15%.

Übertragung

Für die Beteiligung von Insekten oder Akaren bei der Virusübertragung auf den Menschen gibt es keine Hinweise. Nagerexkremente, die über kontaminierten Staub inhaliert oder über verunreinigte Nahrung aufgenommen werden, verursachen Infektionen des Menschen. Nager werden offenbar auch getötet und gegessen. Familieninfektionen sind häufig und können durch die Pflege von Erkrankten und über sexuelle Kontakte in der Prodromalphase oder während der Rekonvaleszenz übertragen werden. Bei Hospitalinfektionen spielen die Wiederverwendung gebrauchter Kanülen und der Kontakt mit Sekreten, Exkreten und Blut von Erkrankten eine wichtige Rolle; die Patienten spucken und erbrechen Blut und kontaminieren damit ihre Umgebung.

Die Letalität dieser nosokomialen Ausbrüche wurde mit 52% angegeben. Übertragung von Mensch zu Mensch kommt im Vergleich zu anderen hämorrhagischen Fiebern häufiger vor.

Krankheitsbild

Nach einer Inkubationszeit von 6–21 Tagen beginnt die Krankheit ohne Prodrome, aber nicht abrupt, mit schwerem Krankheitsgefühl, hohem Fieber, Muskel-, Glieder- und Kopfschmerzen, gelegentlich mit Schüttelfrost. Man findet Ulzerationen mit weißlichen Belägen an den Tonsillen und in der Mund- und Rachenschleimhaut. Die zervikalen Lymphknoten sind vergrößert. Weitere Symptome sind Husten, Übelkeit, Erbrechen, Durchfälle mit kolikartigen Leibschmerzen und Konjunktivitis. Ein Exanthem ist nur bei hellhäutigen Patienten nachweisbar. Das Leitsymptom hämorrhagische Diathese tritt bei einem Drittel der Fälle auf und muß vor allem im Zusammenhang mit einem Schock als signum mali ominis angesehen werden. Myokard- und Nierenschäden und bakterielle Pneumonien wurden beobachtet. In einigen Fällen traten als Zeichen einer ZNS-Beteiligung tonisch-klonische Krämpfe und komatöse Zustände auf. Als vorübergehende Spätfolgen kommen Alopezie, Hörstörungen, Tremor und eine ausgeprägte Kreislauflabilität vor.

Diagnose

Für die Diagnostik sollte ein Hochsicherheitslabor (L4) zur Verfügung stehen. Das Virus kann im Blut durch Inokulation von Verozellen und Darstellung infizierter Zellen mittels Immunfluoreszenz nachgewiesen werden. Durch Einsatz von Antigen-Capture-ELISAs und RT-PCR kann die Zeit bis zur Diagnose verkürzt werden.

Serologisch wird die Diagnose durch Nachweis eines signifikanten Titeranstiegs mit dem indirekten Immunfluoreszenztest oder durch den Nachweis virusspezifischer Antikörper der Klasse IgM gestellt.

Differentialdiagnose

Differentialdiagnostisch müssen Salmonellosen, Shigellosen, Rickettsiosen, Leptospirosen, Protozoonosen, Flavivirusinfektionen und andere virusbedingte hämorrhagische Fieber, wie Ebola- und Marburg-Virusfieber, Gelbfieber und Krim Kongo Hämorrhagisches Fieber, in Betracht gezogen werden.

Therapie

Die antivirale Therapie mit Ribavirin bringt in allen Krankheitsstadien sehr gute Erfolge und kann den tödlichen Verlauf verhindern. Die Letalität von 20–47% der unbehandelten Fälle wurde durch frühzeitige iv-Applikation von Ribavirin auf 5–9% gesenkt. Behandelt wird mit 2 g Ribavirin i.v. am 1. Tag, dann 4 × 1 g Ribavirin/Tag über 4 Tage, dann 3 × 0,5 g Ribavirin/Tag über 6 Tage. Behandlungsversuche mit Immunglobulinen oder Interferon haben sich nicht bewährt. Die symptomatische Behandlung konzentriert sich auf die Beherrschung der hämorrhagischen Diathese und des Schocks.

Prophylaxe
Wichtigste prophylaktische Maßnahme ist die Bekämpfung der Nager in menschlichen Wohnungen. Der Verzehr gefangener Ratten muß unterbleiben.

Zur Vermeidung von Hospitalinfektionen ist absolute Isolierung der Patienten, möglichst in Unterdruckkabinen, und peinlich genaue Einhaltung der Sicherheitsvorschriften erforderlich, damit Schmierinfektionen und aerogene Infektionen vermieden werden.

Experimentelle und diagnostische Arbeiten mit dem Virus müssen im Sicherheitslaboratorium (L4) durchgeführt werden.

Weitere Hinweise
Zur Meldepflicht siehe Anhang, Kapitel 5.

Literatur
BUCKLEY, S.M., J. CASALS, W.D. DOWN: Isolation and antigenic characterization of Lassavirus. Nature **227**, 174–176, 1970.
CASALS, J., S.M. BUCKLEY: Lassa Fever. Progr. Med. Virol. **18**, 111–126, 1974.
HOLMES, G.P., R.A. HESSE, G.A. EDDY, G.M. JOHNSON et al.: Lassa fever in the United States. Investigation of a case and new guidelines for management. New Engl. J. Med. **323**, 1120–1123, 1990.
MCCORMICK, J.B., I.J. KING, P.A. WEBB: Lassa Fever: Effective therapy with ribavirin. New Engl. J. Med. **314**, 20–26, 1986.
MONATH, I.P.: Lassa Fever: Review of epidemiology and epizootiology. Bull. WHO **52**, 577–592, 1975.
MONATH, I.P., J. CASALS: Diagnosis of Lassa Fever and the isolation and management of patients. Bull. WHO **52**, 707–715, 1975.
SIEGERT, R.: Marburg-, Lassa- und Ebola-Virus als Erreger hämorrhagischer Fieber. Dtsch. med. Wschr. **103**, 1176–1181, 1978.

3.4.6 Marburgvirus-Infektion

Die Marburgvirus-Infektion des Menschen, deren Epidemiologie noch weitgehend unbekannt ist, verläuft unter dem Bild eines hämorrhagischen Fiebers mit hoher Letalität. Die meisten Fälle in Europa sind im Zusammenhang mit Laborinfektionen infolge einer Einschleppung durch Affen der Spezies *Cercopithecus aethiops* aufgetreten.

Ätiologie
Der Erreger, der unter der Bezeichnung Marburgvirus in die Literatur eingegangen ist, bildet zusammen mit dem Ebolavirus wegen der Eigenschaft, fadenförmige Viruspartikel zu bilden, die Virusfamilie *Filoviridae*.

Vorkommen und Verbreitung
Das Virus wurde 1967 entdeckt, als gleichzeitig in Belgrad, Frankfurt und Marburg bei insgesamt 31 Personen Erkrankungen mit hämorrhagischem Fieber auftraten. Betroffen war Laborpersonal von Impfstoffherstellungs- und -prüfinstituten. Gemeinsame Infektionsquelle aller primären Fälle waren Affen der Spezies *Cercopithecus aethiops* (Grüne Meerkatzen), die aus Uganda nach Europa importiert worden waren. Die Suche nach dem natürlichen Erregerreservoir im Herkunftsland der Affen blieb erfolglos.

In Afrika wurden bisher nur drei primäre Erkrankungsfälle und drei (nosokomiale) Sekundärinfektionen beim Menschen beobachtet und durch Virusisolierung bestätigt. In einem Fall wurde die Infektion während einer Wanderung in Zimbabwe, in zwei Fällen während Aufenthalten in der Mount Elgon-Region in Kenia übertragen. In verschiedenen afrikanischen Populationen wurden z.T. hohe Prävalenzen von Antikörpern gegen Marburgvirus festgestellt, ohne daß die Personen anamnestisch ein hämorrhagisches Fieber angeben konnten.

Übertragung
Die Laborinfektionen in Europa waren auf Kontakt mit Affenblut, -organen und -zellkul-

3.4 Virusbedingte Hämorrhagische Fieber

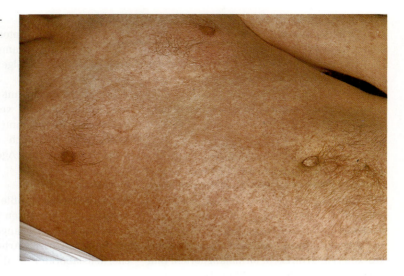

Abbildung 3-5: Marburgvirus-Infektion. Makulopapulöses Exanthem am Stamm, 6. Krankheitstag (Aufnahme: Prof. Dr. G. BALTZER, Zentrum für Innere Medizin, Univ. Marburg).

turen zurückzuführen und erfolgten unter Bedingungen, unter denen Schmierinfektionen wahrscheinlich und aerogene Infektionen möglich waren. Zwei Erkrankungsfälle in einem wissenschaftlichen Labor werden auf aerogene Virusübertragung zurückgeführt; einer davon verlief tödlich.

Sekundärinfektionen waren fast immer nosokomialer Art mit unbeabsichtigter Inokulation und erfolgten mit Patientenblut parenteral über Hautläsionen.

In einem Fall wurde eine Infektion der Ehefrau drei Monate nach Erkrankung des Mannes beobachtet; das Virus wurde im Sperma nachgewiesen.

Krankheitsbild

Nach einer Inkubationszeit von 7 Tagen (3–9 Tage) beginnt die Krankheit ohne Prodrome plötzlich mit hohem Fieber und schwerem Krankheitsgefühl. Die Patienten klagen über Kopf- und Gliederschmerzen und leiden unter Hyperästhesien. Frühsymptome sind eine Konjunktivitis, ein makulopapulöses Exanthem (Abb. 3-5), das sich vom Gesicht über den Rumpf zu den proximalen Partien der Extremitäten ausbreitet, und ein Enanthem des weichen Gaumens. Bei 75% der Fälle treten Erbrechen und schwere Diarrhoen auf. Schwere hämorrhagische Diathesen wurden in der Hälfte der Fälle beobachtet (Abb. 3-6). Gegen Ende der akuten Krankheitsphase traten psychische und neurologische Zeichen einer ZNS-Beteiligung auf. Die Letalität der Primärfälle betrug etwa 30%. Die Sekundärfälle verliefen relativ gutartig. Tödlich verlaufende Fälle wurden oft schon im Schock mit den Zeichen einer schweren hämorrhagischen Diathese in die Klinik eingeliefert.

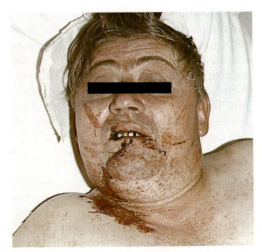

Abbildung 3-6: Patient mit Marburgvirus-Krankheit im präfinalen Stadium (Aufnahme: Prof. Dr. W. STILLE, Zentrum der Inneren Medizin, Universität Frankfurt/Main).

Im Anschluß an die akute Erkrankung kann das Virus monatelang beispielsweise in den Testes persistieren. Ein Patient entwickelte 83 Tage nach Genesung eine Uveitis; aus der vorderen Augenkammer wurde Marburgvirus isoliert.

Klinisch inapparente Infektionen sind nicht nachgewiesen.

Bei den Laborbefunden imponierten eine ausgeprägte Thrombo- und Leukopenie, Anstieg der Transaminasen, besonders der SGOT, und in einigen Fällen Proteinurie, Oligurie und Harnstoffretention.

Diagnose

Der Virusnachweis mit dem Elektronenmikroskop gelingt direkt in formalinfixiertem Blut nach Differentialzentrifugation. Die Struktur der Viren (665 nm lange, umhüllte Stäbchen) ist so charakteristisch, daß Verwechslungsmöglichkeiten allenfalls mit dem Ebolavirus bestehen.

Die Virusisolierung gelingt durch Verimpfung von Blut oder Urin auf Meerschweinchen oder Verozellen. Der Virusnachweis kann in Heparinblut auch direkt mit der Antigen-Capture-Technik oder durch RT-PCR erfolgen. Werden Nieren von mit Marburgvirus infizierten Affen zur Herstellung von Zellkulturen verwendet, kann das Virus in den Zellen nachgewiesen werden.

In Blutausstrichen oder autoptischem Material (Leber, Milz, Lymphknoten) findet man das Virus mit der Immunfluoreszenz. In der zweiten Krankheitswoche können virusspezifische IgM-Antikörper mit dem ELISA (μ-Capture-Technik) nachgewiesen werden. Auch für den Nachweis von IgG-Antikörpern hat sich der ELISA durchgesetzt.

Differentialdiagnose

Differentialdiagnostisch sind Allgemeininfektionen mit schwerem Verlauf, insbesondere Typhus, Ruhr, Gelbfieber und andere Flavivirusinfektionen, Rickettsiosen, Leptospirosen, Lassa-Fieber, Ebolavirus-Infektion, Krim Kongo- und Koreanisches Hämorrhagisches Fieber sowie Malaria zu erwägen.

Therapie

Die Therapie ist symptomatisch und konzentriert sich auf die Bekämpfung der hämorrhagischen Diathese infolge Verbrauchskoagulopathie.

Therapieversuche mit Ribavirin, Interferon oder Immunglobulin von Rekonvaleszenten haben sich experimentell nicht bewährt. In Zellkulturen läßt sich die Virusreplikation durch lysosomotrope Agentien hemmen.

Prophylaxe

Prophylaktisch ist größte Vorsicht im Umgang mit potentiell infizierten Affen, Menschen und infektiösem Material angezeigt. Diagnostische und experimentelle Arbeiten müssen im Sicherheitslaboratorium (L4) durchgeführt werden.

Weitere Hinweise

Zur Meldepflicht siehe Anhang, Kapitel 5.

Import und Umgang mit wildgefangenen Affen unterliegen strikten gesetzlichen Regulationen.

Literatur

HELM, E.B.: Klinik der Marburg-Virus-Infektion. Münch. med. Wschr. **120**, 1563–1564, 1978.

KLENK, H.D., W. SLENCZKA, H. FELDMANN: Marburg and Ebola Viruses. In: WEBSTER, R.G., A. GRANOFF (eds.): Encyclopedia of Virology. Academic Press, London, 827–832, 1994.

MARTINI, G.A., R. SIEGERT (eds.): Marburg Virus Disease. Springer-Verlag, Berlin 1971.

NIKIFOROV, V.V., TUROVSKI, Y. et al.: A case of laboratory infection with Marburg Hemorrhagic Fever. J. Microbiol. Epidemiol. Immunol. **3**, 104–106, 1994.

SANCHEZ, A., H. FELDMANN: Detection of Marburg and Ebola virus infection by polymerase chain reaction assays. In: BECKER, Y., G. DARAI (eds.): Diagnosis of human viruses by polymerase chain reaction technology. 2nd. edition. Springer Verlag, Berlin, 411–418, 1995.

SIEGERT, R., H.L. SHU, W. SLENCZKA, D. PETERS, G. MÜLLER: Zur Ätiologie einer unbekannten, von Affen ausgegangenen menschlichen Infektionskrankheit. Dtsch. Med. Wschr. **92**, 2341–2343, 1967.

SLENCZKA, W.: Marburg virus disease. In: STEELE, J.H. (ed.): CRC Handbook Series in Zoonoses. Sect. B. Vol. II. CRC Press Inc., Boca Raton, 41–51, 1981.

SLENCZKA, W., M. RIETSCHEL, C. HOFFMANN, W. SIXL: Seroepidemiologische Untersuchungen über das Vorkommen von Antikörpern gegen Marburg- und Ebola-Virus in Afrika. Mitt. Oesterr. Ges. Tropenmed. Parasitol. 6, 53–60, 1984.

3.4.7 Omsker Hämorrhagisches Fieber

Das Omsker Hämorrhagische Fieber ist eine gutartig verlaufende akute Viruskrankheit, die 1944 erstmals im Gebiet von Omsk und in der Umgebung von Novosibirsk und Kurgansk beschrieben wurde. Diese Arbovirusinfektion wird durch Zeckenstich auf den Menschen übertragen.

Ätiologie
Der Erreger des Omsker Hämorrhagischen Fiebers ist ein Flavivirus und gehört zum sogenannten TBE-Komplex (tick-borne encephalitis).

Der TBE-Komplex stellt innerhalb der Flaviviren eine antigenetisch und biologisch sehr eng verwandte Gruppe dar, zu der u.a. die Erreger der Louping Ill, der Frühsommer-Meningoenzephalitis und der Kyasanur-Forest-Krankheit zählen.

Vorkommen, Verbreitung und Übertragung
Das geographische Vorkommen des Virus des Omsker Hämorrhagischen Fiebers ist beschränkt auf die Wald-Steppe-See-Region Westsibiriens. Das Auftreten von Infektionen beim Menschen wird vor allem im Frühling und Sommer beobachtet.

Werden Nieren infizierter Affen zur Herstellung von Zellkulturen verwendet, kann das Virus in den Zellen nachgewiesen werden.

Der natürliche Erhaltungszyklus des Virus ist nicht gut definiert. Verschiedene Zeckenarten, darunter *Dermacentor reticulatus* und *D. apronophorus*, sind die Vektoren; kleine Wasserratten, vor allem *Arvicola terrestris*, werden als der virämische Wirt angesehen. Bisamratten sind epizootische Wirte, in denen die Erkrankung mit hoher Letalität einhergeht. Die Übertragung auf den Menschen erfolgt selten durch Zecken, meistens durch Kontakt mit Blut, Urin oder Faeces von Bisamratten. Bisamjäger sind besonders gefährdet.

Krankheitsverlauf
Die Inkubationszeit dauert 3–12 Tage.

Der Beginn ist plötzlich mit Kopf- und Gliederschmerzen, schwerem Krankheitsgefühl, Erbrechen und Fieber, das 2–15 Tage anhält. Biphasische Verlaufsformen kommen vor, sind aber im Gegensatz zu den anderen, im TBE-Komplex zusammengefaßten Erregern eher die Ausnahme.

Das Gesicht der Patienten ist gerötet, es bestehen eine Konjunktivitis, Gingivitis, Pharyngitis und ein Enanthem mit auffallend rötlicher Verfärbung der Schleimhäute. Die hämorrhagische Diathese manifestiert sich mit Epistaxis, Hämatemesis und Urogenitalblutungen.

Der Krankheitsverlauf ist meist gutartig, die Letalität wird mit 0,5 bis 3% angegeben. Die Rekonvaleszenz kann langwierig sein und geht mit vegetativen Beschwerden, Kopfschmerzen, Schweißausbrüchen und Schwindel einher.

Diagnose
Milde Verlaufsformen werden oft nicht diagnostiziert.

Die Virusisolierung gelingt zu Beginn der Fieberphase aus Blut und Harn.

Die Diagnose wird häufig serologisch gestellt. Dabei können serologische Reaktionen gegen das eng verwandte Virus der Russischen Frühjahr-Sommer-Enzephalitis Schwierigkeiten bereiten.

Differentialdiagnose
Bei Verläufen mit ausgeprägtem hämorrhagischem Syndrom sind das Krim Kongo Hämorrhagische Fieber und das hämorrhagische Fieber mit renalem Syndrom (Koreanisches Hämorrhagisches Fieber) auszuschließen.

Therapie und Prophylaxe
Eine spezifische Therapie gibt es nicht. Die Behandlung ist rein symptomatisch. Die hämorrhagische Diathese wird mit Gerinnungs-

faktoren, Frischblut oder Frischplasma behandelt.

Eine spezifische Vakzine ist nicht verfügbar. Wegen der protektiven Kreuzimmunität mit den Erregern der Zeckenstich-Enzephalitis können Vakzinen gegen FSME oder RSSE zum Schutz von Risikogruppen verwendet werden.

Literatur
CLARKE, D.H.: Further studies on antigenic relationship among the viruses of the group B tickborne complex. Bull. WHO **31**, 45–56, 1964.
LVOV, D.K.: Arboviral Zoonoses of Northern Eurasia. In: BERAN, G.W., J.H. STEELE (eds.): Handbook of Zoonoses. Section B. 2nd edition. CRC, Boca Raton, 237–260, 1994.
MONATH, T.P.: Flaviviruses. In: FIELDS, B.N. et al. (eds.): Virology. 2nd. edition. Raven Press, New York, 763–814, 1990.

3.5 Affenherpes-Infektion

Unter den zahlreichen Herpesviren, die bei den verschiedenen Affenspezies vorkommen, hat das Herpes B-Virus für Infektionen des Menschen die größte Bedeutung. Infektionen des Menschen mit Herpes B-Virus verursachen tödlich verlaufende, aszendierende Myelitiden und Enzephalitiden mit einer Letalität von über 70%.

Ätiologie
Der Erreger, das Herpes B-Virus, weist eine große Ähnlichkeit mit den menschlichen Herpesviren Typ 1 und 2 (HHV I und II) auf und wird zur Subfamilie der *Alpha-Herpesvirinae*, Genus Simplexvirus, gerechnet.

Vorkommen und Verbreitung
Die Herpes B-Infektion findet man fast ausschließlich bei Makaken und Cynomolgen aus den verschiedensten Regionen Asiens. Unreife Tiere sind nicht infiziert. Bei adulten Tieren in Gefangenschaft und in Freiheit beträgt die Seroprävalenz über 70%. Bei 2–3% der Tiere wird infektiöses Virus in den Körpersekreten ausgeschieden. Durch Streß, Immunsuppression und Schwangerschaft wird die Virusausscheidung verstärkt.

Affen anderer Spezies können infiziert werden, wenn sie in Kontakt mit Makaken gehalten werden. Daraus können letal verlaufende disseminierte Infektionen mit aufsteigender Myelitis, aber auch latente Infektionen resultieren. Diese Affen können dann ebenfalls zur Infektionsquelle für den Menschen werden.

Übertragung
Die Virusübertragung erfolgt wie bei den meisten Herpesviren durch direkten Kontakt über virushaltige Sekrete. Indirekter Kontakt kann zur Übertragung ausreichen, wenn z.B. eine Affengruppe in einen Käfig getrieben wird, in dem vorher Makaken gehalten wurden. Seit der Erstisolierung 1933/34 sind über 30 Fälle von Infektionen beim Menschen bekannt geworden, die jedoch nur z.T. durch Erregerisolierung gesichert wurden. Mit wenigen Ausnahmen sind diese Infektionen auf Kontakte mit Affen zurückzuführen, die zu wissenschaftlichen Zwecken oder in zoologischen Gärten gehalten wurden. Bisse, Kratzwunden oder Verletzungen mit Kanülen und Skalpellen führten in der Hälfte der Fälle zur Übertragung, in anderen Fällen war der Infektionsweg unklar. Zellkulturen von Makaken können eine Ansteckungsquelle sein. Bezogen auf die Häufigkeit von Bissen und Verletzungen im Umgang mit Makaken ist die Übertragung von Herpes B-Virus auf den Menschen selten. Bei der Untersuchung von 321 Personen, die Primatenkontakte mit häufigen Verletzungen ohne Krankheitsfolgen hatten, fand man in keinem Fall Antikörper gegen Herpes B-Virus.

In einem Fall wurde eine Übertragung des Virus von einem Affenwärter auf seine Ehefrau beobachtet: Die Frau hatte Herpesläsionen an der Hand des Mannes versorgt.

Krankheitsbild
Innerhalb von 48 Stunden nach der Infektion kommt es zu lokalen Frühsymptomen, wie Erythem, Bläschen, Ulzera und Schmerzen an der Eintrittspforte, gefolgt von regionärer Lymphadenopathie. Erst 1–3 Wochen später

treten Allgemeinsymptome auf: Parästhesien und Muskelschwäche bis Paralyse der infizierten Extremität, Konjunktivitis, anhaltender Singultus und Schluckstörungen, Fieber und die Zeichen einer progredienten Enzephalitis: anhaltende Kopfschmerzen, Übelkeit, Nackensteifigkeit, Erbrechen, Diplopie, Dysarthrie, Ataxie, Bewußtseinsstörungen, Atemstörungen, Krämpfe, aufsteigende Paralyse und Koma. Todesursache ist meistens die Atemlähmung.

In einem kürzlich beschriebenen Fall trat die Herpes B-Infektion erst 10 Jahre nach dem letzten Affenkontakt in Form eines Zoster oticus mit anschließender Generalisation auf. Der Befund zeigt, daß auch die Infektion mit Herpes B-Virus beim Menschen latent verlaufen kann. Ob der Verlauf durch eine bestehende Immunität gegen andere Alpha-Herpesviren beeinflußt wird, ist nicht bekannt.

Im Gegensatz zu anderen Affenarten werden bei Rhesusaffen enzephalitische und myelitische Verläufe praktisch nie beobachtet. Der Verlauf einer Herpes B-Infektion entspricht bei ihnen weitgehend der Infektion des Menschen mit Herpes simplex-Viren.

Diagnose

Die Verdachtsdiagnose wird aufgrund der Anamnese (Kontakt mit Rhesusaffen, -gewebe oder -zellkulturen) gestellt. Die Affen müssen nicht erkrankt sein. Menschen mit Affenkontakt können Infektionsquelle sein. Übertragung durch indirekten Kontakt (Sekrete) kann vorkommen. Bei vorhandenen Effloreszenzen sollte, um Zeit zu gewinnen, eine Schnelldiagnose mit Immun-Elektronenmikroskopie oder Immunfluoreszenz unter Verwendung von Seren gegen Herpesvirus hominis Typ I versucht werden. Die Therapie kann dann sofort eingeleitet werden, ohne das Ergebnis von Isolierung und Typisierung abzuwarten. Zur Erregerisolierung sind vor allem epitheliale Zell-Linien von Menschen, Affen, Kaninchen und Hamstern geeignet. Die Typisierung ist auf serologischem Weg wegen der Kreuzreaktivität mit anderen Herpesviren schwierig. Bei einer kürzlich beobachteten Epizootie in einem Zoo gelang die Typisierung durch PCR und Sequenzierung der amplifizierten DNA. Postmortal kann die Verdachtsdiagnose aufgrund charakteristischer histopathologischer Veränderungen im ZNS gestellt und durch fluoreszenzserologische Methoden oder PCR bestätigt werden.

Die Serodiagnose ist bei Anwesenheit von Antikörpern gegen humane Herpesviren problematisch und ohne Voraþsorption mit Antigen von HHV I oder HHV II kaum möglich.

Arbeiten mit Herpes B-Virus und verdächtigem Material müssen im Sicherheitslabor der Stufe IV durchgeführt werden.

Differentialdiagnose

Differentialdiagnostisch müssen Infektionen durch das Herpes simplex-Virus in Betracht gezogen werden. Weiter kommen verschiedene infektiöse und nichtinfektiöse Erkrankungen des Zentralnervensystems in Betracht. Wichtig ist hier die Anamnese.

Therapie

In Zellkulturen ist die 50%ige Hemmkonzentration von Aciclovir für Herpes B etwa 10 × höher als für Herpes simplex-Virus. Für Ganciclovir ist die minimale Hemmkonzentration etwas geringer, die Toxizität aber höher. Vidarabin wird für die Behandlung von Herpes-Infektionen heute nicht mehr empfohlen.

Sporadische Berichte über den therapeutischen Einsatz von Aciclovir (Zovirax) beim Verdacht auf Herpes B-Infektion lassen noch keine sichere Beurteilung über die Erfolgsaussichten zu. Es wird empfohlen, bei Hinweisen auf eine Enzephalitis alle 8 Stunden eine Aciclovir-Dosis von 15 mg/kg Körpergewicht i.v. zu geben und diese Behandlung solange fortzusetzen, bis kein Virus mehr nachweisbar ist. Bei peripheren Läsionen wird eine Dosierung von 3 × 10–15 mg/kg Gewicht empfohlen. Bei leichteren peripheren Verletzungen mit geringem Risiko könnte eine orale Aciclovirbehandlung mit 800 mg Aciclovir 5 × pro Tag ausreichend sein.

Prophylaxe

Bei Umgang mit Affen müssen strenge Sicherheitsvorkehrungen eingehalten werden. Ungeschützter Kontakt mit den Affen oder den Käfigen muß vermieden werden. Gegen Infektionen durch Spucken sollte ein Gesichtsschutz getragen werden.

In einem Logbuch sollten alle infektionsgefährlichen Kontakte (Bisse, Verletzungen) protokolliert werden. Eine Anweisung für das Vorgehen bei Bißverletzungen muß vorhanden sein.

Die Behandlung infektionsverdächtiger Wunden muß unmittelbar oder innerhalb der ersten 5 Minuten nach der Verletzung beginnen. Tiefe Wunden müssen von einem erfahrenen Arzt sondiert und exzidiert werden. Die Wunden sollen mit Wasser, besser mit 20%iger Seifenlösung, noch besser mit frisch anzusetzender 0,25%iger Natrium-Hypochlorit-Lösung während 20 Minuten gespült oder mit einem Wattetupfer abgewischt werden. Bindehaut und Schleimhäute werden mit steriler physiologischer Kochsalzlösung gespült. Lösungen und Geräte zur Notfallbehandlung müssen vorhanden sein.

Vor Beginn der Wundbehandlung wird ein Wundabstrich zur Virusisolierung entnommen und in einem Volumen von 0,5 ml physiologischer Kochsalzlösung bei 4°C eingesandt. Eine Blutprobe dient als Ausgangswert für die spätere Feststellung einer Serokonversion. Das Serum kann eingefroren aufbewahrt werden. Besteck und Röhrchen für die Probenentnahme müssen vorhanden sein. Von den beißenden Affen muß ein Abstrich von der Mundschleimhaut genommen und ins Labor geschickt werden.

Die Frage, ob bei einer Bißverletzung eine prophylaktische Behandlung mit Aciclovir eingeleitet werden sollte, muß von den Umständen abhängig gemacht werden. Tiefe und ausgedehnte Bißverletzungen im Bereich von Kopf und Nacken sind besonders gefährlich und sollten mit Aciclovir (10 mg/kg, i.v., alle 8 Stunden) stationär behandelt werden, um einen Blutspiegel von 20 µg/ml aufrechtzuerhalten. Bei Verletzungen mit geringerem Risiko kann eine orale Aciclovirbehandlung, bei der aber nur Blutspiegel von 1,6 µg/ml erreicht werden, versucht werden. Ganciclovir wird wegen der höheren Toxizität nicht zur prophylaktischen Behandlung empfohlen.

Bei Bißverletzungen muß eine Tetanusprophylaxe erfolgen. Die Notwendigkeit einer Tollwutprophylaxe ergibt sich besonders dann, wenn eine Bißverletzung durch einen Wildfang erfolgte.

Weitere Hinweise

Zur Meldepflicht siehe Anhang, Kapitel 5.

Eine spezielle Meldepflicht für die Herpes B-Infektion besteht nur insofern, als es sich gewöhnlich um eine Berufsinfektion handelt.

Herpes B-Virusinfektionen bei Affen unterliegen nicht der Anzeige- oder Meldepflicht nach dem Tierseuchengesetz.

Literatur

FIERER, J., B. BAZELEY, A.I. BRAUDE: Herpes B virus encephalomyelitis presenting an ophthalmic zoster. Ann. Intern. Med. **79**, 225–228, 1973.

HOLMES, G.P., L.E. CHAPMAN, J.A. STEWART et al.: Guidelines for the prevention and treatment of B-virus infections in exposed persons. Clin. Infect. Dis. **20**, 421–439, 1995.

HOLMES, G.P., J.K. HILLIARD, K.C. KLONTZ et al.: B Virus (*Herpesvirus simiae*) infection in humans: Epidemiologic investigation of a cluster. Ann. Intern. Med. **112**, 833–841, 1990.

MEFFERT, H.: Sonstige Herpesvirus-Infektionen. In: BRÜSCHKE, G. (Hrsg.): Handbuch der Inneren Erkrankungen. Bd. 5. Infektionskrankheiten. Gustav Fischer Verlag, Stuttgart–New York, 415–418, 1983.

SABIN, A.B., A.M. WRIGHT: Acute ascending myelitis following a monkey bite, with the isolation of a virus capable of producing the disease. J. exp. Med. **59**, 115–136, 1934.

WHITLEY, R.J.: Cercopithecine Herpes Virus I (B Virus). In: FIELDS, B.N. et al. (eds.): Virology. 2nd. edition. Academic Press, London, 2063–2075, 1990.

3.6
Bläschenkrankheit des Schweines

Die Bläschenkrankheit der Schweine (swine vesicular disease, SVD) ist eine erst 1966 bekannt gewordene Infektionskrankheit, die durch ein Enterovirus verursacht wird. Beim Schwein ist diese Krankheit klinisch nicht von der Maul- und Klauenseuche oder der Vesikulären Stomatitis zu unterscheiden.

Ätiologie

Erreger ist das SVD-Virus, ein Enterovirus, das im Gegensatz zu den porcinen Enteroviren Typ 1–11 eine enge biochemische und serologische Verwandtschaft mit dem humanen Coxsackievirus Typ 5 aufweist. Alle Isolate des SVD-Virus werden durch Immunseren gegen Coxsackievirus B5 neutralisiert. Coxsackievirus B5 verursacht in Schweinen allerdings keine Erkrankung. Ein evolutionärer Zusammenhang zwischen SVD- und Coxsackievirus B5 wird angenommen.

Vorkommen und Verbreitung

Die Bläschenkrankheit der Schweine wurde erstmals 1966 in der Lombardei (Italien) beobachtet. Es folgten Epizootien in zahlreichen europäischen und asiatischen Ländern. Auch in deutschsprachigen Ländern wurden verschiedene Ausbrüche festgestellt. Erkrankungen beim Menschen kommen nur selten vor.

Übertragung

SVD-Infektionen des Menschen sind nur bei Personen mit engem Kontakt zu infizierten Schweinen beobachtet worden. Es gibt bisher keinen Hinweis darauf, daß Infektionen auf den Genuß von Wurst zurückzuführen waren, die aus dem Fleisch infizierter Schweine hergestellt wurde, obwohl das Virus in Schlachtprodukten monatelang infektiös bleibt. Auch Laborinfektionen sind bekannt geworden.

Krankheitsbild

Infektionen des Menschen mit klinischer Manifestation in Form von Bläschen kamen bisher nur selten vor. Die Krankheitsverläufe waren durchweg gutartig. Bei Personen, die in engem Kontakt zu infizierten Schweinen tätig sind, wurden klinisch inapparente Infektionen nachgewiesen.

Auch bei Schweinen ist der Verlauf der Krankheit überwiegend gutartig, gekennzeichnet durch Aphthenbildung mit nachfolgenden Erosionen an Rüssel, Maul und Füßen. Gelegentlich ist eine Beteiligung des Zentralnervensystems möglich.

Diagnose und Differentialdiagnose

Der Verdacht auf eine Infektion des Menschen ergibt sich bei Personen mit Schweinekontakt und kann durch Virusisolierung oder Antikörpernachweis bei Patienten ebenso wie bei Schweinen bestätigt werden.

Bei Tieren beruht die Diagnose auf dem Erregernachweis in Aphthenmaterial.

Bei Infektionen der Tiere ist die differentialdiagnostische Abgrenzung gegenüber Maul- und Klauenseuche von großer Bedeutung. Da der Antigengehalt im Bläscheninhalt sehr hoch ist, bereitet eine serologische Schnelldiagnose durch Antigennachweis mit Antiseren gegen SVD und die epidemiologisch bedeutsamen MKS-Stämme (in der Bundesrepublik: Bundesforschungsanstalt für Viruskrankheiten der Tiere, Tübingen) keine Schwierigkeiten. Daneben ist differentialdiagnostisch die Vesikuläre Stomatitis zu berücksichtigen. Diese kommt jedoch in Mitteleuropa z.Zt. nicht vor.

Eine vierte exanthematische Erkrankung der Schweine, das Vesikuläre Exanthem, wurde seit 1934 in Kalifornien beobachtet und durch ein Calicivirus verursacht. Diese Krankheit gilt als ausgerottet.

Therapie und Prophylaxe

Die Behandlung beim Menschen ist rein symptomatisch.

Die Prophylaxe beschränkt sich auf hygienische Maßnahmen beim Umgang mit infizierten Schweinen.

Weitere Hinweise

Nach dem Tierseuchengesetz ist die Bläschenkrankheit der Schweine eine anzeigepflichtige Erkrankung. Es werden veterinärbehördliche Maßnahmen getroffen, die denen bei Maul- und Klauenseuche (MKS) ähnlich sind.

Literatur

BROWN, F., D. GOODRIDGE, R. BURROWS: Infection of man by swine vesicular disease virus. J. comp. Path. **86**, 409–414, 1976.

KNOWLES, N.J., R.F. SELLERS: Swine vesicular disease. In: BERAN, G.W., J.H. STEELE (eds.): Handbook of Zoonoses. Section B. 2nd edition. CRC-Press, Boca Raton, 437–444, 1994.

MANN, J.A., G.H. HUTCHINGS: Swine vesicular disease: pathways of infection. J. Hyg. (Camb.) **84**, 355–363, 1980.

NORDELLI, L., E. LODETTI, G.L. GUALANDI et al.: A foot- and mouth disease syndrome in pigs by enterovirus. Nature **219**, 127, 1968.

3.7 Enzephalomyokarditis

Enzephalomyokarditis ist eine Virusinfektion der Schweine und niederen Primaten. Menschen erkranken sehr selten und nur sporadisch.

Ätiologie
Die Enzephalomyokarditis (EMC)-Viren (EMC-, Columbia SK-, Mengovirus) werden als Genus Cardiovirus der Familie *Picornaviridae* zugeordnet.

Vorkommen und Verbreitung
EMC-Viren kommen weltweit vor; Erkrankungen werden aber nur selten diagnostiziert. Inapparente Infektionen sind beschrieben.

Die am meisten betroffene Tierart ist das Schwein; bei unter 1–2 Monate alten Ferkeln kann 10–100% Letalität durch Myokarditis auftreten. Besonders empfänglich sind außerdem verschiedene niedere Primatenarten und der afrikanische Elefant (plötzliche Todesfälle in Zoos!). EMC-Virusinfektionen wurden auch bei Haustieren (Pferd, Rind) und einer Reihe wilder Nager beschrieben. Ratten und andere Nager stellen wahrscheinlich das Reservoir für EMC-Viren dar. EMC-Virus wurde auch aus Vögeln (Fasanen) und Moskitos isoliert.

EMC-Virus wurde von natürlich infizierten und erkrankten Menschen bisher nur in Europa isoliert. Erkrankungen nach Laborinfektionen wurden beschrieben. Seroepidemiologische Untersuchungen weisen auf eine weite Verbreitung von Infektionen bei Kindern und Jugendlichen in Nord- und Südamerika, Afrika, Australien, den pazifischen Inseln und den Philippinen hin. Erkrankungen wurden allerdings seit den 50er Jahren nicht mehr beschrieben.

Übertragung
Das Virus wird mit den Faeces ausgeschieden und durch kontaminiertes Futter, Wasser oder durch Fressen infizierter Kadaver auf andere Tiere übertragen. Wie die Infektion des Menschen erfolgt, ist ungeklärt.

Krankheitsbild
Die seltene Erkrankung des Menschen verläuft mit Fieber und zentralnervösen Störungen (starke Kopfschmerzen, Erbrechen, Nackensteifigkeit, hyperaktive Reflexe, Delirium) und lymphozytärer Pleozytose. Die Rekonvaleszenz verläuft ohne Komplikationen. Todesfälle treten nicht auf.

Bei Schweinen und Affen stehen die Myokarditis und plötzliche Todesfälle im Vordergrund. Es können Hydrothorax, -perikard und Aszites auftreten.
Fieber, Anorexie und progressive Paralyse sind weitere Symptome.

Diagnose
Hinweise auf eine mögliche EMC-Virusinfektion des Menschen geben EMC-Erkrankungen bei Schweinen oder anderen Haustieren. Die Diagnose erfolgt durch Virusisolierung und Identifizierung über Zellkulturen oder durch serologischen Nachweis ansteigender Antikörpertiter während der Rekonvaleszenz im Neutralisations- und Hämagglutinationshemmtest (serologische Untersuchungen auf EMC werden nur in wenigen Instituten durchgeführt).

Differentialdiagnose
In Frage kommen andere Infektionskrankheiten mit zentralnervösen Symptomen.

Therapie und Prophylaxe
Die Therapie ist symptomatisch. Zur Prophylaxe genügt die Beachtung allgemeiner Hygienemaßnahmen im Umgang mit erkrankten Tieren.

Weitere Hinweise
Bei Ausbruch von EMC bei Schweinen sollten aus dem erkrankten Bestand keine Tiere zur Schlachtung gelangen, bis die Seuche erloschen ist.
Veterinärpolizeiliche Vorschriften bestehen nicht.

Literatur
GAJDUSEK, C.: Encephalomyocarditis infection in childhood. Pediatrics **16**, 902–906, 1955.

SIMPSON, C.F., A.L. LEWIS, J.M. GASKIN: Encephalomyocarditis virus infection of captive elephants. J. Am. Vet. Med. Assoc. **171**, 902–905, 1977.

TESH, R.B.: The prevalence of encephalomyocarditis virus neutralizing antibodies among various human populations. Am. J. Trop. Med. Hyg. **27**, 144–149, 1978.

TESH, R.B., G.D. WALLACE: Observations on the natural history of encephalomyocarditis virus. Am. J. Trop. Med. Hyg. **27**, 133–143, 1978.

ZIMMERMANN, J.J.: Encephalomyocarditis. In: BERAN, W.B., J.H. STEELE (eds.): Handbook of Zoonoses. Section B. CRC-Press, Boca Raton, 423–436, 1994.

3.8 Equine Morbillivirus-Infektion

Eine schwere masernähnliche Erkrankung bei Rennpferden trat im September 1994 erstmals in Brisbane, Australien, auf. Da die Infektion auf Menschen übertragen wurde und dabei das gleiche Krankheitsbild verursachte, handelt es sich hier um eine neu aufgetretene Zoonose.

Ätiologie

Der Erreger wird als umhülltes pleomorphes Viruspartikel mit Durchmessern bis zu 600 nm beschrieben. Gleich anderen Vertretern der Familie *Paramyxoviridae* finden sich bei dem neuen Virus zwei unterschiedliche Arten von Oberflächenprojektionen mit Längen von 10 und 18 nm, so daß man vermuten kann, daß zwei Arten von Glykoproteinen in der Membran vorhanden sind. Neuraminidaseaktivität wurde nicht nachgewiesen.

Die Zuordnung des unbekannten Erregers zum Genus Morbillivirus (Prototyp Masernvirus) beruht auf einer schwachen serologischen Kreuzreaktivität und auf Basen-Sequenzhomologien mit dem Rinderpestvirus.

Die Morbilliviren galten bisher als Viren mit strikter Wirtsspezifität. 1987 erkrankten sibirische Seehunde *(Phoca sibirica)* im Baikalsee; von ihnen wurde authentisches Hundestaupevirus isoliert, das bei Hunden in der Gegend zirkulierte. 1988 wurde anläßlich einer Epidemie bei Seehunden *(Phoca vitulina)* in der Nordsee ein neues Morbillivirus entdeckt, das wegen seiner Ähnlichkeit mit dem Hundestaupevirus den Namen Phocines Distemper-Virus erhielt. Beobachtungen von Morbillivirus-Epidemien bei Delphinen, Seehunden und bei Löwen in der Serengeti haben die Vorstellung einer strikten Wirtsspezifität ins Wanken gebracht.

Vorkommen und Verbreitung

Bisher gibt es nur eine Beobachtung. Die betroffenen Rennpferde wurden auf einem nahe Brisbane gelegenen Grundstück naturnah gehalten. Über Kontakt der Pferde zu anderen Säugetieren ist, von Pferderennen innerhalb Australiens abgesehen, nichts bekannt. Der Indexfall – eine trächtige Stute – erkrankte unter Symptomen, die an eine Vergiftung denken ließen, und starb nach 2 Tagen unter den Zeichen einer hämorrhagischen Diathese. Drei Tage später erkrankte ein Tierpfleger und eine Woche nach dem Kontakt mit der sterbenden Stute der Rennstallbesitzer. 12 Tage nach dem Tod der ersten Stute erkrankten die anderen Pferde: 14 Tiere starben oder mußten notgeschlachtet werden. Nur 7 von 21 erkrankten Tieren überlebten.

Ein weiterer Fall einer menschlichen Erkrankung durch das Equine Morbillivirus wurde im Oktober 1995 in Mackay beobachtet. Zwei Pferde, bei denen postmortal der Virusnachweis geführt wurde, waren die Ansteckungsquelle. Ein Zusammenhang mit den Fällen des Jahres 1994 in Brisbane war nicht nachweisbar, beide Orte liegen geographisch 800 km voneinander entfernt.

Übertragung

Über die Virusübertragung ist nichts bekannt. Aerogene oder Schmierinfektionen sind wahrscheinlich. Eine Infektion könnte auch über offene Wunden erfolgt sein.

Retrospektive Studien von zur Virusdiagnostik eingesandten Proben ergaben keinen Hinweis auf das Vorkommen eines ähnlichen Virus. 500 Katzen aus der Region Brisbane waren serologisch negativ. Seit 1994 wurden über 5000 Seren von 46 Tierspezies, vorwiegend von Pferden stammend, mit negativem

Ergebnis auf Antikörper gegen das EMV untersucht. Bei der Infektion von Pferden und ihren Betreuern an den zwei Orten scheint es sich um singuläre Ereignisse gehandelt zu haben.

Bei der Untersuchung von Seren fliegender Füchse (Fledermäuse, „large fruit bats" des Genus Pteropus, einer Unterordnung der Megacheropteren) haben sich Hinweise auf die Infektion mit einem dem EMV ähnlichen Virus ergeben. 20% der untersuchten Seren dieser Tiere reagierten positiv mit dem EMV-Antigen. Die vorliegenden Befunde lassen noch keinen Schluß auf die Identität beider Viren oder gar auf die fliegenden Füchse als Ansteckungsquelle der Pferde zu. Fliegende Füchse sind in Australien, Indonesien, Papua Neu Guinea, auf den Inseln im Westpazifik und im Indischen Ozean häufig. Sollte es sich erweisen, daß diese Tiere das EMV verbreiten, wäre jedenfalls die Übertragung auf Pferde und Menschen ein extrem seltenes Ereignis.

Krankheitsbild

Rennstallbesitzer und Gehilfe erkrankten unter einem zunächst influenzaähnlichen Krankheitsbild mit Verdacht auf Legionellose. Der Gehilfe gesundete. Bei dem Stallbesitzer entwickelte sich ein akutes Atemnotsyndrom mit zunehmendem Lungenversagen und Zeichen einer hämorrhagischen Diathese, er starb am 12. Tag nach Beginn seiner Krankheit. Histologisch fand man eine interstitielle Pneumonie mit serösem und hämorrhagischem Alveolarödem, vergrößerte Lymphknoten, Alveolarzellnekrosen, Schaum in den Luftwegen. Im Gefäßendothel der Lungenkapillaren und -arterien fanden sich Riesenzellen. Ähnliche Läsionen lagen im Bereich parenchymatöser Nekroseherde in Lymphknoten, Milz, Hirn, Magen, Herz und Nieren vor.

Das Krankheitsbild der Pferde ähnelte dem der Menschen: Im Vordergrund standen Fieber bis 41°C, schwere Atemnot und Zeichen einer hämorrhagischen Diathese. Histologisch fanden sich bei den Pferden in Lunge, Lymphknoten, Gefäßendothel der Lungenkapillaren und -arterien, Milz, Hirn, Magen, Herz, Nieren die gleichen Läsionen wie bei den erkrankten Menschen.

Die befallenen Gewebe reagierten mit Seren der erkrankten Menschen (Nachweis mittels Immunfluoreszenz). Umgekehrt wurde das gleiche Antigen in denselben Läsionen auch bei den erkrankten Menschen mit Seren der erkrankten Pferde nachgewiesen.

Zwei experimentell inokulierte Pferde erkrankten nach 6 und 10 Tagen mit hohem Fieber und schwerer Atemnot und wurden zwei Tage später in moribundem Zustand getötet.

Diagnose

Die Diagnose kann durch Virusisolierung gestellt werden; Verimpfung von Blut oder Gewebsextrakten auf Verozellen führt innerhalb von 3 Tagen zum fokalen Auftreten von Synzytien.

Literatur

MURRAY, K., R. ROGERS, L. SELVEY et al.: A novel morbillivirus pneumonia of horses and its transmission to humans. Emerging Infect. Dis. **1**, 31–33, 1995.
MURRAY, K., P. SELLECK, P. HOOPER et al.: A morbillivirus that caused fatal disease in horses and humans. Science **268**, 94–97, 1995.
WHO: Equine Morbilli Virus in Queensland. Wkly. Epidemiol. Rec. **27**, 208–210, 1996.
YOUNG, P.W., K. HALPIN, P.W. SELLECK et al.: Serologic evidence for the presence in *Pteropus* bats of a paramyxovirus related to Equine Morbillivirus. Emerg. Inf. Dis. **2**, 239–240, 1996.

3.9
Influenza (Schweineinfluenza)

Die Influenza ist eine der letzten großen Seuchen der Menschheit, deren wirksame Bekämpfung bis heute noch nicht gelungen ist.

Von den drei bekannten Typen A, B und C haben die Virusstämme des Typs A die größte Bedeutung. Influenza A-Viren kommen nicht nur beim Menschen, sondern auch bei Tieren vor; sie unterscheiden sich untereinander durch ihre antigene Zusammensetzung (Hämagglutinin, Neuraminidase).

3.9 Influenza (Schweineinfluenza)

Die epi- oder pandemisch auftretende Influenza wird von Mensch zu Mensch übertragen; menschliche Influenza A-Virusstämme vermögen jedoch auch Infektionen bei Haustieren (Schweine, Hunde, Geflügel) hervorzurufen, die inapparent ablaufen (Schwein, Geflügel) oder auch zur Erkrankung führen (Hund). Es ist nicht geklärt, inwieweit Tiere hierbei eine Reservoirfunktion für die Influenza des Menschen ausüben.

Tiere können bei der Entstehung neuer und virulenter menschlicher Influenza A-Virusstämme eine Rolle spielen. Bei gleichzeitiger Vermehrung von Tier- und Menschen-Virusstämmen im Wirtstier kann es durch Austausch von Gensegmenten („Reassortment" oder genetische Rekombination) zur Entstehung neuer Influenza A-Viren kommen, die zu Epi- oder Pandemien beim Menschen führen können.

Hinsichtlich der durch Influenza A-Viren hervorgerufenen Pferdeinfluenza, einer Erkrankung von veterinärmedizinischer Bedeutung, existieren keine gesicherten Nachweise, daß deren Erreger auf natürliche Weise den Menschen infizieren und Erkrankungen hervorrufen können. Auch das Virus der Klassischen Geflügelpest, ein Influenza A-Virus, geht nicht auf den Menschen über.

Als typische Zoonosenerreger können jedoch Schweineinfluenzaviren angesehen werden. Die Übertragung solcher Virusstämme auf den Menschen ist mehrfach dokumentiert worden. Infektionen mit Schweineinfluenzaviren führen aber nicht zu Epidemien, sie kommen eher sporadisch vor und sind als Berufserkrankungen anzusehen.

Schweine sind empfänglich für humane, animale und aviäre Influenza A-Viren. Sie könnten deswegen das „Mischgefäß" sein, in dem neue Influenza A-Viren durch „Reassortment" entstehen. Man vermutet, daß die Haltung von Enten und Schweinen in gemeinsamen Ställen, die in China praktiziert wird, die Entstehung neuer Reassortanten der Influenzaviren aus aviären und porcinen Stämmen begünstigt.

Ätiologie

Der Erreger der Schweineinfluenza ist ein zu den *Orthomyxoviridae* gehörendes Influenzavirus vom Typ A, das ein Ribonukleoprotein-Antigen mit allen anderen Influenza A-Viren gemeinsam hat.

Vorkommen und Verbreitung

Das Schweineinfluenzavirus ist in vielen Ländern, vor allem in den USA, weit verbreitet. In Europa war Schweineinfluenza seit 1918/19 nicht mehr beobachtet worden, bis in den letzten Jahren wieder über ein erneutes Auftreten in Mitteleuropa berichtet wurde. In Schweinebeständen der Bundesrepublik werden heute Antikörper gegen Schweineinfluenzavirus, aber auch gegen bestimmte Subtypen menschlicher Influenzaviren gehäuft nachgewiesen.

Übertragung

Die Übertragung von Schweineinfluenzavirus auf den Menschen erfolgt durch engen Kontakt mit infizierten Schweinen oder durch infektiöse Aerosole. Gefährdet sind deshalb in erster Linie Landwirte, Schlachthofarbeiter, Metzger und Veterinäre.

Krankheitsbild

Schweineinfluenza äußert sich beim Menschen als akute Erkrankung des unteren Respirationstraktes mit Fieber, Husten, Pharyngitis. Otitis media und Diarrhoe können ebenfalls auftreten. In der Regel handelt es sich um sporadische Fälle. Komplikationen können durch bakterielle Superinfektionen auftreten.

Beim Schwein verläuft die Infektion mit Schweineinfluenzavirus häufig latent; bei ungünstigen Verhältnissen (z.B. naßkalter Witterung) kommt es zu einer fieberhaften Erkrankung mit Husten u.a. respiratorischen Symptomen.

Diagnose

Die Diagnose wird in der Regel serologisch mit der Komplementbindungsreaktion (typspezifisch) und dem Hämagglutinationshemmtest gesichert. Isolierung des Virus aus Rachentupfer- oder Sekretproben (Materialentnahme in den ersten drei Krankheitstagen) über Zellkulturen ist aus epidemiologischen Gründen anzustreben. Zur Identifizierung sollte die Einsendung an eines der nationalen Influenzazentren der WHO erfolgen.

Differentialdiagnose
Differentialdiagnostisch müssen andere Influenzavirusinfektionen (Influenza A-Virus vom Menschen) und influenzaähnliche Krankheitsbilder in Betracht gezogen werden.

Therapie und Prophylaxe
Antivirale Agentien wie Amantadin und Rimantadin können bei frühzeitiger Gabe den Verlauf einer Influenza mitigieren. Amantadin ist für die Anwendung am Menschen zugelassen. Beide Präparate sind für die Anwendung bei Schlachttieren nicht lizensiert. Inaktivierte Influenzavakzinen stehen für die Anwendung bei Menschen und bei Schweinen zur Verfügung.

Weitere Hinweise
Zur Meldepflicht siehe Anhang, Kapitel 5.

Schweinebestände sollten angesichts der möglichen Gefährdung des Menschen durch originäre Schweineinfluenzaviren und durch Rekombinanten in die von den nationalen Influenzazentren der WHO durchgeführte weltweite Influenzaüberwachung mit einbezogen werden.

Literatur
BACHMANN, P.A.: Influenza als Zoonose. Münch. med. Wschr. **126**, 255–258, 1984.
CASTRUCCI, M.R., I. DONATELLI, I. SILDOLI et al.: Genetic reassortment between avian and human influenza A viruses in Italian pigs. Virology, **193**, 503–506, 1993.
DACSO, C.C., R.B. COUCH, H.R. SIX et al.: Sporadic occurrence of zoonotic Swine Influenza Virus infections. J. Clin. Microbiol. **20**, 833–835, 1984.
LANGE, W. W. VAGT, K.N. MASIHI: Influenza bei Schweinen – Verbreitung und Bedeutung für den Menschen. Bundesgeshbl. **27**, 265–271, 1984.
SLEMONS, R.D., M. BRUGH: Influenza. In: BERAN, W.B., J.H. STEELE (eds.): Handbook of Zoonoses. Section B. 2nd edition. CRC-Press, Boca Raton, 385–395, 1994.
WELLS, D.L., D.J. HOFENSBERGER, H.N. ARDEN et al.: Swine influenza virus infections: Transmission from ill pigs to humans at a Wisconsin agricultural fair and subsequent probable person-to-person transmission. J. Amer. Med. Assoc. **265**, 478–481, 1991.
WRIGHT, S.M., Y. KAWAOKA, G.B. SHARP et al.: Interspecies transmission and reassortment of influenza A viruses in pigs and turkeys in the United States. Am. J. Epidemiol. **136**, 488–497, 1992.

3.10 Lymphozytäre Choriomeningitis

Die Lymphozytäre Choriomeningitis (LCM) ist eine sporadisch auftretende Zoonose, die unter einem influenzaähnlichen Krankheitsbild mit oder ohne ZNS-Beteiligung und nicht selten unter dem Bild einer Meningoenzephalitis oder Enzephalomyelitis verläuft.

Ätiologie
Der Erreger ist das LCM-Virus, ein Arenavirus.

Vorkommen und Verbreitung
Das LCM-Virus ist weltweit verbreitet. Das Vorkommen der LCM ist in Europa und Nordamerika besonders gut dokumentiert. Das natürliche Erregerreservoir ist die Hausmaus.

In befallenen Mäusekolonien erfolgt die Virusübertragung vertikal, die Jungen werden bereits perinatal infiziert und bleiben lebenslänglich Virusträger, da eine spezifische Unfähigkeit zur Viruselimination besteht.

In Deutschland und in den USA wurden infizierte Hamsterkolonien als Quellen für das epidemische Auftreten menschlicher LCM-Erkrankungen identifiziert. Auch bei Hunden, Affen, Meerschweinchen und verschiedenen Stämmen von Labormäusen wurden latente LCM-Virusinfektionen nachgewiesen.

In Zellkulturen, transplantierbaren Tumoren und Stämmen von *Toxoplasma gondii* oder *Trichinella spiralis*, die regelmäßig in Labormäusen passagiert werden, ist immer wieder LCM-Virus nachgewiesen worden. Der Umgang mit solchen Materialien ist häufiger die Ursache von Laborinfektionen als der Umgang mit dem Virus selbst. Auch Präparationen von monoklonalen Antikörpern können LCM-Virus enthalten.

3.10 Lymphozytäre Choriomeningitis

Übertragung

Infizierte Hausmäuse, Hamster und Labortiere sind die wichtigsten Quellen menschlicher Infektionen. Die Infektion kann durch Biß infizierter Tiere, durch Schmierinfektionen oder bei Laborinfektionen auch aerogen übertragen werden. Über eine Laborepidemie, die von Nacktmäusen ausging, wurde kürzlich berichtet. Experimentell wurde Virusübertragung durch Arthropoden nachgewiesen; es ist jedoch unklar, ob dieser Infektionsweg eine Rolle spielt.

Krankheitsbild

Bei der Erkrankung des Menschen beträgt die Inkubationszeit 6–13 Tage. Meistens beginnt die Krankheit mit einem influenzaähnlichen Prodromalstadium mit hohem Fieber, schwerem Krankheitsgefühl, heftigen Kopfschmerzen, krampfartigen retrosternalen Schmerzen, Photophobie, Schnupfen und Bronchitis. Viele Krankheitsverläufe bleiben auf dieses Stadium beschränkt und werden möglicherweise gar nicht diagnostiziert, wenn nicht bei bekannter Exposition der Verdacht geäußert wird.

Im Anschluß an das Prodromalstadium bessert sich das Befinden kurzfristig. Nach 1–2 Tagen relativen Wohlbefindens treten dann Erscheinungen seitens des Zentralnervensystems auf. Gelegentlich kann die Meningitis auch ohne Prodrome auftreten. Sie ist gekennzeichnet durch heftige Kopfschmerzen, Nackensteifigkeit, Verwirrtheitszustände und Brechreiz. In manchen Fällen entwickelt sich eine Meningoenzephalitis oder eine Enzephalomyelitis: die Patienten werden somnolent, die Reflexe sind zunächst verstärkt, dann abgeschwächt, es treten Parästhesien und Paralysen auf. Diese Verlaufsform kann zum Tod führen. Bei überlebenden Patienten sind Restzustände in Form von Kopfschmerz, Paralyse und Persönlichkeitsveränderungen nicht selten. Die Rekonvaleszenz kann sich über Wochen erstrecken.

Bei den auf Hamster zurückzuführenden LCM-Epidemien kam es vereinzelt auch zu pränatalen Infektionen des Menschen. Bei den Neugeborenen wurden Hydrocephalus internus, Uveitis und Chorioretinitis festgestellt; die Kinder waren geistig behindert und in ihrer Sehfähigkeit beeinträchtigt.

Laborinfektionen mit letalem Ausgang wurden beobachtet, wenn es beim Passagieren von *Toxoplasma gondii* zur Doppelinfektion mit LCM und Toxoplasmen kam.

Bei perinatal infizierten Mäusen kommt es zu asymptomatischen, persistierenden Virusinfektionen mit einer Unfähigkeit zur Viruselimination, die auf immunologische Toleranz zurückgeführt wird. Die intrazerebrale Infektion adulter Mäuse verläuft üblicherweise letal. Die Erkrankung wird nicht direkt durch das Virus, sondern durch die Immunantwort des Wirtes bedingt; sie läßt sich durch immunsuppressive Maßnahmen verhindern. Auch thymuslose Nacktmäuse, die das nu/nu-Gen tragen, erkranken nicht an einer LCM-Infektion.

Bei persistierend infizierten Trägermäusen kann es durch gleichzeitige Produktion von Virus und virusspezifischen Antikörpern zur Immunkomplexkrankheit kommen.

Diagnose

Das Virus ist während der Fieberphase im Blut oder nach Beginn der Meningitis im Liquor nachweisbar.

Für den Antikörpernachweis stehen Komplementbindungsreaktion, indirekte Immunfluoreszenz, Neutralisationstest und Enzymimmuntest zur Verfügung.

Differentialdiagnose

Differentialdiagnostische Erwägungen werden nur bei meningitischen oder meningoenzephalitischen Verlaufsformen erforderlich sein. Hier sind alle Formen von serösen Meningitiden und Meningoenzephalitiden in Betracht zu ziehen. Die Frage nach Tierbissen, Haustieren oder beruflichem Kontakt mit potentiellen Infektionsquellen kann auf die richtige Fährte führen.

Therapie und Prophylaxe

Die frühzeitige Gabe von Ribavirin hat sich bei Erkrankungen des Menschen durch andere Arenaviren (Lassa-, Junin- und Machupovirus) als hochwirksame antivirale Therapie bewährt. Für die nur sporadisch auftretenden LCM-Erkrankungen des Menschen gibt es bisher keine ausreichenden klinischen Erfahrungen. Eine Wirksamkeit von Ribavirin kann aufgrund der Erfahrung mit experimentellen LCM-Infektionen erwartet werden.

Die zu diagnostischen Zwecken durchgeführte Lumbalpunktion bringt wegen der Druckentlastung eine spürbare Erleichterung für den Patienten.

Prophylaktisch sind die Bekämpfung der Hausmäuse und die virologische Überwachung von Zuchtanstalten für Labormäuse und Hamster wichtig. Frauen im gebärfähigen Alter und besonders Schwangere müssen auf die Gefahren der Haltung von Hamstern hingewiesen werden.

Vorsicht ist vor allem im Umgang mit Labormäusen und aus ihnen gewonnenen Produkten, beispielsweise auch bei der Gewinnung und Anwendung monoklonaler Antikörper, geboten.

Weitere Hinweise
Zur Meldepflicht siehe Anhang, Kapitel 5.

Bei Tieren besteht eine Melde-/Impfpflicht nach dem Tierseuchengesetz nicht. Es gibt auch bisher keine gesetzliche Regelung für die Überwachung von Betrieben, die sich mit der Züchtung von Hamstern und Labormäusen befassen.

Literatur
ACKERMANN, R.: Gefährdung des Menschen durch LCM-Virus verseuchte Goldhamster. Dtsch. Med. Wschr. **102**, 1367–1370, 1977.
ACKERMANN, R.: Infektionen mit dem Virus der Lymphozytären Choriomeningitis. Bundesgesundhbl. **25**, 240–243, 1982.
ACKERMANN, R., W. STILLE, W. BLUMENTHAL et al.: Syrische Goldhamster als Überträger von Lymphozytärer Choriomeningitis. Dtsch. Med. Wschr. **97**, 1725–1731, 1972.
BLUMENTHAL, W., R. ACKERMANN, R. KESSLER: Die Verbreitung von Infektionen mit dem Virus der Lymphozytären Choriomeningitis unter der Bevölkerung der Bundesrepublik Deutschland. Zbl. Bakt. I. Abt. Orig **212**, 413–415, 1969/70.
CHILDS, J.E., L.J. WILSON: Lymphocytic choriomeningitis. In: BEEAN, W.B., J.H. STEELE (eds.): Handbook of Zoonoses. Section B. 2nd edition. CRC-Press, Boca Raton, 463–471, 1994.
DYKEWICZ, C.A., M.D. VIRGINIA, S.P. FISHERHOCH et al.: Lymphocytic choriomeningitis outbreak associated with nude mice in a research institute. J. Am. Med. Assoc. **267**, 1349–1353, 1992.

GREGG, M.B.: Recent outbreak of Lymphocytic Choriomeningitis in the United States of America. Bull. WHO **52**, 549–552, 1975.
LEHMAN-GRUBE, F.: Lymphocytic Choriomeningitis. In: GARD, S., C. HALLAUER, K.F. MEYER (eds.): Virology Monographs. Bd. 10. Springer-Verlag, Wien–New York, 1971.

3.11
Maul- und Klauenseuche

Die Maul- und Klauenseuche (MKS) ist eine hochkontagiöse Viruskrankheit, die fast ausschließlich Paarhufer (Haus- und Wildtiere) befällt. Der Mensch und Tierarten, die nicht zu den Paarhufern gehören, sind nur selten betroffen, können aber als Vektoren fungieren.

Ätiologie

Die MKS-Viren gehören zur Familie der *Picornaviridae*, innerhalb derer sie als Aphthovirus ein eigenes Genus darstellen.

Es gibt sieben Serotypen (A, O, C, SAT 1–3 und ASIA 1), die untereinander keine serologischen Kreuzreaktionen aufweisen. Innerhalb der einzelnen Serotypen kommen zahlreiche weitere Varianten bzw. Subtypen vor.

Vorkommen und Verbreitung

Die MKS ist weltweit verbreitet mit Ausnahme von Australien, Neuseeland und Nordamerika.

Die sieben Serotypen der MKS-Viren sind weitgehend auf bestimmte geographische Domänen beschränkt; die Typen SAT 1–3 (South African Territories) werden vorwiegend in Afrika angetroffen, der Typ ASIA 1 kommt nur in Asien vor. In Europa und Südamerika werden die Typen A, O und C gefunden, in Europa am häufigsten der Typ O.

Übertragung

Die Übertragung der MKS erfolgt durch Schmier- und Kontaktinfektionen über belebte und unbelebte Vektoren, aber auch aerogen. Wichtige Faktoren, die die Übertragung begünstigen, sind die lange Erregerpersistenz in infizierten Tieren (6 Monate und länger) und die hohe Stabilität des Virus unter verschiedenen Umweltbedingungen. Infektionen des Menschen gehen meist auf den direkten Umgang mit infizierten Tieren bei der Tierhaltung und beim Schlachten zurück. Laboratoriumsinfektionen kommen vor. Übertragungen von Mensch zu Mensch sind bekannt.

Bei der Verbreitung der MKS kann der Mensch durch ungenügende Hygiene passiver Überträger sein, er kann aber auch latent infiziert sein, ohne selbst zu erkranken.

Das Virus ist während der Fieberphase in Blut und Organen der Rinder und Schweine vorhanden und wird über Milch, Speichel, Schweiß, Urin, Sperma und Faeces ausgeschieden. Bei pH-Werten unter 5,3 wird MKS-Virus rasch inaktiviert, so daß es im Muskelfleisch von Kadavern nicht mehr auffindbar ist, wohl aber in Blut, Knochenmark, Milz und Lymphknoten. In rasch eingefrorenem Frischfleisch kann das Virus mehr als 6 Monate lang nachgewiesen werden.

Krankheitsbild

Der Verlauf ist biphasisch. Nach einer Inkubationszeit von 2–8 Tagen treten Allgemeinsymptome, wie Übelkeit, Kopf- und Gliederschmerzen, Fieber und allgemeines Krankheitsgefühl, auf. Da der Erreger stets durch Wunden oder Mikroläsionen in der Haut der Gliedmaßen oder den Schleimhäuten im Bereich des Mundes in den Körper eindringt,

kommt es an diesen Stellen zur Ausbildung einer Primäraphthe. Daran schließt sich das Stadium der Generalisation an. Die Schleimhäute sind gerötet, schmerzhafte Bläschen zeigen sich auf der Mund- und Rachenschleimhaut und an Fingern und Zehen (Abb. 3-7). Sie trocknen ein und hinterlassen Erosionen. Alle Hautsymptome heilen in 5–10 Tagen ab. Eine Beteiligung des Zentralnervensystems kommt beim Menschen nicht vor.

Bei Paarhufern führt die Infektion in nahezu allen Fällen zu klinischen Manifestationen. Die Inkubationszeit beträgt 2–6 Tage. Die Krankheit ist charakterisiert durch Fieberanstieg und Bläschenbildung an Maul-, Rachen- und Zungenschleimhaut. Äußerlich kommt es zur Blasenbildung auf Flotzmaul und Rüsselscheibe, an den Klauen und besonders in den Klauenspalten und an der Krone sowie an den Zitzen. Der Krankheitsverlauf ist meist gutartig, kann aber durch Sekundärinfektionen oder eine Myokarditis kompliziert werden.

Diagnose

Die Diagnose der MKS erfolgt beim Menschen durch Nachweis virusspezifischer Antikörper mittels Neutralisationstest oder ELISA. Für den raschen Erregernachweis beim Tier wurde früher der Antigennachweis eingesetzt, inzwischen hat sich auch bei der MKS die PCR bewährt.

Der direkte Erregernachweis beim Menschen aus Aphthen- bzw. Blasendecken oder -inhalt gelingt selten.

Differentialdiagnose

Differentialdiagnostisch spielt eine Reihe anderer, mit Bläschenbildung einhergehender Syndrome eine Rolle: Herpes-Virusinfektionen, Stomatitis vesicularis, Erythema exsudativum multiforme, Pemphigus vulgaris und besonders die sogenannte Hand-Fuß-und-Mund-Krankheit, die durch Coxsackievirus A 16 verursacht wird. Diese Krankheit kommt beim Menschen häufiger vor als MKS.

Therapie und Prophylaxe

Die Therapie der Erkrankung des Menschen ist symptomatisch. Die Prognose ist gut. Zur Verhütung von Infektionen des Menschen ist individuelle Hygiene ausreichend.

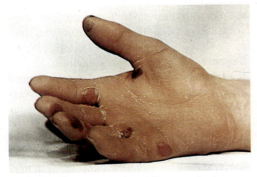

Abbildung 3-7: Durch Maul- und Klauenseuchevirus verursachte Läsionen an der Hand eines Tierpflegers (Archivbild: Institut für Hygiene und Infektionskrankheiten der Tiere, Univ. Gießen).

Die Bekämpfung der MKS bei Nutztieren erfolgt europaweit einheitlich; Impfungen sind nur mit Genehmigung im Falle eines Ausbruchs erlaubt. Nach wie vor wird im Falle einer Einschleppung der Bestand gekeult und mit einer Ringimpfung versucht, die Weiterverbreitung des hochkontagiösen Erregers zu verhindern.

Formalininaktivierte Vakzinen mit mono-, bi- oder trivalentem Antigen haben sich zum Schutz der Bestände vor MKS bewährt. Gegenwärtig werden Vakzinen verwendet, die in BHK-Zellen gezüchtet und mit Ethylenimin (Aziridin) inaktiviert sind. Modernere Vakzinen (Spaltvakzinen und Vakzinen auf der Basis rekombinanter DNA-Technik) sind vorhanden, aber noch nicht in größerem Maßstab erprobt.

Weitere Hinweise

Beim Menschen besteht nach einer Erkrankung mit MKS keine Meldepflicht.

Nach § 10 (1) des Tierseuchengesetzes vom 28. 3. 1980 ist Maul- und Klauenseuche bei Tieren eine anzeigepflichtige Krankheit.

Bei einem Ausbruch der Seuche bei Paarhufern wird auf Veranlassung des Amtstierarztes die Diagnose durch Antigen- und Erregernachweis in Bläscheninhalt erkrankter Tiere (KBR, Anzüchtung) in dafür autorisierten Instituten, in der Bundesrepublik Deutschland in der Bundesforschungsanstalt für Viruskrankheiten der Tiere, Tübingen, gestellt. Die veterinärhygienischen Maßnahmen sehen u.a. Ringimpfungen, die Errichtung einer Schutzzone um den Seuchenort und einer Beobachtungszone in weiterer Entfernung vor.

Literatur

BÖHM, H.O.: Die Maul- und Klauenseuche als Erkrankung des Menschen. Fortschr. Vet. med. **17**, 140–144, 1972.

CALLIS, J.J., D.A. GREGG: Foot- and Mouth Disease. In: BERAN, W.B., J.H. STEELE (eds.): Handbook of Zoonoses. Section B. 2nd edition. CRC-Press, Boca Raton, 453–461, 1994.

EISSNER, G., H.O. BÖHM, E. JÜLLICH: Eine Maul- und Klauenseuche-Infektion beim Menschen. Dtsch. med. Wschr. **92**, 830–832 und 843, 1967.

MAYR, A.: Maul- und Klauenseuche. In: TRÜB, C.L.P., J. DANIELS, J. BOSCH (Hrsg.): Das öffentliche Gesundheitswesen. Bd. III. Hygiene und Seuchenbekämpfung. Teil A: Grundlagen, Verhütung und Bekämpfung übertragbarer Krankheiten. Georg Thieme Verlag, Stuttgart, 552–567, 1971.

PILZ, W., H.G. GARBE: Weitere Fälle von Maul- und Klauenseuche-(MKS-)Infektionen beim Menschen. Zbtl. Bakt. Hyg. I. Abt. Orig. **198**, 154–157, 1965.

RÖHRER, H., A.-F. OLECHNOWITZ: Maul- und Klauenseuche. VEB Gustav Fischer Verlag, Jena 1980.

3.12 Metzgerpapillome

Bei den sogenannten Metzgerpapillomen handelt es sich um eine Warzenform, die ausschließlich bei Metzgern, Tierärzten und Landwirten angetroffen wird. Aus epidemiologischen Gründen wird angenommen, daß es sich um eine Zoonose handelt.

Ätiologie

In den Metzgerpapillomen wird regelmäßig das menschliche Papillomvirus 7 (HPV 7) nachgewiesen, das in anderen Warzen oder außerhalb der angegebenen Berufsgruppen nie gefunden wurde. Beim Rind oder bei anderen Haustieren wurde dieses Virus nie nachgewiesen; aus epidemiologischen Gründen ist jedoch anzunehmen, daß es sich bei den Metzgerpapillomen um eine Zoonose handelt.

Vorkommen und Verbreitung

Metzgerpapillome kommen bei 35% aller Metzger in der ganzen Welt vor.

Übertragung

Außer dem Vorkommen bei infizierten Menschen ist bisher kein Reservoir bekannt geworden. Die Übertragungsweise ist ebenfalls unbekannt.

Krankheitsbild

Es handelt sich um charakteristische Warzen, die bei den genannten Berufsgruppen ausschließlich an den Händen nachzuweisen sind.

Diagnose

Die Diagnose erfolgt aufgrund der Anamnese (Beruf) und des klinischen Bildes. In den Warzen kann die DNA des HPV 7 durch In-situ-Hybridisierung nachgewiesen werden.

Differentialdiagnose

Durch andere menschliche Papillomviren hervorgerufene Warzen können klinisch von den Metzgerpapillomen nicht unterschieden werden.

Therapie und Prophylaxe
Eventuell chirurgische Entfernung der Warzen. Prophylaktische Maßnahmen zur Verhütung der Metzgerpapillome sind nicht bekannt.

Literatur
JABLONZKA, S., G. ORTH, G. GLINSKI et al.: Morphology and immunology of human warts. In: BACHMANN, P.A. (ed.): Leukemias and Papillomas. Comparative Aspects. Taylor and Francis, London, 107–117, 1980.

SHAH, K.V., P.M. HOWLEY: Papillomaviruses. In: FIELDS, B.N. et al. (ed.): Virology. 2nd. edition. Raven Press, New York, 1651–1676, 1990.

3.13 Newcastle-Krankheit

Die Newcastle-Krankheit oder atypische Geflügelpest ist eine bei Geflügel auftretende, hochkontagiöse Virusinfektion, die mit respiratorischen, gastrointestinalen und/oder zentralnervösen Krankheitssymptomen einhergeht. Infektionen des Menschen sind selten und betreffen in erster Linie Geflügelhalter, Laborpersonal und Veterinärmediziner.

Ätiologie
Erreger ist das „Newcastle Disease Virus" (NDV), das zur Familie der *Paramyxoviridae*, Genus Paramyxovirus, zählt. Aufgrund pathogenetischer Unterschiede und mit Hilfe monoklonaler Antikörper sowie RNA Fingerprinting werden mehrere Subtypen des NDV unterschieden.

Vorkommen und Verbreitung
NDV-Infektionen kommen beim Hausgeflügel weltweit vor. Sie sind außerdem bei zahlreichen Arten wildlebender Vögel nachweisbar. Von epidemiologischer Bedeutung ist die wochenlange Persistenz des Erregers ohne manifeste Krankheitserscheinungen, oft im Anschluß an eine akute Erkrankung.

Übertragung
Infektionen beim Menschen erfolgen auf aerogenem oder konjunktivalem Wege nach direktem Kontakt mit infiziertem Geflügel, insbesondere Hühnern. Veterinärmediziner und Geflügelhalter können sich an Impfvirus, das für Hühner apathogen ist, für den Menschen aber seine Pathogenität behalten hat, infizieren (z.B. beim Auflösen des lyophilisierten Lebendimpfstoffes oder bei Anwendung von Sprayvakzine). Laborinfektionen kommen gelegentlich vor.

Krankheitsbild
Die Inkubationszeit beträgt 1–2, maximal 4 Tage. Meistens ist das Krankheitsbild beschränkt auf eine unilaterale, gelegentlich auch beidseitige, follikuläre Konjunktivitis, die hämorrhagisch werden kann (Abb. 3-8), aber immer ohne Hornhautbeteiligung abläuft. Oft ist die Konjunktivitis von präaurikulären Lymphknotenschwellungen und Schmerzen begleitet. Allgemeinsymptome mit Frösteln, Kopfschmerzen und leichtem Fieber kommen seltener vor. Die Konjunktivitis besteht gewöhnlich 3–4 Tage und heilt ohne Folgeerscheinungen von selbst aus.

Bei der Erkrankung des Geflügels können Respirations- und Gastrointestinaltrakt sowie das Zentralnervensystem beteiligt sein. Je nach Virulenz der Virusstämme werden akute, perakute und subakute Verlaufsformen beobachtet. Die Letalität der akuten Verlaufsformen liegt bei 90% und höher.

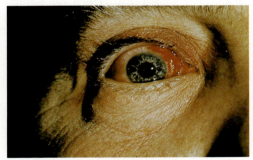

Abbildung 3-8: Hämorrhagische Konjunktivitis nach Infektion mit Newcastle-Virus (Aufnahme: Prof. Dr. J. KÖSTERS, Institut für Geflügelkrankheiten, Univ. München).

Diagnose
Die Anamnese (Kontakt mit Geflügel) und das klinische Bild einer ein- oder beidseitigen Konjunktivitis erregen den Verdacht auf Vorliegen der Newcastle-Krankheit. Die Sicherung der Diagnose beruht auf dem Erregernachweis in Abstrichen von Konjunktiven oder Pharyngealschleimhaut, aus Tränenflüssigkeit, Augensekret, u.U. aus Rachenspülflüssigkeit, durch Anzüchtung im embryonierten Hühnerei oder in Zellkulturen.

Für die Serodiagnose ist der Hämagglutinationshemmtest geeignet.

Differentialdiagnose
Differentialdiagnostisch sind beim Menschen virusbedingte Konjunktivitisformen, wie die durch Adenovirus Typ 8 und Typ 19 verursachte Keratoconjunctivitis epidemica oder die Keratoconjunctivitis haemorrhagica Apollo XI, die durch Enterovirus 70 verursacht wird, in Erwägung zu ziehen. Bei der durch *Chlamydia trachomatis* verursachten Einschlußkörperchen-Konjunktivitis sind die Hämorrhagien mehr vom petechialen Typ und nicht flächenförmig wie bei den beiden anderen Formen.

Therapie und Prophylaxe
Eine spezifische Therapie ist nicht bekannt, es wird auf symptomatische Therapiemaßnahmen zurückgegriffen. Die Prophylaxe beschränkt sich beim Menschen auf Maßnahmen der persönlichen Hygiene und individuelle Schutzmaßnahmen (z.B. Tragen von Schutzbrillen, Nasen-, Mundschutz) beim Umgang mit infiziertem Geflügel und NDV-Lebendvakzinen.

Geflügelbestände werden regelmäßig geimpft. Von epidemiologischer Bedeutung ist, daß geimpfte Tiere das Impfvirus bis zu 15 Tagen post vac. ausscheiden können und somit während dieser Zeit für den Menschen eine Infektionsquelle darstellen.

Weitere Hinweise
Gesetzliche Auflagen gibt es im Hinblick auf die Erkrankung beim Menschen nicht.

Nach § 10 (1) des Tierseuchengesetzes in der Fassung vom 28. 3. 1982 unterliegt die Newcastle-Krankheit beim Geflügel der Anzeigepflicht.

Literatur
BURNET, F.M.: Human infections with the virus of Newcastle disease of fowls. Med. J. Austr. **II**, 313–314, 1943.
GERTH, U.I.: Newcastle Disease Virus. In: GRUMBACH, A., W. KIKUTH (Hrsg.): Die Infektionskrankheiten des Menschen und ihre Erreger. Bd. II. Georg Thieme Verlag, Stuttgart, 1433–1443, 1969.
KHAN, M.I.: Newcastle Disease. In: BERAN, W.B., J.H. STEELE (eds.): Handbook of Zoonoses. Section B. 2nd edition. CRC-Press, Boca Raton, 473–481, 1994.
SCHOOP, G.: Menschliche Infektionen mit Newcastle-Virus. Dtsch. tierärztl. Wschr. **61**, 162–164, 1954.

3.14 Tierpocken

3.14.1 Allgemeines

Der letzte Fall von echten Menschenpocken *(Variola)* wurde 1979 registriert. Seit 1980 gilt die Welt offiziell als „pockenfrei". Nach wie vor werden allerdings Pockenerkrankungen bei Tieren und sporadisch auch beim Menschen beobachtet. Hierbei handelt es sich um Infektionen mit Tierpockenviren.

Ätiologie
Der Mensch ist nur für einige der zahlreichen Tierpockenviren empfänglich. Als Zoonosenerreger müssen folgende Pockenviren berücksichtigt werden.
a) *Orthopockenviren:*
   Affenpockenvirus
   Elefantenpockenvirus
   Kamelpockenvirus
   Kuhpockenvirus
   Vacciniavirus
b) *Parapockenviren:*
   Erreger des ansteckenden Lippengrindes der Schafe
   Erreger des Melkerknotens

Erreger der Stomatitis papulosa des Rindes

c) *Tanapockenvirus:*
Erreger der Tanapocken

Vorkommen und Verbreitung
Tierpocken treten auf der ganzen Welt beim Menschen sporadisch, selten endemisch auf.

Übertragung
Die Übertragung der Tierpocken auf den Menschen erfolgt nur durch intensiven, direkten oder indirekten Kontakt mit Pockenläsionen erkrankter Tiere über Hautabschürfungen oder kleine Wunden.

Tierpocken beim Menschen sind durch eine geringe bis fehlende Kontagiosität charakterisiert. Eine Übertragung von Mensch zu Mensch kommt selten vor. Ob dies auch dann noch gilt, wenn die in der Bevölkerung vorhandene Grundimmunität völlig erloschen ist, bleibt abzuwarten.

Durch die Verwendung von Poxviren, insbesondere Vacciniavirus, als Expressionsvektor werden in zunehmendem Maße junge Wissenschaftler exponiert, die über eine unvollständige oder keine Pockenimmunität verfügen. In einem Fall hat eine Wissenschaftlerin, die als Kind gegen Pocken geimpft war, an einer Sicherheitsbank gearbeitet, an der vorher mit einem mauspassagierten Vacciniastamm (WR = western reserve, rekombinant für die RNA-Polymerase des Coliphagen T7) gearbeitet worden war. Sie infizierte sich durch eine Verletzung an der Hand. An der Inokulationsstelle trat eine Pustel auf, und es folgte eine erhebliche Allgemeinreaktion mit neurologischen Störungen (anhaltender Drehschwindel), die einen Krankenhausaufenthalt erforderlich machte. Man kann also nicht voraussetzen, daß die rekombinanten Vaccinia-Virusstämme apathogen sind.

Krankheitsbild
Nach einer Inkubationszeit von 7–14 Tagen entstehen pockenähnliche, meist gutartige Lokalerkrankungen, die von selbst abheilen, wenn nicht bakterielle Sekundärinfektionen auftreten. Bei besonders disponierten Personen, z.B. Ekzematikern, oder unter Immunsuppression kann auch eine Generalisation erfolgen, vor allem bei Vacciniainfektionen.

Bei Menschen, die mit dem menschlichen Immundefizienzvirus (HIV) infiziert waren, führte die Impfung mit einer unvollständig inaktivierten HIV-gp120 Rekombinanten des Vacciniavirus zur Vaccinia generalisata mit letalem Ausgang.

Diagnose
Die Diagnose wird bei entsprechender Anamnese (berufsmäßiger Kontakt mit Haustieren) und Vorliegen der charakteristischen Pockenläsionen gestellt. Die Bestätigung erfolgt durch elektronenmikroskopische Untersuchung von Pockenmaterial (Schnelldiagnose) oder durch histologischen Nachweis lipophiler intrazytoplasmatischer Einschlußkörper in den Läsionen.

Serologische Untersuchungen eignen sich wegen der geringen Antikörperbildung nicht für die Diagnose.

Differentialdiagnose
Differentialdiagnostisch sind die Infektion mit Varicella-Zoster-Virus und andere Herpesvirus-Infektionen, *Molluscum contagiosum*, Rickettsienpocken und die Dermatitis herpetiformis Duhring in Betracht zu ziehen.

Ferner kann eine Infektion mit Coxsackievirus A Typ 16 kuhpockenähnliche Veränderungen, nämlich „Hand-Fuß-und-Mund-Krankheit", verursachen.

Therapie
Eine spezifische Therapie gibt es nicht. Die Behandlung ist symptomatisch.

Prophylaxe
Da alle Orthopockenviren immunologisch eng miteinander verwandt sind, schützt eine Impfung mit Vaccinia- oder MVA*-Virus nicht nur gegen *Variola*, sondern auch gegen andere Orthopockenviren, nicht aber gegen Parapokenviren.

---

* „Modified Virus Ankara"

TARTAGLIA und Mitarbeiter berichteten über einen hochgradig attenuierten Vacciniavirusstamm.

Zum Gebrauch von Vacciniavirus als Expressionsvektor: Das Problem, junge Wissenschaftler und Laboranten, die nie gegen Pocken geimpft wurden und mit Vacciniaviren als Expressionsvektor arbeiten sollen, gegen eine Laborinfektion zu schützen, ist ungelöst. In der Bundesrepublik Deutschland gibt es derzeit keine für die Anwendung am Menschen zugelassene Vakzine. Der Einsatz der Intrakutanimpfungen mit Vacciniapräparaten alten Stils wäre ethisch nicht vertretbar. Es ist dagegen ein einfaches statistisches Argument angeführt worden: Würden alle Laborarbeiter, die mit Vacciniavirus arbeiten sollen, geimpft, so wäre das Risiko einer postvakzinalen Enzephalitis mit 1:10000 größer, als wenn man es darauf ankommen ließe, daß jeder zehnte oder hundertste sich möglicherweise mit dem Virus infizieren könnte. Anti-Vaccinia-Hyperimmunglobuline sind kommerziell nicht mehr verfügbar. Das Präparat Marboran (N-Methyl-Isatin-β-Thiosemicarbazon; Wellcome Found. Ltd.), das bei Anwendung in der Inkubationszeit den Ausbruch von Pocken verhindern oder mitigieren kann, ist nicht mehr im Handel. Es wäre deshalb sinnvoller, bei experimentellen Arbeiten Poxviren ohne Humanpathogenität (z.B. Geflügelpockenviren) einzusetzen. Bei erfolgter Inokulation mit Vacciniavirus sollte versucht werden, den Ausbruch der Krankheit mit Immunglobulin von Personen mit solider Immunität zu mitigieren.

Vaccinia-Rabies-Rekombinanten zur Immunisierung von Füchsen sind bereits im Gebrauch, demnächst könnten Vaccinia-MKS-Rekombinanten gegen Maul- und Klauenseuche oder Vaccinia-Rinderpest-Rekombinanten eingesetzt werden. Dadurch könnte das Problem auftauchen, daß rekombinante Vacciniaviren als Erreger von Zoonosen auftreten.

Selbst wenn die rekombinanten Vacciniaviren nicht mehr in der Lage sind, Infektionsherde in wilden oder domestizierten Tieren zu setzen, bleibt die Befürchtung, daß die Rekombination mit den häufig bei Nagetieren vorkommenden Kuhpockenviren einen neuen Erreger hervorbringen könnte, der – jedenfalls für den großen Personenkreis mit Immundefekten – lebensgefährlich werden könnte.

Für die Impfung bestimmter Zoo- und Versuchstiere muß ein Vorrat an unschädlichem Impfstoff ständig zur Verfügung stehen. Auch hierfür sollte ausschließlich ein für Mensch und Tier avirulenter Lebendimpfstoff Verwendung finden.

Weitere Hinweise

Ortho- und Parapockeninfektionen bei Tieren sind aufgrund der Verordnung über meldepflichtige Tierseuchen vom 9. 8. 1983 meldepflichtig (nicht anzeigepflichtig!).

Im folgenden werden die Besonderheiten der einzelnen Pockenvirusinfektionen besprochen.

3.14.2
Orthopockenvirus-Infektionen

3.14.2.1
Affenpocken

Das Affenpockenvirus besitzt den höchsten Verwandtschaftsgrad zum Variolavirus. Die Erkrankung wird gelegentlich bei Affen in Laboratorien und Zoos beobachtet. Ausbrüche bei wildlebenden Affen sind bisher nicht festgestellt worden.

Die Affenpocken, eine seltene Zoonose, wurden beim Menschen erst nachgewiesen, nachdem die Menschenpocken in den betreffenden Naturherdgebieten ausgerottet waren. Diese Zoonose kommt sporadisch im Bereich der tropischen Regenwälder West- und Zentralafrikas, vor allem in Zaïre, vor und ist klinisch von *Variola* kaum zu unterscheiden.

Im Rahmen eines Überwachungsprogrammes der WHO wurden im Jahre 1983 in Zaïre unter 5 Millionen Menschen 83 Fälle ermittelt.

Die Erkrankung verläuft beim Menschen mit einer Letalität von etwa 15%. Nach 2 Tage dauernden Prodromi kommt es zu einer charakteristischen, der *Variola* ähnlichen Eruption, die sich über 2–4 Wochen entwickelt. Die dabei auftretende Lymphadenopathie ist stärker ausgeprägt als bei *Variola*.

Es ist bisher nicht bekannt, wie die Ansteckung des Menschen erfolgt. Aufgrund seroepidemiologischer Untersuchungen kann angenommen werden, daß dschungelbewohnende Affen, Eichhörnchen, Stachelschweine oder Pangoline am Übertragungszyklus beteiligt sind. Eine Übertragung von Mensch zu Mensch ist selten (4% Kontaktinfektionen); tertiäre und quartäre Fälle sind nicht sicher nachgewiesen.

Es bleibt unklar, ob der Affe der originäre Wirt für das Affenpockenvirus ist oder – wie der Mensch – nur ein Endglied einer Infektkette darstellt.

3.14.2.2
Elefantenpocken

Bei dem Erreger der Elefantenpocken handelt es sich um ein dem Kuhpockenvirus ähnliches Virus. Aufgrund von Virus-DNA-Analysen neigt man heute dazu, den Erreger als ein eigenständiges Orthopockenvirus anzusehen.

Die Krankheit wurde mehrfach bei Elefanten in Zirkusunternehmen und zoologischen Gärten festgestellt, zum Teil mit letalem Ausgang für die betroffenen Tiere. Hierbei sind auch Infektionen bei Tierpflegern, Sektionsgehilfen und Tierärzten vorgekommen, die die erkrankten Tiere betreut oder gestorbene seziert hatten. Das Reservoir für Elefantenpockenvirus ist nicht bekannt (Nagetiere?). Die Übertragung erfolgt durch Kontakt mit Pockenläsionen oder infiziertem Material.

Elefanten lassen sich mit attenuierten Impfstoffen auf der Basis des Vacciniavirus gegen die Erkrankung schützen; eine „Notimpfung" der gesunden Tiere kann bei Ausbruch der Erkrankung versucht werden.

3.14.2.3
Kamelpocken

Das Kamelpockenvirus ist ein Virus der Orthopoxgruppe. Kamelpocken kommen in Afrika und Asien vor, vor allem bei Kamelen und Dromedaren in der Sahara, in Kenia, in Somalia, im asiatischen Teil der ehemaligen Sowjetunion und in Indien.

Kamelpocken können z.B. beim Melken auf den Menschen übertragen werden, wobei es an Händen und Armen zu Eruptionen von gutartigem Charakter kommen kann. Läsionen im Mund wurden nach dem Trinken von Kamelmilch beobachtet.

Mensch-zu-Mensch-Übertragung von Kamelpockenvirus ist vor kurzem in Indien beobachtet worden.

3.14.2.4
Kuhpocken

Das Kuhpockenvirus ist eng verwandt mit dem Vacciniavirus. Früher in den USA und in Mitteleuropa häufig enzootisch auftretende Erkrankungen, sind Kuhpocken beim Rind und damit auch beim Menschen heute seltener geworden.

Befallen werden vor allem Euter und Zitzen von Milchkühen; gelegentlich kommt es beim Rind auch zu einer Allgemeinerkrankung mit generalisiertem Pustelexanthem.

Melker, die mit den pockenbefallenen Zitzen in Berührung kommen, erkranken besonders an Händen, Armen und Gesicht. Neben lokalen Pockenläsionen können fieberhafte Lymphangitis, Lymphadenitis, schwere Konjunktivitis, Meningoenzephalitis auftreten.

Nicht immer lassen sich Infektionen mit dem Kuhpockenvirus beim Menschen auf Kontakt mit erkrankten Rindern zurückführen. Die Epidemiologie der Kuhpocken ist noch weitgehend ungeklärt. Kuhpockeninfektionen wurden gelegentlich auch bei Hauskatzen, bei Großkatzen in zoologischen Gärten sowie bei anderen Zootieren (Nashörner, Okapis) festgestellt. Man nimmt heute an, daß es für das Kuhpockenvirus ein natürliches Reservoir bei kleinen Nagetieren gibt und das Rind – wie der Mensch – lediglich das Endglied einer Infektkette darstellt. Bei 11 Kuhpockeninfektionen des Menschen, die zwischen 1965 und 1991 beobachtet wurden, waren in vier Fällen Katzen, in drei Fällen Nagetiere und nur in einem Fall ein Rind die

Infektionsquelle. Über den letalen Ausgang einer Kuhpockeninfektion bei einem Ekzempatienten ist berichtet worden. Antikörper gegen Kuhpockenvirus wurden bei mehr als 60% der Hauskatzen und bei wildlebenden Nagetieren unterschiedlicher Spezies festgestellt.

3.14.2.5
Vaccinia

Das Vacciniavirus wurde bis zur Ausrottung der Menschenpocken als Impfvirus für den Menschen verwendet (Abb. 3-9). Sein Ursprung ist nicht eindeutig geklärt. Es besitzt das breiteste Wirtsspektrum aller Pockenviren.

In der Regel erkranken Tiere (vor allem Rinder, Schafe, Ziegen und Zootiere) im Zusammenhang mit der Pockenschutzimpfung des Menschen meist an einer lokalisierten Verlaufsform (Euter), gelegentlich an einer generalisierenden Infektion.

Infektketten Mensch–Tier–Mensch sind immer wieder beschrieben worden.

Für den Menschen ist das Vacciniavirus nicht ungefährlich; bei besonders empfänglichen Menschen (Allergiker, Immunsupprimierte, Schwangere) ist die generalisierende Infektion eine gefürchtete Komplikation, die zu multiplen Pockenläsionen, Mißbildungen des Fetus und Fehlgeburten führt.

Mit der Ausrottung der Pocken und Aufhebung der Impfpflicht ist die Möglichkeit einer Verbreitung von virulentem Vacciniaimpfvirus stark vermindert. Allerdings werden in verschiedenen Ländern Soldaten noch heute gegen Pocken geimpft.

3.14.3
Parapockenvirus-Infektionen

Zu den Parapockenviren zählen das Orfvirus des Schafes, das Melkerknotenvirus und das Stomatitis papulosa-Virus des Rindes.

Die Parapockenviren sind Pockenviren, die sich in ihrer Morphologie und in weiteren biologischen Eigenschaften von den anderen Pockenviren unterscheiden, während das Krankheitsbild dieser Infektionen durchaus unter den klinischen Begriff Pocken fällt. Außer einem gemeinsamen präzipitierenden Antigen haben die Parapockenviren keine weiteren immunologischen Beziehungen zu den anderen Pockenviren.

3.14.3.1
Ansteckender Lippengrind oder Pustulardermatitis der Schafe (syn. Orf, Ecthyma contagiosum)

Vorwiegend Lämmer, die durch inapparent infizierte Muttertiere angesteckt werden, erkranken an einer ulzerösen Entzündung der Lippen und der Maulhöhle (labiale Form, Abb. 3-10), der Vulva (genitale Form) oder der Klauensäume (podale Form). In den letzten Jahren sind in der Bundesrepublik Deutschland beim Schaf bösartige Verlaufsformen aufgetreten, bei denen blumenkohlartige Wucherungen der Mundschleimhaut, tiefgreifende ulzeröse Stomatitis, Pharyngitis, Ösophagitis und gehäuftes Ausschuhen beobachtet wurden. Die Mortalität war hoch. Infektionen kommen in Schafherden häufig endemisch vor.

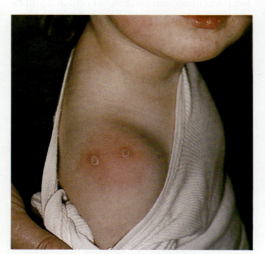

Abbildung 3-9: Impfpocken nach Vakzination mit Vacciniavirus (Aufnahme: Dr. J. PILASKI, Medizinisches Institut für Umwelthygiene, Univ. Düsseldorf).

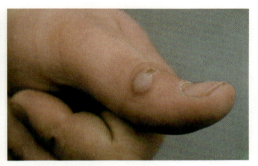

Abbildung 3-11: Infektion mit dem Pockenvirus des Ansteckenden Lippengrindes der Schafe beim Menschen (Aufnahme: Dr. W.-A. VALDER, BMELF, Bonn).

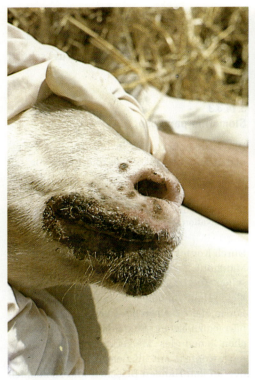

Abbildung 3-10: Ansteckender Lippengrind beim Schaf (Aufnahme: Dr. J. PILASKI, Medizinisches Institut für Umwelthygiene, Univ. Düsseldorf).

Bei Kontakt mit erkrankten Schafen kommt es bei Schäfern, Landwirten, Schlachtern, Tierärzten über kleine Hautwunden zur Infektion. Nach einer Inkubationszeit von 3–7 Tagen treten an Händen und/oder Armen eine oder mehrere melkerknotenähnliche, papulovesikuläre (Abb. 3-11) oder granulomatöse, wenig oder nicht schmerzhafte, umschriebene Eruptionen auf, die mit axillärer Lymphadenitis einhergehen können. Gelegentlich wird eine generalisierende Form mit entsprechenden Veränderungen am ganzen Körper beobachtet. Die Veränderungen heilen innerhalb weniger Wochen ab, wenn nicht Komplikationen durch Sekundärinfektionen auftreten. Durch Kontakt kann gelegentlich auch eine Übertragung von Mensch zu Mensch stattfinden.

Bei entsprechender Anamnese (Kontakt mit erkrankten Schafen) ist die Ätiologie dieser Erkrankung offensichtlich, wobei dann der elektronenmikroskopische Schnellnachweis von Parapoxvirus beweisend ist. Wird die Infektion als solche erkannt, sollte auf eine Exzision von Knoten verzichtet werden.

Bei einer Exzision von Knoten – etwa unter der Verdachtsdiagnose „amelanotisches malignes Melanom" – und einer Schnellschnittuntersuchung ist die Abgrenzung gegen einen gutartigen entzündlichen Hautprozeß leicht möglich. Bei Sekundärinfektion ist die Abgrenzung gegen die Gruppe der ulzerösen Pyodermien nicht immer leicht, im Stadium der Krustenbildung auch nicht gegen die Impetigo contagiosa und das Granuloma teleangiektaticum. Letztlich führt auch hier die genaue Anamnese zur Diagnose.

3.14.3.2
Melkerknoten

Das Melkerknotenvirus ruft beim Rind Euterpocken hervor (Abb. 3-12), die von den durch Kuhpocken- oder Vacciniavirus hervorgerufenen Läsionen nicht zu unterscheiden sind („Pseudocowpox").

Die Krankheit ist in Europa und den Vereinigten Staaten seit vielen Jahren bekannt. Von Milchkühen mit Pockenläsionen am Euter wird die Infektion durch Kontakt auf Melker übertragen. Hier treten an den Händen Bläschen und schließlich Papeln auf, die von einer Entzündung der axillaren Lymphknoten begleitet sein können. Gewöhnlich bleibt die In-

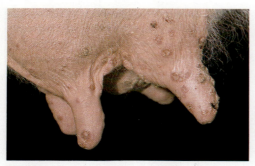

Abbildung 3-12: Melkerknoteninfektion am Euter eines Rindes (Euterpocken).

fektion auf eine oder mehrere Pocken an einer Hand begrenzt. Die Läsionen können sich auf Unterarme und Stamm (Abb. 3-13) ausdehnen. Gelegentlich entwickelt sich eine Urtikaria. Die Veränderungen bilden sich gewöhnlich innerhalb einiger Wochen ohne Narben zurück, wenn keine Sekundärinfektion stattfindet.

Eine Impfung mit Vacciniavirus schützt nicht gegen Melkerknoten.

3.14.3.3
Stomatitis papulosa

Die Krankheit kommt in Europa, den Vereinigten Staaten, Australien und Kenia vor.

Sie führt beim Rind zu einer erosiven oder proliferativen Stomatitis, die klinisch oft ohne Störungen des Allgemeinbefindens einhergeht, aber auch zu starker Salivation, Fieber und Diarrhoe führen kann.

Durch Kontakt, z.B. bei der Untersuchung der Maulhöhle, wird der Erreger auf den Menschen übertragen. Die Infektion erfolgt über kleine Hautwunden. Die klinischen Manifestationen, die vor allem bei Tierärzten und veterinärmedizinischen Studenten auftreten, gleichen jenen des Melkerknotens. 3–6 Tage nach Kontakt mit infizierten Rindern entstehen an den Händen Bläschen und schließlich umschriebene warzenähnliche Knötchen, die sich nach 3–4 Wochen zurückbilden. Rekurrierende Läsionen können einige Monate nach der primären Erkrankung auftreten.

Bei Personen, die Rinder betreuen, sollte bei Auftreten von Papeln, Vesikeln und Pusteln an den Händen differentialdiagnostisch auch an diese Infektion gedacht werden.

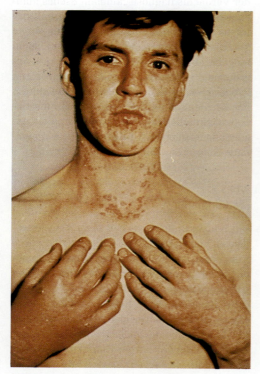

Abbildung 3-13: Generalisierende Melkerknoteninfektion beim Menschen (Aufnahme: Dr. J. PILASKI, Medizinisches Institut für Umwelthygiene, Univ. Düsseldorf).

3.14.4
Tanapocken

Das Tanapockenvirus ist ein eigenständiges Pockenvirus. Es kommt bei Primaten in Afrika und bei Affen in Versuchstierzuchten vor. Enzootische Infektionen beim Menschen wurden im Gebiet des Tana-Flusses in Kenia und bei Tierpflegern in Primatenzentren der USA beobachtet.

Die Erkrankung beim Menschen ist charakterisiert durch das Auftreten einer Pockenläsion an Hand oder Arm, gelegentlich begleitet von Fieber, Kopfschmerz und Unwohlsein.

Infizierte Affen zeigen keine Anzeichen einer generalisierten Erkrankung, entwickeln aber eine oder mehrere Pocken im Gesicht oder an den Gliedmaßen.

Literatur

BEBEHANI, A.M.: The smallpox story: Life and death of an old disease. Microbiol. Reviews **47**, 455–509, 1983.
BROCHIER, B., M.P. KIENY, F. COSTY et al.: Large scale eradication of rabies using recombinant vaccinia-rabies vaccine. Nature **354**, 520–522, 1991.
COX, W.I., J. TARTAGLIA, E. PAOLETTI: Poxvirus recombinants as live vaccines. In: BINNS, M., G.L. SMITH (eds.): Recombinant Poxviruses. CRC-Press, Boca Raton, 123–145, 1992.
ERICKSON, G.A., E.A. CARBREY, G.A. GUSTAFSON: Generalized contagious ecthyma in a sheep rancher: Diagnostic considerations. J. Am. vet. med. Assoc. **166**, 262–263, 1975.
GIAVEDONI, L., L. JONES, C. MEBUS, T. YILMA: A vaccinia virus double recombinant expressing the F and H genes of Rinderpest virus protects against Rinderpest and causes no pock lesions. Proc. Nat. Acad. Sci. **88**, 8011–8015, 1991.
HÜBNER, G., K.R. LOEWE, F.K. DITTMAR: Ecthyma contagiosum beim Menschen. Dtsch. med. Wschr. **99**, 2392–2394, 1974.
JACOBY, F.: Untersuchungen zur Epidemiologie des Kuhpockenvirus in der Bundesrepublik Deutschland. Vet. med. Dissertation, Giessen, 1992.
MAYR, A.: Gefährdung von Mensch und Tier durch Pockeninfektionen bei Katzen. Deutsch. Ärztebl. **90**, B905–B908, 1993.
McEVOY, J.D.S., B.C. ALLAN: Isolation of bovine papular stomatitis virus from humans. Med. J. Aust. **1**, 1254–1256, 1972.
MEHER-HOMJI, K.M., P.R. FIELD, A.M. MURPHY: A cowpox-like infection in man caused by Coxsackie A Type 16 Virus. Austr. Vet. J. **49**, 393–394, 1973.
MOORE, R.M.: Human orf in the United States. J. Inf. Dis. **127**, 731–732, 1972.
MUNZ, E., A. MAYR: Problem der Tierpocken nach Aufhebung der Pflichtimpfung gegen die Menschenpocken. Tierärztl. Umschau **39**, 187–196, 1984.
MUNZ, E., S. LINCKH, I.C.E. RENNER-MÜLLER: Infektionen mit originärem Kuhpockenvirus und kuhpockenähnlichen Erregern bei Mensch und Tier: Eine Literaturübersicht. J. Vet. Med. B **39**, 209–225, 1992.
REDFIELD, R.R., D.C. WRIGHT, W.D. JAMES et al.: Disseminated vaccinia in a military recruit with human immunodeficiency virus (HIV) disease. New Engl. J. Med. **316**, 673–676, 1987.
SCHNURRENBERGER, P.R., L.J. SWANGO, G.M. BOWMAN, P.J. LUTTGEN: Bovine papular stomatitis incidence in veterinary students. Can. J. comp. Med. **44**, 239–243, 1980.
TARTAGLIA, J., M.E. PERKUS, J. TAYLOR et al.: NYVAC: A highly attenuated strain of vaccinia virus. Virology **188**, 217–232, 1992.
ZIMMER, K., J.C. BOPGANTES, W. HERBST, W. RATHER: Pockenvirusinfektion bei einer Katze und deren Besitzerin. Tierärztl. Prax. **19**, 423–427, 1991.

3.15
Tollwut

Die Tollwut ist eine akute, in der Regel tödlich verlaufende Zoonose, an der nahezu alle Säugetiere und der Mensch erkranken können.

Ätiologie

Erreger ist das Rabiesvirus, Genus Lyssavirus der Familie *Rhabdoviridae*, mit mindestens vier Serotypen. Der Serotyp 1, Stamm CVS (challenge virus standard), mit seinen Subtypen ist weltweit Ursache der Tollwut bei Menschen und wildlebenden Tieren, einschließlich der haematophagen (Vampir-) und nicht-haematophagen Fledermäuse in Nord- und Südamerika. Die Serotypen 2 (Lagos Bat virus), 3 (Mokola) und 4 (Duvenhage) sind vorwiegend in Afrika und fast ausschließlich bei Fledermäusen verbreitet und wurden nur selten als Ursachen der Tollwut beim Menschen diagnostiziert. Stamm European Bat Lyssavirus, Typ 1, wurde auch in Europa bei Fledermäusen gefunden, neuerdings sogar in England, das bisher als frei von Tollwut gegolten hat. In zwei Fällen wurde dieser Stamm in Europa als Ursache von Tollwuterkrankungen des Menschen identifiziert.

Vorkommen und Verbreitung

Mit Ausnahme weniger Länder mit Insellage (Japan, Australien, Ozeanien) sowie in Europa Großbritannien, Irland, Malta, Zypern, Portugal und Skandinavien ist die Tollwut weltweit verbreitet. In bestimmten geographischen Gebieten sind jeweils verschiedene Arten von Säugetieren – in erster Linie Fleischfresser – die Naturreservoire des Virus. In

Afrika und Asien dominiert die urbane Tollwut, deren Reservoir und Überträger auf den Menschen vor allem Fleischfresser (Hunde und Katzen) sind. In Mittel- und Südamerika spielt neben der weit verbreiteten urbanen Tollwut als silvatische Form die Fledermaustollwut für Menschen und Haustiere, vor allem das Rind, eine auch wirtschaftlich wichtige Rolle. Das Reservoir sind hier Vampir-Fledermäuse.

Nordamerika und die meisten Länder Kontinentaleuropas haben die urbane oder canine Tollwut durch Impfung der Hunde eliminiert. Hier ist nur noch die silvatische Tollwut zu finden, bei der in Kanada und Alaska vorwiegend Füchse, in den USA überwiegend Stinktiere und Waschbären über infizierte Hunde und Katzen, selten auch direkt, den Menschen infizieren. In Europa ist der wichtigste Träger der silvatischen Tollwut der Rotfuchs, der über Hunde, Katzen und Weidetiere oder ausnahmsweise direkt den Menschen infiziert (Abb. 3-14). Dachse, Marder und andere Säugetiere spielen eine Nebenrolle. Tollwutstämme, die in Europa von insektenfressenden Fledermäusen und wildlebenden Nagetieren (murinae und microtinae) isoliert werden, sind für die Tollwut des Menschen von marginaler Bedeutung, doch ist bei jeder Fledermaus mit unnatürlichem Verhalten, z.B. Verlust der Scheu vor dem Menschen, an Tollwut zu denken. In USA ist ein Fall von Tollwut des Menschen nach dem Angriff einer Hausmaus berichtet worden.

Neben den genannten Tieren spielen Wölfe, Schakale, Kojoten, Mungos und Wildkatzen als Überträger des Rabiesvirus oder als Reservoirtiere eine Rolle. Rinder, Schafe, Ziegen, Pferde, Schweine, Rehe, Hasen sind in der Regel Endglieder der Infektionskette. Sie können aber in Einzelfällen zur Infektionsquelle des Menschen werden.

Übertragung

Der Erreger wird mit virushaltigem Speichel durch den Biß eines erkrankten Tieres übertragen. Schon 3–5 Tage vor Ausbruch der Erkrankung beim Tier ist dessen Speichel ansteckungsfähig. Von der Eintrittspforte gelangt das Virus über die peripheren Nerven und das Rückenmark in das Zentralnervensystem. Von hier aus kommt es zur Infektion der Speicheldrüsen. Infizierter Speichel kann bis zu 10^6 mausinfektiöse Dosen/ml enthalten.

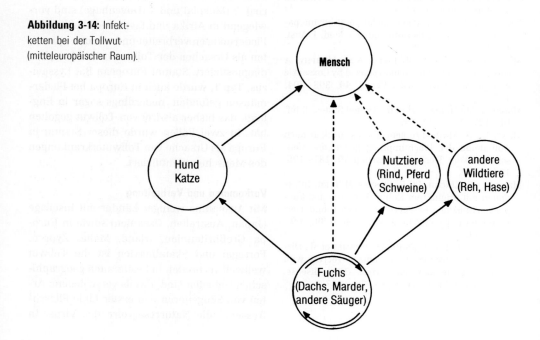

Abbildung 3-14: Infektketten bei der Tollwut (mitteleuropäischer Raum).

3.15 Tollwut

Das Virus vermag die intakte Haut nicht zu durchdringen. Die Gefahr der Übertragung der Tollwut durch Gegenstände, die mit infiziertem Speichel kontaminiert sind, ist gering. Eine Infektion über Hautverletzungen und Schleimhäute (Konjunktiven) ist möglich. Der aerogene Übertragungsweg spielt unter natürlichen Verhältnissen keine Rolle, ist jedoch für Laborinfektionen und für die Ansteckung in Fledermaushöhlen verantwortlich gemacht worden. Übertragungen von Mensch zu Mensch sind möglich und wurden vor allem im Zusammenhang mit Hornhauttransplantationen nachgewiesen.

Je enger der Kontakt mit dem Tier, desto wahrscheinlicher sind Schmierinfektionen als Übertragungsweg. Insbesondere bei Kindern, die mit Hunden oder Katzen spielen, muß man mit der Möglichkeit von Infektionen durch Kratzwunden und Schmierinfektionen rechnen. In den USA wurden bei 33 Tollwuterkrankungen, die zwischen 1977 und 1994 gemeldet wurden, nur in 9 Fällen Tierbisse als Ursache dokumentiert, drei davon im Inland, sechs im Ausland. In Europa (ohne die Nachfolgestaaten der ehemaligen Sowjetunion) wurden zwischen 1977 und 1991 ca. 45 Fälle von Tollwut beim Menschen gemeldet, von denen 16 importiert waren.

Die oft gestellte Frage, wie lange ein totes Tier noch infektiös sein kann, ist mit großer Vorsicht zu beantworten. Je fortgeschrittener die Autolyse, desto sicherer ist das Virus inaktiviert. Im Winter oder bei Lagerung im Kühlhaus kann der Kadaver für vier Wochen oder länger infektiös sein. In eingetrockneten Sekreten oder Blut ist die ohnehin nur geringe Virusmenge innerhalb weniger Stunden inaktiviert. Es gibt keine Fälle, bei denen Übertragung durch unbelebte und möglicherweise kontaminierte Gegenstände bewiesen ist.

Ohne prophylaktische oder postinfektionelle Impfung erkrankt etwa jede fünfte Person nach Tollwutexposition. Der Ausbruch der Erkrankung ist abhängig von Art, Umfang und Lokalisation der Bißverletzung (besonders gefährlich sind Verletzungen an Kopf, Hals und Armen), aber auch von der in die Wunde gelangten Erregermenge (Biß durch Kleider vermindert die Virusmenge).

Krankheitsbild

Die Inkubationszeit ist sehr variabel und beträgt 10 Tage bis 3 Monate. Als kürzeste Inkubationszeit werden in der Literatur 5 Tage, als längste 2 Jahre angegeben. Je näher die Bißwunde dem ZNS und je tiefer sie ist, desto kürzer ist die Inkubationszeit.

Die Krankheit beginnt mit einem 2–4 Tage dauernden Prodromalstadium. Der Patient klagt über Übelkeit, Erbrechen und Kopfschmerzen; leichtes Fieber kann auftreten. Charakteristisch sind Parästhesien im Bereich der Bißwunde oder auf der entsprechenden Körperseite. Während des Exzitationsstadiums treten starke motorische Unruhe, Speichelfluß, Angstschweiß, Todesfurcht, Wutanfälle, Schlaflosigkeit, Konvulsionen, tonisch-klonische Krämpfe und fibrilläre Muskelzuckungen auf („rasende Wut"). Dem Patienten ist es unmöglich, Flüssigkeiten zu schlucken; es kommt zu schmerzhaften Krämpfen der Schlundmuskulatur, die zur Hydrophobie führen. Der Patient ist überempfindlich gegen geringste Luftbewegungen (Aerophobie) und Lärm. Innerhalb weniger Tage kann in diesem Stadium während eines Krampfanfalls der Tod eintreten. Das Exzitationsstadium kann aber auch in ein paralytisches Stadium übergehen, in dem es zunehmend zu schlaffen Lähmungen der Kopfmuskulatur (Augen, Gesicht, Zunge, Kehlkopf), seltener der Extremitäten kommt. Nach 3–5 Tagen stirbt der Patient in diesem Stadium infolge Atem- oder Herzlähmung. Gelegentlich fehlt das Exzitationsstadium ganz. In solchen Fällen geht das Prodromalstadium direkt in das paralytische Stadium über („stille Wut"). Bei beiden Formen ist die Prognose infaust. Es gibt nur 3 dokumentierte Fälle, die Rabies überlebt haben.

Die Tollwut kann bei Tieren in Abhängigkeit vom Virusstamm, von Alter und Rasse des Tieres, aber auch vom Infektionsweg einen ganz unterschiedlichen Verlauf nehmen. Bei Haustieren verläuft die Krankheit in der Regel akut und fast ausnahmslos nach 4–10 Tagen tödlich. Im Vordergrund steht eine Änderung des Verhaltens: Unruhe oder Teilnahmslosigkeit, Zustände erhöhter oder verminderter Nervenerregung, Aggressivität oder Benommenheit und schließlich Lähmung, die zum Tode führt. Wildtiere verkriechen sich oder verlieren die natürliche Scheu vor dem Menschen, reagieren aber bei Berührung mit Beißen. Krankheitssymptome können sehr unterschiedlich ausgeprägt sein oder sogar fehlen.

Diagnose
Eine gründliche Anamnese (Tierkontakt mit Bißverletzung) ist erforderlich, um den Verdacht auf Vorliegen von Tollwut zu lenken. Eine frühe Verdachtsdiagnose ist möglich, wenn eindeutige anamnestische Angaben (Tierbisse, Kontakt mit erkrankten oder gestorbenen Tieren, Kontakt mit Wildtieren, Aufenthalt in Ländern mit urbaner Tollwut, Höhlenbesuche in Süd- oder Mittelamerika) den Weg weisen. Fälle mit atypischen Übertragungswegen (fehlender Tierkontakt, aerogene oder Schmierinfektion) und Fälle mit atypischen Krankheitssymptomen (Influenza- oder Rheuma-ähnlich, akutes Atemnotsyndrom [ARDS], disseminierte intravaskuläre Koagulation oder auch psychotische Symptome) werden regelmäßig erst postmortal diagnostiziert. Die Tatsache, daß Tollwut durch Kornea-Transplantate übertragen wurde, beweist, daß die Dunkelziffer nicht erkannter Tollwutfälle möglicherweise groß ist.

Die pathognomonischen Symptome, wie Exzitation, Parästhesien an der Bißstelle oder Hydrophobie, erscheinen meist erst im Anschluß an uncharakteristische Frühsymptome, die längere Zeit bestehen können.

Das Blutbild weist stark erhöhte Leukozytenzahlen (20 000–30 000/mm^3) auf. Im Liquor ist eine geringe Eiweißvermehrung und im Urin leichte Albuminausscheidung festzustellen.

Alle Untersuchungen zum Nachweis des Rabiesvirus beim Patienten sind nur im positiven Fall verläßlich. Für den Nachweis des Virusantigens (Negri-Körperchen) in Kornea-Abdruck-Präparaten, in Hautstanzen der Nuchal- oder Fazial-Region oder in Hirnbiopsien, hat sich die direkte Immunfluoreszenz bewährt. Postmortal findet man das Virus am sichersten in Hippocampus, Thalamus, Hypothalamus, Zerebellum und Hirnstamm. Die Virusisolierung aus Speichel kann in Zellkulturen oder Mäusen (intrazerebrale Inokulation) erfolgen. Nach drei Tagen läßt sich das Virusantigen in den infizierten Zellen mittels Immunfluoreszenz nachweisen. Auch die RT-PCR dient zum Nachweis des Erregers in Gewebsproben oder Sekreten.

Für die Diagnose von Tollwutinfektionen bei Tieren und auch beim Menschen sind in Deutschland in erster Linie die Veterinärmedizinischen Untersuchungsämter zuständig. Bei Großtieren sollte der Kopf, bei Kleintieren das ganze Tier in gekühltem Zustand, nicht gefroren und ohne Fixierungsmittel, eingesandt werden. Beim Menschen und bei Haustieren, die nicht getötet werden sollen, müssen Speichel, Konjunktivalabstriche, Kornea-Abdrücke und okzipitale Hautstanzen für die Diagnostik einer Tollwutinfektion in gekühltem Zustand, vor Austrocknung und Leckage geschützt, auf kürzestem Weg ins Labor transportiert werden. Abdrücke der Kornea sollen auf entfetteten Objektträgern angefertigt werden. Man läßt das Material antrocknen, umrandet den Abstrich mit einem Diamantschreiber und fixiert das Präparat mit kaltem (–20 °C) Aceton für 15 Minuten. Achtung! Solche Präparate können nach der Fixierung noch infektiös sein!

Die In-vivo-Diagnostik (Virusnachweis in der Peripherie) ist unzuverlässig. Bei negativem Ergebnis kann eine Infektion des ZNS vorhanden sein. Deswegen müssen Haustiere bei gut begründetem Tollwutverdacht getötet werden.

Serologische Tests (ELISA, Neutralisationstest oder indirekte Immunfluoreszenz) spielen eine untergeordnete Rolle, weil sie erst spät im Krankheitsverlauf positiv werden und beim Geimpften Antikörper vorhanden sind. Als beweisend gilt der Antikörpernachweis im Liquor, wenn man ausschließen kann, daß er nicht im Zusammenhang mit einer postvakzinalen neurologischen Reaktion entstanden ist.

Entscheidend für die Diagnose bei verendeten oder getöteten Tieren ist der Nachweis von Virusantigen (Negri-Körperchen) im Gehirn mittels Immunfluoreszenztest oder über Tierversuch (Maus).

3.15 Tollwut

Differentialdiagnose

Differentialdiagnostisch müssen Tetanus, allergische postvakzinale Enzephalomyelitis, Poliomyelitis, Guillain-Barré-Syndrom, Delirium tremens und Intoxikation mit Belladonna-Alkaloiden ausgeschlossen werden.

Nach Affenbissen ist nicht nur Tollwut, sondern auch eine Infektion mit Herpes B-Virus in Erwägung zu ziehen. Insbesondere bei den Formen der „stillen Wut" kommen viele andere Enzephalitisursachen in Frage. Psychotische Manifestationen bei Tollwutpatienten können zur Einweisung in die Psychiatrie führen. Andererseits können Tierbisse zu hysterischen Reaktionen mit tollwutähnlichen Symptomen führen, deren fehlende Progredienz die psychogene Herkunft erkennen läßt.

Therapie

Dem Arzt obliegt es in erster Linie, nach Kontakt eines Menschen mit einem tollwutverdächtigen oder tollwütigen Tier die Indikation zur postexpositionellen oder prophylaktischen Impfung festzustellen und die Impfung einzuleiten. Durch eine postexpositionelle Simultanprophylaxe (aktiv/passiv), die innerhalb der ersten 24 Stunden durchgeführt werden muß, kann der Ausbruch einer Tollwuterkrankung beim Menschen verhindert werden. Nach Exposition sind Biß- und Kratzwunden sofort mit Seifenwasser oder Desinfektionsmittel auszuwaschen. Die Wunden sind mit Tollwutserum oder besser Tollwutimmunglobulin zu umspritzen. Der verletzte Patient ist zum frühestmöglichen Zeitpunkt einer postexpositionellen Impfung mit HDC (Human Diploid Cell culture) oder PRVC (Purified Rabies Vero Cell)-Vakzine zuzuführen (i.a. 6 Injektionen bei Personen ohne Grundimmunisierung, 1–3 Auffrischungsinjektionen bei Geimpften. Siehe auch Tab. 3-1 und 3-2).

Eine spezielle Therapie einer manifesten Tollwut ist nicht bekannt. Obwohl die Prognose bei Ausbruch der Erkrankung infaust ist – die meisten der durch das Tollwutvirus verursachten Läsionen im Zentralnervensystem sind irreversibel –, muß in jedem einzelnen Fall beim Menschen eine intensivmedizinische Betreuung einsetzen. Wichtig sind vor allem Elektrolyt- und Flüssigkeitsbilanzierung, Hirnödembehandlung und Sedierung. Angesichts der infausten Prognose sind auch Therapieversuche mit Interferon oder Ribavirin zu empfehlen.

In der Weltliteratur sind 3 Fälle von Heilung bzw. Defektheilung einer klinisch manifesten Tollwut beim Menschen nach Intensivbehandlung beschrieben worden.

Prophylaxe

Die Impfung mit HDC- oder PRVC-Vakzine ist wirksam und gefahrlos und deshalb auch zur Prophylaxe bei gefährdeten Personen, wie Tierärzten, Förstern, Land- und Waldarbeitern, gut geeignet (3 Injektionen in monatlichem Abstand + 1 Auffrischungsimpfung nach einem Jahr, danach 1 Booster-Impfung nach 2–5 Jahren).

Neben der Individualprophylaxe wird die regelmäßige Impfung aller Hunde und Katzen mit inaktivierter Vakzine und die Tötung verwilderter Tiere als Kollektivprophylaxe gefordert. Zur Kontrolle der Fuchsstollwut hat man früher die Populationsdichte der Füchse durch Begasung der Fuchsbauten zu reduzieren versucht. Heute wird die Impfung der Füchse mit Tollwutlebendvakzine in Form von ausgelegten Ködern praktiziert. Drei verschiedene attenuierte Virusstämme und eine rekombinante Vakzine VRG (Vaccinia-Rabies-Glykoprotein) werden für die Immunisierung der Füchse eingesetzt. Das Resultat ist in Deutschland eine ca. 70%ige Serokonversion bei den Füchsen, ein Rückgang der Tollwutfälle bei Wildtieren und Haustieren um 80% sowie eine erhebliche Zunahme der Populationsdichte bei den Füchsen mit der Gefahr, daß der Fuchsbandwurm *Echinococcus multilocularis* weitere Verbreitung erfährt.

Weitere Hinweise

Zur Meldepflicht bei Tollwut des Menschen siehe Anhang, Kapitel 5.

Bei Tieren ist die Tollwut nach § 10 (1) des Tierseuchengesetzes vom 28. 3. 1980 eine anzeigepflichtige Seuche. Die Durchführung von Therapieversuchen bzw. -maßnahmen bei tollwutkranken Tieren ist verboten!

Tabelle 3-1: Richtlinien zur postexpositionellen Rabies-Prophylaxe

Wichtig: Bei gegebener Indikation muß die postexpositionelle Rabiesprophylaxe innerhalb der ersten 24 Stunden durchgeführt werden. Mit der Behandlung zu warten, z.B. zur Beobachtung des beißenden Tieres, ist lebensgefährlich.

Tierart	Zustand des beißenden Tieres, epidemiologische Situation	Behandlung der exponierten Person
Haustier: Hund, Katze	• gesund, Tollwut aus epidemiolog. Gründen ausgeschlossen	keine Impfung; Beobachtung des Tieres
	• gesund, Tollwutexposition nicht ausgeschlossen	aktive und passive Impfung
	• tollwütig, unbekannt oder entflohen	aktive und passive Impfung
Wildtiere: Fuchs, Stinktier, Waschbär, Kojote, sonstige Fleischfresser, Reh, Hirsch, Fledermaus	• als tollwütig zu betrachten	aktive und passive Impfung
Sonstige Tiere: Rinder, Schafe, Ziegen (Weidetiere), Nagetiere, Kaninchen, Hasen	• Beurteilung und Indikation in Abhängigkeit von der epidemiolog. Situation (Veterinäramt befragen)	ggf. aktive und passive Impfung

Bisse von kleinen Nagetieren (Eichhörnchen, Hamstern, Meerschweinchen, Hasen, Ratten oder Mäusen) machen selten eine spezifische Rabiesprophylaxe erforderlich. Bei direktem Kontakt mit Fledermäusen (Bißkontakt) kann auch in Europa die Durchführung einer aktiv/passiven Tollwutprophylaxe einschließlich lokaler Instillation von Tollwuthyperimmunglobulin angezeigt sein. Das beißende Tier sollte möglichst virologisch untersucht werden. (Epidemiologisches Bulletin **25**, 171, 1996; CDR Weekly London **24**, 1996)

Art des Kontaktes: Biß oder Verletzung durch tollwütiges oder tollwutverdächtiges Tier immer als infektiös betrachten!

Kontakte ohne Biß: Entscheidend ist die Beantwortung der Frage, ob Blut, Speichel oder andere Sekrete des tollwütigen oder verdächtigen Tieres mit offenen Wunden oder Schleimhäuten der exponierten Person in Berührung gekommen sein könnten. Außerhalb eines lebenden Tieres an unbelebten Gegenständen wird das Virus rasch inaktiviert, besonders wenn Sekrete oder dgl. antrocknen. Die Überlebenszeit des Virus in Tierkadavern ist abhängig von der Umgebungstemperatur und dem Zustand des Kadavers. Bei niedriger Umgebungstemperatur (< 0°C) kann die Infektiosität im toten Tier wochenlang erhalten bleiben.

Schema der postexpositionellen Simultanprophylaxe bei Ungeimpften:
- Tollwutvakzine (z.B. Rabipur oder Rabivac) an den Tagen 0, 3, 7, 14, 30 und 90.
- Tollwutimmunglobulin vom Menschen (z.B. Berirab) 20 mg/kg einmalig i.m.

Bei geimpften Personen kann die postexpositionelle Impfung auf die Tage 0 und 3 (Impfung liegt 1 Jahr zurück) oder die Tage 0, 3 und 7 (Impfung liegt 1 bis 5 Jahre zurück) reduziert werden.

Schema der präexpositionellen Impfung:
- Tollwutvakzine (z.B. Rabipur oder Rabivac) an Tagen 0, 28 und 56 sowie nach 12 Monaten.

Tabelle 3-2: Allgemeine Hinweise zur Behandlung von Tierbissen

- **Lokale Behandlung/Erste Hilfe:**
  Auswaschen der Wunde mit Seife und Wasser, einem Detergens oder notfalls mit Wasser allein. Seifenlösung anschließend gut ausspülen und Alkohol (40 bis 70%), Jodtinktur oder 0,1% quarternäre Ammoniumverbindungen applizieren.

- **Ärztliche Maßnahmen:**
  Wundbehandlung wie unter Erster Hilfe beschrieben. Bei gegebener Indikation Tollwutimmunglobulin in die Tiefe der Wunde einbringen und in die Umgebung infiltrieren; Rabiesprophylaxe mit HDC-Vakzine.
  Keine primäre Wundnaht!
  Bei gegebener Indikation Tetanusprophylaxe, Antibiotika.

Literatur

BARRAT, J., M.F.A. AUBERT: Current status of fox rabies in Europe. Onderst. J. Vet. Res. **60**, 357–364, 1992.
BERAN, G.W.: Rabies and infections by rabies-related viruses. In: BERAN, G.W., J.H. STEELE (eds.): Handbook of Zoonoses. Section B. 2nd edition. CRC-Press, Boca Raton, 307–357, 1994.
Bundesgesundheitsamt: Tollwut. Verhütung und Bekämpfung. Ratschläge für Ärzte. Merkblatt Nr. 3, Bundesgesundhbl. **28**, 150–155, 1985.
CDC: Rabies in a laboratory worker – New York. Morbid. Mortal. Wkly. Rep. **26**, 183, 1977.
CDC: Human Rabies – California 1995. Morbid. Mortal. Wkly. Rep. **45**, 353–356, 1996.
CHABALA, S., M. WILLIAMS, R. AMENTA, A.F. OGNIAN: Confirmed rabies exposure during pregnancy: Treatment with human rabies immune globulin and human diploid cell vaccine. Am. J. Med. **91**, 423–427, 1991.
DEVRIENDT, J., M. STRAOUKINE, F. COSTY, J.-J. VANDERHAEGHEN: Fatal Encephalitis Apparently due to Rabies. Occurrence after Treatment with Human Diploid Cell Vaccine but not Rabies Immune Globulin. J. Am. Med. Assoc. **248**, 2304–2306, 1982.
FESCHAREK, R., S. SCHWARTZ, U. QUAST, S. KARKHANIS: Postpositionelle Tollwutprophylaxe – wenn Behandlungsfehler tödlich enden. Die Gelben Hefte **32**, 130–137, 1992.
GRÄNI, R., A. WANDELER, F. STECK, R. RÖSLI: Tollwut bei einem Tierarzt. Schweiz. med. Wschr. **108**, 593–597, 1978.
GRAUBALLE, P.C., H.J. BAAGE, M. FEKADU et al.: Bat rabies in Denmark. Lancet **1**, 379–380, 1987.
HATTWICK, M.A.W., T.T. WEISS, C.J. STECHSCHULTE et al.: Recovery from rabies: A case report. Ann. Intern. Med. **76**, 931–942, 1972.
KLIETMANN, W.: Heutige Einsatzmöglichkeiten der Tollwutimpfung. Therapiewoche **31**, 4650–4662, 1981.
LUMIO, J., M. HILLBOM, R. ROINE et al.: Human rabies of bat origin in Europe (letter). Lancet **1**, 378, 1986.
PORRAS, C., I.I. BARBOZA, E. FUENZALIDA et al.: Recovery from rabies in man. Ann. Int. Med. **85**, 44–48, 1976.
RKI: Fledermaustollwut in England. Epidemiol. Bull. **25/96**, 171, 1996.
ROJAHN, A., H. PITTLER: Die gegenwärtige Situation der Tollwut in der Bundesrepublik Deutschland. Dtsch. tierärztl. Wschr. **90**, 250–256, 1983.
SACRAMENTO, D., H. BOURHY, N.N. TORDO: PCR technique as an alternative method for diagnosis and molecular epidemiology of rabies virus. Mol. Cell Probes **5**, 229–235, 1991.
SMITH, J.S.: New Aspects of Rabies with Emphasis on Epidemiology, Diagnosis and Prevention of the Disease in the United States. Clin. Microbiol. Rev. **9**, 166–176, 1996.
VÖGTLE-JUNGERT, U.: Die Tollwutschutzimpfung vor dem Hintergrund des epidemiologischen Geschehens. Immun. Infekt. **3**, 54–64, 1975.

3.16 Vesikuläre Stomatitis

Die Vesikuläre Stomatitis (VS) ist eine hochkontagiöse Infektionskrankheit, die bei Pferden, Maultieren, Rindern, seltener auch bei Schweinen auftritt und wegen der Bläschenbildung an Mundschleimhaut und Füßen bei Wiederkäuern klinisch nicht von der Maul- und Klauenseuche unterscheidbar ist.

Ätiologie

Ursache der VS sind die Vesikular-Stomatitis-Viren (VSV), die innerhalb der Familie *Rhabdoviridae* ein eigenes Genus Vesiculovirus bilden, das vier Serotypen umfaßt: VSV Indiana, VSV New Jersey, Cocalvirus und Alagoasvirus. Die beiden letztgenannten werden auch als Subtypen von VSV Indiana angesehen. Die Virustypen besitzen ein kreuzreagierendes Nukleokapsidantigen und ein typspezifisches

Glykoprotein. Es gibt gruppenspezifische serologische Reaktionen, aber keine Kreuzimmunität. Daneben gibt es eine Reihe weiterer Virusstämme, die teils als Subtypen, teils als eigene Serotypen aufgefaßt werden.

Vorkommen und Verbreitung
Die Vesikuläre Stomatitis kommt in Nord- und Südamerika, Afrika und Asien, dagegen nicht in Mitteleuropa vor. Virusisolierungen und Antikörperbefunde deuten darauf hin, daß das Wirtsspektrum der VS-Viren ungewöhnlich groß ist. Wirtsspektrum und Erregerreservoir scheinen für die vier Hauptserotypen nicht deckungsgleich zu sein. Hinweise auf VS-Infektionen wurden erhalten von Menschen, zahlreichen Arten von domestizierten und wildlebenden Säugetieren, aber auch von Arthropoden, vor allem von Sandfliegen (Phlebotomen), bei denen die Infektion vertikal (transovariell) übertragen wird.

Übertragung
Infektionen des Menschen sind vor allem in Endemiegebieten nicht selten. Auch Laborinfektionen mit VS-Viren wurden beschrieben. Die Übertragungsweise der VS-Viren ist ebensowenig geklärt wie die Frage des Erregerreservoirs. Bei Rindern dürfte die Übertragung von Tier zu Tier eine geringere Rolle spielen als die durch unbelebte Vektoren (Melkmaschine) oder die Hände der Melker. Bei Infektionen mit VSV Indiana in Panama scheint die Sandfliege (*Phlebotomus spp.*) eine wesentliche Rolle zu spielen.

Krankheitsbild
Die meisten Infektionen beim Menschen mit VSV Indiana und VSV New Jersey scheinen subklinisch zu verlaufen, während Infektionen durch Cocalvirus bisher nicht bekannt geworden sind. Nach Virusexposition im Labor oder durch infizierte Rinder traten gelegentlich manifeste klinische Symptome, die dem Bild einer Influenza ähneln, auf.

Nach einer Inkubationszeit von ca. 30 Stunden beginnt die Krankheit mit hohem Fieber, das oft biphasisch verläuft. Die Patienten klagen über schweres Krankheitsgefühl, Myalgien, Retrosternalschmerz, Augenschmerzen und Brechreiz. In seltenen Fällen wurden beim Menschen auch Bläschen an Mundschleimhaut, Lippen und Nase gefunden. Gelegentlich wurden Krankheitsverläufe mit hämorrhagischem Bild, das an Dengue-Fieber denken ließ, gesehen.

Bei Rindern und Schweinen ist die Krankheit vorwiegend durch Bläschenbildung an Mundschleimhaut, Flotzmaul und Rüssel charakterisiert, dazu kommen Allgemeinsymptome wie Fieber und Inappetenz. Der Krankheitsverlauf ist gutartig, gelegentlich kommt es zu Komplikationen durch Superinfektionen.

Diagnose
Die Diagnose beruht auf dem Erregernachweis in Bläschenmaterial. Die Typisierung der Isolate kann gruppenspezifisch durch ELISA und Immunfluoreszenz oder typspezifisch durch den Neutralisationstest erfolgen. Die gleichen Reaktionen sind auch für den Antikörpernachweis in Serumproben geeignet.

Differentialdiagnose
Differentialdiagnostisch sind beim Menschen je nach Krankheitsbild influenzaartige Krankheiten oder Krankheiten mit vesikulären Syndromen, eventuell auch hämorrhagische Fieber zu berücksichtigen.

Bei Infektionen der Tiere steht im Vordergrund die differentialdiagnostische Abgrenzung gegenüber der Maul- und Klauenseuche und der Bläschenkrankheit der Schweine. Dazu sind serologische Schnellteste mit Antigennachweis im Bläscheninhalt geeignet. Diese Untersuchungen werden in der Bundesrepublik Deutschland ausschließlich von der Bundesforschungsanstalt für Viruskrankheiten der Tiere in Tübingen durchgeführt.

Erkranken auf einer Farm Pferde gleichzeitig mit Rindern und Schweinen, ist Vesikularstomatitis und nicht MKS oder Bläschenkrankheit der Schweine anzunehmen.

Therapie und Prophylaxe
Eine spezifische Therapie gibt es nicht. Die symptomatische Behandlung muß vor allem die Verhütung und Bekämpfung von Sekundärinfektionen berücksichtigen.

Für die Prophylaxe stehen formalininaktivierte Vakzinen und attenuierte Lebendvakzinen zur Verfügung, ihre Bedeutung ist jedoch gering. Allgemeinhygienische Maßnahmen sind ausreichend, um die Verbreitung der Krankheit einzudämmen.

Weitere Hinweise
Da bei VSV-Infektionen von Tieren eine Infektion mit Maul- und Klauenseuche aufgrund der klinischen Symptomatik allein nicht auszuschließen ist, müssen derartige Krankheitsbilder unter dem Verdacht auf das Vorliegen einer MKS gemeldet werden.

Literatur
FIELDS, B.N., K. HAWKINS: Human infection with the virus of vesicular stomatitis during an epizootic. N. Engl. J. Med. **277**, 989–994, 1967.
REIF, J.S.: Vesicular Stomatitis. In: BERAN, G.W., J.H. STEELE (eds.): Handbook of Zoonoses. Section B. 2nd edition. CRC-Press, Boca Raton, 171–181, 1994.
SHELOKOV, A., P.H. PERALTA: Vesicular stomatitis virus, Indiana type: An arbovirus infection of tropical sandflies and humans? Am. J. Epidemiol. **86**, 149–157, 1967.

4
Durch Parasiten hervorgerufene Zoonosen

4.1 Allgemeines

Durch Parasiten bedingte Zoonosen gehören weltweit zu den wichtigsten Erkrankungen des Menschen. Sie werden verursacht durch Protozoen, Helminthen (Nematoden: Rundwürmer; Trematoden: Egel; Zestoden: Bandwürmer) und Arthropoden, wobei letztere bei Mensch und Tier besonders als Überträger von Viren, Rickettsien, Bakterien, Protozoen und Helminthen von Bedeutung sind.

Besondere Bedeutung erlangten einige parasitäre Zoonosen in den letzten Jahren als opportunistische Infektionen. Dies gilt für manche Protozoen, die früher kaum beachtet wurden, sich inzwischen aber bei immunsupprimierten Patienten als lebensbedrohliche Erreger erwiesen (z.B. Kryptosporidien), aber auch für solche, bei denen sich die Krankheitsbilder beim geschwächten Patienten gewandelt haben (z.B. Toxoplasmose beim AIDS-Patienten).

Anders als die Krankheitserreger der Prokaryontengruppe sind Parasiten als Eukaryonten höher entwickelte Organismen mit zum Teil komplizierten Entwicklungskreisläufen über morphologisch, biologisch und biochemisch unterschiedliche Stadien. Gerade bei den zoonotischen Parasiten sind im Entwicklungszyklus oft ein oder mehrere Zwischenwirte eingeschaltet, in denen bei Trematoden und Zestoden eine manchmal excessive Vermehrung stattfindet. Zwischenwirte können je nach Parasitenspezies Avertebraten (Mollusken, Arthropoden) und Vertebraten sein, die als aktive oder passive Überträger fungieren. Bei einigen Parasiten treten die infektiösen Stadien aus den Zwischenwirten aus und invadieren den Endwirt direkt oder müssen passiv aufgenommen werden. Der Mensch kann bei diesen Entwicklungswegen als Endwirt dienen, in der Rolle eines Zwischenwirts stehen (z.B. Echinokokkose) oder Fehlwirt (z.B. Toxocariasis) sein. Im letzteren Fall wird die Entwicklung des Parasiten nicht weitergeführt, sondern bleibt in bestimmten Stadien stehen, wobei aber pathogene Effekte auftreten können.

Parasiten schädigen den Wirt direkt mechanisch, wobei Entwicklung und Lokalisation im Wirt von Bedeutung sind, über Stoffwechselprodukte oder durch Nahrungsentzug. Sie induzieren im Wirt unspezifische und spezifische Abwehrreaktionen, haben aber im Laufe ihrer phylogenetischen Entwicklung oft vielfältige Mechanismen (z.B. Antigenvarianz, immunologische Mimikry) entwickelt, die sie befähigen, trotz ausgeprägter humoraler oder zellulärer Immunantwort über lange Zeit im Wirt zu persistieren. Immunpathologische Phänomene können das Krankheitsbild z.B. durch Autoimmunitäts- und Überempfindlichkeitsreaktionen wesentlich beeinflussen. Viele Parasitosen führen zu spezifischer und unspezifischer Immunsuppression.

In die folgenden Abhandlungen sind parasitäre Erkrankungen des Menschen, in deren Epidemiologie Wirbeltiere als Endwirte praktisch keine Rolle spielen (z.B. Infektionen mit *Onchocerca volvulus* oder *Mansonella perstans*), nicht einbezogen. In anderen Fällen, in denen noch keine endgültige Bewertung der Befunde möglich ist, wurde gleichfalls auf eine genaue Besprechung verzichtet. Dies gilt z.B. für die Ascariasis. Während bisher *Ascaris suum* und *A. lumbricoides*, die beim Schwein bzw. beim Menschen vorkommenden, sich morphologisch nicht unterscheidenden Spulwürmer, als spezifische Parasiten ihrer Wirte angesehen wurden, sprechen neuere molekularbiologische Studien dafür, daß Kreuzinfektionen auftreten. Bei der weltweiten Verbreitung des Schweinespulwurms könnte dies die gelegentlich auftretenden Spulwurminfektionen beim Menschen in Gegenden erklären, in denen *A. lumbricoides* nicht endemisch ist.

Offen ist auch, welche globale Bedeutung gelegentliche Berichte haben, daß *Trichuris vulpis*, der weltweit häufige Peitschenwurm des Hundes, beim Menschen auftritt. Unklar ist weiterhin, ob zwischen der in den tropischen Regionen Australiens auftretenden Eosinophilen Enteritis (EE), einer mit Bauchschmerzen und peripherer Eosinophilie einhergehenden Erkrankung, und Infektionen des Menschen mit *Ancylostoma caninum*, einem Hakenwurm des Hundes, ein Zusammenhang besteht; so werden bei EE-Patienten adulte Exemplare des Wurms im Darm gefunden; weitere positive Hinweise ergaben sich aus serologischen Studien.

Nicht behandelt werden auch Infektionen, die extrem selten sind. So gibt es z.B. Berichte, nach denen Menschen mit *Metastrongylus apri*, dem Lungenwurm des Schweines, infiziert waren, doch dürfte es sich dabei um außergewöhnliche Fälle handeln, deren Besprechung den Rahmen des Buches sprengen würde. Dies bedeutet nicht, daß die Liste relevanter Zoonosen mit den bisherigen Befunden abgeschlossen sein muß. Sie kann sich unter neuen ökologischen Bedingungen rasch erweitern und wird durch neue Erkenntnisse, vorwiegend auf molekularer Ebene, zu modifizieren sein. So stellt sich z.B. aktuell die Frage, ob *Neospora caninum*, ein vor wenigen Jahren identifiziertes Protozoon, das bis 1988 als *T. gondii* fehldiagnostiziert wurde und in zahlreichen Säugetierarten zentralnervöse Veränderungen, Aborte und Tod verursacht, wegen seines breiten Wirtsspektrums auf den Menschen übertragbar ist. Hierzu und zu anderen Fragen sollten zukünftige Untersuchungen rasch Auskunft geben.

Die speziellen parasitologischen Untersuchungsmethoden und differenzierte morphologische Fragestellungen bei den Parasiten werden ebenfalls nicht behandelt. Hierfür sei auf Spezialliteratur zur Diagnostik parasitärer Infektionen hingewiesen.

Literatur

ANDERSON, T.J.C.: *Ascaris* infections in humans from North America: Molecular evidence for cross-infection. Parasitology **110**, 215–219, 1995.

DUBEY, J.P.: A review of *Neospora caninum* and *Neospora*-like infections in animals. J. Protozool. Res. **2**, 40–52, 1992.

DUBEY, J.P., D.S. LINDSAY: Neosporosis. Parasitol. Today **9**, 452–458, 1993.

LIU, L.X., P.F. WELLER: Antiparasitic drugs. New Engl. J. Med. **334**, 1178–1184, 1996.

LOUKAS, A., J. OPDEBEEK, J. CROESE, P. PROCIV: Immunologic incrimination of *Ancylostoma caninum* as a human enteric pathogen. Am. J. Trop. Med. Hyg. **50**, 69–77, 1994.

PFALLER, M.A., T.R. FRITSCHE (eds.): Parasitology. Section IX, In: MURRAY, P.R., E.J. BARON, M.A. PFALLER et al. (eds.): Manual of clinical microbiology. 6th edition. Amer. Soc. Microbiol., Washington 1995.

PROCIV, P., J. CROESE: Human eosinophilic enteritis caused by dog hookworm *Ancylostoma caninum*. Lancet **335**, 1299–1302, 1990.

SINGH, S., J.C. SAMANTARAY, H. SINGH et. al.: *Trichuris vulpis* in an Indian tribal population. J. Parasitol. **79**, 457–458, 1993.

Literatur zur parasitologischen Diagnostik

ASH, L.R., T.C. ORIHEL: Atlas of human parasitology 2nd edition. Am. Soc. of Clin. Pathologists Press, Chicago 1984.

ASH, L.R., T.C. ORIHEL: Parasites. A guide to laboratory procedures and identification. Am. Soc. of Clin. Pathologists Press, Chicago 1987.

DIETRICH, H., P. KERN: Tropenlabor. Verlag G. Fischer, Stuttgart 1983.

ECKERT, J., E. KUTZER, M. ROMMEL et al.: Veterinärmedizinische Parasitologie. Verlag Paul Parey, Berlin und Hamburg 1992.

KETTLE, P.S.: Medical and veterinary entomology. CAB International, Wallingford 1990.

MEHLHORN, H., D. DÜWEL, W. RAETHER: Diagnose und Therapie der Parasitoren von Haus-, Nutz- und Heimtieren. Gustav Fischer Verlag, Stuttgart, Jena, New York 1993.

MEHLHORN, B., H. MEHLHORN: Zecken, Milben, Fliegen, Schaben. Schach dem Ungeziefer. Springer-Verlag, Berlin 1990.

MEHLHORN, H., W. PETERS: Diagnose der Parasiten des Menschen. Verl. G. Fischer, Stuttgart 1983.

ORIHEL, T.C., L.A. ASH: Parasites in human tissues. Am. Soc. Clin. Path. Press, Chicago 1994.

PFALLER, M.A., T.R. FRITSCHE (eds.): Parasitology. Section IX. In: MURRAY, P.R., E.J. BARON, M.A. PFALLER et al. (eds.): Manual of clinical microbiology. 6th edition. Amer. Soc. Microbiol., Washington 1995.

PRICE, D.L.: Intestinal protozoa in MIF. A reference set of photomicrographs of protozoa stained by the modified MIF method. Marion Scientific Corp., Kansas City 1978.

REICHENOW, E., H. VOGEL, F. WEYER: Leitfaden zur Untersuchung der tierischen Parasiten des Menschen und der Haustiere. 4. Auflage. J.A. Barth, Leipzig 1969.

SCHMIDT, G.D.: Handbook of tapeworm identification. CRC Press Inc., Boca Raton 1986.

THIENPONT, D., F. ROCHETTE, O.F.J. VANPARIJS: Diagnose von Helminthosen durch koproskopische Untersuchung. Jansen Research Foundation 1979.

WEIDNER, H.: Bestimmungstabellen der Vorratsschädlinge und des Hausungeziefers Mitteleuropas. Gustav Fischer Verlag, Stuttgart 1993.

WYLER, D.J.: Modern parasite biology: Cellular, immunological and molecular aspects. W.H. Freeman and Company, New York 1990.

YAMAGUTI, S.: Systema Helminthum. Interscience Publ., New York 1961.

4.2
Durch Protozoen hervorgerufene Erkrankungen

4.2.1
Amöbiasis

Unter dem Begriff Amöbiasis (Amöbenruhr, Amebic Dysentery, invasive Amebiasis) werden durch *Entamoeba (E.) histolytica* hervorgerufene Infektionen zusammengefaßt, die entweder klinisch manifest oder latent verlaufen können.

Seit etwa 30 Jahren werden zunehmend schwere Erkrankungen bei Mensch und Tier durch freilebende „Wasseramöben" der Gattung *Naegleria* und *Acanthamoeba* (sog. fakultativer Parasitismuns) beobachtet.

Ätiologie
Die Ruhramöbe *E. histolytica* ist ein protozoischer Parasit aus der Klasse der *Rhizopoda*. Früher wurde angenommen, daß die Art *E. hi-*

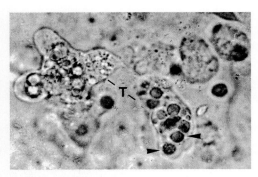

Abbildung 4-1: *Entamoeba histolytica*: Trophozoiten (T) mit phagozytierten Erythrozyten (Pfeile) im Stuhl eines Patienten mit invasiver Amöbiasis (Aufnahme: Prof. Dr. H. M. SEITZ, Institut für medizinische Parasitologie, Univ. Bonn).

stolytica sowohl für inapparente als auch für klinisch manifeste Infektionen verantwortlich sei. Inzwischen gilt, daß inapparente und klinisch symptomatische Verläufe durch zwei morphologisch nicht unterscheidbare Arten mit unterschiedlicher Pathogenität verursacht werden. Die apathogene Art wird als *E. dispar*, die pathogene als *E. histolytica* bezeichnet. Beim Menschen kann die Ruhramöbe in drei charakteristischen Stadien auftreten:

a) Gewebsform oder vegetatives Stadium (Magnaform), ca. 20–30 µm. Diese pathogene Form bewegt sich aktiv mit Hilfe von Pseudopodien (Trophozoit, Abb. 4-1), dringt in die Darmwand ein, phagozytiert Erythrozyten und Gewebstrümmer und verursacht die akute Amöbenruhr mit Folgeerscheinungen.

b) Vegetative Darmlumenform (Minutaform), ca. 10–20 µm; harmlos, frei im Darmlumen schmarotzend, vorwiegend bei chronischen Infektionen.

c) Dauerform (Zyste), ca. 10–15 µm; abgerundetes, unbewegliches Stadium, von Zystenwand umhüllt und daher widerstandsfähig.

Der Entwicklungszyklus ist in Abbildung 4-2 dargestellt.

Vorkommen und Verbreitung
Nach Schätzungen der WHO sind etwa 10% der Weltbevölkerung mit *Entamoeba spp.* infiziert. In einigen endemischen Gebieten Afrikas und Asiens sind bis zu 100% der untersuchten Personen Amöbenträger.

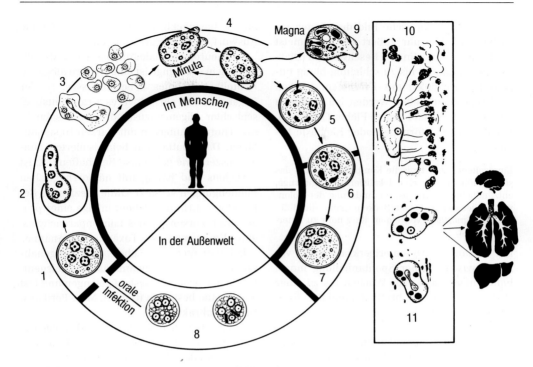

Abbildung 4-2: Entwicklung und Vermehrung von *E. histolytica*.
1 Orale Aufnahme einer reifen vierkernigen Zyste
2 Vierkerniger Amöbentrophozoit verläßt die Zyste im Darm
3 Teilung des Trophozoiten in 8 einzelne Amöben nach vorheriger Kernvermehrung
4 Minutaformen vermehren sich lebhaft durch Zweiteilung (sog. Darmlumenformen)
5–7 Zystenbildung (nur aus Minutaformen möglich)
5 Typische einkernige Zyste mit randständigen Chromidialkörpern
6 Zweikerniges Stadium (sog. Wetzsteinform)
7 Reife vierkernige Zyste
8 Vier-Kern-Zyste in den Fäzes abgesetzt
9 Bei akuter Amöbendysenterie entstehen aus Minutastadien große vegetative Formen, sog. Magna- oder Gewebsformen
10 Eindringen in das Darmgewebe (Submukosa)
11 Hämatogene Aussaat in Leber, Lunge, Gehirn, Haut und andere Organe: Invasive, extraintestinale Amöbiasis mit Abszeßbildung

Der Parasit kommt in allen Klimazonen vor, besonders aber in warmen Ländern.

Übertragung

Die Übertragung geschieht durch zystenkontaminiertes Wasser oder Lebensmittel, insbesondere pflanzlicher Art. Fliegen oder Kakerlaken spielen als mechanische Vektoren (keine Zwischenwirte!) eine bedeutende Rolle. Als tierische Reservoire gelten Hund, Affe und Nager. Ob dies auch für *E. histolytica* zutrifft, ist unklar.

Ansteckungen von Mutter auf Kind und unter Homosexuellen (Anilingus) sind bekannt.

Krankheitsbild

Die Inkubationszeit kann sehr kurz sein (wenige Tage).

Das typische klinische Bild der akuten invasiven Amöbenruhr äußert sich in zumeist milden gastrointestinalen Beschwerden (Diarrhoe, Obstipation) bis zu schleimig-blutig tingierten Durchfällen mit Krämpfen, Koliken und Tenesmen. Selten werden bei malignen oder komplizierten Formen Fieber (Toxämie), Ileus, Elektrolytstörungen oder Kachexie beobachtet.

Eine seltene, aber typische Komplikation stellt das sog. Amöbom dar, eine lokalisierte, tumorartige, entzündliche oder fibröse Veränderung der Kolonwand oder benachbarter Beckenorgane, die differentialdiagnostisch von einem Karzinom zu unterscheiden ist.

Der Verlauf der Dysenterieerkrankungen variiert zwischen einer Spontanheilung innerhalb einiger Tage oder Wochen bis zu einer starken Tendenz zu Chronizität und Rezidiven (rezidivierende Kolitis, über Monate oder Jahre anhaltend).

Die häufigste Komplikation der intestinalen Amöbeninfektion ist die Metastasierung in die Leber. Der sog. tropische Leberabszeß kann sich bereits einige Wochen nach einer vorausgegangenen Darminfektion, häufig aber erst nach 2–5 Jahren ausbilden. Er kommt entweder solitär oder in Form mehrerer isolierter Einschmelzungen bei 80–90% aller Fälle im rechten Leberlappen vor. Unilokulare Leberabszesse können Faust- bis Kindskopfgröße erreichen, während multiple kleinere Herde selten beobachtet werden. Leberabszesse haben die Tendenz zu konfluieren, an die Oberfläche des Organs zu gelangen und in Nachbarstrukturen durchzubrechen. Infolge des überwiegend zwerchfellnahen, rechtsseitigen Sitzes in der Leber stellt die Perforation in die rechte Pleurahöhle eine der möglichen Komplikationen dar. Das Krankheitsbild kann sich schleichend über Monate entwickeln; afebriler Verlauf und Gewichtsverluste sind typisch.

Foudroyante Verlaufsformen mit septischen Temperaturen, Übelkeit und Oberbauchsymptomatik sind seltener. Der zum Durchbruch neigende Leberabszeß kündigt sich durch rechtsseitige Thoraxschmerzen, besonders bei tiefer Inspiration, durch Druckschmerzhaftigkeit unter dem rechten Rippenbogen, hartnäckigen Husten, zunächst ohne Auswurf, und Pleurareizung an.

Die pleuropulmonale Amöbiasis mit Abszeßbildung in der Lunge ist eine weitere mögliche Komplikation eines Leberabszesses. In der Regel entsteht ein schweres Krankheitsbild: schlechter Allgemeinzustand, Gewichtsabnahme, Thoraxschmerzen mit starken Hustenanfällen. Das Sputum hat beim isolierten Lungenabszeß eine gelatinöse Beschaffenheit, ist geruchlos und häufig mit hämorrhagischen Beimengungen versetzt. Ohne spezifische Behandlung stirbt der Patient infolge einer progressiven Zerstörung des Lungenparenchyms, eines Empyems sowie Toxämie und Anämie.

Bei Patienten mit Leber- und Lungenabszessen können Amöbenmetastasen gelegentlich in den großen Kreislauf gelangen und fast alle Organe besiedeln (Gehirn, Milz, Perikard, Urogenitaltrakt).

Die Hautamöbiasis tritt häufig als Folge der intestinalen Amöbenerkrankungen in analen und perianalen Hautbezirken auf.

Freilebende Amöben der Gattungen *Naegleria* und *Acanthamoeba* können in Vertebraten parasitieren und beim Menschen leichte bis schwere Erkrankungen hervorrufen. *Naegleria spp.* treten im Liquor als kleine Amöben (20×7 µm) mit großen Pseudopodien auf. Die Infektion durch begeißelte Formen erfolgt meist beim Baden in kontaminierten Gewässern über die Nasenschleimhaut. Amöboide Stadien dringen über die Riechnerven in das Gehirn ein und führen nach einer Inkubationszeit von 1–9 Tagen zur primären Amöben-Meningoenzephalitis mit heftigen Kopfschmerzen, hohem Fieber, Übelkeit, Erbrechen, Photophobie, Krämpfen, Koma und meist letalem Ausgang. *Acanthamoeba spp.* sind 25–40 µm groß. Zysten im Freien enthalten amöboide Stadien als Infektionsform. Eintrittspforten sind Atemwege, Urogenitaltrakt und Haut bei chronisch kranken oder immungeschwächten Personen. Als akut oder chronisch verlaufende Erkrankungen werden Meningoenzephalitis, Entzündungen innerer Organe, Diarrhoen und Keratitis beobachtet.

Diagnose

Die Diagnose stützt sich sowohl bei symptomloser Zystenausscheidung als auch bei allen symptomatischen Intestinalformen auf den unmittelbaren Erregernachweis im Stuhl bzw. in den schleimigen Absonderungen.

Im Nativpräparat von Stühlen bei hochakuten Dysenteriefällen werden bewegliche Trophozoiten (Magnaformen) nachgewiesen, wozu sich insbesondere die Phasenkontrastmikroskopie eignet. Beim Befall des Rektums können nach Rektoskopie Abstrichpräparate von Biopsiematerial aus Geschwüren der Schleimhaut die parasitologische Diagnose sichern. Als Anreicherungsverfahren eignen sich das SAF- (Sodium acetate-Acetic acid-Formaldehyde) und das MIF-Verfahren (Merthiolate-Iodine-Formaldehyde).

Die Eisenhämatoxylinfärbung nach HEIDENHAIN stellt eine zytologische Methode zur Erkennung von Amöbenstadien dar.

Eine Differenzierung zwischen *E. histolytica* und *E. dispar* ist morphologisch nicht möglich, gelingt jedoch über die Bestimmung von Zymodemen (Isoenzymmuster der Parasiten) und mit der PCR.

Bei der extraintestinalen Amöbiasis sind Parasitenstadien bei Stuhluntersuchungen kaum zu erwarten. Hier werden vorrangig die Abszeßhöhlen in den Organen durch Szintigraphie und Computertomogramm sowie mit Hilfe der Ultraschalldiagnostik lokalisiert. Eine anschließende Punktion des Abszesses und der Nachweis von Parasiten durch Mikroskopie oder Kulturverfahren sind differentialdiagnostisch von großer Bedeutung.

Bei klinischem Verdacht auf invasive intestinale und extraintestinale Amöbiasis stellen immundiagnostische Methoden wertvolle, weitgehend spezifische und sensitive Hilfsmittel zur Stützung der Diagnose, für die Erfolgskontrolle therapeutischer Maßnahmen sowie für epidemiologische Untersuchungen dar. Besonders hohe Spezifität und Sensitivität weisen die indirekte Hämagglutination, der Immunfluoreszenztest, der Enzymimmunassay (ELISA) unter Verwendung gereinigter Antigene aus axenischen Kulturamöben bzw. rekombinanter Oberflächenproteine sowie die PCR auf.

Differentialdiagnose

Je nach klinischer Manifestation müssen, wie aus Tabelle 4-1 ersichtlich, verschiedene Erkrankungen in die Differentialdiagnose einbezogen werden.

Therapie

Für eine erfolgreiche Behandlung spielen eine exakte Diagnose des vorliegenden Infektionstyps, die Auswahl der effektivsten Medikamente (evtl. in Kombination) sowie die Applikationsart eine wesentliche Rolle. Grundsätzlich stehen direkt oder indirekt wirkende Amöbizide zur Verfügung (Kontakt- und systemisch wirkende Amöbizide), die in Tabelle 4-2 zusammenfassend dargestellt sind.

Tabelle 4-1: Differentialdiagnose der Amöbiasis

	Klinische Manifestation	Differentialdiagnostische Abgrenzung
Intestinale Amöbiasis	• Dysenterie	Neoplasien, Morbus Crohn, Kolitiden anderer Genese, bakterielle Dysenterie, Balantidiasis
	• Amöbom	maligne Dickdarmtumoren
Extraintestinale Form	• Leber, Lunge	Hydatidose, maligne Tumoren, Hepatitis, Morbus Hodgkin, Tuberkulose, Brucellose, Salmonellose
	• Amöbenperikarditis (Schocksyndrom)	Herzinfarkt
	• ZNS: Hirnabszeß	Meningoenzephalitis, Tumoren
	• Hautamöbiasis	Hautkarzinome

Tabelle 4-2: Zusammenfassung der gebräuchlichen Chemotherapeutika bei Amöbeninfektionen des Menschen

Klasse	Wirkstoff	tägl. Dosis	Applikationsweise	Therapiedauer (Tage)	Wirkungsbreite
Kontaktamöbizide	• Diloxanidfuorat	3 × 500 mg	oral	10	asymptomatische intestinale Form;
	• Paromomycin	30 mg/kg	oral	10	Nachbehandlung der symptomatischen Darmamöbiase
		100 mg/kg		5	
Gewebsamöbizide	• Dehydroemetin	1–1,5 mg/kg	i.m. (stationäre Behandlung, da kardiotoxisch)	5	alle extraintestinalen Formen (systemisch wirkend)
Kontakt- u. Gewebsamöbizide	• Metronidazol	750 mg	oral	10	Mittel der Wahl bei extraintestinalen und bei symptomatisch-intestinalen Formen u. Zystenausscheidern
		2 × 250 mg	oral	6	
	• Ornidazol	Einzeldosis	oral	–	
	• Tinidazol	2 × 100 mg	oral	3–5	

Die chirurgische Behandlung oder Punktion von extraintestinalen Abszessen ist nur von sekundärer Bedeutung und mit Zurückhaltung geboten, da solche Eingriffe eine Dissemination der Parasiten verursachen können.

Prophylaxe

Allgemeine hygienische Maßnahmen umfassen die Verhinderung der Verunreinigung von Wasser und Lebensmitteln mit Amöbenzysten, die Vernichtung von Fliegen sowie die Hebung der Hygiene (Klosettanlagen) und Veränderung der Lebensgewohnheiten in endemischen Gebieten.

Tropenreisende sollten auf rohe Speisen und nicht schälbare Früchte verzichten und niemals unfiltriertes oder ungekochtes Wasser trinken.

Eine Chemoprophylaxe oder ein Impfstoff als sichere Schutzmaßnahme gegen eine Infektion stehen nicht zur Verfügung.

Weitere Hinweise

Zystenausscheider oder Erkrankte dürfen nicht in Lebensmittelbetrieben oder bei der Trinkwasseraufbereitung beschäftigt werden. Erkrankungsverdächtige und Erkrankte dürfen Gemeinschaftseinrichtungen (z.B. Schulen) nicht besuchen, bis eine Weiterverbreitung der Krankheit ausgeschlossen werden kann. Für die Benutzung dieser Einrichtungen durch Ansteckungsverdächtige ist in der Bundesrepublik Deutschland die Zustimmung des Gesundheitsamtes notwendig.

Literatur

BRUCKNER, D.A.: Amebiasis. Clin. Microbiol. Rev. **5**, 356–369, 1992.
CLARC, C.G., L.S. DIAMOND: Ribosomal RNA genes of pathogenic and non-pathogenic *Entamoeba histolytica* are distinct. Mol. Biochem. Parasitol. **49**, 297–302, 1991.
DIAMOND, L.S.: Amoebiasis: A problem solved. What now? Arch. Med. Res. (Mex.) **4**, 157–161, 1992.

ENDERS, B., M. SINH, E.H. YAP, K.D. HUNGERER: Experience with a standardized IHA-reagent for the serodiagnosis of invasive amoebiasis in man. Behring Inst. Mitt. **60**, 98–106, 1976.

FERRANTE, A.: Free-living amoebae: Pathogenicity and immunity. Parasite Immunol. **13**, 31–47, 1991.

LOTTER, H., E. MANNWEILER, M. SCHREIBER, E. TANNICH: Sensitive and specific serodiagnosis of invasive amebiasis by using a recombinant surface protein of pathogenic *Entamoeba histolytica*. J. Clin. Microbiol **30**, 3163–3167, 1992.

MARKWALDER, K.: Intestinale Amöbiasis. Eine Diagnose mit vielen Gesichtern. Internist **25**, 216–221, 1984.

MERGERYAN, H.: The prevalence of *Acanthamoeba* in the human environment. Rev. Inf. Dis. **13**, 390–391, 1991.

MYUNG, K., D. BURCH, T.F.H.G. JACKSON, S.L. STANLEY, JR.: Serodiagnosis of invasive amebiasis using a recombinant *Entamoeba histolytica* antigen-based ELISA. Arch. Med. Res. **23**, 285–288, 1992.

OCKERT, G.: Vorkommen, Parasitismus und pathogenetische Potenz freilebender Amöben. Appl. Parasitol. **34**, 77–88, 1993.

RAVDIN, J.I.: Amoebiasis. Clin. Inf. Dis. **20**, 1453–1466, 1995.

SARGEAUNT, P.G., J.E. WILLIAMS, J.D. GREEN: The differentiation of invasive and non invasive *Entamoeba histolytica* isolates by isoenzyme electrophoresis. Trans. Roy. Soc. Trop. Med. Hyg. **72**, 519–521, 1978.

TANNICH, E., M. LEIPPE, R.D. HORSTMANN: Aktuelle Befunde zur Pathogenität von *Entamoeba histolytica*. Immun. Infekt. **29**, 145–150, 1992.

4.2.2
Babesiose (Babesiosis)

Die seltenen Babesieninfektionen des Menschen lassen sich auf tierspezifische *Babesia*-Arten zurückführen.

Ätiologie

Die wenigen Erkrankungen des Menschen wurden bisher mit folgenden tierspezifischen Babesien (Ordnung Piroplasmida) in Zusammenhang gebracht:

Spezies	Wirt
Babesia microti	Nager
Babesia divergens	Rind
Babesia bovis	Rind
Babesia equi	Pferd

Vorkommen und Verbreitung

Die beim Menschen beobachteten Babesiosen traten in den USA (Kalifornien) und Mexiko sowie in Europa (Frankreich, Irland, Schottland, ehemalige UdSSR und ehemaliges Jugoslawien) auf.

Übertragung

Überträger der Infektionen sind jeweils bestimmte Zeckenarten *(Ixodes spp., Dermacentor spp., Rhipicephalus spp., Hyalomma spp.)*. Die Infektion erfolgt durch Inokulation von Sporozoiten mit dem Speicheldrüsensekret beim Blutsaugen der Zecken (Abb. 4-3). Entsprechend der Lebensweise der Zecken ist die Hauptinfektionsgefahr im europäischen Raum und in den USA zwischen Mai und Oktober zu erwarten.

Krankheitsbild

Die bekannt gewordenen Babesienerkrankungen betrafen meist Patienten, die wegen einer anderen Ursache (z.B. Splenektomie) immungeschwächt waren, und manifestierten sich als schwere hämolytische Anämien mit meist tödlichem Ausgang.

Erkrankungsfälle bei Patienten mit intaktem Immunsystem verliefen häufig mit Fieber, Schüttelfrost, Kopf- und Abdominalschmerzen, allgemeiner Myalgie, Anämie, Hämoglobinurie und depressivem Verhalten. Eine Selbstheilung ist möglich.

Diagnose

Die Verdachtsdiagnose einer Babesieninfektion beim Menschen stützt sich auf die Anamnese, besonders bei ursächlich unklaren, fieberhaften Erkrankungen nach Zeckenstich.

Labordiagnostisch wird der direkte Erregernachweis im peripheren Blut (Ausstrichpräparat, Giemsa-Färbung) geführt.

Immundiagnostische Methoden (indirekte Hämagglutination, Immunfluoreszenztest und ELISA) sind hilfreich.

Differentialdiagnose

Alle unklaren, fieberhaften Erkrankungen mit Anämie und Hämaturie, wie z.B. Malaria, sind differentialdiagnostisch zu berücksichtigen.

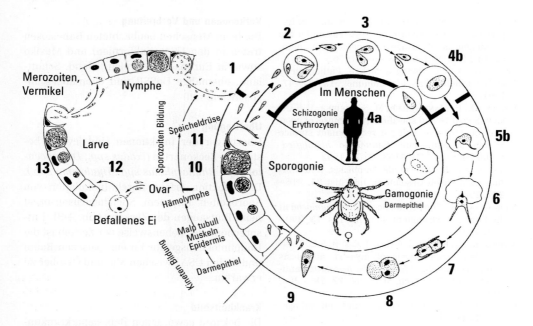

Abbildung 4-3: Entwicklungszyklus von *Babesia spp.*
1 Sporozoiten im Zeckenspeichel; Invasion von Erythrozyten
2, 3 Bildung von Merozoiten durch Zweiteilung im Erythrozyten
4a Intraerythrozytärer Merozoit
4b Intraerythrozytärer Gamont (geschlechtlich differenziertes Stadium)
5a Merozoiten gehen im Zeckendarm zugrunde
5b Gamonten bilden strahlenförmige Fortsätze
6 Gamet (geschlechtsreifes Stadium)
7 Verschmelzung von Isogameten
8 Zygote
9 Kinet (bewegliche invasive Form)
10 In verschiedenen Organen entstehen aus jedem Kineten zahlreiche Sporokineten
11 Ungeschlechtliche Vermehrung in den Zellen der Speicheldrüsenalveolen
12 Über das Ovar werden Eier und somit die nächste Zeckengeneration befallen (transovarielle Übertragung)
13, 14 Vermehrung im Darmepithel von Larve und Nymphe; Ansiedlung in der Speicheldrüse

Babesien bilden keine vielkernigen Schizonten und kein Pigment in Erythrozyten. Anamnestische Hinweise, wie Kontakt mit Zecken und Exstirpation der Milz, sind wichtig.

Therapie
Als wirksamste Therapie gilt die Kombination von Clindamycin i.v. (20 mg/kg/Tag bei Kindern; 3–4 × 600 mg/Tag bei Erwachsenen) plus Chininsulfat oral (25 mg/kg/Tag bei Kindern; 3–4 × 650 mg/Tag bei Erwachsenen) über 7–10 Tage.

Prophylaxe
Eine Chemoprophylaxe beim Menschen ist unbekannt.

In der Veterinärmedizin wird eine Chemoprophylaxe unter tropischen Bedingungen mit dem langsam eliminierten Babesizid Imidocarb wirksam praktiziert, ist jedoch mit Rückstandsproblematik behaftet.

Impfstoffe gegen Babesien stehen bei Haustieren (Hund) zur Verfügung.

Literatur
BOUSTANI, M.R., J.E. GALFAND: Babesiosis. Clin. Inf. Dis. **22**, 611–615, 1996.
DUZGIEN, A., I.G. WRIGHT et al.: An ELISA for the diagnosis of *Babesia bovis* infection utilizing a synthetic, *Babesia bovis* derived antigen. Vet. Parasitol. **39**, 225–231, 1991.
FRIEDHOFF, K.T.: Transmission of *Babesia*. In: RISTIC, M. (ed.): Babesiosis of domestic animals and man. CRC Press, Boca Raton, 23–52, 1988.
KRAUSE, P.J., S.R. TELFORD et al.: Babesiosis: An underdiagnosed disease of children. Pediatrics **89**, 1045–1048, 1992.
MELDRUM, S.C., G.S. BIRHHEAD et al.: Human babesiosis in New York State: An epidemiological description of 136 cases. Clin. Inf. Dis. **15**, 1019–1023, 1992.
MÜLLER, H.E.: Babesiose-Erreger, Klinik, Nachweis und Therapie. Deutsch. Med. Wschr. **111**, 1694–1698, 1986.
RUEBUSH, T.K., D.D. JURANEK, A. SPIELMAN, J. PIESMAN, G.R. HEALY: Epidemiology of human babesiosis on Nantucket Island. Am. J. Trop. Med. Hyg. **30**, 937–941, 1981.

4.2.3
Balantidiose (Balantidienruhr)

Die Balantidiose des Menschen ist eine durch den Ziliaten *Balantidium coli* verursachte sporadische Zoonose, die oft asymptomatisch verläuft, aber auch ruhrartige Erscheinungsbilder hervorrufen kann.

Ätiologie

Balantidium (B.) coli (Größe 30–150 µm) ist der einzige Parasit des Menschen, der zur Protozoenklasse der *Ciliophora* gerechnet wird.

Morphologisch charakteristisch für diesen Erreger ist das Vorhandensein zweier verschiedener Zellkerne, des bohnenförmigen, im Zentrum lokalisierten Makronukleus und des kleineren kugeligen Mikronukleus an der Konkavseite des ersteren.

Vorkommen und Verbreitung

B. coli ist weltweit verbreitet und besonders in warmen Ländern als Parasit bei in der Landwirtschaft tätigen Personen, Tierpflegern, Schlachtern und Pflegepersonal in Tiergärten bekannt. Endemische Gebiete sind hauptsächlich die Philippinen, Indonesien, Japan, Südsee-Inseln, Panama, Kuba und Peru.

Natürlicher Hauptwirt für *B. coli* ist das latent infizierte Hausschwein, bei dem die Infektion symptomlos und ohne pathologische Veränderungen verläuft. Der Parasit lebt meist als Kommensale im Zökum, wobei die Befallsquote 40–80% erreichen kann. Als natürliche Parasitenträger sind außerdem Wildschweine, Kaninchen, Ratten, Affen, seltener Rinder, Schafe und Pferde bekannt, denen epidemiologisch jedoch eine unbedeutende Rolle zukommt (Entwicklungszyklus in Abb. 4-4).

Übertragung

Die Übertragung auf den Menschen erfolgt durch orale Aufnahme von Zysten aus den Fäzes von Hausschweinen. Fliegen können als mechanische Überträger von Bedeutung sein.

Eine Übertragung von Mensch zu Mensch ist selten beschrieben worden.

Krankheitsbild

Die Inkubationszeit hängt von der Infektionsdosis und der Disposition des Patienten ab. Eine Infektion bedeutet nicht immer eine Erkrankung und verläuft oft als symptomlose Darmlumeninvasion. Für die Entwicklung einer leichten bis schweren Balantidiose spielen begünstigende Faktoren (kohlenhydratreiche Ernährung, Subazidität, Dyspepsie) eine Rolle.

Bei der akuten Infektion kommt es zu einem stürmischen, ruhrartig verlaufenden Krankheitsbild mit blutig-schleimigen, oft penetrant riechenden Durchfällen, Leibschmerzen und Tenesmen. Fieber tritt erst in einem späteren Stadium auf.

Chronische Infektionen zeigen das Bild von Durchfallsperioden im Wechsel mit hartnäckigen Obstipationen, das sich über Monate bis Jahre hinziehen kann. Die Durchfälle sind meistens nicht wässerig, sondern dünnbreiig und zeigen keine Blut- oder Schleimbeimengungen.

Bei der rektoskopischen Untersuchung findet man Ulzerationen mit kraterartigen Rändern. Perforationen, die zu einer diffusen Pe-

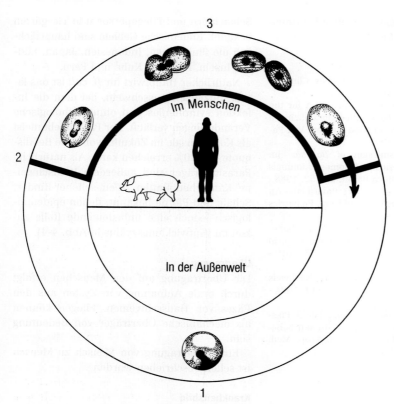

Abbildung 4-4: Entwicklung von *Balantidium coli*.
1 Kugelförmige Dauerstadien (Zyste) mit Fäzes ausgeschieden
2 Orale Aufnahme der Zysten
3 Vegetative Formen vermehren sich durch Querteilung. Durch Konjugation erfolgt ein Austausch von Genmaterial.

ritonitis führen können, oder hämatogene Verschleppung der Balantidien in andere Organe sind Ausnahmen. Letale Verlaufsformen kommen bei Kindern mit unbehandelter Infektion vor.

Diagnose
Bei der mikroskopischen Untersuchung des frischen diarrhoischen Stuhls kann der native Nachweis der Parasiten (typischer Wimpernschlag des Ziliaten) geführt werden, die bei 60–100facher Vergrößerung kaum zu übersehen sind.

Der Nachweis von Zysten im menschlichen Stuhl ist nur selten zu erwarten. Die Anreicherung von *B. coli* in festeren Stuhlproben wird durch Einhängen eines in Gaze eingebrachten Stuhls in physiologische NaCl-Lösung erzielt. Durch die positiv geotaktische Reaktion der Erreger können diese am Boden des Gefäßes leicht nachgewiesen werden. Durch rektale Verabreichung des Untersuchungsmaterials an Meerschweinchen, Kaninchen oder Affen kann ein positiver Tierversuch geführt werden.

Serologische Methoden haben für die Routinediagnostik bisher keine Bedeutung erlangt.

Differentialdiagnose
Das klinische Bild einer akuten Balantidiose muß von einer Shigellen- oder Amöbenruhr und Salmonellose abgegrenzt werden. Eine genaue Anamnese (Kontakt mit Schweinen) ist hilfreich.

Therapie
Jede erkannte Balantidieninfektion, auch die asymptomatische Form, ist zu behandeln.
Tetrazykline (1–2 g/Tag) und Metronidazol (3 × 400 mg/Tag für Erwachsene, 3 × 250 mg/Tag für Kinder) über 7 Tage sind Mittel der Wahl.

Prophylaxe
Hygienischer Umgang mit Schweinen ist erforderlich. Keine Düngung mit Schweinemist, da die Zysten im feuchten Milieu über meh-

rere Wochen infektionstüchtig bleiben. Eine einwandfreie Aufbereitung und Lagerung von Nahrungsmitteln und Trinkwasser in endemischen Gebieten ist zu gewährleisten.

Literatur

DORFMAN, S., O. RANGEL, L.G. BRAVO: Balantidiasis: Report of a fatal case with appendicular and pulmonary involvement. Trans. Roy. Soc. Trop. Med. Hyg. **78**, 833–835, 1984.

HERNÁNDES, F., A.P. ARGÜELLO, P. RIVERA, E. JIMÉNEZ: *Balantidium coli* (Vestibuliferida: Balantidiidae): The persistence of an old problem. Revista de Biología Tropical **41**, 149–151, 1993.

LADAS, S.D., S. SAVVA, A. FRYDAS et al.: Invasive balantidiasis presented as chronic colitis and lung involvement. Digest. Dis. Sci. **34**, 1621–1623, 1989.

PINHEIRO, M.C., M.A. LIMA: Fatal case of intestinal balantidiasis. Caso fatal de balantidíase intestinal. Revista da Sociedade Brasileira de Medicina Tropical **24**, 173–176, 1991.

SHAMRAĬ, O.V.: Effective method for detecting intestinal Balantidium. Laboratornoe Delo **10**, 73–74, 1990.

ZIEGLER, K.: Balantidium-Infektionen. In: BRÜSCHKE, G. (Hrsg.): Handbuch der Inneren Erkrankungen. Bd. 5. Infektionskrankheiten. Gustav Fischer Verlag, Stuttgart – New York, 879–881, 1983.

4.2.4
Chagas-Krankheit (Südamerikanische Trypanosomiasis)

Die nach dem brasilianischen Arzt C. CHAGAS, dem Entdecker des menschen- und tierpathogenen Erregers *Trypanosoma cruzi*, benannte amerikanische Form der Trypanosomiasis (Chagas disease, südamerikanische Trypanosomiasis) ist ein schwerwiegendes sanitäres und soziales Problem in den süd- und mittelamerikanischen Ländern.

Ätiologie

Der Erreger *Trypanosoma (T.) cruzi* tritt im Blut des Wirtes als nicht vermehrungsfähige trypomastigote Form auf, ein 17–20 µm langer und 2 µm breiter Flagellat mit undulierender Membran und Geißel. In Zellen des RES und anderer befallener Organe wird die teilungsfähige amastigote Form gefunden, ein 5 µm × 1,5 µm großes, ovales Protozoon mit rundem Kern und deutlich stäbchenförmigem Blepharoblasten.

In diesem Stadium ist die parasitierte Zelle infolge binärer Teilung der Parasiten gefüllt und aufgetrieben (parasitäre Pseudozyste). Nach dem Platzen der Zyste und Umwandlung der Parasiten in die trypomastigote Form gelangen die Erreger in die Blutbahn, um nach unbestimmter Verweildauer erneut in Gewebezellen einzudringen.

In der als Zwischenwirt fungierenden Raubwanze findet nach der Blutmahlzeit im Mitteldarm eine charakteristische morphologische Umwandlung der Parasiten in die sog. epimastigoten Formen (Blepharoblast in unmittelbarer Nähe zum Zellkern) statt, die sich durch Zweiteilung vermehren. Auf dem Weg zum Enddarm (Rektalampulle) haften die Trypanosomen mit ihrer Geißel an der Darmwand, teilen sich und verwandeln sich schließlich in die metazyklische Form, das eigentliche infektiöse Stadium für Mensch und Tier (Entwicklungszyklus in Abb. 4-5).

Vorkommen und Verbreitung

Nach Angaben der WHO (1980) infizieren sich jährlich zwischen 7–12 Millionen Menschen neu; die Zahl der chronisch Erkrankten wird auf rund 24 Millionen geschätzt.

Das Verbreitungsgebiet der Chagas-Krankheit ist an das Vorkommen von Raubwanzen gebunden und tritt endemisch auf dem gesamten lateinamerikanischen Subkontinent, mit Ausnahme Kubas, sowie sporadisch im Süden der USA auf. Besonders hohe Infektionsraten werden in Argentinien, Brasilien, Chile, Paraguay, Peru, Uruguay und Venezuela beschrieben. Zwischen Mexiko und Argentinien sind insgesamt etwa 65 Millionen Menschen einem Infektionsrisiko ausgesetzt. Der gewöhnliche Infektionsmodus ist in Abbildung 4-6 dargestellt.

Als Erregerreservoire und natürliche Wirte sind zahlreiche Wildtiere (z.B. Fledermäuse, Gürteltiere, Beutelratten und andere Nager) bekannt. Besonders den Haustieren Hund und Katze kommt epidemiologische Bedeutung zu. Vögel sind refraktär, jedoch als Wirte von Raubwanzen häufig aufgesucht.

Die infizierten Raubwanzen fungieren während ihres ganzen Lebens (bis zu 2 Jahren) als Erregerausscheider. Eine transovarielle Übertragung findet nicht statt. Die Raubwanzen leben vorwiegend in Hütten und Häusern der ärmeren Bevölkerung in

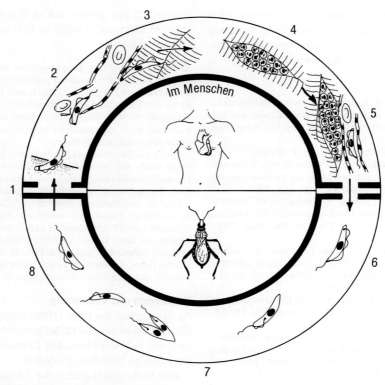

Abbildung 4-5: Entwicklungszyklus von *Trypanosoma cruzi*.
1. Metazyklische (infektiöse) Trypanosomen werden durch Raubwanzenkot auf den Menschen übertragen und gelangen über Stichwunden oder Schleimhaut in die Blutbahn
2. Zeitweilig im peripheren Blut (keine Vermehrung)
3. Eindringen in Herzmuskel- sowie Endothelzellen innerer Organe (Milz, RES, Leber)
4. Starke Vermehrung im amastigoten (geißelfreien) Stadium (Zystenbildung)
5. Platzen der parasitierten Zelle; Umwandlung in trypomastigote (begeißelte) Formen und zeitweises Auftreten im peripheren Blut. Erneute Infektion von Wirtszellen
6. Aufnahme parasitierten Bluts beim Saugakt der Raubwanze
7. Umwandlung zur epimastigoten Form und schnelle Vermehrung im Darm
8. Umwandlung zu metazyklischen Trypanosomen und Ansiedlung im Enddarm (Rektalampulle)

den ländlichen Gegenden sowie in Vogelnestern, Erdhöhlen und Schlupfwinkeln von Wildtieren. Der Infektionsindex der Wanzenpopulation kann regionär sehr unterschiedlich sein und gelegentlich 100% betragen.

Übertragung

Als Überträger sind über 35 Arten blutsaugender Raubwanzen der Unterfamilie *Triatominae* der Familie *Reduviidae* bekannt (Tab. 4-3).

Die Übertragung von *T. cruzi* auf den Menschen erfolgt am häufigsten nach Defäkation der gesättigten Wanzen am Wirt durch Einreiben infizierten Wanzenkots in die Stichwunde oder kleinere Hautläsionen in der Nähe des Stiches sowie durch die Schleimhäute an Auge oder Mund (Schmierinfektion!).

Ferner sind eine diaplazentare Infektion des Fetus und eine Infektion von Säuglingen durch erregerhaltige Muttermilch möglich. Die Übertragung durch Bluttransfusionen wird häufig beobachtet, vor allem bei Verwendung von Konserven, die von Spendern

4.2 Durch Protozoen hervorgerufene Erkrankungen

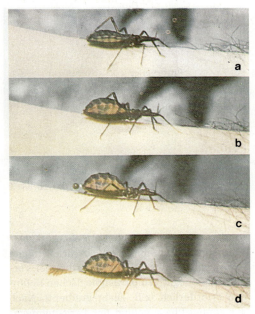

Abbildung 4-6: Vorgang der Infektion des Menschen mit *Trypanosoma cruzi*:
Raubwanze sticht durch die Haut **(a)**, saugt Blut und schwillt dabei an **(b)**. Nach der Blutmahlzeit setzt sie flüssigen, mit Trypanosomen angereicherten Kot ab **(c)**, der sich auf der Haut verbreitet **(d)**. Durch den Stichkanal, über andere Hautläsionen oder über Schleimhäute (Konjunktiven) gelangen die Trypanosomen in die Blutbahn (aus Produktinformation Lampit® Bayer).

Tabelle 4-3: Wichtigste Raubwanzen-Arten als Überträger von *Trypanosoma cruzi*

Reduviidae spp.	Vorkommen
• *Triatoma infestans*	ganz Lateinamerika
• *Triatoma sordida*	ganz Lateinamerika
• *Triatoma barberi*	Mexiko
• *Triatoma dimidiata*	Zentralamerika, Kolumbien, Ecuador
• *Rhodnius prolixus*	nördliches Südamerika, Venezuela
• *Rhodnius pallescens*	Panama
• *Panstrongylus megistus*	Brasilien, Peru

in der asymptomatischen frühchronischen Phase stammen. Auch Laborinfektionen sind bekannt geworden.

Krankheitsbild

Der klinische Verlauf einer *T. cruzi*-Infektion ist je nach Allgemeinzustand und Alter des Patienten sowie nach Virulenz und Gewebstropismus des Parasiten in den einzelnen Erkrankungsphasen individuell sehr unterschiedlich. Grundsätzlich muß jedoch zwischen der akuten Infektion und dem chronischen Chagas-Leiden unterschieden werden (Tab. 4-4).

Die klinische Symptomatologie entspricht während der akuten Phase oft einem grippalen Infekt und findet in der Regel keine besondere Beachtung. Nach Abklingen der akuten Symptome erscheinen die meisten Patienten subjektiv und objektiv gesund, obwohl die Infektion unter Fortbestand einer kaum diagnostizierbaren Parasitämie submanifest weiterbesteht. Durch permanente Zerstörung von Muskelgewebe und Denervierung muskulärer Hohlorgane sowie durch Autoimmunreaktionen kommt es zu den irreversiblen Veränderungen (sog. Megaorgane), die symptomatisch für das sog. Chagas-Leiden sind. Fälle von plötzlichem Herztod bei scheinbar Gesunden sind charakteristisch für diese maskierte Phase der Infektion. Betroffen sind vorwiegend Erwachsene zwischen 25 und 50 Jahren.

Diagnose

Bei schweren, akuten Fällen in Endemiegebieten kann die Diagnose anhand des klinischen Bildes und der Anamnese einigermaßen gesichert werden.

Diagnostisch beweisend ist der direkte oder indirekte Erregernachweis, besonders bei schwacher Ausprägung klinischer Symptome oder bei völlig asymptomatischem Infektionsverlauf.

In der akuten Phase können die Trypanosomen im peripheren Blut frühestens 1–2 Wochen p.i. mittels Nativblutuntersuchung im dicken Tropfen oder im gefärbten Ausstrich nachgewiesen werden. Zwischen dem 30. und 90. Tag der Infektion ist die Parasitämie be-

Tabelle 4-4: Typische klinische Befunde bei der Chagas-Krankheit

Primärreaktion an der Eintrittsstelle der Trypanosomen:	• Typische, aber flüchtige Quaddelbildung • Induration und lokale Depigmentation • Selten ödematös entzündliche Primärläsion (Chagom) • Ober- und Unterlidödem mit Konjunktivitis (Romana) (Abb. 4-7) • Lymphknotenschwellung (regionär)
Akutes Stadium (überwiegend im Kindesalter, ca. 80%):	• Inkubation: 10–30 Tage • Häufig Fieber (initial oft täglich intermittierend) • Lymphadenopathien (vereinzelt persistierend) • Hepatosplenomegalie (20–30% der akuten Fälle) • Akute, diffuse Myokarditis (bei starkem Parasitenbefall) • Tachykardie • ZNS-Symptome: Kopfschmerzen, Erbrechen, Somnolenz, Schwindel, Photophobie • Meningoenzephalitis
Chronisches Stadium (latent und manifest):	• Latenzperiode: 7–20 Jahre • Myokardiopathie: Diffuse chronische Myokarditis, Dilatation der Herzkammern (rechter Ventrikel, Aneurysma der linken Herzspitze häufig), Rhythmusstörungen, Blockierung des Reizleitungssystems (Rechtsschenkelblock) • Megabildung intestinaler Hohlorgane (Prädilektionsstellen: Ösophagus und Kolon, ca. 20%) • Exo- und Endokrinopathien

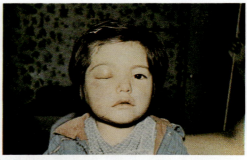

Abbildung 4-7: Lidödem bei akuter Chagas-Infektion als Frühsymptom einer *T. cruzi*-Infektion (Reaktion auf lokale Parasitenvermehrung).

sonders ausgeprägt, wobei ein etwa 5tägiger Vermehrungsrhythmus zu berücksichtigen ist. Anreicherungsverfahren werden bei Verdacht und negativen parasitologischen Befunden erforderlich (z.B. Dichtegradient). Nach der akuten Phase gelingt der Parasitennachweis mit diesen Methoden nur selten.

Eine empfindliche, jedoch zeitaufwendige Untersuchungsmethode ist die Xenodiagnose, bei der im Labor gezüchtete, trypanosomenfreie Raubwanzen als biologische Multiplikatoren zum Nachweis von *T. cruzi* aus dem peripheren Blut von Patienten eingesetzt werden. Als Alternative zur Xenodiagnose werden in der chronischen Phase der Tierversuch (Inokulation peripheren Bluts in Mäuse) und die Anreicherung der Parasiten in geeigneten Medien in vitro verwendet.

Besondere Bedeutung kommt der Immundiagnostik zu, sowohl in der individuellen Diagnostik (bei negativem parasitologischem Befund) als auch für epidemiologische Untersuchungen und für die Kontrolle von Blutspendern sowie in der Schwangerenfürsorge. Über die Sensitivität der zur Verfügung stehenden Untersuchungsmethoden gibt die Zusammenstellung in Tabelle 4-5 Aufschluß.

Differentialdiagnose

Differentialdiagnostisch kommen im akuten und frühchronischen Stadium insbesondere Typhus, Grippe, viszerale Leishmaniase, Schistosomiasis, Malaria, Brucellose und infektiöse Mononukleose in Betracht.

Tabelle 4-5: Aussagekraft diagnostischer Untersuchungsmethoden bei der Chagas-Krankheit

Testmethode	Sensitivität (%)	
	akute Phase	chronische Phase
Direkter Nachweis im Blut	> 80	< 10
Anreicherungsverfahren	50 – 100	> 20
Xenodiagnose	> 95	25 – 50
Tierversuch	?	< 15
Blutkultur	40 – 60	bis 95
Histopathologie	> 90	(+)
Immunpräzipitation	> 85	10 – 20
Immunfluoreszenztest	50 – 70	> 90
Enzymimmunassay (ELISA)	60 – 75	> 90
Komplementbindungsreaktion	20 – 40	> 90
Indirekte Hämagglutination	25 – 40	> 90
Latex-Agglutinationstest	70 – 80	> 90

Therapie

Erst durch die Entwicklung der Nitrofurfurylidenverbindung Nifurtimox gelang der erfolgreiche Durchbruch bei der Therapie der akuten und frühchronischen Phase. Dieses Präparat verkürzt die manifeste Erkrankungsphase und führt bei richtiger Applikation meist zu Parasitenfreiheit. Behandlungserfolge in der chronischen Phase sind umstritten. Empfohlen wird die orale Behandlung mit 15 – 20 mg/kg/Tag für Kinder im Alter von 1 – 10 Jahren, mit 12,5 – 15 mg/kg/Tag für Heranwachsende, mit 8 – 10 mg/kg/Tag für Erwachsene über 90 – 120 Tage.

Nebenwirkungen (Anorexie, Nausea, ZNS-Symptome) nehmen mit Dauer der Therapie zu, wobei bei Kindern eine bessere Verträglichkeit als bei Erwachsenen beobachtet wird. Resistenz von *T. cruzi*-Stämmen gegen Nifurtimox wird beschrieben.

Ähnlich gute Therapieerfolge werden mit Benznidazol erreicht, das in einer Dosierung von 4 – 5 mg/kg/Tag über 60 Tage verabreicht wird. Nebenwirkungen, wie Polyneuropathie, Exantheme, treten auch hier mit zunehmender Behandlungsdauer auf. Resistente *T. cruzi*-Stämme werden bereits beobachtet.

Prophylaxe

Eine Chemoprophylaxe ist nicht möglich. Ein Impfstoff ist bisher nicht erhältlich. Hauptbekämpfungsmaßnahmen bestehen daher bis heute in der Dezimierung der Vektoren und in der Schaffung von Wohnbedingungen für die ländliche Bevölkerung, unter denen sich Raubwanzen nicht halten können.

Literatur

ANDRADE, Z.A.: Mechanisms of myocardial damage in *Trypanosoma cruzi* infection (Cytopathology of parasitic disease). Pitman Books, London (Ciba Foundation Symposium) **99**, 214 – 233, 1983.

BERNING, H.: Die Chagas-Krankheit und ihre Bedeutung für Mittel- und Südamerika. Münch. med. Wschr. **123**, 23 – 26, 1981.

CALVACANTE, M.D.A.: Blood transfusion and transplacental transmission modes of Chagas' disease in Brazil. Rev. Path. Trop. **16**, 153 – 193, 1987.

CASTRO, S.L. DE: The challenge of Chagas' disease chemotherapy: An update of drugs assayed against *Trypanosoma cruzi*. Acta Tropica **53**, 83 – 98, 1993.

DESFORGES, J.F.: American trypanosomiasis (Chagas' disease) – A tropical disease now in the United States. New Engl. J. Med. **329**, 639 – 644, 1993.

HENRIKSSON, J., U. PETTERSSON, A. SOLARI: *Trypanosoma cruzi*: Correlation between karyotype variability and isoenzyme classification. Experimental Parasitology **77**, 334 – 348, 1993.

TANOWITZ, H.B., L.V. KIRCHHOFF, S. DOUGLAS et al.: Chagas' disease. Clin. Microbiol. Rev. **5**, 400 – 419, 1992.

WHO Expert Committee: Control of Chagas' disease. Technical Report Series **811**, 95, 1991.

4.2.5 Giardiasis (Lambliasis)

Die Giardiasis wird durch den ubiquitär vorkommenden Flagellaten *Giardia lamblia* (syn. *Lamblia intestinalis, G. duodenalis*) hervorgerufen und ist eine Infektion des Dünndarms.

Ätiologie

Giardia (G.) lamblia gehört zur Klasse der *Mastigophora* und wird in zwei morphologisch unterschiedlichen Formen gesehen:

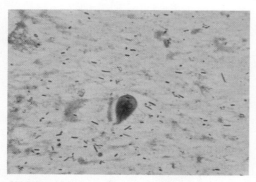

Abbildung 4-8: Trophozoit von *Giardia intestinalis*.

Vegetative Form (Trophozoiten), 10–20 µm lang, birnenförmige 8geißlige Flagellaten (Abb. 4-8); parasitiert im Dünndarm, gelegentlich in der Gallenblase.

Zystenform, 8–14 µm große ovale Gebilde, mit einer kräftigen Membran umgeben, die im ausgereiften Zustand 4 Zellkerne enthalten.

Vorkommen und Verbreitung

Giardia-Infektionen des Menschen werden in allen Ländern der Erde diagnostiziert, wobei erhebliche geographische Unterschiede bestehen. Die Durchseuchungsrate wird in gemäßigten Breiten mit 2–10% bei Erwachsenen und bis zu 25% bei Kindern angegeben. In tropischen Gebieten steigt die Befallsquote bis zu 50–80% an. Das häufige Auftreten bei gewissen Bevölkerungsgruppen wird mit bestimmten Ernährungsgewohnheiten (kohlenhydratreiche Kost, Hungersituationen) in Zusammenhang gebracht.

Die bisher angenommene strenge Wirtsspezifität der verschiedenen *Giardia*-Arten wird durch den Beweis, daß Lamblien des Menschen auf Hund und Nagetiere übertragbar sind, in Frage gestellt. Möglicherweise sind weitere Tierarten (Hund, Katze, Rind, Schaf) als direkte oder indirekte Infektionsquelle für *Giardia*-Infektionen des Menschen anzusehen. Genetische Unterschiede zwischen Isolaten von verschiedenen Wirten haben keinen Einfluß auf die speziesübergreifende Infektiosität. Die Giardiasis ist dementsprechend als eine parasitäre Zoonose einzustufen.

G. canis (Hund) und *G. cati* (Katze) sind morphologisch nicht von *G. lamblia* zu unterscheiden. Alle gehören der *G. duodenalis*-Gruppe an.

Übertragung

Die Zysten als eigentliches infektiöses Stadium werden in großer Anzahl (mehrere Millionen pro Tag) mit dem Stuhl infizierter Personen ausgeschieden und gelangen durch mangelnde Hygiene in Trinkwasser, an Hände und Nahrungsmittel. Fäkaldüngung kontaminiert Obst- und Gemüsepflanzen. Auch Fliegen können an der Verbreitung der Infektion beteiligt sein.

Krankheitsbild

Die Klinik der *Giardia*-Infektion reicht von häufig symptomlosen Infektionen bis zu schweren Krankheitsformen.

Die Inkubationszeit wird mit 6–15 Tagen angegeben.

Hauptsymptome einer akuten Infektion sind plötzlich einsetzende Durchfälle mit gelblichen, übel, oft faulig riechenden Stühlen, die jedoch frei von Blut, Schleim oder eitrigen Bestandteilen sind. Krampfartige Bauchschmerzen, Brechreiz, Anorexie, aufgetriebener Leib mit übelriechender Flatulenz, Völlegefühl im Oberbauch nach Mahlzeiten, Herz- und Kreislaufbeschwerden, Kopfschmerzen und leichtes Fieber vervollständigen das klinische Bild.

Das akute bis subakute Krankheitsbild kann sich auch chronisch rezidivierend über Wochen bis Monate hinziehen und wird vorwiegend bei 1–4 Jahre alten Kindern in Heimen, weniger bei Schulkindern beobachtet.

Ein chronisches Stadium kann Jahre andauern, wobei periodisch durchfällige Stühle von typischem Geruch mit Obstipationen wechseln. Aufgetriebener Leib mit Flatulenz sind typisch. Inappetenz und Gewichtsabnahme werden häufig festgestellt.

Das vermehrte Auftreten von Lamblien sowie der unterschiedliche klinische Verlauf der Erkrankung werden oft als Folge einer Ernährungs- und Stoffwechselstörung oder einer Immunsuppression (T-Zell-Defekt) der Wirte gesehen.

Diagnose

Die Diagnose wird durch den Nachweis meist von Zysten, seltener von Trophozoiten im Stuhl gestellt (SAF- und MIF-Technik, fixierte Ausstriche nach Giemsa- oder Heidenhain-Färbung). Im Duodenalsaft können durch Gabe von lauwarmem Magnesiumsulfat (10%ig, 20 ml) mittels Sonde die von der Schleimhaut abgelösten *Giardia*-Trophozoiten nachgewiesen werden. Die mikroskopische Untersuchung (Phasenkontrast oder Interferenz) auf Trophozoiten muß sofort nach Probeentnahme erfolgen, da diese Stadien schnell absterben und lysieren.

Serodiagnostische Verfahren zum Nachweis spezifischer Antikörper gibt es bisher nicht. Der Antigennachweis mittels ELISA (spezifisches Koproantigen) im Stuhl kann den Erregernachweis ersetzen.

Differentialdiagnose

Die Symptome einer akuten Giardiasis sind leicht zu verwechseln mit denen einer bakteriellen Ruhr, Amöbenruhr, Salmonellose oder viralen Gastroenteritis.

Therapie

Jede *Giardia*-Infektion sollte aus epidemiologischen Erwägungen spezifisch behandelt werden, auch wenn keine Krankheitssymptome vorliegen.

Erfolgreiche Beseitigung der *Giardia*-Erreger wird durch Albendazol (400 mg/Tag für 5 Tage) und Metronidazolpräparate erreicht (3 × 250 mg/Tag über eine Woche). Als besonders zuverlässiges Chemotherapeutikum hat sich Acridindihydrochlorid erwiesen (3 × tägl. 0,1 g über 5 Tage).

Antibiotika sind kontraindiziert, da sie die Überlebenszeit der Erreger in einem weitgehend keimfreien Milieu verlängern.

Prophylaxe

Prophylaktische Maßnahmen richten sich auf den Schutz von Nahrungsmitteln vor Kontamination mit *Giardia*-Zysten. Ebenfalls ist für eine ausgeglichene Ernährung zu sorgen, weil hohe Kohlenhydratanteile in der Nahrung disponierend wirken.

Literatur

BOREHAM, P.F.L., J.A. UPCROFT, P. UPCROFT: Changing approaches to the study of *Giardia* epidemiology. Int. J. Parasitol. **20**, 479–487, 1990.

FARTHING, M.J.G.: Diarrhoeal disease: Current concepts and future challenges. Pathogenesis of giardiasis. Trans. Roy. Soc. Trop. Med. Hyg. **87** (suppl. 3), 17–21, 1993.

FRASER, G.G., K.R. COOKE: Endemic giardiasis and municipal water supply. Am. J. Publ. Health **81**, 760–762, 1991.

HJELT, K., A. PAERREGAARD, P.A. KRASILNIKOFF: Giardiasis causing chronic diarrhoea in suburban Copenhagen: Incidence, physical growth, clinical symptoms and small intestinal abnormality. Acta Paediatrica **81**, 881–886, 1992.

MAJEWSKA, A.C.: Successful experimental infections of a human volunteer and Mongolian gerbils with *Giardia* of animal origin. Trans. Roy. Soc. Trop. Med. Hyg. **88**, 360–362, 1994.

MELONI, B.P., R.C.A. THOMPSON et al.: Critical comparison of *Giardia duodenalis* from Australia and Switzerland using isoenzyme electrophoresis. Acta Tropica **50**, 115–124, 1992.

REYNOLDSON, J.A., R.C.A. THOMPSON, R.J. HORTON: Albendazole as a future antigiardial agent. Parasitology Today **8**, 412–414, 1992.

THOMPSON, R.C.A., A.J. LYMBERY, A.J. MELONI: The zoonotic transmission of *Giardia* species. Veterinary Record **126**, 513–514, 1990.

THOMPSON, R.C.A., J.A. REYNOLDSON, A.J. LYMBERY: *Giardia* – from molecules to disease and beyond. Parasitology Today **9**, 313–315, 1993.

THOMPSON, R.C.A., REYNOLDSON, J.A., A.H.W. MENDIS: *Giardia* and Giardiasis; Adv. Parasitology **32**, 71–160, 1993.

4.2.6 Kryptosporidiose

Die Kryptosporidiose beim Menschen findet erst seit wenigen Jahren als Kokzidieninfektion des Darms Beachtung.

Kryptosporidien werden häufig bei Durchfällen neugeborener Kälber nachgewiesen (Abb. 4-9), oft zusammen mit Rota- und Coronavirusinfektionen auftretend.

Ätiologie

Die protozoischen Erregerspezies der Gattung *Cryptosporidium* sind noch nicht eindeutig determiniert. Sie gelten als Sonderform der einwirtigen Kokzidien. Von den bisher be-

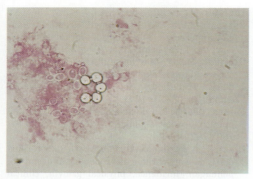

Abbildung 4-9: Kryptosporidien (ungefärbte Gebilde) und Hefen im Kot eines Kalbes. Karbolfuchsinfärbung (Archivbild des Instituts für Parasitologie der Univ. Gießen).

kannten Arten spielt fast ausschließlich die bei Säugetieren, vor allem bei Kälbern und Lämmern, vorkommende Spezies *C. parvum* eine Rolle als Zoonoseerreger. Lediglich *C. baileyi*, eine bei Vögeln vorkommende Art, wurde auch beim Menschen beschrieben.

Die etwa 2–4 µm großen rundlichen, vegetativen Stadien sind eng mit der Oberfläche der Darmschleimhaut verhaftet, wo sie in manchen Fällen in großer Zahl nachgewiesen werden können. Die Parasiten sind innerhalb ihrer Wirtszellen im Grenzbereich zwischen Ziliensaum und Zytoplasma angesiedelt (extrazytoplasmatisch/intrazellulär) (Entwicklungszyklus in Abb. 4-10).

Vorkommen und Verbreitung

Die beim Menschen beobachteten klinischen Fälle von Kryptosporidiose traten überwiegend bei immungeschwächten Patienten auf. Über die Gesamtverbreitung beim Menschen können keine genauen Angaben gemacht werden.

Als Darmparasitose kommt die Kryptosporidiose bei mindestens 12 Tierarten vor, insbesondere beim Kalb (Nordamerika, Europa).

Übertragung

Die Infektion erfolgt oral über die dickwandigen Oozysten.

Es gibt Anhaltspunkte dafür, daß die Übertragung von Mensch zu Mensch häufiger ist als von Tier zu Mensch.

Krankheitsbild

Von manchen Autoren wird *Cryptosporidium* als vorwiegend opportunistischer Infektionserreger angesehen, da die Infektion häufig gleichzeitig mit anderen bakteriellen, viralen und parasitären Erkrankungen, Immundefekten oder Immunsuppression auftritt.

Die klinischen Erscheinungen bei immungeschwächten Patienten manifestieren sich als Enterokolitis mit choleraähnlichen Diarrhoen und nachfolgender Exsikkose. Die Abdominalsymptomatik äußert sich in hyperaktiven Darmgeräuschen, Bauchschmerzen und Meteorismus.

Bei immunkompetenten Personen ist der Verlauf meist blande und manifestiert sich nach einer Inkubationszeit von 5–28 Tagen als selbstlimitierende Durchfallserkrankung von kurzer Dauer.

Diagnose

Bei choleraähnlichem Durchfall sollte stets auf Kryptosporidien geachtet werden, deren Oozysten sich im Stuhl, im Darmsaft und in Jejunum- und Ileumabstrichen der Mukosa durch native Untersuchung (Phasenkontrastmikroskop) oder Färbung nach Giemsa bzw. vital mit Karbolfuchsin als ungefärbte, stark lichtbrechende, kugelige, 4–5 µm große Gebilde mikroskopisch gut darstellen lassen.

Durch Flotation mit NaCl-Lösung (spez. Gewicht 1,14), durch $ZnCl_2$-Lösung (spez. Gewicht 1,3) oder durch Zuckerlösung wird die Anreicherung der Oozysten im Stuhlpräparat erreicht.

Der Nachweis spezifischer IgA- und IgM-Koproantikörper mittels IFT wird insbesondere bei AIDS-Patienten empfohlen.

Differentialdiagnose

Differentialdiagnostisch müssen *Giardia*-Infektion und Amöbendysenterie abgegrenzt werden.

Therapie

Eine Kausaltherapie ist unbekannt. Im Vordergrund stehen symptomatische Behandlungsmaßnahmen, vor allem parenterale In-

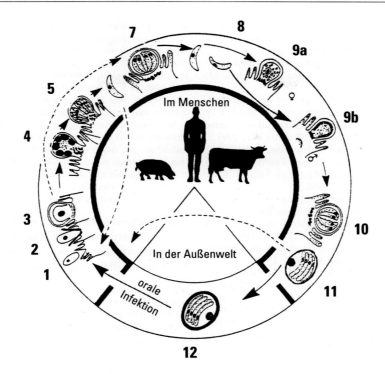

Abbildung 4-10: Entwicklungszyklus von Kryptosporidien (modifiziert nach ECKERT 1984)
1   Sporozoit wird im Magen frei und nähert sich dem Darmepithel
2   Sporozoit zwischen Mikrovilli mit basaler Haftzone
3   Junger Schizont
4   Schizont im Teilungsstadium
5   Reifer Schizont mit 8 Merozoiten (Typ I Meront)
6   Freier Merozoit
7   Reifer Schizont mit 4 Merozoiten (Typ II Meront)
8   Freie Merozoiten
9a Makrogametozyt
9b Mikrogamont mit Mikrogameten
10 Dickwandige Oozyste (Dauerstadium für die Außenwelt)
11 Dünnwandige Oozysten führen zu endogener Autoinfektion (ca. 20% der gebildeten Zysten)
12 Mit Fäzes ausgeschiedene sporulierte Oozyste (dickwandig: orale Infektion)

fusionen zum Ausgleich des Wasser- und Elektrolytverlustes.

Strikte Hygienemaßnahmen sind angezeigt.

Literatur

CLARK, D.P., C.L. SEARS: The pathogenesis of Cryptosporidiosis. Parasitol. Today **12**, 221–225, 1996.

COOPERSTOCK, M., H.L. DUPONT, M.L. CORRADO et al.: Evaluation of new anti-infective drugs for the treatment of diarrhea caused by *Cryptosporidium*. Clin. Inf. Dis. **15** [suppl. 1], 249–253, 1992.

CURRENT, W.L., L.S. GARCIA: Cryptosporidiosis. Clin. Microbiol. Rev. **4**, 325–358, 1991.

DU PONT, H.L.: Cryptosporidiosis and the healthy host. New Engl. J. Med. **312**, 1319–1320, 1985.

FLANIGAN, T.P., R. SOAVE: Cryptosporidiosis. In: Progress in Clinical Parasitology: Volume 3. New York, Springer-Verlag 1992.
GÖBEL, E.: Diagnose und Therapie der akuten Kryptosporidiose beim Kalb. Tierärztl. Umschau **42**, 863–868, 1987.
KAPEL, N., D. MEILLET, M. BURAUD et al.: Determination of anti-cryptosporidium coproantibodies by time-resolved immunofluorometric assay. Trans. Roy. Soc. Trop. Med. Hyg. **87**, 330–332, 1993.
KRAUSE, W., A. ABRAHAM, D. LEHMANN: Cryptosporidienbefunde bei Kindern mit Enteritis-Symptomatik aus dem Regierungsbezirk Leipzig. Appl. Parasitol. **36**, 66–71, 1995.
SCHUSTER, W., R. FISCHER, S. ALSLEBEN et al.: *Cryptosporidium sp.* in stool specimens from diarrhoic and asymptomatic individuals in the Magdeburg area. Angew. Parasitol **32**, 193–197, 1991.
SMITH, H.V., J.B. ROSE: Waterborne Cryptosporidiosis. Parasitology Today **6**, 8–11, 1990.
WEBSTER, K.A.: Molecular methods for the detection and classification of *Cryptosporidium*. Parasitology Today **9** (7), 263–266, 1993.
WOLFSON, J.S., J.M. RICHTER, M.A. WALDRON et al.: Cryptosporidiosis in immunocompetent patients. New Engl. J. Med. **312**, 1278–1282, 1985.
ZU, S.X., G.D. FANG, R. FAYER et al.: Cryptosporidiosis. Pathogenesis and Immunology. Parasitology Today **8**, 24–27, 1992.

4.2.7
Leishmaniasen

4.2.7.1
Allgemeines

Die Leishmaniasen des Menschen lassen sich epidemiologisch, klinisch und pathologisch-anatomisch in drei unterschiedliche Krankheitsbilder unterteilen (Tab. 4-6).

4.2.7.2
Viszerale Leishmaniase (Kala-Azar)

Kala-Azar („Schwarze Krankheit") ist eine generalisierte Infektion mit *Leishmania donovani (L.d.) donovani*.

Ätiologie

Neben *Leishmania d. donovani* kann auch *L. d. chagasi* die Krankheit hervorrufen. *L. d. infantum* kommt im Mittelmeerraum, vorzugsweise bei Kindern, vor.

Vorkommen und Verbreitung

Die Epidemiologie der viszeralen Leishmaniase wird einerseits durch das Infektionsreservoir (Tier und/oder Mensch) sowie andererseits durch den spezifischen Vektor (eine/mehrere Phlebotomusarten) bestimmt. Aufgrund dieser Erkenntnisse können verschiedene Formen der Kala-Azar abgegrenzt werden (nosogeographische Subzonen).

Anthroponotische Formen (ohne Einschaltung eines tierischen Erregerreservoirs) kommen bei der indischen und ostafrikanischen Kala-Azar vor. Bei den mediterran-mittelasiatischen und südamerikanischen viszeralen Leishmaniasen spielen Kaniden (Hund, Fuchs, Schakal), bei der afrikanischen Kala-Azar Nager (Ratten) als Reservoir eine wichtige Rolle.

Charakteristisch für die viszerale Leishmaniase sind epidemische Ausbrüche, die auf Bevölkerungsfluktuationen und verschieden starke Phlebotomendichten zurückgeführt werden.

Alle Altersgruppen sind empfänglich. Überwiegend wird die Erkrankung bei Jugendlichen im Alter bis zu 20 Jahren angetroffen (ca. 60% der Fälle).

Die Erkrankung tritt häufiger in ländlichen Gebieten auf, wo Lebensgewohnheiten der Menschen und Bionomie der Sandmücken eng zusammenspielen.

Der epidemiologische Typ der mediterran-mittelasiatischen Formen wird im ganzen Mittelmeerraum, an der Atlantikküste Nordafrikas und Portugals, im Kaukasus, im Irak, in asiatischen Republiken der ehemaligen Sowjetunion, Zentralasien und Nordchina angetroffen.

Im Mittelmeergebiet tritt die Erkrankung hauptsächlich bei Kindern auf (80% der Fälle unter 5 Jahren, bis zu 95% unter 10 Jahren). Im Gegensatz zur indischen Kala-Azar treten Epidemien mit größeren Erkrankungszahlen nicht auf.

Allgemein kommt die südamerikanische Kala-Azar in Brasilien sporadisch vor, kann jedoch bei Ausbreitung des Erregers auf Hund und andere Kaniden zeitweise epizootisch und epidemisch auftreten, wobei Infektionsraten beim Hund bis zu 27% beschrieben wurden.

Übertragung

Blutsaugende Mückenarten der Unterfamilie *Phlebotominae* (Sandflies, Schmetterlingsmücken) sind obligatorische Überträger (und Zwischenwirte) der Leishmanien auf den Menschen und andere Säugetiere. Nur die Weib-

4.2 Durch Protozoen hervorgerufene Erkrankungen

Tabelle 4-6: Leishmaniasen des Menschen (WHO-Klassifikation 1955)

Krankheit	Erreger	Überträger	Verbreitung	Erregerreservoir
Kala-Azar (viszerale Leishmaniase)	• L. donovani donovani	Phlebotomus argentipes	Sri Lanka, Malaysia, Thailand, Vietnam, Bangladesh, Burma, Indien	Hunde, Füchse
	• L. donovani infantum	Ph. major, Ph. papatasii	östl. Mittelmeergebiet, Kaukasus, Schwarzmeergebiet	Hunde, Schakale, Nager (Ratte)
		Ph. perniciosus	Italien, Nordafrika, Mittelasien, östl. Mittelmeer	
		Ph. orientalis, Ph. martini, Ph. celiae	Ostafrika, besonders Sudan, Kenia, Äthiopien	
		Ph. chinensis	China, Iran, Syrien	
		Ph. mongolensis	China, Mongolei	
	• L. donovani chagasi	Lutzomyia intermedius, Lu. longipalpis	Südamerika	Hunde
Orientbeule (kutane Leishmaniase)	• L. tropica minor	Ph. sergenti	Algerien, Griechenland, Irak, Indien	Nagetiere, Hunde, Klippschliefer
	• L. tropica major	Ph. papatasii	Israel, Ägypten, Libanon, Turkestan	
		Ph. perfilieri	Italien	
		Ph. caucasicus	Mittelasien	
Espundia (lateinamer. mukokutane Leishmaniase u. verwandte Formen)	• L. braziliensis braziliensis • L. mexicana mexicana • L. diffusa • L. mexicana pifanoi	Lu. paraensis Lu. migonei Lu. whitmani Lu. anduzei Lu. longipalpis Lu. intermedius	Mittel- u. Südamerika	Nagetiere, Gürteltiere, Hunde

chen saugen Blut, wobei nicht alle Arten den Menschen als Blutspender bevorzugen.

Nach Sonnenuntergang oder kurz vor Sonnenaufgang verlassen die weiblichen „Sandmücken" zur Nahrungssuche ihre Schlupfwinkel (Erdlöcher, Felsspalten, Baumhöhlen oder andere dunkle, windstille, feuchte Stellen, Speicher, Latrinen, Ställe). Die Aktivität der Phlebotomen ist bei Windstille und hoher Luftfeuchtigkeit besonders hoch.

Die Mücken nehmen beim Saugakt am Vertebraten freie Leishmanien oder parasitierte Wirtszellen auf. Nach Formenwechsel vermehren sich die promastigoten Leishmanien stürmisch im Vorderdarmbereich. Die Mük-

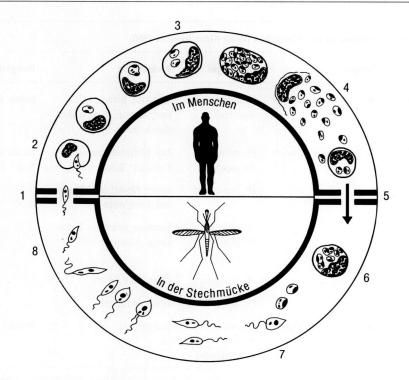

Abbildung 4-11: Entwicklungszyklus von *Leishmania donovani*.
1 Übertragung der begeißelten Leishmanien durch Stich der blutsaugenden *Phlebotomus spp.* (Sandmücken)
2 Eindringen der sog. promastigoten Form in Endothelzellen
3 Intrazelluläre Vermehrung der nun amastigoten (geißellosen) Leishmanien durch Zweiteilung
4 Platzen der Wirtszelle und erneuter Befall von Endothelzellen und Monozyten, vorwiegend in Milz und Leber
5 Aufnahme einer infizierten Wirtszelle mit amastigoten Leishmanien durch Sandmücken
6 Parasitierte Wirtszelle im Mückenmagen
7 Umwandlung zum begeißelten, promastigoten Stadium und schnelle Vermehrung (Zweiteilung)
8 Wanderung in den Pharynx der Mücke und Ausbildung der metazyklischen Form

ken enthalten nach 7-9 Tagen infektiöse Stadien (Entwicklungsszyklus in Abb. 4-11).

Krankheitsbild

In bestimmten, geographisch abgrenzbaren, endemischen Gebieten (Kenia, Sudan, Zentralasien) bilden sich nach dem Stich durch infizierte Phlebotomen primäre Hautläsionen (Leishmaniom, Primäraffekt) aus: Es entwickelt sich eine juckende Papel mit erythematösem Hof von 1-2 cm Durchmesser, gelegentlich mit zentraler Gewebsnekrose.

Bei Erkrankungen ohne Leishmaniom schwankt die Inkubationszeit für die Mehrzahl der Fälle zwischen 2 und 6 Monaten. Der Krankheitsbeginn ist oft schleichend, ein ausgeprägtes Prodromalstadium findet sich selten. Deshalb werden oft uncharakteristische Frühsymptome (leichter, unregelmäßiger Temperaturanstieg, Kopf- und Gliederschmerzen, Müdigkeit, Magen-Darm-Störungen, leichter Katarrh der Atemwege bei Kindern) übersehen oder bagatellisiert.

Bei einem Teil der Patienten setzt die Erkrankung plötzlich ein mit akutem, heftigem Fieber bis 40°C und höher, jedoch selten mit Schüttelfrost. Fieberhafte Zustände werden bei ca. 97% der Fälle gefunden. Der Fieberverlauf ist remittierend oder intermittierend. Innerhalb von 24 Stunden können oft 2–3 Fieberschübe registriert werden. Die Temperaturabfälle gehen meist mit profusen Schweißausbrüchen einher. Gewöhnlich hält das Initialfieber 2–6 Wochen oder länger an, gelegentlich von kurzen oder längeren Remissionen unterbrochen, und erreicht dann kaum noch Werte über 38–39°C.

In der ersten Phase der Infektion sind die meisten Patienten trotz hohen Fiebers in ihrem Allgemeinbefinden kaum beeinträchtigt. Mattigkeit, allgemeine Leistungsschwäche, Appetitlosigkeit und Gewichtsverlust sowie Neigung zu Ödembildung bei Kindern treten erst mit Fortschreiten der Erkrankung ein.

Die chronische Infektion ist gekennzeichnet durch Fieber, Hepatosplenomegalie, Lymphadenopathie, Panzytopenie, fortschreitende Kachexie, Husten, Durchfall und subikterisches bis dunkelbräunliches Hautkolorit.

Die Milz ist besonders bei Kindern stark vergrößert. Die in akuten Stadien weiche Konsistenz der Pulpa wird während des Krankheitsverlaufes immer derber. Die durchschnittlichen Organgewichte liegen zwischen 500 g (Kinder) bis 2000 g (Erwachsene).
Die Leber ist geschwollen, hyperämisch und das Parenchym gelblich (fettige Degeneration) bis rotbraun (Stauung im Kapillarkreislauf) verfärbt. Schwere Leberparenchymschäden mit Ausbildung von Ikterus oder Aszites werden selten beschrieben. Das Durchschnittsgewicht einer infizierten Leber wird mit über 2000 g angegeben,
Die Lymphknoten des Mesenteriums und der Femoral- und Inguinalgegend sind geschwollen und typisch für das klinische Bild (Abb. 4-12), ihre Konsistenz ist weich.

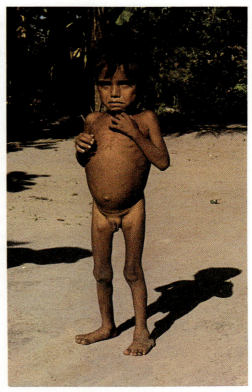

Abbildung 4-12: Kala-Azar beim Kind (Brasilien). Aufgetriebener Bauch, starke Schwellung der Inguinallymphknoten.

Jahre nach einer spontan geheilten Erkrankung oder bei erfolgreich therapierten Fällen anthroponotischer Formen (Indien, Ostafrika) kann sich das sog. Post-Kala-Azar-Hautleishmanoid ausbilden. Die meist erythematösen, nodulären Effloreszenzen enthalten massenhaft Parasiten. In hypopigmentierten, knötchenartigen Veränderungen lassen sich dagegen nur spärlich Leishmanien nachweisen. Dieses Spätsymptom einer überstandenen, scheinbar ausgeheilten Kala-Azar manifestiert sich vorwiegend im Gesichtsbereich (auch auf den Schleimhäuten des Wangen-, Nasen- und Rachenraums) mit späterer Ausdehnung auf den ganzen Körper, besonders die Extremitäten.

Ulzerierende Leishmanoide werden nur sehr selten beobachtet. Die Hautläsionen können über Jahre bis Jahrzehnte ohne stärkere Beeinträchtigung im Befinden des Patienten persistieren.

Der Krankheitsverlauf ist bei Erwachsenen und Kindern im Prinzip gleich; bei letzteren wirken sich die Beteiligung der Atemwege (Bronchitiden und ausgedehnte schwere Bronchopneumonien) sowie eventuell auftretende Darmstörungen (Flüssigkeitsverlust) ungünstig aus. 25% der Erkrankungsfälle führen als akute Verläufe 6–12 Monate nach der Infektion zum Tode durch Superinfektionen und gastrointestinale Blutungen. Bei Kindern ist die Prognose besonders ernst.

Tabelle 4-7: Klinische und diagnostische Hinweise auf Kala-Azar in Endemiegebieten

Klinische Symptome	Klinische Laborbefunde	Histopathologische Befunde
• Starke Abmagerung • Typische Vergrößerung von Milz und Leber (aufgetriebener Leib) (Abb. 4-12) • Lymphknotenschwellungen • Primäraffekt (Leishmaniom) an der Einstichstelle • Fieber (zwei- bis dreigipflig innerhalb 24 Std., unregelmäßig, intermittierend) • Blutdruckabfall • Schwere Anämie • Ödeme • Überlanges Wachstum der Wimpern bei Kindern* (Bras. Cilios alongados) (Abb. 4-13) • Trockene, rauhe Haut, häufig dunkle Pigmentierung • Amenorrhoe bei Frauen	• Beschleunigte Blutsenkungsgeschwindigkeit • Normochrome, normozytäre Anämie (ca. 2–4 Mill. Erythrozyten/mm^3) • Störung der Blutgerinnung (Verminderung von Faktor VIII und IX) • Lymphozytotische Leukopenie ($\leq$ 1000/mm^3) • Thrombozytopenie ($\leq$ 100 000/mm^3) • Hypoproteinämie mit Hypergammaglobulinämie • Umgekehrter Albumin-Globulin-Quotient	• Im Knochenmarkspunktat Hyperplasie der myeloischen und retikuloendothelialen Elemente • Hemmung der Erythropoese

* Bei Hunden mit *L. donovani*-Infektion kann überlanges Krallenwachstum auftreten (Abb. 4-14)

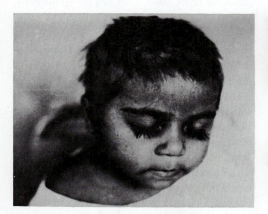

Abbildung 4-13: Überlanges Wachstum der Wimpern bei Kala-Azar (Brasilien).

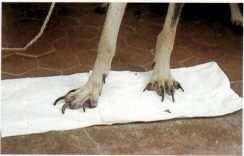

Abbildung 4-14: Übermäßiges Krallenwachstum bei einem Hund mit *Leishmania donovani*-Infektion.

Unbehandelte Kala-Azar-Erkrankungen zeigen in ca. 75% der Fälle einen langsam fortschreitenden Verlauf und enden in der Regel nach spätestens 1½ – 3 Jahren letal.

Diagnose

In Endemiegebieten ist eine Konstellation von anhaltendem Fieber, fortschreitendem Gewichtsverlust, Schwäche, ausgeprägter Hepatosplenomegalie, Panzytopenie, Hypergammaglobulinämie und Hypalbuminämie pathognomonisch.

Tabelle 4-8: Direktnachweis von Leishmanien bei Kala-Azar

	Methode	Nachweisquote
Nachweis im peripheren Blut:	• Blutausstrich dicker Tropfen (Giemsa-Färbung)	sehr niedrig (geringe Parasitämie) < 35% (abhängig von Endemiegebiet und Parasitämie)
	• Tierversuch (Goldhamster)	bis 65%
	• Kultur (in vitro) aus Biopsiematerial NNN-Blutagarmedium biphasisch	> 75%
Nachweis in Organpunktaten:	• Knochenmark (Sternum oder Beckenkamm)	direkter Erregernachweis, Kultur, Tierversuch > 90%
	• Leber	60–80%
	• Milz	> 95% Komplikationen: Ruptur, Blutungen
	• Lymphknoten	unsichere Diagnose
Nachweis in Abstrichen:	• Nase, Tonsillen	15–20%
Direkter Nachweis in:	• Hautskarifikation oder Probeexzision bei Hauteffloreszenzen	60–80%

Wichtige Untersuchungsmethoden sind in den Tabellen 4-7 und 4-8 zusammengestellt.

Zur Sicherung der Diagnose sollte stets der direkte oder indirekte Erregernachweis geführt werden.

Spezifische Antikörper können mittels ELISA oder Immunfluoreszenztests nachgewiesen werden; Kreuzreaktionen mit *Trypanosoma cruzi*, *Mycobacterium leprae*, *Plasmodium spp.* und *Schistosoma spp.* sind möglich.

Differentialdiagnose

Bakterielle Infektionen:	Typhus, Paratyphus, Brucellose, Sepsis, Syphilis, Miliartuberkulose, Rückfallfieber, Fleckfieber.
Viruserkrankungen:	Infektiöse Mononukleose, Hepatitis, Rubella.
Parasitosen:	Schlafkrankheit, Malaria, Bilharziose, Ankylostomiasis, Amöbiasis und Chagas-Krankheit.
Organ- oder systemische Erkrankungen:	Tropische Splenomegalie und Anämie, Leberzirrhose, Morbus Boeck, rheumatische Erkrankungen, Lupus erythematodes und Leukämie.

Therapie

Die Behandlung der Kala-Azar sollte stationär erfolgen. Eine Isolierung der Patienten ist nicht erforderlich, doch sollten potentielle Vektoren durch Moskitonetze, Repellentien und Insektizide ferngehalten werden.

Fünfwertige Antimonverbindungen sind hochwirksam und relativ atoxisch. Gegeben werden 20 mg Sb^{5+}/kg/Tag über mindestens 20 Tage, bei Rückfall oder verzögertem Ansprechen über 40–60 Tage. Verfügbar sind Natrium-Stiboglukonat (100 mg Sb^{5+}/ml) und N-Methylglucaminantimonat (85 mg Sb^{5+}/ml), die i.m. oder i.v. appliziert werden.

Pentamidin-Isethionat, in einer Dosis von 2–4 mg/kg/Tag i.m., über 15 Tage gegeben, ist ebenfalls wirksam, hat allerdings erhebliche Nebenwirkungen (Kopfschmerzen, Erbrechen, Bauchschmerzen).

Empfohlen wird auch Amphotericin B, 0,5–1 mg/kg, täglich oder jeden 2. Tag, langsam i.v., bis zu 8 Wochen. Hochkalorische, protein- und vitaminreiche Kost, Bluttransfusionen und gezielte Therapie bakterieller Superinfektionen sind indiziert. Sichere Kriterien für die Beurteilung des Erfolges einer Therapie gibt es nicht: normale Körperlymphknoten, Gewichtszunahme, Besserung der Panzytopenie und Rückbildung der Hepatosplenomegalie sind wichtige Hinweise. Sorgfältige Nachbeobachtung über 3–12 Monate ist notwendig.

Bei frühzeitiger Therapie beträgt die Heilungsrate etwa 90%. Bei schweren Fällen liegt die Letalität trotz Therapie bei 10–25%.

Prophylaxe
Ein wirksames Chemoprophylaktikum ist bisher noch nicht gefunden worden. Die individuelle Prophylaxe gegen Phlebotomenstiche besteht im täglichen Gebrauch verschiedener Repellentien, die eine protektive Wirkung für die gesamte Dauer einer Aktivitätsperiode der Sandfliegen (7–8 Stunden) haben. Hierfür werden empfohlen NN-Diäthyl-m-toluamid und Hexamethylbenzamid; diese sind auch zum Imprägnieren von engmaschigen Moskitonetzen geeignet.

In endemischen Gebieten ist die Untersuchung von Hunden, auch der gesund erscheinenden, unerläßlich, wenn die Infektionskette erfolgreich unterbrochen werden soll. Infizierte oder seropositiv reagierende Tiere sind zu behandeln (oft unbefriedigend) oder zu töten. Für eine direkte Übertragung von Leishmanien auf den Menschen durch Kontakt mit infizierten Hunden (z.B. über Hautläsionen) gibt es allerdings keine Hinweise.

Zur Eindämmung der Wildreservoire bewähren sich das Auslegen von Giftfutter sowie Vergasungsaktionen in Kombination mit Insektizidbehandlung der Bauten der Reservoirwirte.

Überträgerphlebotomen für Kala-Azar zeigen im allgemeinen eine hohe Empfindlichkeit gegen synthetische Kontaktinsektizide (DDT, HCH). Das Versprühen im Bereich der Brut- und Ruheplätze sowie an menschlichen Wohnunterkünften ist erfolgversprechend.

Durch die regelmäßige Beseitigung von organischen Abfällen (z.B. tierischem Dung, Kehricht, Laub- und Küchenabfällen) in den Brutplätzen wird die Larvenentwicklung erschwert oder weitgehend verhindert.

Literatur
BELAZZOUG, S.: Leishmaniasis in mediterranean countries. Vet. Parasitol. **44**, 15–19, 1992.
ENDERS, B.: Zur Pathogenese, Immunologie und Diagnose der visceralen Leishmaniose unter besonderer Berücksichtigung ihres Vorkommens in Brasilien. Behring-Inst. Mitt. **60**, 46–57, 1976.
GESSNER, A., CH. BOGDAN, M. RÖLLINGHOFF: Leishmaniose. In: RÖLLINGHOFF, M., M. ROMMEL (Hrsg.): Immunologische und molekulare Parasitologie. G.-Fischer-Verlag, Jena, Stuttgart, 29–52, 1994.
HEIMGARTNER, E.: Kala-Azar (viszerale Leishmaniasis) nach Aufenthalt am Mittelmeer. Schweiz. Rundschau Med. (Praxis) **73**, 1119–1122, 1984.
LIEW, F.Y., C.A. O'DONNELL: Immunology of leishmaniases. Adv. Parasitol. **32**, 161–259, 1993.
MARTHY, P., Y. LE FICHOUX et al.: Human visceral leishmaniasis in Alpes-Maritimes, France: Epidemiological characteristics for the period 1985–1992. Trans. Roy. Soc. Trop. Med. Hyg. **88**, 33–34, 1994.
REED, S.G., W.G. SHREFFLER, J.M. BURNS et al.: An improved serodiagnostic procedure for visceral leishmaniasis. Am J. Trop. Med. Hyg. **43**, 632–639, 1990.
RIOUX, J.A., G. LANOTTE, E. SERRES et al.: Taxonomy of Leishmania, use of isoenzymes. Suggestions for a new classification. Ann. Parasitol. Human. Comp. **65**, 111–125, 1990.
THAKUR, C.P., M. KUMAR, A.K. PANDEY: Comparison of regimes of treatment of antimony-resistant Kala-Azar patients: A randomized study. Am. J. Trop. Med. Hyg. **45**, 435–441, 1991.

4.2.7.3
Kutane Leishmaniase (Orientbeule)

Die kutane Leishmaniase (Orient-, Aleppo- oder Delhi-Beule) ist eine gutartige, auf die Haut beschränkte Parasitose, die in weiten Teilen der Welt (Asien, Afrika und besonders im Mittelmeergebiet) endemisch ist.

Ätiologie
Die Krankheit wird durch *Leishmania (L.) tropica minor* (trockene Form) und *L. tropica major* (feuchte Form) verursacht.

Vorkommen und Verbreitung
Mit Ausnahme von Lateinamerika, wo *L. tropica* nicht endemisch ist, scheint die Verbreitung der Erkrankung fast identisch mit Kala-Azar. Regional dominiert aber fast stets nur eine der beiden Leishmaniasen, so sind z.B.

Kala-Azar-endemische Gebiete Ostafrikas (Kenia, Sudan) praktisch frei von kutaner Leishmaniase. Eine ähnliche epidemiologische Situation findet sich auch in indischen Kala-Azar-Gebieten.

Übertragung

L. tropica wird hauptsächlich durch die Sandfliegen *Phlebotomus sergenti* und *Ph. papatasii* übertragen, die nur in den bereits genannten geographischen Zonen vorkommen (Tab. 4-6).

Ob bei den Hautleishmaniasen eine Infektion ohne Zwischenwirt nur durch persönlichen Kontakt erfolgen kann, ist umstritten. Es ist jedoch bekannt, daß bei der Bevölkerung in Hautleishmaniase-endemischen Gebieten direkte Überimpfungen von Läsionen erkrankter Menschen auf Gesunde durchgeführt werden, da es nach natürlicher Abheilung der lokalen Knoten und Ulzerationen zur Ausbildung einer lebenslangen, stabilen Immunität kommt.

Krankheitsbild

Das klassische klinische Bild der *Leishmaniasis tropica nodosa* zeichnet sich dadurch aus, daß sich die dermatologischen Veränderungen gewöhnlich nur an der primären Infektionsstelle ausbilden.

Die Inkubationszeit beträgt durchschnittlich 2 Wochen bis mehrere Monate.

Nach der Infektion mit *L. tropica minor* entsteht eine kleine, rötlich-blaue Papel. Diese vergrößert sich allmählich zu einem relativ derben Knötchen von 0,5 bis mehrere Zentimeter großem Durchmesser, das nach 3–4 Monaten im Zentrum ulzeriert. Diese chronische geschwürige Form ist meist nicht schmerzhaft. Das Geschwür ist von einem gelblich-bräunlichen, trockenen Schorf bedeckt, dessen Ränder etwas aufgeworfen sind. Das Allgemeinbefinden des Patienten ist kaum beeinträchtigt, die Prognose fast ausnahmslos gut. Einige Monate nach diesem klinischen Bild kommt es zur Epithelialisierung und schließlich – innerhalb von ein bis spätestens zwei Jahren unter Hinterlassung einer meist ovalen, nicht selten strahlig eingezogenen Narbe – zur Ausheilung der „Beulen". Dieser Vorgang ist typisch für mehr als 90% der Fälle und hinterläßt nach vollkommener Ausheilung eine lebenslange Immunität.

Nach Infektion mit *L. tropica major* entstehen oft multiple Läsionen, meist verbunden mit starken Entzündungen und nässenden Ulzera, die innerhalb mehrerer Monate abheilen und häufig große, entstellende Narben hinterlassen.

Prädilektionsstellen sind hauptsächlich unbedeckte Körperteile, meistens das Gesicht einschließlich Nase und Ohren sowie die Außenseiten der oberen und unteren Extremitäten.

In Abhängigkeit von der Anzahl der Phlebotomenstiche bilden sich entweder einzelne oder multiple Läsionen aus. Wenn gelegentlich Fälle beobachtet werden, bei denen Läsionen in Zeitabständen auftreten, ist das entweder auf unterschiedliche Inkubationszeit oder auf Autoinfektion bzw. Neuinfektion noch vor Einsetzen einer wirksamen Immunität zurückzuführen.

Neben den klassischen Verlaufsformen gibt es Fälle (ca. 10%), die nicht vollständig ausheilen. Die atypischen Formen äußern sich als nichtulzerierende Läsionen, die sich im Laufe von Jahren flächenhaft ausbreiten und zu multiplen, subkutanen Knötchen oder lupoiden Ekzemen führen.

Die relativ seltenen und weniger gutartigen Erscheinungsformen werden als Leishmaniasis cutis diffusa und Leishmaniasis recidivans beschrieben.

Die diffuse Hautleishmaniasis wurde mehrfach in Äthiopien beobachtet. Das klinische Bild zeigt große Ähnlichkeit mit der disseminierenden Form der südamerikanischen Hautleishmaniase, wobei neben ausgedehnten grobknotigen (tuberkuloide Form) verschiedenartige, teilweise tief ulzerierende mukokutane Läsionen (lepromatoide Form) auftreten. Die Unterscheidung dieser diffusen Hautleishmaniase von einer tuberkuloiden oder lepromatösen Lepra kann oft nur anhand des spezifischen Erregernachweises getroffen werden.

Bei der rezidivierenden Hautleishmaniase ist meistens der Rand der primären Läsionen mit tuberkuloiden Strukturen befallen, während das Zentrum selten einzelne Knötchen zeigt.

Diagnose

Bei Verdacht auf Hautleishmaniase und zur Sicherung klinischer Befunde kommen im Prinzip die gleichen diagnostischen Verfahren in Betracht wie bei den Kala-Azar-Formen, wobei stets der direkte (in mononukleären Zellen, aber auch extrazellulär) oder kulturelle Erregernachweis (z.B. auf NNN-Agar) anzustreben ist (Tab. 4-9).

Die einfachste Methode ist die Entnahme von Material durch oberflächliche Inzision am Geschwürsrand. Der Objektträgerausstrich wird fixiert und nach GIEMSA gefärbt.

Schwierig gestaltet sich der Parasitennachweis in älteren Ulzera, in Schleimhautläsionen, bei Befall der regionären Lymphdrüsen und Spätformen der Erkrankung. Hier ist dem kulturellen Nachweisverfahren bzw. dem Tierversuch der Vorzug zu geben.

Aus dem Blut lassen sich mit Ausnahme der diffusen Hautleishmaniasis keine Erreger isolieren.

Differentialdiagnose

Bei der klassischen Verlaufsform kommen hauptsächlich folgende Erkrankungen in Betracht: Furunkel, Impetigo, Pyodermien, Erysipel, Lupus erythematodes, Lupus vulgaris, tertiäre Syphilis, Lepra, Keloide, Tuberculosis verrucosa, Ulcus tropicum, Ulcus phagedaenicum, Akne vulgaris, Psoriasis.

Die diffuse Hautleishmaniasis ist gegen folgende Hautaffektionen differentialdiagnostisch abzugrenzen: Pityriasis rosea, Erythema nodosum, endemische Lues, Frambösie, Morbus Besnier-Boeck-Schaumann, Lupus vulgaris und erythematodes, Erysipel, Onchozerkose, Streptokokkeninfektionen.

Verwechslungen der Leishmaniasis recidivans kommen häufig mit tertiärer Syphilis und Tuberkulose vor.

Therapie

Um eine protektive Immunantwort zu induzieren, sollte die spezifische Therapie erst bei einsetzenden Ulzerationen beginnen. Mittel der Wahl sind fünfwertige Antimonverbindungen, Dosis 20 mg Sb^{5+}/kg/Tag, über 20–30 Tage. Auch Imidazolpräparate, z.B. Ketoconazol, 600 mg/Tag, oral, über 4 Wochen, sind wirksam.

Empfohlen wird auch die intra- und periläsionäre Injektion oder lokale Applikation (Salben, Lösungen) von Antimonverbindungen, Pentamidin oder Amphotericin B. Frühstadien werden auch chirurgisch durch Exzision oder mittels Kryotherapie oder lokaler Hyperthermie behandelt (zu Einzelheiten siehe BLUM et al., 1994). Ulzera müssen steril verbunden werden, um Superinfektionen zu verhüten und Vektoren fernzuhalten.

Prophylaxe

Die Maßnahmen sind die gleichen wie bei Kala-Azar.

Bemühungen um protektive Impfverfahren gegen kutane Leishmaniase wurden schon seit Jahrhunderten von der Bevölkerung in Endemiegebieten geübt. Die direkte, künstliche Infektion von Kindern mit parasitenhaltigem Material aus Patientengeschwüren verleiht eine permanente Immunität. Als epidemiologische Maßnahme ist diese Vakzination grundsätzlich abzulehnen, weil die Gefahr der Übertragung anderer Krankheiten (z.B. Lues, HIV) nicht auszuschließen ist. Die Inokulation parasitenhalti-

Tabelle 4-9: Diagnostische Verfahren bei kutaner Leishmaniase

Methode	Frühform	Spätform
• Direkter Ausstrich (Giemsa-Färbung)	positiv	negativ
• In-vitro-Kultur (NNN-Medium)	positiv	positiv
• Tierversuch (Maus, Hund); intrakutane Inokulation	positiv	positiv
• Serologische Diagnostik (KBR, IHA, IFT)	Antikörper nur in ca. 15% der Fälle nachweisbar	positiv
• Immunglobuline		Erhöhung von IgA
• Hauttest (Leishmanin), „Montenegro-Reaktion" (verzögerter Typ, 24–48 Std.)	positiv im akuten Stadium Spezifität: 95%	stark positiv in abgeheilten Fällen

gen Materials sollte nur im Individualfall auf Wunsch und nach strenger Indikationsstellung empfohlen werden.

Versuche zur Herstellung einer Vakzine aus Kultur-Leishmanien, die durch chemische, physikalische oder thermische Verfahren attenuiert wurden, zeigten nur begrenzte Erfolge, bedingt durch Stammspezifitäten (Varianten) in den endemischen Gebieten.

Literatur

ABAHUSEN, A., E.B. LARBI, A. AL-KHAWAJAH, Y. AL-GINDAN, S. JAIN: Evaluation of topical ketoconazole in cutaneous leishmaniasis. East African Medical Journal **69**, 14–17, 1992.

ASHFORD, R.W., J.A. RIOUX, L. JALOUK, A. KHIAMI, G. DYE: Evidence for a long-term increase in the incidence of *Leishmania tropica* in Aleppo, Syria. Trans. of the Roy. Soc. Trop. Med. Hyg. **87**, 247–249, 1993.

BASTIEN, P., R. KILLICK-KENDRICK: *Leishmania tropica* infection in hamsters and a review of the animal pathogenicity of this species. Exp. Parasitol. **75**, 433–441, 1992.

BELAZZOUG, S.: Leishmaniasis in mediterranean countries. Vet. Parasitol. **44**, 15–19, 1992.

BENZERROUG, E.H., N. BENHABYLLES, M.A. IZRI, E.K. BELAHCENE: Les pulvérisations intra- et péri-domiciliaires de DDT dans la lutte contre la leishmaniose cutanée zoonotique en Algérie. Annal. Soc. Belg. Med. Trop. **72**, 5–12, 1992.

BLUM, J., C. HATZ, T. JUNGHANSS: Therapie kutaner und mukokutaner Leishmaniosen. Dtsch. Med. Wschr. **119**, 1169–1172, 1994.

FARIS, R.M., J.S. JARALLAH, T.A. KHOJA, M.J. AL-YAMANI: Intralesional treatment of cutaneous leishmaniasis with sodium stibogluconate antimony. Int. J. Dermatol. **32**, 610–612, 1993.

MEBRAHTU, Y.B., P.G. LAWYER, P.M. NGUMBI et al.: A new rural focus of cutaneous leishmaniasis caused by *Leishmania tropica* in Kenya. Trans. Roy. Soc. Trop. Med. Hyg. **86**, 381–387, 1992.

OLLIARO, P.L., A.D.M. BRYCESON: Practical progress and new drugs for changing patterns of leishmaniasis. Parasitology Today **9**, 323–328, 1993.

PEARSON, R.D., A.Q. SOUSA: Clinical spectrum of leishmaniasis. Clin. Inf. Dis. **22**, 1–13, 1996.

4.2.7.4
Amerikanische Haut- und Schleimhautleishmaniasis (Espundia) und verwandte Formen

Leishmaniasen der Haut und der Schleimhäute des Menschen kommen in vielen tropischen Waldgebieten des lateinamerikanischen Subkontinents vor und sind von erheblicher Bedeutung für die Volksgesundheit.

Ätiologie

Der Erreger *Leishmania (L.) braziliensis* ist morphologisch nicht von den Erregern der anderen Leishmaniasen, *L. tropica* und *L. donovani*, zu unterscheiden.

Nach immunologischen, molekularbiologischen und histopathologischen Kriterien lassen sich bei *L. braziliensis* mindestens zwei verschiedene humanpathogene Erregergruppen und eine Anzahl von Subspezies (*L. diffusa, L. pifanoi*) unterscheiden und als Ursache bestimmter klinischer Verlaufstypen, die in den verschiedenen Gebieten stark differieren, nachweisen (Tab. 4-10).

Vorkommen und Verbreitung

Die endemische Region erstreckt sich vom südlichen Mexiko (Yucatan) bis zum nördlichen Argentinien mit Ausnahme von Chile und Uruguay. Die Krankheit betrifft vorwiegend die ländliche Bevölkerung. Das epidemiologische Bild ist nicht statisch; die Gefahr einer epidemischen Ausbreitung, ausgehend von sporadischen Fällen oder kleineren endemischen Herden, besteht immer dann, wenn drastische Eingriffe in das Biotop der Waldregionen erfolgen (Straßen- und Eisenbahnbau, Urbarmachung, Neubesiedlung, Bevölkerungsfluktuationen und -konzentrationen).

Bei gleichmäßig exponierten Personen bestehen keine Unterschiede hinsichtlich der Empfänglichkeit nach Alter, Geschlecht und Rasse. Es werden immer wieder Krankheitsfälle bei Rückwanderern aus Übersee auch in gemäßigten Klimazonen beschrieben (Reisende, Entwicklungshelfer, überseeische Gastarbeiter).

Natürliche Infektionen wurden bei verschiedenen kleinen und größeren Nagetieren sowie bei Hunden gefunden. Reinfektionen konnten erzeugt werden. Inwieweit es sich aber nur um tierische Gelegenheitswirte handelt, ließ sich bisher nicht sicher klären.

Übertragung

Als Zwischenwirte und Überträger werden je nach Region verschiedene Phlebotomenarten der Gattung *Lutzomyia* ermittelt (Tab. 4-10).

Tabelle 4-10: Einteilung der verschiedenen klinischen Verlaufstypen der amerikanischen Haut- und Schleimhautleishmaniasis

Erkrankung	Vorkommen	Erreger	Überträger	Reservoir
• Espundia	Brasilien, östl. der Anden: Bolivien, Peru, Ecuador, Kolumbien, Venezuela, Paraguay, Chile	*L. braziliensis braziliensis*	*Lutzomyia spp.*	Nagetiere, Hunde (0,5–1% infiziert), Gürteltiere
• Pian bois (Forest Yaws)	Franz. Guayana, Surinam, Venezuela, Nordbrasilien	*L. braziliensis guyanensis*	*Lutzomyia spp.*	wildlebende Ratten
• Panama-Leishmaniase	Panama (Kolumbien?)	*L. braziliensis panamensis*	*Lutzomyia spp.*	Waldratten, Stachelschweine, Kinkajous, Olingos, Faultiere, Krallenäffchen
• Uta	Peru, Bolivien, Ecuador	*L. peruviana*	*Lutzomyia spp.*	Hunde (bis zu 50% manifest oder latent infiziert)
• Chiclero-Geschwüre	Mexiko, Honduras, Guatemala	*L. mexicana mexicana*	*Lutzomyia olmeca*	baumbewohnende Wildnager
• Leishmaniasis tegumentaria diffusa	Venezuela, Nordwestbrasilien	*L. mexicana spp.*	?	kleine Wildnager
• Amazonas-Leishmaniase	Amazonasbecken, Panama, Venezuela	*L. mexicana amazonensis*	*Lutzomyia flaviscutellata*	kleine Wildnager, Opossum, Beutelratten

Die Infektion wird durch die weiblichen Sandmücken übertragen.

Krankheitsbild
Die Hauterscheinungen gleichen der Kala-Azar und anderen benignen, altweltlichen Manifestationstypen. Die Heilungstendenz dieser meist gutartigen Form ist jedoch im allgemeinen geringer als bei der Orientbeule, die Narbenbildung ausgedehnter, kann aber auch fehlen (Abb. 4-15).

Klinisch schwerwiegend sind die malignen Formen der Leishmaniase, die auf Schleimhäute, Weichteile und Knorpel übergreifen und zu destruierenden Veränderungen führen können. Die bösartigen mukokutanen Leishmaniasen, die innere Organe nicht befallen, zeigen unbehandelt keine Heilungstendenz.

Gegenwärtig lassen sich mehrere Formen unterscheiden, wobei Einzelheiten über Erreger, Vorkommen, Überträger und Tierreservoir in Tabelle 4-10 aufgeführt sind.

Espundia (Bouba, Mucocutaneous Leishmaniasis). Die Inkubationszeit dieser bösartigen Form der mukokutanen Leishmaniase beträgt 2 Wochen bis zu 4 Monate.

Prädilektionsstellen sind unbedeckte Körperpartien, vorwiegend das Gesicht (Ohr, Hals). Zuerst bildet sich ein kleines, rundliches Ulkus, das sich allmählich ausdehnt. Die Umgebung der borkig belegten, verkrusteten Oberfläche der Läsion ist ödematös mit teilweise unterminierten Rändern. Im weiteren

4.2 Durch Protozoen hervorgerufene Erkrankungen

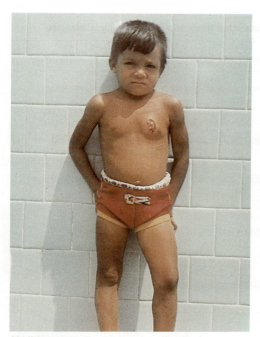

Abbildung 4-15: Hautleishmaniase (Brasilien).

Verlauf der Erkrankung vergrößert sich das Geschwür (Durchmesser 5–10 cm), sondert reichlich Sekret ab und verursacht Blutungen (meist nach Entfernung der Krusten).

Die Malignität der Veränderungen im Gesicht zeigt sich anfangs in einer unilateralen oder seltener bilateralen Schwellung an der vorderen Nasenscheidewand. Die Zerstörung im Naseninneren kann weit fortgeschritten sein, bevor die äußere Nase mitergriffen ist. Mukokutane Läsionen treten bei der Mehrzahl der Patienten oft erst nach längerer Zeit auf. Der krankhafte Prozeß kann dabei direkt auf die benachbarten Schleimhäute übergreifen, oder die metastatische hämatogene Verschleppung der Parasiten führt zu Schleimhautaffektionen. Dies kann sehr spät, manchmal erst Jahre nach Krankheitsbeginn, erfolgen.

Bei über 80% der Fälle von Espundia kommt es zu naso-bukko-pharyngealen Schleimhautläsionen. Die nasalen Mukosaveränderungen können ulzerös-destruktiv, infiltrativ oder atrophisch sein, wobei die ulzeröse Form am gefährlichsten für den Patienten ist, da es zur Zerstörung der knorpeligen Nasenscheidewand und des häutigen Septums und schließlich zum Übergreifen des Prozesses auf Knorpel und Knochengerüst von Rhinopharynx und Larynx kommt. Prädilektionsstellen im Mund-Rachen-Raum sind weicher Gaumen und Gaumenbögen.

Grauenhafte Verstümmelungen und schwere funktionelle Störungen bilden sich bei etwa 30% aller Patienten.

Der fortschreitende Erkrankungsprozeß kann Jahre bis Jahrzehnte dauern. Während im nasalen Frühstadium kaum subjektive Beschwerden bemerkt werden, können beim Fortschreiten der Erkrankung Epistaxis, behinderte Nasenatmung (Wucherungen), Dysphagie (Heiserkeit, Kehlkopfbefall) und Bronchopneumonie durch bakterielle Sekundärinfektionen auftreten.

Selten wird ein Übergreifen auf die Trachea, die Bronchien, die Tränenwege und das Auge beobachtet. Ersticken und allgemeine Kachexie führen mittelbar oder unmittelbar zum Tode.

Pian Bois. Bei der *L. braziliensis guayanensis*-Infektion treten an verschiedenen Körperstellen multiple Hautulzera auf, die sich besonders entlang den Lymphbahnen ausbreiten. Zur Metastasierung im Bereich der Nase kommt es in ca. 5% der Fälle.

Panama-Leishmaniase. Die panamesische Form der Leishmaniase verläuft relativ mild, häufig mit der Ausbildung nur einer Läsion. Gelegentlich findet sich eine kleine Anzahl flacher Ulzera entlang den Lymphbahnen. Metastasierungen und Komplikationen im Nasen-Rachen-Raum werden nur selten beobachtet. Nasale Läsionen sind meist auf die direkte Leishmanieninokulation durch den Phlebotomenstich im Bereich der Nase zurückzuführen.

Uta.

Im Gegensatz zu den anderen neotropischen Hautleishmaniasen liegen die Verbreitungsgebiete der *L. braziliensis*- und *L. peruviana*-Erkrankung in den trockenen, vegetationsarmen Hochtälern (zwischen 600–2000 m) und den westlichen Abhängen der Anden.

Tabelle 4-11: Diagnostische Verfahren bei südamerikanischer Haut- und Schleimhautleishmaniase

Methode	Hautleishmaniase	Mukokutane Leishmaniase	Diffuse Leishmaniase
• Direkter Ausstrich (Giemsa-Färbung)	Entnahme aus Geschwürsrändern: positiv	Gewebeausstrich: positiv	positiv in Läsionen und peripherem Blut
• In-vitro-Kultur (NNN-Agar)	positiv	positiv	positiv (Inokul. Blut)
• Tierversuch (Maus, Hamster, Rhesusaffe); intrakutane Inokulation	positiv	positiv	positiv (Inokul. Blut)
• Hauttest („Montenegro-Reaktion")	< 75% positiv	> 75% positiv	negativ; positiv mit beginnender Heilung
• Serologische Diagnostik (IHA; IFT)	geringe Spezifität	positiv bei Metastasierung	negativ

Die Erkrankung verläuft ähnlich wie die Orientbeule gutartig, häufig als solitäre Läsion ohne Übergreifen auf die Schleimhäute. Ohne Behandlung heilt die Beule etwa ein Jahr p. inf. narbig aus. Metastasierungen wurden nicht beschrieben.

Chiclero-Geschwüre (Ulcera de los Chicleros, „Chewing Gum" Ulcer).

Diese L. mexicana-Infektion ist benannt nach den Chicle-Arbeitern, die in den tropischen Wäldern Mittelamerikas Naturkautschuk (chicle gum) sammeln und neben anderen Wald- und Forstarbeitern am häufigsten erkranken.

Chiclero-Geschwüre treten besonders häufig, aber nicht ausschließlich, an der Ohrmuschel auf, die zum großen Teil zerstört werden kann. Klinisch verläuft diese Zoonose relativ mild und kann je nach Immunitätslage des Patienten spontan heilen oder in eine protrahierte bis chronische Verlaufsform mit Ulzerationen (bis zu 40% der Fälle) ausarten, Schleimhautbeteiligungen wurden nie beobachtet.

Leishmaniasis tegumentaria diffusa (anergic cutaneous leishmaniasis). Charakteristisch für dieses Krankheitsbild sind während des Infektionsverlaufs auftretende, umfangreiche lepromatöse Hautläsionen, die schließlich die ganze Haut mit Ausnahme des behaarten Kopfes, der Achselhöhlen und der Leistenbeugen bedecken.

Die Amazonas-Leishmaniose (L. mexicana amazonensis) kann als Espundia auftreten oder sich, je nach Stammvariante, nur auf die Haut beschränken.

Diagnose

Die bei Verdacht auf mexikanische Haut- und Schleimhaut-Leishmaniasis durchzuführenden diagnostischen Verfahren sind die gleichen wie bei der Orientbeule und sind in Tabelle 4-11 aufgeführt.

Parasitennachweis und Sensitivität serologischer Tests bei Leishmaniasis tegumentaria diffusa sind unbefriedigend.

Differentialdiagnose

Ulcus tropicum, Mykosen (Blastomykose), Lues, Frambösie, Lepra, Tumoren.

Therapie

Bei unkomplizierten Hautmanifestationen werden 20 mg Sb^{5+}/kg/Tag über 20 Tage, evtl. länger, empfohlen. Bei Schleimhautbeteiligung muß über mindestens 4 Wochen behandelt werden. Bei ausbleibendem Behandlungserfolg werden Amphotericin B (0,5–1 mg/kg/Tag, täglich oder alle 2 Tage, bis zu einer Gesamtdosis von 1,5–2 g) oder Pentamidinisethionat (2–4 mg/kg, 1–2 ×/pro Woche, bis zur Abheilung der Läsion) gegeben. Plastischchirurgische Maßnahmen sind oft notwendig, sollten aber erst 1 Jahr nach Abheilung erfolgen, um den Verlust von Transplantaten durch einen möglichen Rückfall zu vermeiden. Bei nicht entstellenden Läsionen ist auch eine topische Anwendung der Präparate möglich. Auch lokale Wärmeapplikation, Kryochirurgie und Behandlung mit Trockeneis (CO_2) waren in manchen Fällen wirksam. (Zu Einzelheiten siehe BLUM et al., 1994.)

Prophylaxe

Im allgemeinen gelten die gleichen Maßnahmen zum persönlichen Schutz gegen Phlebotomen und zur Anwendung von Insektiziden wie bei Kala-Azar und Orientbeule.

Literatur

AGUILAR, C.M., E.F. RANGEL, E.F. GARCIA et al.: Zoonotic cutaneous leishmaniasis due to *Leishmania (Viannia) braziliensis* associated with domestic animals in Venezuela and Brazil. Memorias Inst. Oswaldo Cruz **84**, 19–28, 1989.

BLUM, J., C. HATZ, T. JUNGHANSS: Therapie kutaner und mukokutaner Leishmaniosen. Dtsch. Med. Wschr. **119**, 1169–1172, 1994.

CHANG, K.-P., R.S. BRAY (eds.): Leishmaniasis. In: RUITENBERG, E.J., A.J. MACMANNIS (eds.): Human parasitic diseases. Vol. I. Elsevier Amsterdam, New York, Oxford 1985.

CONVICH, J.M. ULRICH et al.: The clinical and immunological spectrum of American cutaneous leishmaniasis. Trans. Roy. Soc. Trop. Med. Hyg. **87**, 444–448, 1993.

CUPOLILLO, E., G. GRIMALDI JR., H. MOMEN. A general classification of New World *Leishmania* using numerical zymotaxonomy. Am. J. Trop. Med. Hyg. **50**, 296–311, 1994.

GRIMALDI JR., G., R.B. TESH: Leishmaniases of the New World: Current concepts and implications for future research. Clin. Microbiol. Rev. **6**, 230–250, 1993.

GUIMARÃES, M.C.S., B.J. CELESTE, E.M. L. CORRALES, C.M.F. ANTUNES: Comparison of the performance of *Leishmania major*-like and *Leishmania braziliensis braziliensis* as antigen for new world leishmaniasis IgG-immunofluorescence test. Revista do Instituto de Medicina Tropical de São Paulo **33**, 503–508, 1991.

HALMAI-STUPAR, O., R. AROSEMENA-SARKISSIAN, E. PAEZ, E. WEISS, A. RONDON: American cutaneous leishmaniasis: intermediate form. Int. J. Dermatol. **32**, 204–205, 1993.

HERWALDT, B.L., S.L. STOKES, D.D. JURANEK: American cutaneous leishmaniasis in US travelers. Ann. Int. Med. **118**, 779–784, 1993.

LOPEZ, M., R. INGA et al.: Diagnosis of *Leishmania* using the polymerase chain reaction: A simplified procedure for field work. Am. J. Trop. Med. Hyg. **49**, 348–356, 1993.

THOMAZ-SOCCOL, V., G. LANOTTE, H.J.A. RIOUX et al.: Phylogenetic taxonomy of new world *Leishmania*. Ann. Parasitol. Hum. Comp. **68**, 104–106, 1993.

4.2.8 Malaria

Unter dem Begriff Malaria (Wechsel-, Sumpffieber, Paludisme) sind mehrere fieberhafte Krankheiten, die durch verschiedene Arten von Plasmodien verursacht werden, zusammengefaßt.

Die WHO (1994) schätzt die Zahl der einem Infektionsrisiko ausgesetzten Menschen weltweit auf 1,8 Milliarden in 90 Ländern. Die Malaria stellt mit 300–500 Millionen Erkrankungsfällen und 2–3 Millionen Todesfällen pro Jahr die gefährlichste und häufigste Infektionskrankheit mit hoher Kindersterblichkeit dar.

Ätiologie

Die Malaria des Menschen wird durch 4 verschiedene Plasmodienarten, die der Klasse *Sporozoa* angehören, hervorgerufen, die sich durch unterschiedliche Rhythmik des Fieberverlaufs, Dauer des asexuellen Zyklus und das klinische Bild unterscheiden (Tab. 4-12).

Der Entwicklungszyklus der Malariaerreger variiert bei den einzelnen Arten, läßt sich aber grundsätzlich wie folgt beschreiben (Abb. 4-16, 4-17).

Durch den Stich der infizierten weiblichen Mücke der Gattung *Anopheles* gelangen Sporozoiten in den peripheren Blutkreislauf des Menschen (Zwischenwirt). Nach ca. 1 Stunde

Tabelle 4-12: Malariaerreger des Menschen

Plasmodium spp.	Malariatyp	Präpatenz (Tage)	Dauer der erythrozytären Schizogonie	Fieberrhythmus
• *P. falciparum*	M. tropica	6	wechselnd, 36–48 Stunden oder kürzer	unregelmäßig
• *P. vivax, P. ovale*	M. tertiana	8	48 Stunden	jeden 2. Tag
• *P. malariae*	M. quartana	12–25	72 Stunden	jeden 3. Tag

im strömenden Blut erreichen die Parasiten die Leber, wo intrazellulär Schizonten gebildet werden, aus denen sich eine Vielzahl von Merozoiten entwickelt (exoerythrozytäre Phase). Die unter Zerstörung der Wirtszelle freiwerdenden Merozoiten dringen nun in Erythrozyten ein (Beginn der erythrozytären Phase und Patenz 6–9 Tage p. inf. je nach Art) und bilden wiederum Schizonten und Merozoiten. Nach Ruptur der Blutschizonten dringen die freigesetzten Merozoiten erneut in Erythrozyten ein mit anschließender agamer Vermehrung bis zum Schizontenstadium. Dieser Vorgang wiederholt sich kontinuierlich. Beim Zerfall parasitierter Erythrozyten und beim Freisetzen von Merozoiten werden pyrogene Stoffwechselprodukte frei, die Makrophagen aktivieren und über Zytokine den typischen Fieberanfall auslösen. Ein Teil der Merozoiten entwickelt sich zu geschlechtlich differenzierten Stadien (Gamonten), welche die infektiösen Stadien für die Überträger darstellen und von diesen mit der Blutmahlzeit aufgenommen werden müssen.

Im Gegensatz zu *P. falciparum* setzt sich bei den anderen 3 humanpathogenen Malariaarten die exoerythrozytäre Phase auch nach Beginn des Blutbefalls fort und stellt die Ursache der Rezidive dar.

In waldreichen Gebieten, in denen Malaria bei Affen prävalent ist, kann es zu natürlichen Übertragungen verschiedener, nicht humanspezifischer Plasmodien auf den Menschen (Waldbewohner) kommen (Tab. 4-13). Solche zoonotischen Infektionen werden selten aufgrund morphologischer Merkmale im Blut-

Tabelle 4-13: Von Affen auf den Menschen übertragene Malariaerreger (nach GARNHAM, 1988)

Art	Wirt	Vorkommen (literaturbekannte Fälle)
• *P. schwetzi*	Schimpansen, Gorilla	Westafrika
• *P. brasilianum*	Aotus spp., Callithrix spp.	Brasilien
• *P. cynomolgi cynomolgi, P. cynomolgi bastianelli*	Macaca fascicularis	Sri Lanka, Bengalen, Westchina
• *P. knowlesi*	Macaca fascicularis	Malaysia
• *P. inui inui*	Macaca fascicularis	Malaysia, Indien, Sri Lanka, Philippinen
• *P. simium*	Alonatta spp.	Brasilien
• *P. coatneyi*	Macaca spp.	Malaysia, Philippinen

4.2 Durch Protozoen hervorgerufene Erkrankungen

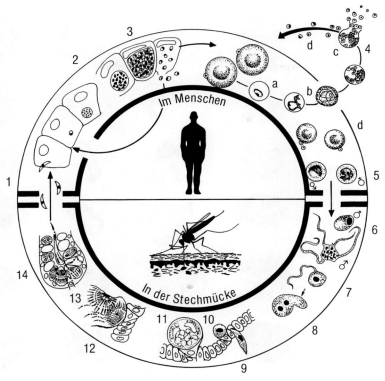

Abbildung 4-16: Entwicklungszyklus der Parasiten der Gattung *Plasmodium*.
1 Beim Stich der weiblichen Anopheles injizierte Sporozoiten
2 Präerythrozytäre Entwicklung (Schizogonie) in RES und Leberzellen
3 Bildung von Schizonten
4 Intraerythrozytäre Schizogonie
  Befall der Erythrozyten und Bildung intraerythrozytärer Schizonten
  a) Ringstadium
  b) Trophozoitenstadium
  c) Platzender Schizont
  d) Freiwerdende Merozoiten befallen weitere Erythrozyten
5 Ausbildung von Gametozyten in einem Teil befallener Erythrozyten. Aufnahme bei der Blutmahlzeit der Mücken
6 Bildung von Makro- (♀) und Mikrogameten (♂, Exflagellation)
7 Befruchtung des Makrogameten
8 Zygote (vor der Karyogamie)
9 Ookinet, in das Mitteldarmepithel der Mücke eindringend
10 Oozyste (zwischen Basalmembran und Zellen des Mückendarms)
11 Sporozyste
12 Platzende Sporozyste und freiwerdende Sporozoiten
13 Wanderung der Sporozoiten zur Speicheldrüse der Mücke
14 Sporozoiten in den Zellen der Speicheldrüse; Übertragung beim nächsten Saugakt

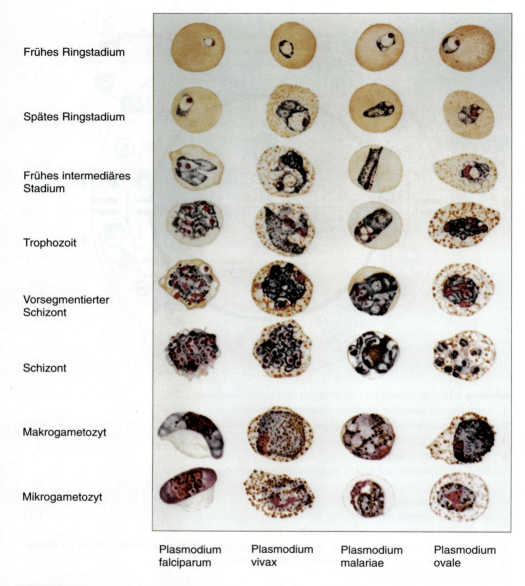

Abbildung 4-17: Entwicklungsstadien von Plasmodienarten (aus: DIGGS, L.W., D. STURM, A. BELL: The morphology of human blood cells in wright stained smears of peripheral blood and bone marrow. Abbott Laboratories, Abbott Park; Il. 60064, 1984).

ausstrich diagnostiziert, vor allem wenn Ähnlichkeiten der Blutstadien, wie z.B. *P. cynomolgi/P. vivax; P. knowlesi/P. falciparum* oder *P. simium/P. vivax*, vorliegen. Die Infektionen verlaufen meist mild und äußern sich in einer hochgradigen Parasitämie.

Vorkommen und Verbreitung

Die geographische Verbreitung der verschiedenen Malariatypen wird von zahlreichen ökologischen Faktoren, z.B. Klima, Lebensgewohnheiten der Menschen, Vektorbiotop, bestimmt. Eine maßgebliche Rolle für die Aufrechterhaltung des Zyklus spielt der Grad der erworbenen Immunität der Bevölkerung in den endemischen Gebieten. Global kommt die Malaria heute in den subtropischen und tropischen Ländern zwischen 60° nördlicher und 40° südlicher Breite vor (Abb. 4-18). In Europa, den USA und der ehemaligen UdSSR gilt sie als erloschen.

Übertragung
Alle Malariaerreger werden durch weibliche Stechmücken aus der Familie der *Culicidae* übertragen. Von den ca. 400 bekannten *Anopheles*-Arten (einschließlich Unterarten und Varietäten) werden nur ca. 60 als Überträger beschrieben, 30 davon mit hoher Infektionspotenz. Diese Stechmücken leben meist im Freien. Es gibt aber auch zahlreiche endophile Arten, die in den Behausungen der Menschen optimale Biotope finden und eine äußerst gefährliche Infektionsquelle darstellen. Die meisten *Culicidae* zeigen ihre Hauptaktivität während der Dämmerung und nachts. Als optimale Brutplätze eignen sich kleinere, ruhende oder langsam fließende Gewässer und in der Sonne erwärmte, sauerstoffreiche Tümpel mit reichlichem Algenbewuchs.

Krankheitsbild
Prodromalerscheinungen (Mattigkeit, Übelkeit, Kopf-, Muskel- und Gliederschmerzen) sind bei allen Malariaformen uncharakteristisch. Fieberkurven aller Typen von subfebrilen Verläufen bis zu ausgeprägter Hyperpyrexie werden beobachtet. Der für die einzelnen Plasmodienarten typische Fieberrhythmus stellt sich erst etwa eine Woche nach Ausbruch der Erkrankung ein. Hinsichtlich Prognose und Dauer der Infektion bestehen grundlegende Unterschiede zwischen den verschiedenen Malariatypen. Allen Formen gemeinsam ist die Ausbildung einer Splenomegalie, die im Verlauf der Infektion zunimmt. Die Leber ist druckempfindlich, aber wenig vergrößert. Die Veränderungen des roten Blutbildes sind abhängig von der Intensität und Dauer der Parasitämie. Bei der Malaria tropica-Infektion ist die Befallsrate der Erythrozyten, in einigen Fällen bis zu 30%,

am höchsten. Aufgrund der Zerstörung von Erythrozyten und in Abhängigkeit von der Leistungsfähigkeit des erythropoetischen Systems entwickelt sich eine Anämie, die häufig mit Anisozytose, Poikilozytose und Polychromasie einhergeht.

Das weiße Blutbild zeigt in etwa einem Drittel der Fälle eine mäßige Leukopenie. Die Blutsenkungsgeschwindigkeit steigt im Verlauf der Infektion stark an.

Die einzelnen Malariaformen zeigen unterschiedliche Symptome im Krankheitsverlauf.

<u>Malaria tropica</u>. Inkubationszeit 1–2 Wochen.

Heftiges Prodromalstadium, Abgeschlagenheit, Gliederschmerzen, Übelkeit, Bauchschmerzen und gelegentlich starke Durchfälle. Langsamer Fieberanstieg mit Schüttelfrost, bisweilen über Tage; bis zu zwölf Stunden dauernde Kontinua, häufig zweigipfelig bei längerem Verlauf. Bei schwerer Infektion bisweilen Temperaturanstieg nur gering oder manchmal subfebrile Temperaturen ohne eindeutigen Rhythmus.

Natürliche Infektionsdauer höchstens 15 Monate, häufig kürzer.

Es sind außerdem bei der Malaria tropica mehrere Verlaufsformen möglich:

<u>Algide Form:</u>	Kreislaufkollaps, komatöser Zustand.
<u>Kardiale Form:</u>	Herzdilatation mit Klappeninsuffizienz, kann von Herz-Kreislauf-Versagen gefolgt sein.
<u>Biliöse Form:</u>	Ikterus, galliges Erbrechen, lokale Schmerzen.
<u>Zerebrale Form:</u>	Psychotische Wesensveränderungen mit Erregungszuständen. Epileptoide Krampfanfälle bis zu diffusen, meningoenzephalitischen Erscheinungen (Somnolenz, Koma), schneller Exitus bei unbehandelten Fällen.

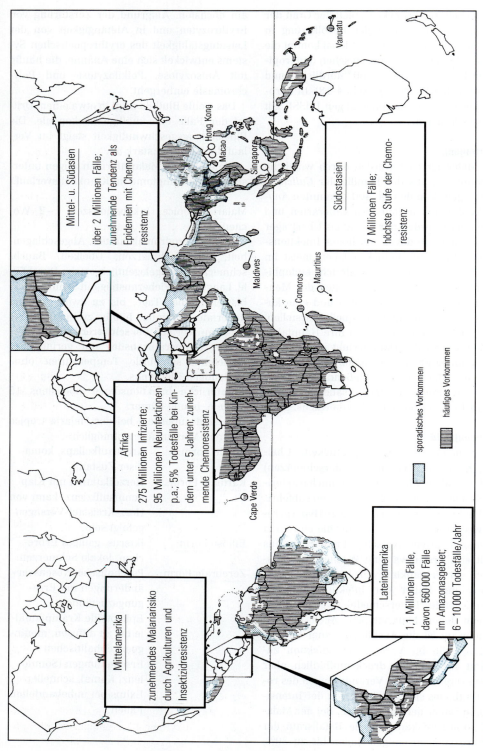

Abbildung 4-18: Malaria: Vorkommen und Problematik im Jahre 1991.

Gastrointestinale Form: Ruhr- und choleraartige Durchfälle, Erbrechen, Krämpfe, Exsikkose. Milz- und Leberschwellung, gelegentlich Malariahyperpyrexie mit Delirien und Koma, Magen- und Darmbeteiligung mit choleraähnlichen Erscheinungen; Nierenschädigungen mit Übergang zu Koma; ZNS-Störungen mit gesteigerter Erregbarkeit oder Somnolenz und Übergang ins Koma.

Malaria tertiana. Inkubationszeit 9–16 Tage.

Zu Beginn Abgeschlagenheit, Kopfweh, Muskelschmerzen und mäßiges Fieber bis zu 38,5°C. Selten Erbrechen und Übelkeit. Nach weiteren 3–4 Tagen Schüttelfrost, häufig Bauchschmerzen und Erbrechen, schnelles Ansteigen des Fiebers bis 41°C; Dauer 6–8 Stunden. Diese Anfälle wiederholen sich bis zu 20mal in 48stündigem Rhythmus, wobei sie mit der Dauer der Krankheit immer schwächer verlaufen. Klinische Heilung.

Ohne Behandlung stellen sich nach Wochen oder Monaten Rückfälle ein; sie beginnen ohne Initialfieber mit Schüttelfrost; die Fieberanfälle sind jedoch milder und kürzer als bei den ersten Schüben nach der Infektion. Milz- und Leberschwellungen. Akute Malaria tertiana-Infektionen führen selten zum Tode.

Malaria quartana. Inkubationszeit 20–40 Tage.

Prodromalstadium ähnlich wie bei Malaria tertiana. Etwa drei Tage nach dem Initialfieber Schüttelfrost und steiler Fieberanstieg, der jedoch etwas langsamer als bei der Tertianainfektion verläuft. Das Fieberplateau und der folgende Abfall dauern länger als bei Malaria tertiana. Normalerweise folgen 2 fieberfreie Tage, bisweilen wird jedoch nur ein (Quartana duplicata) oder kein (Quartana triplicata) fieberfreier Tag beobachtet. Nach 20 und mehr Anfällen Erlöschen der Krankheit, doch können noch nach Jahren Rezidive auftreten. Akute Malaria quartana-Infektionen verlaufen selten tödlich.

Diagnose

Die Diagnose der Malaria beginnt mit der geographischen Anamnese. Jede fieberhafte Erkrankung eines Patienten, der sich in einem Endemiegebiet aufgehalten hat, gilt so lange als malariaverdächtig, bis diese Infektion sicher ausgeschlossen ist.

In der praktischen Malariadiagnostik spielt der direkte Plasmodiennachweis im gefärbten (Giemsa) Ausstrichpräparat oder im „dicken Tropfen" die wichtigste Rolle und ist in jedem Verdachtsfall zu führen.

Die Parasitendichte kann innerhalb eines Tages sehr unterschiedlich sein, so daß zum Ausschluß einer Malaria alle 6 Stunden Blutpräparate (Ausstrich und dicker Tropfen) anzufertigen sind. In differentialdiagnostisch schwierigen Fällen wird die Anfertigung eines Sternalmarkausstrichs empfohlen.

Serologische Methoden zur Antikörperbestimmung (Immunfluoreszenztest, indirekte Hämagglutination, ELISA) sind noch nicht für die Diagnostik verwendbar, auch nicht bei Einsatz spezifischer monoklonaler Antikörper zum Nachweis parasitärer Antigene.

Die gegenwärtig angewandten serologischen Methoden der Malariadiagnostik dienen hauptsächlich zum Erkennen latenter Infektionen, verbunden mit Aussagen über die Möglichkeit von Rückfällen, und zur Überwachung der Chemotherapie. Besondere Anwendungsmöglichkeiten bieten sich bei epidemiologischen Untersuchungen und der Auswahl von Blutspendern. Zur Erkennung einer akuten Malariainfektion sind diagnostische Verfahren zum Antigennachweis (Merozoit- und Schizontantigene der erythrozytären Phase) in der Erprobung.

Differentialdiagnose

Krankheiten mit ähnlicher Symptomatik sind Virusinfektionen (Influenza, Gelbfieber, Malta-Fieber, Dengue-Fieber), bakterielle Infektionen (Typhus, Paratyphus, Brucellose, Cholera), parasitäre Infektionen (Kala-Azar, Bilharziose, Amöbiasis, Trypanosomiasis) und organische Erkrankungen (Gallenblasenerkrankungen, Appendizitis, Meningoenzephalitis).

Therapie

Die Therapie muß sich bei M. tertiana- und M. quartana-Infektionen sowohl gegen die erythrozytären Formen als auch gegen exoerythrozytäre Stadien richten, da von diesen Rezidive ausgehen. Bei der Infektion mit *P. falciparum* muß sofort nach der Diagnose eine Behandlung mit schizontoziden Therapeutika einsetzen, da eine unbehandelte Infektion irreversible Organschädigungen und Tod zur Folge haben kann.

Antimalariamittel lassen sich aufgrund ihrer chemischen Struktur in Wirkungsgruppen mit unterschiedlichen Angriffszielen innerhalb des Entwicklungszyklus einteilen (Gewebs- und Blutschizontozide, Gametozytozide, Sporozoitozide), wie in Tabelle 4-14 zusammenhängend dargestellt.

Die nachfolgenden Ratschläge sind keineswegs verbindliche Richtlinien, sondern lediglich orientierende Hinweise. Die sich ändernde, meist verschlechternde, epidemiologische Situation kann zu raschen Änderungen führen. Die aktuellen Empfehlungen der Deutschen Tropenmedizinischen Gesellschaft (Anschrift: 65902 Frankfurt, Postfach 800248) und der WHO sind maßgebend.

Ein Malariakranker sollte nur von einem erfahrenen (Tropen-)Arzt, möglichst im Krankenhaus, behandelt werden. Die Selbstbehandlung durch Laien ist allenfalls als Notfallbehandlung zu rechtfertigen, wenn ärztliche Hilfe unerreichbar ist. Die Medikamente sind mit zum Teil schwerwiegenden Nebenwirkungen (u.a. Herzrhythmusstörungen, Hypotonie, Hämolyse, Panzytopenie) behaftet. Interferenzen mit anderen Medikamenten sind möglich. Einige Präparate sind nicht in allen Ländern verfügbar und zugelassen.

Unkomplizierte Malaria durch chloroquinempfindliche *P. falciparum*, *P. vivax*, *P. malariae*, *P. ovale* (Abb. 4-19). Chloroquin, 600 mg Base (Kinder 10 mg/kg) einnehmen, nach 6, 24 und 48 Stunden erneut je 300 mg Chloroquin-Base (Kinder je 5 mg/kg) einnehmen. Gesamtdosis 1500 mg.

Nachbehandlung bei *P. vivax*- und *P. ovale*-

Tabelle 4-14: Wirkung von Antimalariamitteln auf verschiedene Entwicklungsstadien von Plasmodien

Medikamentengruppe	Asexuelle Blutstadien	Gewebsformen	Gametozyten	Sporozoiten
• Chinin*	++	–	+ (*P. vivax*, *P. malariae*)	–
• 4-Aminoquinoline (Chloroquin)	++	–	(+)	–
• Folsäureantagonisten (Pyrimethamin)	+	+	+	–
• 8-Aminoquinoline (Primaquin)	±	++	+	–
• Sulfonamide	+	?	+	–
• 9-Chinolinmethanol (Mefloquin)	++	?	+	–

* Ein dem Chinin verwandtes, gut verträgliches Therapeutikum, „Quinidine"(-gluconat), wird erfolgreich zur Behandlung der Malaria tropica eingesetzt, insbesondere bei der Therapie chloroquinresistenter Stämme.

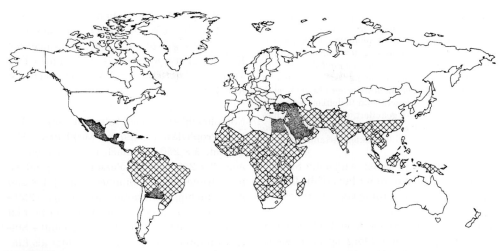

Abbildung 4-19: Vorkommen chloroquinempfindlicher und chloroquinresistenter *Plasmodium falciparum* (1993). (Aus: ISSELBACHER, K. J. et al. (eds.): Harrison's Principles of Internal Medicine. 13th edition. McGraw-Hill, New York 1994).

⊗ chloroquinresistente *P. falciparum*

● chloroquinempfindliche *P. falciparum*

Infektionen mit Primaquin, 0,3 mg Base/kg/Tag (maximal 15 mg/Tag), über 14 Tage einnehmen. Vorsicht: bei Glukose-6-Phosphat-Dehydrogenase-Mangel besteht die Gefahr einer massiven Hämolyse; ggf. Dosisreduktion auf Primaquin, 0,75 mg Base/kg (maximal 45 mg), 1 × pro Woche, über 6 Wochen. Als Alternative werden auch 200 mg Doxycyclin/Tag über 14 Tage empfohlen.

Unkomplizierte Malaria durch chloroquinresistente *P. falciparum* (Abb.4-19). Chininsulfat oder -hydrochlorid, 3 × 500 mg/Tag (Kinder 3 × 10 mg/kg/Tag) oral, über 7–10 Tage + Doxycyclin, 2 × 100 mg/Tag, oral, über 7–10 Tage einnehmen; oder: Halofantrin, 3 × 500 mg/Tag (Kinder über 8 kg 3 × 8 mg/kg/Tag), oral, am 1. und 8. Tag einnehmen; oder: Mefloquin, initial 750 mg, nach 6–8 Stunden erneut 500 mg, bei Personen über 60 kg nach 6–8 Stunden erneut 250 mg einnehmen. Die Gesamtdosis für Kinder beträgt 25 mg/kg.

Schwere Malaria. Chininhydrochlorid, 20 mg/kg in 5% Glukoselösung über 4 Stunden infundieren („loading dose"), dann alle 8 Stunden je 10 mg/kg über 4 Stunden infundieren, bis orale Therapie möglich ist. Bei hoher Parasitämie sind Blutaustauschtransfusionen indiziert.

Bei Infektionen mit multiresistenten *P. falciparum* werden vor allem in Asien auch Artemisinin (Qinghaosu) und seine Derivate Artesunate und Artemether eingesetzt.

Prophylaxe
In endemischen Gebieten muß eine aktive Bekämpfung der Vektoren durchgeführt werden, sowohl gegen die adulten Anophelen als auch gegen die Entwicklungsstadien, die Larvenstadien. Teil der Larvenbekämpfungsmaßnahmen ist die Vernichtung von Brutplätzen (Drainage oder Trockenlegung, Verstärkung der Wasserströmung, Uferbefestigungen). Auch die Anwendung von Larviziden oder die Ölfilmbehandlung der Wasseroberfläche sowie die biologische Dezimierung durch larvenfressende Fische werden lokal erfolgreich eingesetzt.

Die Anwendung von Kontaktinsektiziden, z.B. DDT und Dieldrin, steht im Mittelpunkt der regelmäßigen und systematischen Bekämpfungsaktionen gegen die erwachsenen Mücken. Infolge des von der WHO geförderten Eradikationsprogramms in zahlreichen Malariagebieten aller Kontinente und der langjährigen Anwendung von Kontaktgiften haben sich durch Selektion insektizidresistente *Anopheles*-Populationen entwickelt, die gegen die o.g. Wirkstoffgruppen nur noch gering oder nicht mehr empfindlich sind. Zusätzlich werden zunehmend Bedenken gegen die Anwendung von DDT geäußert, da beim Menschen Intoxikationen beobachtet wurden und Rückstandsprobleme in tierischen Produkten bekannt sind.

Da es bisher keine sicher wirksame Schutzimpfung gibt, ist man weiterhin auf die Durchführung der Malariaprophylaxe angewiesen.

Allgemeine Maßnahmen. Von Einbruch der Dämmerung bis zum Morgengrauen sollte man möglichst helle Kleidung mit langen Ärmeln und langen Hosen tragen, die unbedeckte Haut mit Repellentien einreiben (Vorsicht bei Kleinkindern!), abends und nachts möglichst in moskitosicheren Räumen bleiben, im Schlafzimmer sachgerecht Insektizide verwenden und unter dicht geschlossenen, evtl. imprägnierten Moskitonetzen schlafen.

Schwangere sollten nur bei zwingender Notwendigkeit in Malaria-Gebiete einreisen.

Chemoprophylaxe bei Kurzzeitaufenthalten bis zu 3 Monaten. Bei Reisen in Gebiete ohne Chloroquinresistenz der *P. falciparum*, z.B. Mexiko, Mittelamerika (ohne Panama), Ägypten, Syrien: Chloroquin, 300 mg Base (Personen über 75 kg 450 mg Base; Kinder 5 mg/kg/Woche), oral, 1 × pro Woche einnehmen. Einnahme: 1 Woche vor der Reise bis 4 Wochen nach der Rückkehr. Bei Reisen in hochgradig verseuchte Gebiete 100 mg Chloroquin-Base/Tag.

Bei Reisen in Gebiete mit Chloroquinresistenz der *P. falciparum*, z.B. tropisches Afrika südlich der Sahara bis zum nördlichen Südafrika, Burma, Indonesien, Thailand, Malaysia, Laos, Kambodscha, Vietnam: Chloroquin (Angaben s.o.) + Proguanilhydrochlorid, 200 mg (Kinder 3 mg/kg/Tag), oral, 1 × pro Tag. Einnahme 1–2 Tage vor der Reise bis 4 Wochen nach der Rückkehr. Oder: Mefloquin, 250 mg Base (Kinder 5 mg/kg/Woche),

oral, 1 × pro Woche. Einnahme: 1 Woche vor der Reise bis 4 Wochen nach der Rückkehr. Oder: 100 mg Doxycyclin/Tag, oral (nicht bei Kindern unter 8 Jahren!). Einnahme: 1–2 Tage vor der Reise bis 4 Wochen nach der Rückkehr.

Notfallmedikation bei Auftreten von Fieber trotz Prophylaxe („stand-by"-Medikation): Mefloquin, 3 × 250 mg, nach 6–8 Stunden erneut 2 × 250 mg, bei Personen über 60 kg nach weiteren 6–8 Stunden erneut 1 × 250 mg einnehmen. Gesamtdosis beträgt 1250–1500 mg. Die Gesamtdosis für Kinder beträgt 25 mg/kg. Oder: Pyrimethamin (25 mg) + Sulfadoxin (500 mg)/Tablette = Fansidar als Einmaldosis 3 Tabletten einnehmen.

Weitere Hinweise
Zur Meldepflicht siehe Anhang, Kapitel 5.

Literatur
Deutsche Tropenmedizinische Gesellschaft: Empfehlungen zur Malariavorbeugung für Aufenthalte bis zu 3 Monaten; Stand März 1995. Frankfurt 1995.
DIETRICH, M.: Malariaprophylaxe. Internist **31**, 378–385, 1990.
DIETRICH, M.: Malaria. Internist **25**, 203–207, 1984.
ENDERS, B.: Malaria – eine globale Herausforderung. In: HAUSMANN, K., B.P. KREMER (Hrsg.): Extremophile-Mikroorganismen in ausgefallenen Lebensräumen. VCH-Weinheim, New York, Basel, 381–409, 1993.
FERNEX, M.: Fortschritte in der Chemoprophylaxe der Malaria. Internist **25**, 208–215, 1984.
GARNHAM, P.C.C.: Species of simian malaria parasites occurring in man. In: WERNSDORFER, W.H., I. MCGREGOR (eds.): Malaria-principles and practice of malariology. Volume 1. Churchill Livingstone, Edinburgh–London, 84–95, 1988.
MEHLHORN, H., G. PIEKARSKI: Grundriß der Parasitenkunde. 4. Auflage. Haemosporidien. Gustav Fischer Verl. (UTB), 93–103, 1995.
MOHR, W.: Malaria. In: GSELL, O., W. MOHR (Hrsg.): Infektionskrankheiten, Band IV. Springer Verlag, Berlin–Heidelberg–New York, 461–574, 1972.
SCHREIBER, W.: An Malaria denken. Fortschr. Med. **99**, 81–85, 1981.
TARGETT, G.A.T.: Malaria: Drug use and the immune response. Parasitology **105**, 61–70, 1992.
WELLEMS, T.: Molecular genetics of drug resistance in *Plasmodium falciparum* malaria. Parasitol. Today **7**, 110–112, 1991.

WERNSDORFER, W.H.: Epidemiology of drug resistance in malaria. Acta Tropica **56**, 143–156, 1994.
WHITE, N.J.: The treatment of malaria. New Engl. J. Med. **335**, 800–806, 1996.
WHO u. Deutsches Grünes Kreuz: Reisen und Gesundheit: Impfbestimmungen und Gesundheitsratschläge. Verlag Dtsch. Grünes Kreuz, 1994.

4.2.9 Mikrosporidiose

Mikrosporidiosen werden durch generalisierte oder auf einzelne Organe beschränkte Infektionen mit Einzellern der Ordnung *Microsporida* des Stammes *Microspora* verursacht.

Ätiologie

Von den derzeit bekannten, intrazellulär parasitisch lebenden, etwa 100 Mikrosporidiengattungen wurden bisher 5 Gattungen beim Menschen gefunden (Tab. 4-15). Welche davon als zoonotische Erreger anzusehen sind, ist umstritten. Bewiesen ist dies für *Encephalitozoon (E.) cuniculi*, während die zweite Art, *E. hellem*, nur beim Menschen vorzukommen scheint. Bei *Pleistophora sp.* gilt die zoonotische Herkunft als wahrscheinlich; die Gattung kommt ansonsten bei Fischen und Insekten vor.

Vorkommen und Verbreitung

Bei immunkompetenten Personen sind Mikrosporidiosen selten. Dagegen gibt es zunehmend Berichte über Erkrankungen bei HIV-Patienten. Größte Bedeutung hat hier die Art *E. bieneusi*: Der Parasit kommt bei bis zu 30% der Patienten vor. Auch Infektionen mit *Encephalitozoon spp.* sind weltweit häufig. Da die beiden Arten *E. cuniculi* und *E. hellem* immunologisch und molekularbiologisch, jedoch nicht morphologisch unterscheidbar sind, die entsprechenden Verfahren jedoch erst seit kurzem zur Verfügung stehen, kann über die Verbreitung der zoonotischen Art beim Menschen noch nichts Endgültiges ausgesagt werden. *E. cuniculi* tritt jedenfalls bei Tieren häufig auf. In der Schweiz hatten ca. 16% der Kaninchen Antikörper gegen *Encephalitozoon spp. Pleistophora sp.* wurde bisher zweimal beim Menschen gefunden.

Tabelle 4-15: Mikrosporidien beim Menschen

Species	Wirt	Befall	Größe Sporen μm
• *Nosema connori*, *Nosema corneum*	Mensch	alle Organe in immundefizienten Patienten	2 × 4
• *Encephalitozoon cuniculi*	Kaninchen und zahlreiche andere Säugerarten, Mensch	Intestinum, Leber, Gehirn, RES, Peritoneum	1,5 × 2,5
• *Encephalitozoon hellem*	Mensch	Auge, Lunge, Niere	
• *Encephalitozoon intestinalis*	Mensch	Darm, Niere, Leber	
• *Enterocytozoon bieneusi*	Mensch	7–31% aller AIDS-Patienten; Dünndarmepithel, auch systemische Dissemination	1,5 × 0,9
• *Pleistophora sp.*	Mensch	Muskulatur	
• *Microsporidium ceylonensis*	Mensch	Auge: Korneastroma	
• *Microsporidium africanum*	Mensch	Auge: Korneastroma	

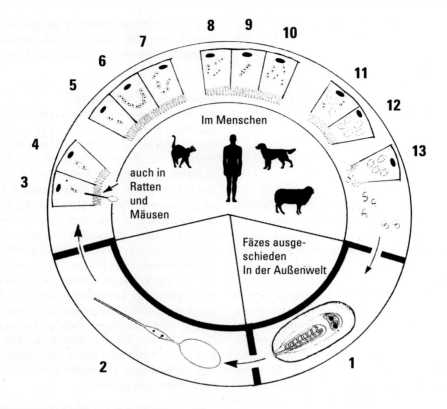

Abbildung 4-20: Entwicklungszyklus von Mikrosporidien.
1   Infektiöse Spore
2 – 3   Ausstülpung des Polfadens, Eindringen in Wirtszelle und Injektion des Sporoplasmas
4 – 12 Wachstum und asexuelle Teilung über quadrinukleäre Stadien (Merogonie)
          Enzystierung und Sporenbildung (Sporogonie)
13   Ruptur der Wirtszelle; Freisetzung infektiöser Sporen

Übertragung

Ein oraler Infektionsweg wird angenommen. Die infektiösen Sporen werden mit den Fäzes oder, wie bei *E. cuniculi*, mit dem Urin ausgeschieden.

Mikrosporidien entwickeln sich über drei Stadien. Das infektiöse Stadium ist die in die Außenwelt abgegebene, umweltresistente, 1– 2 μm große Spore. Sie enthält einen sog. Polfaden, der nach Aufnahme der Spore durch den Wirt ausgestülpt wird, in die Wirtszelle eindringt und als Kanal für die Invasion der Wirtszelle durch den Parasiten (das sog. Sporoplasma) dient. Im Zytoplasma der Zelle findet die Vermehrung durch Teilung statt. In der Phase der Sporogonie werden Sporen gebildet, die weitere Wirtszellen befallen oder als infektiöse Stadien ausgeschieden werden (Abb. 4-20).

Krankheitsbild

Bei den als Zoonosen erkannten Mikrosporidiosen sprechen serologische Untersuchungen für einen bei Immunkompetenten meist asymptomatischen Verlauf. Bei klinischer Manifestation von *Encephalitozoon*-Infektionen kommt es zu Keratokonjunktivitis, bei systemischer Infektion zu vielfältigen Manifestationen wie Hepatitis, Peritonitis, tubulo-interstitieller Nephritis, Bronchitis, Bronchopneumonie, Sinusitis. Zerebrale Infestationen sind bekannt. Bei *Pleistophora*-Infektionen wurde Myositis beobachtet. Bei den übrigen Infektionen entspricht die Symptomatik der Lokalisation.

Diagnose

Der direkte Nachweis der Erreger ist anzustreben. Neben dem elektronenmikroskopischen Nachweis wurden Färbetechniken entwickelt, die den Mikrosporidiennachweis in Gewebeproben ermöglichen. Empfohlen werden spezielle Gram-Färbungen (Brown-Hopps, Brown-Brenn), Silberfärbungen sowie eine Färbung mit dem Farbstoff Chromotrop. Molekulare Techniken (PCR) ermöglichen Artdifferenzierungen in der Gewebeprobe. *Encephalitozoon spp.* können über Kulturverfahren angereichert werden. Serologische Verfahren zum Nachweis von Antikörpern gegen *E. cuniculi* können bei AIDS-Patienten versagen.

Differentialdiagnose

Je nach Art sind Organerkrankungen unterschiedlicher Genese zu berücksichtigen.

Therapie

Infektionen mit *Encephalitozoon spp.* werden mit Albendazol (2 × täglich 400 mg für 2–4 Wochen) behandelt. Bei *E. bieneusi*-Infektionen ist der Therapieerfolg unsicher.

Prophylaxe

Bei *E. cuniculi* ist ein vorsichtiger, hygienischer Umgang mit Kaninchen und anderen Haustieren nötig. Wegen der oralen Infektionswege ist eine sorgfältige persönliche Hygiene anzuraten.

Literatur

BEAUVAIS, B., C. SARFATI, J.M. MOLINA et al.: Comparative evaluation of five diagnostic methods for demonstrating microsporidia in stool and intestinal biopsy specimens. Ann. Trop. Med. Parasit. **87**, 99–102, 1993.

CALI, A.: General microsporidian features and recent findings on AIDS isolates. J. Protozool. **38**, 624–630, 1991.

HOLLISTER, W.S., E.U. CANNING, A. WILCOX: Evidence for widespread occurrence of antibodies to *Encephalitozoon cuniculi* (Microspora) in man provided by ELISA and other serological tests. Parasitology **102**, 33–43, 1991.

LEDFORD, D.K., M.D. OVERMAN, A. GONCALVO et al.: Microsporidiosis myositis in a patient with acquired immunodeficiency syndrome. Ann. Intern. Med. **102**, 628–630, 1985.

SPRAGUE, V., J.J. BECNEL, E.I. HAZARO: Taxonomy of phylum Microspora. Crit. Rev. Microbiol. **18**, 285–395, 1992.

VOSSBRINCK, C.R., M.D. BAKER, E.S. DIDIER et al.: Ribosomal DNA sequences of *Encephalitozoon hellem* and *Encephalitozoon cuniculi*: species identification and phylogenetic construction. J. Euk. Microbiol. **40**, 354–362, 1993.

WEBER, R., R.T. BRYAN: Microsporidial infections in immunodeficient and immunocompetent patients. Clin. Infect. Dis. **19**, 517–521, 1994.

WEBER, R., P. DEPLAZES: Neue parasitäre Erkrankungen beim Menschen: Infektionen durch Mikrosporidien und *Cyclospora* species. Schweiz. Med. Wochenschr. **125**, 909–923, 1995.

WEBER, R., R.T. BRYAN, R.L. OWEN et al.: Improved light-microscopical detection of Microsporidia spores in stool and duodenal aspirates. New Engl. J. Med. **326**, 161–166, 1992.

4.2.10
Pneumozystose
(Pneumozystis-Pneumonie)

Pneumozystose wird durch *Pneumocystis (P.) carinii* hervorgerufen, einen einzelligen Erreger, der bei vielen Tierarten gefunden wird. Als pathogener Erreger beim Menschen kann er eine opportunistische Infektion hervorrufen.

Die Erkrankung wird auch als parasitäre Pneumonie oder interstitielle plasmozytäre Pneumonie bezeichnet und tritt vorwiegend bei Kindern bis zum 4. Lebensmonat auf (Säuglingsheime), die an einem Immundefekt oder einem anderen körperlichen Schwächezustand leiden, oder bei Erwachsenen unter immunsuppressiver Therapie (Transplantationspatienten). Bei AIDS-Patienten ist eine *P. carinii*-Pneumonie eine häufige, oft tödliche Komplikation.

Ätiologie

Die systematische Stellung von *P. carinii* ist unklar. Verschiedene Autoren zählen diesen Erreger aufgrund intrazellulärer Strukturen zu den Protozoen, andere aufgrund ribosomaler RNA-Sequenzanalysen zur Klasse der Fungi.

P. carinii durchläuft einen noch nicht in allen Einzelheiten geklärten Entwicklungszyklus: Aus reifen Zysten mit 8 runden, ovalen oder spindelförmigen, intrazystischen Körperchen (Sporozoiten) werden durch Platzen der Zystenwand kleine (1–2 µm) oder größere (3–5 µm) Trophozoiten (trophische Formen) freigesetzt, die sich bei Giemsa-Färbung mit rotem Zellkern und blauem Zytoplasma darstellen. Zellteilungen werden beobachtet. Je 2 Trophozoiten fusionieren zu einer Zygote, die sich mit einer dünnen Zystenwand umgibt und als Prozyste (4–5 µm) bezeichnet wird. In ihr entstehen durch Teilungen 8 Sporozoiten, wobei die Prozyste zur dickwandigen reifen Zyste (5–8 µm) wird, die sich mittels Methenamin-Silbernitrat-Färbung dunkel anfärbt.

Vorkommen und Verbreitung

Als mögliche Infektionsquellen für den Menschen gelten Haus- und Zootiere, freilebende Nager, Schweine, Kaninchen und Hunde.

P. carinii hat sein Reservoir in den Lungen von Mäusen, die meist klinisch nicht erkranken. Das beweisen Untersuchungen an gefangenen Mäusen und Ratten, die mit *P. carinii* infiziert waren, aus Häusern und verschiedenen Institutionen, in denen Pneumozystose beim Menschen epidemisch auftrat.

Seroepidemiologische Untersuchungen zeigen, daß die meisten Kinder bis zum Alter von 4 Jahren bereits Kontakt mit *P. carinii* hatten.

Übertragung

Als sicher wird der respiratorische, aerogene Infektionsweg angenommen, wobei die Ansteckung von Mensch und Tier über kontaminierte Staubpartikel oder Tröpfcheninfektion möglich ist. Eine diaplazentare Übertragung von Pneumozysten in die Lunge des Föten ist möglich und kann als Ausdruck einer Organotropie des Erregers gewertet werden.

Krankheitsbild

Die meisten *P. carinii*-Infektionen verlaufen asymptomatisch, können jedoch aktiviert werden, wenn, insbesondere infolge immunsuppressiver Therapie oder HIV-Infektion, eine Schwächung der durch T-Zellen vermittelten Immunabwehr vorliegt.

Aufgrund tierexperimenteller Studien nimmt man eine Inkubationszeit von 4–8 Wochen an.

Typische klinische Manifestation ist die *P. carinii*-Pneumonie (PCP). Ihre Leitsymptome sind Fieber, Atemnot, unproduktiver Husten, gelegentlich retrosternale Schmerzen, Tachypnoe, Tachykardie und Zyanose. Bei meist unauffälligem Auskultationsbefund findet man röntgenologisch doppelseitige diffuse Infiltrate, die perihilär besonders ausgeprägt sind.

70–80% aller HIV-Infizierten leiden während ihrer fortschreitenden Erkrankung mindestens einmal an PCP, die bei etwa 20% der AIDS-Patienten unmittelbare Todesursache ist.

In 1–3% kommen extrapulmonale Infektionen in Lymphknoten, Leber, Milz und Knochenmark vor.

Diagnose

Der Erregernachweis erfolgt mikroskopisch in Trachealsekret, Bronchiallavage oder Lungenbiopsat, gefärbt nach Giemsa, Gram-Weigert, Methenamin-Silbernitrat (Grocott-Gomori) oder mit fluoreszeinmarkierten Antikörpern. PCR-Verfahren wurden beschrieben.

Differentialdiagnose

Interstitielle Pneumonien anderer Ätiologie müssen erwogen werden.

Therapie

Therapie der Wahl ist die Behandlung mit Cotrimoxazol in hoher Dosierung (15–20 mg/kg/Tag Trimethoprim + 75–100 mg/kg/Tag Sulfamethoxazol), oral oder i.v., in 3–4 Einzeldosen über 14–21 Tage. Alternativen sind Pentamidinisethionat, i.v. oder als Aerosol, sowie Trimethoprim + Pyrimethamin. Bei schwerer Erkrankung ist die zusätzliche Gabe von Corticosteroiden indiziert.

Prophylaxe

Eine primäre Prophylaxe ist indiziert bei HIV-Patienten mit CD4-Zellzahlen < 200/µl, eine sekundäre Prophylaxe bei allen HIV-Patienten

(Rezidivrate 60% im 1. Jahr) und Patienten mit fortbestehender Schwäche der zellvermittelten Immunabwehr.

Cotrimoxazol (160 mg Trimethoprim +800 mg Sulfamethoxazol), oral, pro Tag oder 3 ×/Woche, ist Mittel der Wahl; Alternative ist Pentamidin als Aerosol (anfangs 200 mg/Tag, dann 200 mg alle 2 Wochen oder 300 mg alle 4 Wochen).

Wegen der von Mensch zu Mensch möglichen Übertragung müssen Patienten mit PCP von immungeschwächten Personen getrennt werden.

Literatur

EDMAN, J.C., J.A. KOVACS, H. MASUR et al.: Ribosomal RNA sequence shows *Pneumocystis carinii* to be a member of the fungi. Nature **334**, 519–522, 1988.

HUGHES, W.T.: *Pneumocystis carinii* pneumonitis. Chest **85**, 810–813, 1984.

JANITSCHKE, K.: Ätiologie, klinische Bedeutung und Laboratoriumsdiagnostik der Pneumozystose. MTA-Journal **6**, 1303–1305, 1991.

LUNDGREN, B., J.D. LUNDGREN, T. NIELSEN et al.: Antibody responses to a major *Pneumocystis carinii* antigen in human immunodeficiency virus-infected patients with and without *P. carinii* pneumonia. J. Infect. Dis. **165**, 1151–1155, 1992.

PELLER, P.: *Pneumocystis-carinii*-Pneumonie. Klinik und Therapie. Münch. med. Wschr. **120**, 1053–1054, 1978.

PIFER, L.L.: *Pneumocystis carinii*: A misunderstood opportunist. Eur. J. Clin. Microbiol. **3**, 169–173, 1984.

QUEENER, S.F., M.S. BARTLETT, M. NASR, J.W. SMITH: 8-Aminoquinolines effective against *Pneumocystis carinii* in vitro and in vivo. Antimicrobial Agents and Chemother. **37**, 2166–2172, 1993.

WAKEFIELD, A.E., S. BANERJI, H.J. PIXLEY et al.: Molecular probes for the detection of *Pneumocystis carinii*. Trans. Roy. Soc. Trop. Med. Hyg. **84** (Suppl.) 17–18, 1990.

ZIEGLER, K.: Pneumocystis-Infektionen. In: BRÜSCHKE, G. (Hrsg.): Handbuch der inneren Erkrankungen. Bd. 5. Infektionskrankheiten. Gustav Fischer Verlag, Stuttgart–New York, 881–883, 1983.

4.2.11 Sarkosporidiose

Die Sarkosporidiose (Sarcosporidiosis) ist eine protozoäre Infektionskrankheit, hervorgerufen durch Erreger der Gattung *Sarcocystis*, die entweder als harmlos verlaufende Darminfektion oder unter dem Bild einer akuten Fleischvergiftung auftreten kann.

Ätiologie

Sarkosporidien, unter dem Gattungsnamen *Sarcocystis* bekannt, sind zystenbildende Kokzidien. Bei den Arten *S. bovihominis* und *S. suihominis* sind Rinder bzw. Schweine Zwischenwirte, in denen die ungeschlechtliche Entwicklung abläuft, während beim Menschen als Endwirt im Darmepithel die geschlechtliche Vermehrungsphase mit der Ausbildung der infektionstüchtigen reifen Darmformen (Oozysten bzw. Sporozysten) stattfindet (Abb. 4-21).

Beim Menschen finden sich in der Muskulatur Zysten von *Sarcocystis lindemanni*. Der Endwirt ist unbekannt.

Vorkommen und Verbreitung

Sarkosporidien sind beim Tier weltweit verbreitet. Sog. Miescher-Schläuche, oft makroskopisch erkennbare Zysten bis zu 4 cm Länge in Muskelfasern, werden bei nahezu allen Säugetieren, ferner bei Vögeln und Reptilien gefunden. Miescher-Schläuche beim Menschen stammen von tierspezifischen Parasiten, bei denen der Mensch Zwischenwirt ist.

Die Prävalenzraten in europäischen Ländern werden mit 60–100% aller Schlachttiere angegeben. Die Befallsrate beim Rind mit *S. bovihominis*, der für den Menschen infektiösen Art, liegt bei 60%. Die Prävalenz von *S. suihominis* wird in Deutschland und Österreich auf 5% bzw. 7,4% beziffert.

Übertragung

Die Infektion des Menschen erfolgt durch den Verzehr von rohem, zystenhaltigem Rinder- oder Schweinefleisch.

Krankheitsbild

Im allgemeinen wird *Sarcocystis bovihominis* als weniger pathogen beschrieben als *Sarcocystis suihominis*.

Nach dem Genuß infektiösen, rohen Schweinefleischs wurden bei Testpersonen Durchfälle, Übelkeit und Benommenheit beobachtet.

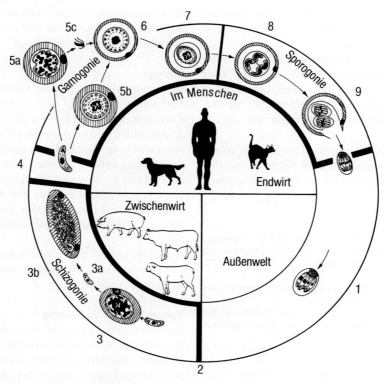

Abbildung 4-21: Entwicklung von *Sarcocystis spp.* mit Mensch oder Fleischfresser als Endwirt.
1. Vier infektionsfähige Sporozoiten in Sporozyste
2. Orale Aufnahme von Sporozysten und Freiwerden von Sporozoiten
3. In zwei Schizogoniegenerationen entwickeln sich durch Endopolygenie je 50–90 Merozoiten in Endothelzellen von Gefäßen (Darm, Leber, Niere, Lunge u.a.)
   a) Merozoit;
   b) Reife Zyste (ca. 4 Monate p.i.) mit Zystozoiten in Zellen der quergestreiften Muskulatur nach einer weiteren Schizogonie. Wartestadien nur im quergestreiften Muskel mit Tausenden Merozoiten
4. Zystozoit (Merozoit) nach Verzehr infizierten Fleisches
5a. Mikrogamont (männlich)
5b. Makrogamont in Lamina propria (21 Std. p.i.) (weiblich)
5c. Begeißelter Mikrogamet
6. Makrogamet
7. Zygote (in der Darmepithelzelle)
8. Sporogonie in der Darmwand, Bildung von Sporozysten
9. Sporulierte Oozyste (7 Tage p.i.) mit je 2 Sporozysten zu je 4 Sporozoiten

Bei starkem *S. suihominis*-Befall kommt es zu heftigen Diarrhoen mit hohem Wasserverlust bis zum Kollaps. Bei experimentell mit *Sarcocystis bovihominis*-Zysten aus Rindfleisch infizierten Personen traten Schwindelgefühl, Übelkeit, Bauchschmerzen und leichte Durchfälle innerhalb von 24 Stunden auf.

Diagnose

Der Nachweis von Sporozysten im Stuhl von Patienten ca. 5–11 Tage p.inf. (artabhängig) wird durch Anreicherungsverfahren (Flotation mittels Zinkchlorid, -sulfat/Kochsalz) oder durch Konzentration mit Merthiolat-Jod-Formaldehyd (MIF-Technik) ermöglicht. Im Biopsiequetschpräparat aus der Mukosa des Dünndarms lassen sich gelegentlich parasitäre Stadien darstellen.

Der Nachweis spezifischer *Sarcocystis*-Antikörper ist mittels Immunfluoreszenz und ELISA (Verwendung homologer Antigene) beim Zwischenwirt möglich.

Differentialdiagnose

Intestinalbeschwerden mit o.g. Symptomatik müssen von Darminfektionen bakterieller, viraler oder parasitärer Ätiologie abgegrenzt werden.

Therapie

Eine zuverlässige Chemotherapie ist beim Menschen nicht bekannt. Die Behandlung erfolgt symptomatisch.

Prophylaxe

Der Verzicht auf den Verzehr rohen Fleisches von Rind und Schwein ist der sicherste Schutz vor einer Infektion. Tieffrieren (–20°C) oder Erhitzen (> 65°C) töten die Erreger ab. Düngung von Weiden und anderen Grünfutterflächen mit menschlichen Fäkalien erhöht das Infektionsrisiko für Weidetiere.

Stallarbeiter und Mitarbeiter von Futtermittelfirmen sollten konsequent auf den Verzehr von Rohfleischprodukten verzichten, um nicht als Sporozystenausscheider eine Infektionsquelle darzustellen.

Literatur

BEAVER, P.C., R.K. GADGIL, P. MORERA: Sarcocystis in man: A review and report of five cases. Am. J. Trop. Med. Hyg. **28**, 819–844, 1979.

BOMMER, W., H. MERGERIAN: Darmkokzidien. In: CASPARY, W.F. (Hrsg.): Handbuch der inneren Medizin. Bd. III/3 B. Springer Verlag, Berlin–Heidelberg–New York, 117–129, 1983.

ECKERT, J.: Protozoologie – Kap. Sarcocystis. In: KAYSER, F.H., K.A. BIENZ, J. ECKERT et al.: Medizinische Mikrobiologie. 8. Auflage. Georg Thieme Verlag, Stuttgart–New York, 441–442, 1992.

HEYDORN, A.O.: Sarkosporidieninfiziertes Fleisch als mögliche Krankheitsursache für den Menschen. Arch. Lebensmittelhyg. **28**, 1–4, 1977.

PIEKARSKI, G., A.O. HEYDORN, M.E. ARYEETEY, I.H. HARTLAPP, P. KIMMIG: Klinische, parasitologische und serologische Untersuchungen zur Sarkosporidiose (*Sarcocystis suihominis*) des Menschen. Imm. Infekt. **6**, 153–159, 1978.

ROMMEL, M., A.O. HEYDORN, M. ERBER: Die Sarkosporidiose der Haustiere und des Menschen. Berl. Münch. Tierärztl. Wschr. **92**, 457–464, 1979.

WONG, K.T., PATHMANATHAN, R.: Ultrastructure of the human skeletal muscle sarcocyst. J. Parasitol. **80**, 327–330, 1994.

4.2.12
Schlafkrankheit
(Afrikanische Trypanosomiasis)

Die Schlafkrankheit (African Trypanosomiasis, Sleeping Sickness, Maladie du sommeil) ist eine im tropischen Afrika vorkommende Erkrankung bei Mensch und Tier (Nagana) und wird durch Erreger der Flagellatenfamilie *Trypanosomatidae* hervorgerufen.

Ätiologie

Die Erreger der menschlichen Schlafkrankheit, *Trypanosoma (T.) brucei (b.) gambiense* und *T. b. rhodesiense* (Abb. 4-22), sind als Blutformen morphologisch nicht zu unterscheiden. Eine Differenzierung erfolgt vorwiegend nach epidemiologischen und klinischen Gesichtspunkten sowie nach ihrer unterschiedlichen Virulenz.

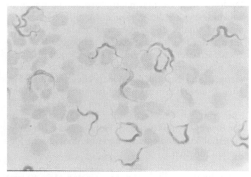

Abbildung 4-22: *Trypanosoma brucei rhodesiense* im Blutausstrich (Giemsa-Färbung).

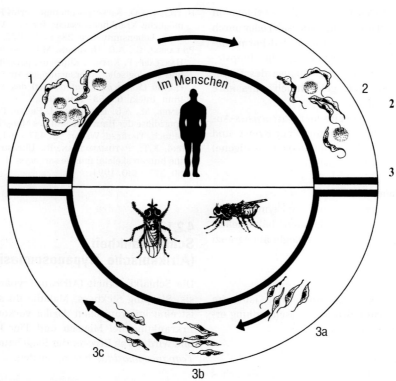

Abbildung 4-23: Entwicklung salivarischer Trypanosomen.
1. Trypanosomen (trypomastigote Form) im peripheren Blut nach Stich durch Tsetsefliege (Glossinaarten)
2. Trypanosomen (spheromastigote Form) im Stadium der Längsteilung (peripheres Blut)
   Befall des Zentralnervensystems
3. Entwicklung in der Tsetsefliege
   a) Im Magen, Kropf
   b) Epimastigote Form im Darm in ständiger Teilung
   c) Metazyklische (trypomastigote) infektiöse Form in der Speicheldrüse

Beide Erreger werden nach Morphologie und Entwicklungszyklus der *T. brucei*-Gruppe zugeordnet, in die ebenfalls die Erreger verschiedener, weltweit verbreiteter Haustierkrankheiten gehören, z.B. *T. brucei* als Erreger der oft tödlich verlaufenden Nagana der Equiden in Afrika oder *T. congolense* und *T. vivax*, die die Nagana der Wiederkäuer hervorrufen, oder *T. evansi* (Surra), *T. equiperdum* (Beschälseuche der Einhufer) und *T. equinum* (Mal de Caderas). Eine gewisse Unterscheidung der Trypanosomen der *Brucei*-Gruppe ist durch biochemische (Isoenzyme), molekularbiologische und immunologische Methoden möglich.

Die Trypanosomen sind im Stadium der Teilung von schlanker spindelförmiger Gestalt (15–40 µm) und besitzen eine am Basalkorn entspringende, lange, frei endende Geißel. Im menschlichen Organismus werden auch andere polymorphe Formen gefunden (plumpe, gedrungene, relativ kurze Formen und entsprechende Intermediärformen). (Entwicklungszyklus in Abb. 4-23.) Eine genetisch determinierte Antigenvariabilität ihres Glykoproteinmantels ermöglicht den Trypanosomen, der Immunantwort des Wirtes zu entgehen.

Vorkommen und Verbreitung

Das Vorkommen der afrikanischen Trypanosomiasis deckt sich mit dem des Überträgers, der Tsetsefliege. In über 40 Ländern südlich der Sahara bis zu 20° südlicher Breite und vom Atlantik bis zum Indischen Ozean erstrecken sich die endemischen Gebiete. In

West- und Zentralafrika gilt *T. b. gambiense* als Erreger der Schlafkrankheit, während das Verbreitungsgebiet von *T. b. rhodesiense* auf den Osten Afrikas begrenzt ist.

T. b. gambiense infiziert in erster Linie den Menschen; Infektionen bei Haus- und Wildtieren sind von eher untergeordneter Bedeutung. Dagegen ist *T. b. rhodesiense* primär ein Parasit bei Wild- und Haustieren, der auch auf den Menschen übertragen werden kann (Tab. 4-16).

Während der Infektion entstehen viele aufeinanderfolgende Populationen trypomastigoter Formen mit unterschiedlichen Antigenstrukturen ihres Glykoproteinmantels (surface coat). Wegen dieser Antigenvarianz wirken spezifische Antikörper des Wirtes immer nur gegen eine Population der Trypanosomen. Ein Teil der Erreger hat seinen „surface coat" verändert und vermehrt sich durch Zweiteilung, ohne daß die Immunabwehr gegen diese Population wirksam wird. Auch eine Reinfektion mit Trypanosomen anderer Antigenstruktur ist möglich.

Nach Schätzungen der WHO (1986) sind ca. 50 Millionen Menschen auf einer Gesamtfläche von 7 Mill. km² dem Risiko einer Infektion ausgesetzt. Die Zahl der registrierten Neuerkrankungen wird mit mindestens 20 000 pro Jahr angegeben.

Übertragung

Obligatorische Überträger (Zwischenwirte) der menschlichen Schlafkrankheit und zahlreicher tierischer Trypanosomiasen in Afrika sind Tsetsefliegen *(Glossinidae)*. Die medizinisch wichtigen Überträgerglossinen gehören zu den 3 biologisch verschiedenen Gruppen: *Palpalis*, *Morsitans* und *Fusca*.

Die Tsetsefliege infiziert sich bei der Blutmahlzeit an einem infizierten Wirt mit den im Blut zirkulierenden trypomastigoten Formen, die in der Fliege einen Entwicklungs- und Vermehrungszyklus (Abb. 4-23) durchlaufen und dann aus den Speicheldrüsen als infektiöse Formen bei einer Blutmahlzeit auf den neuen Wirt übertragen werden.

Krankheitsbild

Allgemein gilt die Regel, daß der klinische Verlauf der *T. b. rhodesiense*-Infektion akuter und prognostisch ernster zu beurteilen ist als die *T. b. gambiense*-Infektion, die bei endemischen Vorkommen zu chronischem Verlauf neigt. Trotzdem werden bei beiden Erkrankungstypen im klinischen Bild drei verschiedene Stadien unterschieden.

Primärläsion. Eine örtliche Reaktion am Eintrittsort des Erregers ist häufig nach 1–2 Wochen nachzuweisen und wird als Trypanosomenschanker bezeichnet. Die mit dem Stich der Tsetsefliege in die Haut injizierten Trypanosomen verweilen zunächst in der Stichstelle und vermehren sich in den obersten Schichten des subkutanen Fettgewebes unter Ausbildung einer schmerzhaften Induration. Diese schreitet fort, häufig mit einem zentral gelegenen Bläschen, das sich unter Schuppung ausbreitet. Diese Erscheinung ist typisch und ulzeriert im Gegensatz zu kutanen Leishmaniasen nicht.

Stadium I (parasitämische Phase oder febril-glanduläres Stadium). Wochen bis Monate p. inf. brechen die Trypanosomen in die Blut- und Lymphbahnen ein, es kommt zur Dis-

Tabelle 4-16: Tierreservoire für afrikanische Trypanosomen

Parasit	Haustier	Wild
• *T.b. gambiense*	Schwein Rind Hund* Schaf	Antilope Affe
• *T.b. rhodesiense*	Rind* Schaf Ziege Hund	Buschbock* Riedbock Wasserbock Löwe* Hyäne

* Humanpathogenität von Isolaten aus Tieren durch Übertragung auf Freiwillige bewiesen

semination. Zunächst schwellen die Lymphknoten in der Nähe des Schankers an, häufig im Nacken und seitlichen Halsdreieck (Winterbottomsches Zeichen). Die Symptome sind uncharakteristische Kopf- und Gliederschmerzen, Abgeschlagenheit und Schweißausbrüche mit intermittierendem Fieber, das mit zunehmender Zeit von immer länger andauernden fieberfreien Intervallen unterbrochen wird. Typisch ist eine gesteigerte Schmerzempfindlichkeit im Bereich des distalen Endes der langen Röhrenknochen. Das febril-glanduläre Stadium kann sich über mehrere Monate bis zu Jahren hinziehen unter zwischenzeitlichen Remissionen.

Die Rhodesiense-Infektion ist gekennzeichnet durch einen akuteren Verlauf mit einer kürzeren Inkubationszeit unter 2 Wochen und häufigerer Ausbildung eines Schankers. Während des Stadiums I treten kardiale Symptome (Myokarditis) und eine Beteiligung des Leberparenchyms auf. Ödeme im Gesicht, an Händen und Füßen sind häufig.

Stadium II (meningoenzephalitische Phase). Das Stadium II der Erkrankung, die eigentliche Schlafkrankheit, beginnt mit dem Eindringen der Trypanosomen in das Zentralnervensystem. Alterationen des Schlafrhythmus, Ataxie, Tremor, Gedächtnisschwund, Lethargie, Reizbarkeit, Unruhe oder auch quälende Schlaflosigkeit, Persönlichkeitsveränderungen treten auf.

Die zentralnervösen Störungen nehmen mit fortschreitender Erkrankung zu: erhöhtes Schlafbedürfnis, allgemeiner Kräfteverfall und Abmagerung, schwere depressive Psychosen, Teilnahmslosigkeit bis zum völligen Bewußtseinsverlust. Auffallend ist der Verlust der Gesichtsmimik (Maskengesicht). In diesem Stadium treten auch Störungen der Herztätigkeit (Tachykardie und Hypotonie) sowie ausgeprägte Augensymptome (Papillenödeme, Keratitiden bis zur totalen Blindheit im Endstadium) auf.

Bei der Infektion mit *T. b. rhodesiense* tritt die Beteiligung des ZNS wesentlich schneller ein. Das Krankheitsbild beginnt plötzlicher und nimmt innerhalb eines Jahres oder kürzer einen letalen Verlauf, wenn keine Behandlung erfolgt.

Der Tod unbehandelter Patienten tritt bei *T. b. rhodesiense* nach 6–9 Monaten, bei *T. b. gambiense* nach 2–6 Jahren ein.

Diagnose
Diagnostisch beweisend und unabdingbar ist der direkte Erregernachweis im peripheren Blut oder im Punktat vergrößerter Lymphknoten sowie im Liquorsediment.

Bei der mikroskopischen Prüfung nativer Blut- oder Liquorpräparate lassen sich einzelne, lebende Parasiten leichter durch ihre aktive Bewegung erkennen als im gefärbten Ausstrich oder „dicken Tropfen".

Parasitologische Anreicherungsverfahren, wie z.B. Hämatokritzentrifugation nach Woo oder die Lanham-Methode (mini-anion-exchange column), werden auch unter Feldbedingungen verwendet. Der kulturelle und tierexperimentelle Trypanosomennachweis ist erfolgreich anwendbar.

In der Folge der Infektion steigt der Gesamteiweißgehalt des Serums stark an.

Die Serodiagnose hat in den letzten Jahren durch Einführung sensitiver, spezifischer Nachweisverfahren (teilweise kommerziell erhältlich) an Bedeutung gewonnen, insbesondere praktisch und schnell durchführbare Agglutinationsteste (direkter Agglutinationskartentest, indirekter Hämagglutinationstest) unter Verwendung von Vollblut. Eingesetzt werden auch der Immunfluoreszenztest und der Enzymimmunassay (ELISA).

Weiterhin von diagnostischer Bedeutung ist der Nachweis erhöhter IgM-Spiegel im Serum und Liquor ($\geq$ 10% des Gesamtproteingehaltes). Das Sinken des IgM-Gehaltes im Serum oder Liquor auf Normwerte nach Chemotherapie gilt als Kriterium einer Heilung.

Differentialdiagnose
In der Frühphase der Erkrankung muß differentialdiagnostisch an Kala-Azar, Malaria, Tuberkulose, Brucellose und Lymphom gedacht werden, während im Spätstadium insbesondere Syphilis, zerebrale Tumoren und virusbedingte Enzephalitiden abzugrenzen sind.

Therapie

Suramin, Pentamidin, organische Arsenverbindungen und Eflornithin sind wirksame Therapeutika mit unterschiedlicher Indikation, je nach Erregerart, -empfindlichkeit und Stadium der Trypanosomiasis.

Infektionen mit *T. b. gambiense* sollten im Stadium I mit Suramin oder Eflornithin, alternativ mit Pentamidin behandelt werden. Im Stadium II sollte Eflornithin gegeben werden.

Infektionen mit *T. b. rhodesiense* sollten im Stadium I mit Suramin, alternativ mit Pentamidin behandelt werden. Im Stadium II sollte Melarsoprol oder (bei Unverträglichkeit) Tryparsamid + Suramin verabreicht werden.

Die Behandlung mit Suramin muß wegen evtl. erheblicher Nebenwirkungen (Fieber, Übelkeit, Erbrechen, Nierenschädigung, Krämpfe, Schock) unter ärztlicher Überwachung erfolgen. Nach i.v. Injektion einer Probedosis von 100–200 mg (zum Ausschluß einer Überempfindlichkeit) werden bei Erwachsenen je 1 g Suramin (bei Kindern 20 mg/kg, Höchstdosis 1 g) an den Tagen 1, 3, 7, 14, 21 langsam i.v. infundiert.

Pentamidinisethionat (4 mg/kg/Tag) wird i.m. über 10 Tage gegeben. Mögliche Nebenwirkungen sind Übelkeit, Erbrechen, Nierenschädigung.

Eflornithin (4 × 100 mg/kg/Tag) wird i.v., in 4 Infusionen/Tag, über 2 Wochen, danach oral mit 4 × 75 mg/kg/Tag über 3–4 Wochen angewandt. Mögliche Nebenwirkungen sind Diarrhoe, Anämie, Krämpfe.

Die Behandlung mit Melarsoprol folgt einem komplizierten Schema: Erwachsenen werden 2–3,6 mg/kg/Tag, i.v., in 3 Infusionen/Tag über 3 Tage infundiert. Nach einer Woche Pause wird erneut über 3 Tage Melarsoprol gegeben; eine 3. Behandlung über 3 Tage folgt nach 10–21 Tagen. Bei Kindern beträgt die Gesamtdosis 18–25 mg/kg, die über 1 Monat verteilt werden. Mögliche Nebenwirkungen sind Fieber, Kopfschmerzen, Tremor, Krämpfe, Koma, evtl. Tod.

Wegen der hohen Toxizität des Melarsoprols und der gefährlichen Komplikationen beim zu raschen Zerfall der Trypanosomen sind vorsichtige, einschleichende Therapieschemata entwickelt worden: Tag 1 0,4 mg/kg; Tag 2 0,8 mg/kg; Tag 3 1,0 mg/kg; Tage 10, 11, 12 je 2,0 mg/kg; Tag 19 2,0 mg/kg; Tag 20 2,5 mg/kg; Tag 21 3,0 mg/kg; Tage 28, 29, 30 je 3,5 mg/kg; Gesamtdosis 1300 mg; jeweils als i.v. Infusionen.

Bei Unverträglichkeit von Melarsoprol wird eine Kombination von Tryparsamid (30 mg/kg, maximal 2 g, in 1 Dosis i.v., alle 5 Tage) + Suramin (10 mg/kg, i.v., alle 5 Tage), insgesamt 12 ×, empfohlen.

Prophylaxe

Prophylaktische Maßnahmen beziehen sich beim Menschen auf individuelle Chemoprophylaxe mit Suramin oder Pentamidinpräparaten und die Anwendung von Repellentien.

Die medikamentöse Massenprophylaxe ist vor allem bei der ostafrikanischen Schlafkrankheit nicht zweckmäßig, da diese Erkrankung epidemiologisch als eine primäre Zoonose mit schwer kontrollierbarem Tierreservoir, aus dem die Übertragung auf den Menschen erfolgt, angesehen werden muß.

Zur Bekämpfung der Tsetsefliege wird der großflächige Einsatz von Insektiziden mit wechselndem Erfolg durchgeführt. Außerdem wird die Rodung des Gebüschs in der Nähe menschlicher Siedlungen empfohlen sowie das Aufstellen von Tsetsefallen (traps), imprägniert mit Deltamethrin und mit blauen beweglichen Stoffahnen versehen, zum Anlokken der Tsetsefliegen.

Weitere prophylaktische Maßnahmen sind die Sanierung der infizierten Haustiere und das Fernhalten potentieller Wildreservoire von menschlichen Siedlungen.

Literatur

APTED, F.I.C.: Present status of chemotherapy and chemoprophylaxis of human trypanosomiasis in the eastern hemisphere. Pharmacol. Therapeut. **11**, 391–413, 1980.

BAKER, J.R.: The subspecific taxonomy of *Trypanosoma brucei*. Parasite **2**, 3–12, 1995.

BÜCKEN, E.W., W. MOHR: Schlafkrankheit. In: GSELL, O., W. MOHR (Hrsg.): Infektionskrankheiten. Bd. IV. Springer Verlag, Berlin–Heidelberg–New York, 249–288, 1972.

CROSS, G.A.M.: Cellular and genetic aspects of antigenic variation in trypanosomes. Annu. Rev. Immunol. **8**, 83–110, 1990.

MOLYNEUX, D.H., R.W. ASHFORD: The biology of trypanosoma and leishmania parasites of man and domestic animals. Taylor and Francis. London 1983.

RECHT, K., I. PFÜRTNER-BLOOS, R., GROSS: Importierte ostafrikanische Trypanosomiasis (Schlafkrankheit). Med. Welt **28** 1378–1381, 1977.

WHO: The African Trypanosomiasis. Report of a Joint WHO Expert Committee and FAO Expert Consultation. Technical Report Series **635**, 1979.

WHO: Technical Report Series **739**; Epidemiology and control of African Trypanosomiasis. WHO, Geneva 1986.

4.2.13
Toxoplasmose

Die Toxoplasmose ist eine bei Mensch und Tier weltweit nach Infektion mit *Toxoplasma gondii* auftretende Erkrankung, die insbesondere bei Kindern nach konnataler Infektion und bei immunsupprimierten Personen als opportunistische Infektion gefürchtet ist.

Ätiologie

Der Erreger *Toxoplasma (T.) gondii* ist der einzige Vertreter seiner Gattung und gehört zur Klasse der *Sporozoa* (Ordnung *Coccidia*).

Im Entwicklungszyklus von *T. gondii* (Abb. 4-24) treten drei Erregerstadien auf:

Oozysten als Fäkalformen aus der Katze (Endwirt), 9–11 × 11–14 µm große, nach Sporulierung infektiöse Stadien.

Trophozoiten als intra- und extrazelluläre Vermehrungsformen; 4–7 µm lange und 2–4 µm breite, halbmond- bis sichelförmige Organismen.

Zysten in allen Organen und Geweben (rohes Fleisch), bis zu 300 µm große, runde, dünnwandige, nicht gekammerte Zysten, die bis zu mehreren tausend infektiöse Zystozoiten enthalten.

Vorkommen und Verbreitung

T. gondii ist weltweit einer der am häufigsten vorkommenden Parasiten des Menschen sowie der Haus- und Wildtiere. Das Wirtsspektrum reicht von Fischen über Reptilien, Vögel und Säugetiere bis zum Menschen.

Die Befallshäufigkeit beim Menschen ist territorial unterschiedlich. Weltweit reagiert jeder dritte Erwachsene seropositiv. Die Infektionshäufigkeit nimmt regelmäßig mit dem Lebensalter zu und liegt nach seroepidemiologischen Untersuchungen bei der einheimischen Bevölkerung bei über 50%.

Bei Katzen, vorwiegend Jungtieren, die neben anderen Felidenarten als ausschließliche Ausscheider von Oozysten bekannt sind und daher als Endwirte fungieren, wird die Befallshäufigkeit aufgrund der in den verschiedenen Ländern durchgeführten serologischen Untersuchungen zwischen 10 und 80% angegeben, in der Bundesrepublik Deutschland mit 46%.

Trotz relativ kurzer Ausscheidungsperioden können große Mengen der sehr widerstandsfähigen Oozysten (über 1 000 000/g Kot) ausgeschieden werden. Nach der Erstinfektion bildet sich in nicht immunkompromittierten Tieren eine ausreichende Immunität aus, die bei Reinfektion die Produktion von Oozysten entweder einschränkt oder völlig unterbindet.

Nicht untersucht ist, inwieweit Infektionen der Katzen mit dem felinen Immunschwächevirus (FIV) die Immunität gegen *T. gondii* beeinträchtigen.

Beim Schwein, dem in Mitteleuropa die – abgesehen von Infektionen über Oozysten – größte Rolle bei der Übertragung der Infektion auf den Menschen zugeschrieben wird, sind aufgrund veränderter Haltungsbedingungen die Befallsraten und damit die Infektionsrisiken für den Menschen zurückgegangen. Während um 1970 10–55% der Schlachtschweine infiziert waren, wiesen z.B. in jüngsten Studien in Österreich nur noch wenige Tiere Antikörper gegen *T. gondii* auf.

Latente Toxoplasmainfektionen bei Wiederkäuern (Rind, Schaf und Ziege) sind weit verbreitet. Der Prozentsatz serologisch ermittelter Reagenten liegt in der Bundesrepublik Deutschland beim Schaf zwischen 55–88%, bei der Ziege bei 30–40% und beim Rind bei 75%. In Rindern überleben die Entwicklungsstadien nur über kurze Zeiträume. Bei kleinen Wiederkäuern kann die Infektion Aborte verursachen. Die Ansteckung dieser Tiere geschieht über Oozysten aus Katzenfäzes.

Der Hund spielt epidemiologisch keine Rolle.

4.2 Durch Protozoen hervorgerufene Erkrankungen

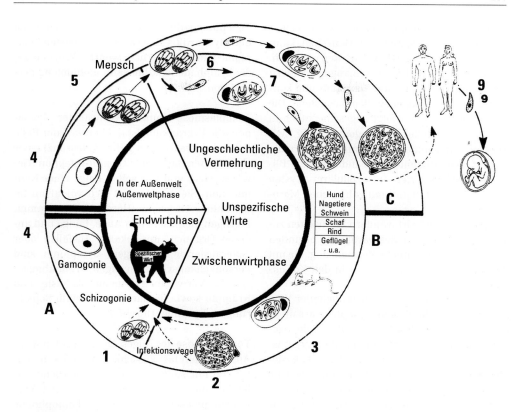

Abbildung 4-24: Entwicklungszyklus von *Toxoplasma gondii*.
A Entwicklung im spezifischen Wirt Katze: Orale Infektion durch I) sporulierte Oozysten (1), II) Gewebezysten (2), III) Pseudozysten (3). Zyklische Entwicklung (extraintestinal und in Dünndarmzellen): Der Schizogonie (ungeschlechtliche Vermehrung) folgen die Gamogonie und Befruchtung, nach der die Oozyste (4) entsteht; daneben kommt es wie bei unspezifischen Wirten zur Bildung von Zysten (6–8). Die unreife Oozyste (4) wird mit dem Kot ins Freie befördert; nach Reifungsprozeß (Sporogonie) enthält die Oozyste 2 Sporozysten mit je 4 Sporozoiten (5).
B Entwicklung in unspezifischen Wirten: z.B. Hund, Nagetiere, Schwein, Schaf, Rind, Geflügel, auch Mensch (C); aus Sporozoiten der Oozysten (5) und Zoiten aus Zysten (8) entwickeln sich in kernhaltigen Zellen über Trophozoiten die Pseudozysten (7), danach Gewebszysten (8) mit Zoiten.
C Infektionswege beim Menschen: I. Orale Aufnahme von reifen Oozysten (5), II. Genuß von rohem zystenhaltigem Fleisch von Schaf, Schwein und Rind (7 und 8), III. intrauteriner (diaplazentarer) Übergang auf den Fetus (9) in der Phase 7.

Toxoplasmainfektionen beim Pferd sind beschrieben, wobei auf eine geringe Empfänglichkeit dieser Tierart hingewiesen wird.

Der Toxoplasmose des Geflügels, insbesondere des Huhnes, kommt weder epidemiologische noch wirtschaftliche Bedeutung zu. Dagegen ist das Kaninchen prädestiniert für eine klinisch manifeste Toxoplasmose mit hohen Verlusten innerhalb weniger Tage nach der Infektion mit Oozysten.

Übertragung

Die Übertragung von Toxoplasmen auf den Menschen erfolgt durch akzidentelle orale Aufnahme sporulierter Oozysten oder Verzehr zystenhaltiger, roher oder unzureichend zubereiteter Nahrungsmittel tierischer Herkunft.

Die Infektionen des Endwirtes Katze und der Zwischenwirte, auch des Menschen, kann über Oozysten und Gewebszysten erfolgen. Nach oraler Aufnahme der Erreger wandern die Toxoplasmen aus dem Darm aus und können alle kernhaltigen Zellen besiedeln. Die erste Vermehrung erfolgt ungeschlechtlich in Form wiederholter Schizogonien. Im Zwischenwirt terminiert die Immunantwort die Zahl der Schizogonien und induziert die Bildung disseminierter intrazellulärer Zysten (Größe bis zu 300 µm) mit zahlreichen Merozoiten.

Im feliden Endwirt wandern Merozoiten zurück in Epithelzellen des Darms und beginnen dort eine geschlechtliche Vermehrung, die mit der Freisetzung von Oozysten in den Kot endet.

Bei Reinfektionen immunkompetenter Wirte unterbleibt die Proliferation der Parasiten.

Während der Proliferation über Schizogonien und der Dissemination im Wirtsorganismus können bei Gravidität die Plazenta besiedelt und der Fetus infiziert werden. Mögliche Folgen sind Aborte, z.B. bei Schafen, Ziegen, Schweinen, auch beim Menschen, und Schädigungen des Fetus.

Sporulierte Oozysten sind außerordentlich widerstandsfähig. In feuchter Erde (Katzen verscharren ihren Kot) und bei kühler Temperatur bleiben sie monatelang infektiös.

Infektion über Nahrungsmittel erfolgt vor allem über rohes Hackfleisch vom Schwein (Mett) und unzureichend zubereitetes Schweine- und Lammfleisch. Fleisch vom Rind ist wegen der kurzen Überlebensdauer der Parasiten in dieser Tierart weniger gefährlich.

Eine iatrogene Übertragung von Mensch zu Mensch ist bewiesen.

Krankheitsbild

Akute *Toxoplasma gondii*-Infektion immunkompetenter Personen. 80–90% aller Infektionen verlaufen klinisch inapparent. Symptome der manifesten Erkrankung sind lokalisierte (meist zervikale) oder generalisierte Lymphadenopathie, geringgradiges Fieber, Kopfschmerzen, Abgeschlagenheit, Myalgien.

Enzephalopathie, Chorioretinitis, Pneumonie und Myokarditis sind selten. Die meisten Symptome klingen innerhalb weniger Wochen ab; die Lymphadenopathie kann monatelang persistieren.

Toxoplasmose immungeschwächter Personen. Die Erkrankung ist in über 95% der Fälle Folge der Reaktivierung (Rekrudeszenz) einer chronischen, latenten *T. gondii*-Infektion (Gewebszysten) und nur selten Folge einer Neuinfektion. Sie manifestiert sich vor allem im Zentralnervensystem (Herde in Hirnstamm, Basalganglien), selten in Auge, Lunge und anderen Organen, mit fokalen Ausfällen oder generalisierten Störungen. Symptome sind Persönlichkeitsveränderungen, Teilnahmslosigkeit, Verwirrtheit, Ataxie, Aphasie und Krämpfe sowie, je nach Organbefall, Sehstörungen, Dyspnoe, Durchfälle.

Toxoplasmose des Auges. Die Erkrankung des Auges beruht fast ausschließlich auf konnataler und nur selten auf später erworbener Infektion mit *T. gondii*. Symptome sind Verschwommensehen, Skotom, Photophobie, Augenschmerzen und Verlust des zentralen Sehens. Herde in den Augenmuskeln können Strabismus verursachen.

Toxoplasmose in der Schwangerschaft. Die Toxoplasmose in der Schwangerschaft beruht wohl ausschließlich auf einer Erstinfektion mit *T. gondii*.

Schwangere haben physiologischerweise eine relativ und absolut verminderte Zahl von CD4-Helferzellen, während die Zahl der CD8-Zellen unverändert ist. Die Schwächung der durch T-Zellen vermittelten Immunantwort erscheint sinnvoll, da die Gefahr einer Transplantatabstoßung (Abort des Fetus mit „fremden" väterlichen Antigenen) verringert wird. Die Immunschwäche bedeutet für die Schwangere aber zugleich ein erhöhtes Erkrankungsrisiko bei Infektion mit Erregern (intrazellulär überlebensfähigen Bakterien, Viren, Parasiten), deren Abwehr eine intakte T-Zellen-Immunantwort erfordert.

Die Gefahr einer transplazentaren Infektion des Fetus ist abhängig vom Zeitpunkt der Infektion und vom Gestationsalter. Erfolgt die Infektion > 6 Monate vor der Konzeption, besteht keine Gefahr für den Fetus; die Schwangere hat protektive Antikörper gebildet. Das Risiko einer fetalen Infektion steigt, je kürzer das Zeitintervall zwischen Infektion und Konzeption ist. Im 1. Trimenon beträgt das Risiko einer intrauterinen Infektion nur etwa 15%, doch sind schwerere Schädigungen des Fetus zu erwarten als bei einer Infektion im 3. Trimenon, in dem das Infektionsrisiko etwa 65% beträgt, für das Neugeborene jedoch nur geringere Schädigungen zu befürchten sind. Mögliche Konsequenzen für die Gravidität sind Abort, Totgeburt und Frühgeburtlichkeit. Die konnatale Infektion kann sich unmittelbar postnatal oder auch erst viele Jahre später manifestieren. Mögliche Symptome sind: Mikrocephalus, Hydrocephalus, Chorioretinitis, Krämpfe, Anämie, Ikterus, Hepatosplenomegalie, psychomotorische Retardierung, Lernbehinderung.

Nach einer Schätzung der Kommission „Toxoplasmose und Schwangerschaft" des ehemaligen Bundesgesundheitsamtes (1993) kommt es in Deutschland bei 880 000 Schwangerschaften/Jahr bei 6200 Schwangeren (0,7%) zur Erstinfektion mit *Toxoplasma gondii*, die in 50% der Fälle auf den Feten übertragen wird. 300 der 3100 infizierten Neugeborenen weisen schwere oder mittelgradige Schäden auf: 10% die klassische Trias mit Hydrocephalus, intrazerebralen Verkalkungen und Chorioretinitis, 90% Zeichen einer floriden Entzündung. Bei 1400 (50%) der übrigen konnatal infizierten Neugeborenen zeigen sich während der ersten zwei Lebensjahrzehnte Spätschäden, vor allem an den Augen. Insgesamt werden in Deutschland jährlich etwa 1700 Kinder mit Schäden aufgrund konnataler Toxoplasmoseinfektionen geboren.

Die Toxoplasmoseinfektionen bei Tieren verlaufen je nach Tierart mit unterschiedlichen Symptomen. Die selten vorkommenden akuten, klinisch manifesten Fälle bei der Katze (vorwiegend Jungtiere) führen zu einer fieberhaften Allgemeinerkrankung mit Husten, Atemnot, Ikterus und Leukopenie. Der chronische Verlauf bei Altkatzen ist gekennzeichnet durch Beteiligung des Intestinums (Diarrhoe, Abmagerung, Erbrechen) und des ZNS (Ataxie, Augenveränderungen).

Auch beim Hund kann eine oozysteninduzierte Infektion eine fieberhafte disseminierte Toxoplasmose mit auffallenden Störungen des Allgemeinbefindens, Pneumonien und ZNS-Störungen hervorrufen.

Die Infektion bei älteren Schweinen, Schafen und Ziegen (Muttertiere) führt zu starken Beeinträchtigungen der Reproduktion (Fruchttod, Abort, lebensschwacher Nachwuchs). Kongenitale, akute, häufig tödlich verlaufende Infektionen treten postnatal mit ähnlicher Symptomatik wie beim Menschen auf.

Diagnose

Der direkte Nachweis von *T. gondii* kann durch intraperitoneale Verimpfung von Blut oder Liquor auf Mäuse erfolgen: Nach einer Woche werden die Parasiten im Blut, nach 4–6 Wochen im Gehirn gefunden; zugleich werden spezische Antikörpertests positiv.

T. gondii-DNA kann mit Hilfe der PCR amplifiziert und nachgewiesen werden.

Die histologische Untersuchung exzidierter Lymphknoten mit immunhistologischem Nachweis der Tachyzoiten kann wegweisend sein.

Die Diagnose wird meist serologisch gestellt und beruht auf dem Nachweis spezifischer IgM- und IgG-Antikörper mit dem Sabin-Feldman-Test, Immunfluoreszenztest und ELISA. Bei immunkompetenten Patienten spricht ein positiver IgM-Titer für eine floride Infektion. Die IgG-Antikörper werden 2–3 Wochen post inf. nachweisbar, steigen bis zum Maximum etwa 6–8 Wochen post inf. an, fallen dann langsam ab und bleiben als Basistiter lebenslang nachweisbar. Der Titerverlauf sollte nach 3–4 Wochen überprüft werden.

Bei der Toxoplasmose des Auges sind die typischen Läsionen und der positive IgG-Titer beweisend. Bei immungeschwächten Patienten müssen die serologischen Befunde vorsichtig interpretiert werden; die IgM-Antwort wird oft nicht gefunden, die IgG-Befunde entsprechen einer früher durchgemachten Infektion; CT und MRT sind wegweisend; in bioptischen Proben kann *T. gondii*-DNA mit der PCR nachgewiesen werden. Die Diagnostik transplazentarer Infektionen des Fetus beruht auf dem Nachweis spezifischer IgM-Antikörper, die nach der Geburt ansteigen.

Bei der Katze müssen eine Kotuntersuchung auf Oozysten und eine serologische Untersuchung durchgeführt werden. Für einen sicheren Ausschluß einer präpatenten Infektion bei negativem Ergebnis müssen die Untersuchungen im Abstand von 1 Woche 3mal wiederholt werden.

Differentialdiagnose

Bei der akuten *T. gondii*-Infektion immunkompetenter Personen müssen Mononucleosis infectiosa, Lymphome, Zytomegalie, Katzenkratzkrankheit und Tuberkulose erwogen werden. Bei immungeschwächten Patienten sind HIV-Enzephalopathie, ZNS-Kryptokokkose, Lymphome, Hirntumoren zu berücksichtigen. Die konnatale Toxoplasmose muß gegen Syphilis, Listeriose, Rubella und Zytomegalie abgegrenzt werden.

Therapie

Die akute Toxoplasmose immunkompetenter Patienten wird nur bei schwerem Verlauf oder persistierender Symptomatik behandelt. Für Erwachsene und Kinder (> 6 Jahre) wird die Kombination von Pyrimethamin (am 1. Tag 50 mg, dann 25 mg/Tag) + Sulfadiazin (4 g/Tag), oral, über 3–6 Wochen empfohlen.

Die Toxoplasmose immungeschwächter Patienten wird ebenfalls mit Pyrimethamin (am 1. Tag 200 mg, dann 50–100 mg/Tag) + Sulfadiazin (4–8 g/Tag) oral, über mindestens 2–6 Monate, evtl. auf Dauer, behandelt; zur Prophylaxe einer möglichen Knochenmarksschädigung sollten außerdem 5–20 mg Folsäure/Tag, oral, gegeben werden. Statt mit Sulfadiazin kann Pyrimethamin auch mit Clindamycin (2–4 g/Tag, oral) kombiniert werden. Zur Primär- und Rezidivprophylaxe der Toxoplasmose wird 1 Tabl. Cotrimoxazol forte/Tag empfohlen.

Die Toxoplasmose des Auges wird mit Pyrimethamin + Sulfadiazin behandelt; zusätzlich werden Corticosteroide (50–100 mg/Tag), oral, gegeben.

Die Toxoplasmose in der Schwangerschaft wird im 1. Trimenon mit 3 g Spiramycin/Tag, oral, evtl. bis zur Geburt, behandelt. Ab dem 4. Schwangerschaftsmonat kann die Therapie mit Pyrimethamin (25 mg, oral, alle 3 Tage) + Sulfadiazin (4 g/Tag, oral) über 3 Wochen fortgeführt werden; zur Prophylaxe einer möglichen Knochenmarksschädigung sollten alle 3 Tage 5 mg Folsäure, oral, gegeben werden. Nach einer jeweils einmonatigen Behandlungspause folgt erneut jeweils eine dreiwöchige Behandlung bis zum Ende der Schwangerschaft.

Konnatal infizierte Neugeborene und Säuglinge werden mit Pyrimethamin (1 mg/kg/Tag, täglich), oral, über 3 Wochen behandelt. Zur Prophylaxe einer möglichen Knochenmarksschädigung werden zusätzlich an jedem 2. Tag 5 mg Folsäure gegeben. Danach folgt eine Behandlung mit Spiramycin (100 mg/kg/Tag) über 6 Wochen. Bei ZNS-Beteiligung und/oder Chorioretinitis werden außerdem Corticosteroide (1–2 mg/kg/Tag) gegeben. Dieses Behandlungsschema (3 Wochen Pyrimethamin + Sulfadiazin/6 Wochen Spiramycin) kann je nach klinischem Befund im 1. Lebensjahr 3–4mal wiederholt werden.

Prophylaxe

Prophylaktische Maßnahmen sind notwendig bei seronegativen Schwangeren und immungeschwächten Personen. Fleisch, vor allem Schweine- und Lammfleisch, sollte niemals roh (Mett) oder halbgar genossen werden; durch Erhitzen auf > 70°C oder Tieffrieren auf −20°C werden die Zysten abgetötet. Größte Vorsicht ist geboten beim Umgang mit Katzenkot und Boden, der mit Katzenkot verunreinigt sein kann (Sandkästen, Gartenerde); dabei sollten immer Einmalhandschuhe getragen werden.

Durch serologische Kontrollen während der Schwangerschaft kann eine klinisch meist inapparente *T. gondii*-Infektion diagnostiziert und dann gezielt behandelt werden.

Katzen sollten nur mit Fertignahrung oder gekochtem Futter und niemals mit rohem Fleisch oder rohen Schlachtabfällen gefüttert werden.

Weitere Hinweise

Zur Meldepflicht siehe Anhang, Kapitel 5.

Ein Verzeichnis der beratenden Referenzzentren für die Laboratoriumsdiagnostik sowie Klinik und Therapie der Toxoplasmose bei der Schwangeren- und bei der Kindervorsorge wurde im Bundesgesundheitsblatt **36**, 493 (1993) veröffentlicht.

Literatur

Aspöck, H., A. Pollak: Prevention of prenatal toxoplasmosis by serological screening of pregnant women in Austria. Scand. J. Infect. Dis. Suppl. **84**, 32–38, 1992.

Boch, J.: Die Toxoplasmose der Haustiere – Vorkommen, Diagnose und hygienische Bedeutung. Berl. Münch. tierärztl. Wschr. **93**, 385–391, 1980.

Boch, J., R. Supperer, J. Eckert et al.: Veterinärmedizinische Parasitologie. 4. Auflage. Paul Parey, Berlin und Hamburg 1992.

De Silva, L.M., D.L. Mulcahy, K.R. Kamath: A family outbreak of toxoplasmosis: A serendipitous finding. J. Infection **8**, 163–167, 1984.

Gross, U.: Toxoplasmose. In: Röllinghoff, M., M. Rommel (Hrsg.): Immunologische und molekulare Parasitologie. Gustav Fischer Verlag, 83–103, 1994.

Gross, U., W. Bohne, T. Windeck, J. Heesemann: Neue Aspekte zur Pathogenese und Diagnostik der Toxoplasmose. Immun. Infekt. **20**, 151–155, 1993.

Janitschke, K.: Pränatale Toxoplasmosen erkennen! Ärztl. Praxis **45**, 3–4, 1993.

Janitschke, K.: Aktuelle Laboratoriumsdiagnostik bei Toxoplasmose-Infektionen. Klin. Lab. **40**, 1059–1064, 1994.

Janitschke, K.: Toxoplasmose beim Tierbesitzer – Infektion durch das Tier? tierärztl. prax. **10**, 147–151, 1982.

Jezyna, C.Z., W. Zajac: Die chronische Toxoplasmose bei Schwangeren – ein epidemiologisches und soziales Problem. Zbl. Bakt. Hyg., I. Abt. Orig. B **177**, 96–102, 1983.

Joiner, K.A., J.F. Dubremetz: Toxoplasma gondii: A protozoan for the nineties. Infect. Immun. **61**, 1169–1172, 1993.

Klein, J.O., J.S. Remington: Toxoplasmose. In: Brüschke, G. (Hrsg.): Handbuch der inneren Erkrankungen. Bd. 5. Infektionskrankheiten. Gustav Fischer Verlag, Stuttgart–New York, 835–842, 1983.

Luft, B.J., R. Hafner, A.H. Korzun et al.: Toxoplasmic encephalitis in patients with the acquired immunodeficiency syndrome. New. Engl. J. Med. **329**, 995–1000, 1993.

Luft, B.J., J.S. Remington: Toxoplasmic encephalitis. J. Infect. Dis. **157**, 1–6, 1988.

Strittmatter, C., W. Lang, O.D. Wiestler et al.: The changing pattern of human immunodeficiency virus – associated cerebral toxoplasmosis: a study of 46 postmortem cases. Acta Neuropathol. **83**, 475–481, 1992.

4.3 Durch Trematoden hervorgerufene Erkrankungen

4.3.1 Clonorchiasis

Die Clonorchiasis ist eine auf den asiatischen Raum beschränkte Erkrankung der Leber, primär des Gallengangssystems, als Folge der Infektion mit dem Chinesischen Leberegel.

Ätiologie

Der lanzettförmige, im lebenden Zustand transparent-rosafarbige Parasit *Clonorchis (C.) sinensis* wird 3–5 × 8–15 mm groß. Charakteristisch sind im hinteren Körperdrittel gelegene, paarig angeordnete, verästelte Hoden.

Vorkommen und Verbreitung

C. sinensis kommt im gesamten asiatischen Raum von Indochina bis Japan vor. Befallen sind neben dem Menschen Katzen, Hunde, Schweine, verschiedene Kleinraubtiere (Marderartige) und Ratten, so daß ein schwer zu beherrschendes Reservoir existiert.

Endemiegebiete sind Korea, Vietnam, Taiwan, China und Hongkong, wobei Prävalenzen von über 50% nicht selten sind. In Japan ist der Befall des Menschen selten geworden.

Übertragung

Der Mensch infiziert sich durch den Verzehr roher oder unzureichend zubereiteter Süßwasserfische, besonders Karpfenfische, die im Entwicklungszyklus (Abb. 4-25) als zweite Zwischenwirte dienen.

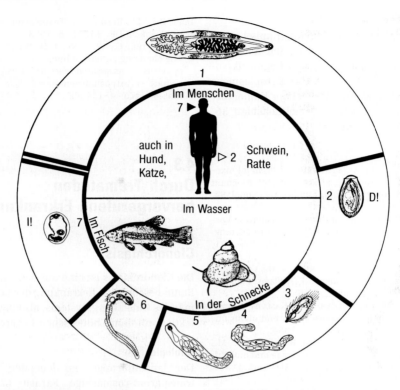

Abbildung 4-25: Entwicklungsprinzip von *Clonorchis sinensis* (nach GEYER, E., W. BOMMER: Wurmerkrankungen des Menschen. E. Goldmann Verlag, München 1971).
1. Erwachsener Leberegel (8–15 mm) in den Gallengängen der Leber
2. Im Stuhl ausgeschiedenes *Clonorchis sinensis*-Ei (0,017–0,030 mm) mit Mirazidium (D! = Diagnosestadium)
3. Im Darm des ersten Zwischenwirtes (Süßwasser-Gehäuseschnecke, z.B. *Parafossarulus manchuricus*) aus dem Ei geschlüpftes Mirazidium (ca. 0,03 mm)
4. Sporozyste (1,2–1,8 mm) und
5. Redie (bis 0,75 mm) im ersten Zwischenwirt
6. Im Wasser umherschwimmende Zerkarie (ca. 0,5 mm)
7. Metazerkarie (bis 0,285 mm, I! = Infektionsstadium) im zweiten Zwischenwirt (Süßwasserfische der Familie *Cyprinidae* u.a.)

Wenn die Wurmeier mit den Fäzes infizierter Vertebraten in Wasser gelangen und dort von Schnecken (*Bulinus*-, *Parafossarulus*-Arten) aufgenommen werden, findet in diesen ersten Zwischenwirten im Zuge einer Entwicklung über mehrere Stadien eine ungeschlechtliche Vermehrung statt. Aus den Schnecken freiwerdende Zerkarien dringen aktiv in kleine Süßwasserfische, überwiegend Cypriniden, ein, enzystieren sich in der Muskulatur und bilden Metazerkarien. Nach dem Verzehr rohen Fischfleisches schlüpfen die Jungegel im Duodenum und wandern über den Ductus choledochus in die distalen Gallengänge, setzen sich am Epithel fest, reifen zum adulten Egel und beginnen nach 2–4 Wochen mit der Eiablage. Der Parasit kann 20–25 Jahre lang im Endwirt überleben.

Krankheitsbild

C. sinensis verursacht entzündliche und proliferative Veränderungen in den Gallengängen, deren Ausprägung von der Egelzahl und der Dauer des Befalls abhängt. Die Infektion äußert sich anfangs in Abgeschlagenheit, Inappetenz und gastrointestinalen Beschwerden wie Diarrhoe und Meteorismus. Schwere Infektionen sind gefolgt von Schmerzen im rechten Oberbauch, Lebervergrößerung, Fieber und Ikterus, gelegentlich Urtikaria. Ein massiver Befall durch wiederholte Infektionen (mehr als 1000 Egel pro Patient kommen vor) führt zu schweren Störungen des Allgemeinbefindens mit Schwindel, Tremor, Krämpfen und Gewichtsverlusten. Bei länger bestehenden Infektionen treten Leberzirrhose, Ödeme und Aszites auf.

Pankreatitis und Gallensteine sind häufig. Als Komplikationen treten oft bakterielle Superinfektionen (meist *Esch. coli*) und Cholezystitis auf.

Die Infektion disponiert für Cholangiokarzinome.

Diagnose

Die ca. 17 × 30 μm messenden, gelblich gefärbten, gedeckelten Eier werden mikroskopisch im Stuhl oder Duodenalsaft nachgewiesen. Die Eiausscheidung kann schon 14 Tage nach der Infektion beginnen.

Die Eier werden wegen ihrer geringen Größe im Stuhlpräparat leicht übersehen. Daher sind Anreicherungsverfahren, z.B. nach TELEMANN, einzusetzen.

Auch serologische Verfahren haben sich in der Diagnostik bewährt. Im akuten Stadium findet man eine Eosinophilie.

Differentialdiagnose

Abhängig vom Stadium und der Schwere der Infektion sind Cholangitis und Leberzirrhose anderer Genese abzugrenzen. Das Symptomenbild ähnelt dem bei *Opisthorchis-* oder *Dicrocoelium*-Befall.

Therapie

Die Therapie erfolgt mit Praziquantel (3 × 25 mg/kg/Tag, über 2 Tage) oder Albendazol (400 mg/Tag, über 7 Tage).

Wie bei den meisten Egelinfektionen ist durch die Einführung von Praziquantel auch für die Behandlung der Clonorchiasis ein wesentlicher Fortschritt erzielt worden. Die Eier verschwinden einige Tage nach der Behandlung aus Stuhl und Duodenalsaft.

Prophylaxe

Gründliches Kochen oder Braten von Fischen ist in Endemiegebieten die wichtigste prophylaktische Maßnahme. Da Umstellungen im Nahrungsverhalten traditionell rohen Fisch verzehrender Bevölkerungsgruppen allenfalls langfristig erreichbar sind, wird versucht, rohen Fisch dadurch unbedenklich zu machen, daß er zur Abtötung der Metazerkarien einer Gammabestrahlung (0,15 kGy) unterzogen wird. Die Einleitung menschlicher Fäzes in Fischgewässer ist zu vermeiden, um eine Infektion dort lebender Schnecken über die Eier zu verhindern.

Literatur

CHEN, M., Y. LU, X. HUA, K.E. MOTT: Progress in assessment of morbidity due to *Clonorchis sinensis* infection: A review of recent literature. Trop. Dis. Bull. **91**, R 7–R 65, 1994.

DENNIS, M.J.S., A.R. DENNISON, D.L. MORRIS: Parasitic causes of obstructive jaundice. Ann. Trop. Med. Parasit. **83**, 159–161, 1989.

HORSTMANN, R.D., W. FELDHEIM, H. FELDMEIER, M. DIETRICH: High efficacy of praziquantel in the treatment of 22 patients with Clonorchis/Opisthorchis infections. Tropenmed. Parasitol. **32**, 157–160, 1981.

MIN, K.-H.: *Clonorchis sinensis*: Pathogenesis and clinical features of infection. Arzneim.-Forsch. **34**, 1151–1153, 1984.

SONG, C.C., Y.F. DUAN, G.C. SHOU, H. ZHU: Studies on the use of Cobalt-60 gamma irradiation to control infectivity of *Clonorchis sinensis* metacercariae. S. E. Asian J. Trop. Med. Publ. Health **23**, 71–76, 1992.

4.3.2
Dikrozöliose (Distomatose)

Die Dikrozöliose ist eine beim Menschen seltene, chronische Erkrankung der Leber, insbesondere des Gallengangssystems, nach Befall mit Kleinen Leberegeln.

Ätiologie

Erreger sind der Kleine Leberegel oder Lanzettegel, *Dicrocoelium (D.) dendriticum* und *D. hospes*. Die Parasiten erreichen eine Größe von 2 × 12 mm.

Vorkommen und Verbreitung

D. dendriticum kommt in den gemäßigten Zonen der nördlichen Halbkugel vor. Ein gehäuftes Auftreten beobachtet man oft in begrenzten Arealen, da der Leberegel während seines komplizierten Entwicklungszyklus an das gleichzeitige Vorkommen von 2 Zwischenwirten, Landschnecken und besonderen Ameisenarten, gebunden ist. Endwirte sind zahlreiche Säugetierarten, u.a. Wiederkäuer, Kaninchen. Hohe Befallsraten sind bei Hauswiederkäuern in Südeuropa bekannt. *D. hospes* ist auf Ostafrika und das mittlere Afrika beschränkt.

Dikrozöliose beim Menschen tritt in Korrelation mit dem Befall bei Tieren auf. In Zentralasien (Usbekistan) z.B. beträgt die Prävalenz beim Menschen nach Autopsieberichten 0,28%, bei Hauswiederkäuern zwischen 20 und 30%.

Übertragung

Die Infektion erfolgt durch die akzidentelle Aufnahme infizierter zweiter Zwischenwirte, bestimmter Ameisenarten, wie *Formica spp.* bei *D. dendriticum*, *Camponotus spp.* bei *D. hospes*.

Mit dem Kot infizierter Tiere gelangen larvenhaltige Eier in die Außenwelt. Sie werden von Landschnecken, bei *D. dendriticum Hellicella*- und *Zebrina*-Arten, bei *D. hospes Lymnicolaria*-Arten, aufgenommen. In den Schnecken entwickeln sich bei ungeschlechtlicher Vermehrung Zerkarien, die, in Schleimballen eingehüllt, von den Schnecken freigesetzt werden. Ameisen als zweite Zwischenwirte fressen diese zerkarienhaltigen Schleimballen. In der Leibeshöhle der Ameisen bilden sich Metazerkarien als infektiöse Stadien. Durch den Befall des Unterschlundganglions ändert sich das Verhalten der infizierten Ameisen, die sich bei zurückgehenden Außentemperaturen am Abend an Pflanzen verbeißen und am Morgen z.B. von einem Weidetier als Endwirt peroral aufgenommen werden. Die jungen Egel werden aus den Metazerkarien im Dünndarm frei und wandern über den Ductus choledochus in die kleinen Gallengänge. Dort erreichen sie in 9–10 Wochen die Geschlechtsreife und beginnen mit der Eiablage.

Krankheitsbild

Die klinischen Symptome sind abhängig von der Wurmbürde. Die Ansiedlung der Parasiten in den Gallengängen führt zu einer akuten, später chronischen Cholangitis. Als Spätfolge entwickeln sich periportal zirrhotische Veränderungen.

Als Symptome findet man bei schweren Infektionen anhaltende rechtsseitige Oberbauchschmerzen, Ikterus, Leber- und Milzvergrößerung, Wechsel zwischen Diarrhoe und Obstipation, Flatulenz, Schwindel, Erbrechen, Kopfschmerzen und in fortgeschrittenen Fällen eine Anämie.

Diagnose

Die Diagnose erfolgt bei patenten Infektionen durch den Nachweis der ca. 25 × 40 μm großen, gedeckelten, dunkelbraunen Eier im Stuhl. Die Untersuchung wird wiederholt, um Eier als Darmpassanten auszuschließen, die zufällig durch den Verzehr befallener Tierlebern in den Darm gelangt sind.

Differentialdiagnose

Cholangitis und Cholestase anderer Genese.

Therapie

Als Chemotherapeutikum wird Praziquantel (3 × 25 mg/kg an einem Tag) eingesetzt.

Prophylaxe

Beim Essen von Fallobst und Pflanzen von natürlichen Standorten ist auf anhaftende Ameisen zu achten. Nicht an Grashalmen kauen.

Literatur

Azizova, O.M., A.T. Sagieva, S. Israilova et al.: [*Dicrocoelium lanceolatum* infection in man (on autopsy data)] (Russ.). Medits. Parazitol. Parazitar. Bolezni **2**, 26–28, 1988.

Bygbjerg, J.C., G. Gomme: Eggs of *Dicrocoelium dendriticum* in human faeces. Report of a case in Denmark. Ugeskr. Laeg. **142**, 523, 1980.

Paraschivescu, D.: Freiland- und Laboruntersuchungen zum Entwicklungskreislauf von *Dicrocoelium dendriticum* (kleiner Leberegel) in einem Wald/Feld-Biotop bei Würzburg (Unterfranken) unter besonderer Berücksichtigung des 2. Zwischenwirtes *Formica pratensis*. Waldhygiene **14**, 141–157, 1982.

Subias, G.S., N.P. Vila, J.L.P. Sáenz, J.L.F. Roure: Falso parasitismo per *Dicrocoelium dendriticum* aportación de cuatro casos. Med. Clinica (Barcelona) **93**, 359, 1989.

4.3.3 Echinostomiasis (Darmegelinfektion)

Die Echinostomiasis ist eine klinisch inapparent oder mild verlaufende Infektion des Menschen mit Darmegeln.

Ätiologie

Als Erreger sind beim Menschen 12 Arten aus der mindestens 30 Gattungen umfassenden Familie der *Echinostomatidae* bekannt, so *Echinostoma (E.) hortense, E. revolutum, E. lindoense, Echinochasmus perfoliatus, Hypoderaeum conoideum* und *Euparyphium melis*. Die einzelnen Spezies erreichen unterschiedliche Größen zwischen 0,3 × 1 mm und, wie bei *E. revolutum*, 2 × 20 mm.

Vorkommen und Verbreitung

Die meisten Arten sind auf Südost- und Ostasien beschränkt. Einige Arten, z.B. *E. revolutum*, sind Kosmopoliten.

Die Wirtsspezifität der Erreger ist gering. Hauptwirte sind Wasservögel (Enten, Gänse) und Ratten. Hunde, Katzen, Schweine können weitere Reservoire sein. Bei *E. lindoense* ist der Mensch Hauptwirt; die früher regional wichtige Infektion hat jedoch inzwischen an Bedeutung verloren, nicht zuletzt durch ökologisch bedingte Verschiebungen in der Artenzusammensetzung der Schneckenpopulation.

Infektionen des Menschen treten mit regional unterschiedlicher Häufigkeit in Südostasien, China, Japan und Taiwan auf. Die Prävalenz kann lokal über 50% erreichen.

Übertragung

Der Mensch infiziert sich beim Verzehr ungaren Fleisches von Süßwasserschnecken oder -muscheln, das Metazerkarien enthält. Bei einigen Arten enzystieren sich die Metazerkarien in den Kiemen von Süßwasserfischen, so daß auch diese als Infektionsquelle gelten müssen.

Die mit den Fäzes abgehenden Eier müssen zur Weiterentwicklung ins Wasser gelangen. Dort bildet sich in 3 Wochen das Mirazidium, das als ersten Zwischenwirt eine Schnecke aufsucht und sich dort bei ungeschlechtlicher Vermehrung zur Zerkarie entwickelt. Die Zerkarie enzystiert sich entweder in derselben Schnecke zur Metazerkarie oder verläßt sie und dringt in andere Schnecken, Muscheln, Fische oder Kaulquappen ein, wo sie sich zur Metazerkarie umformt.

Die im Darm freiwerdenden Jungegel saugen sich an die Schleimhaut des Dünndarms an und entwickeln sich in 2–3 Wochen zu geschlechtsreifen Egeln.

Krankheitsbild

Die Infektion verläuft in den meisten Fällen inapparent. Am Ansitzort der Egel entwickelt sich eine katarrhalische Entzündung, die sich nur bei massivem Befall in klinischen Symptomen wie Diarrhoe, Flatulenz und Bauchschmerzen äußert.

Diagnose

Die Diagnose erfolgt über den Nachweis der gedeckelten, mit Dottermaterial gefüllten Eier im Stuhl. Die Eigröße variiert in Abhängigkeit von der Art und beträgt zwischen 60 × 80 µm und 90 × 130 µm.

Differentialdiagnose

Enteritiden anderer Genese.

Therapie

Die Behandlung der Infektion erfolgt mit Praziquantel, 2 × 20 mg/kg an einem Tag.

Prophylaxe

In Endemiegebieten ist der Genuß von rohen und unzureichend zubereiteten Schnecken, Muscheln und Fischen zu vermeiden.

Literatur

CARNEY, W.P., M. SUDOMO et al.: Echinostomiasis: A disease that disappeared. Trop. Geograph. Med. **32**, 101–105, 1980.

HONG, S.T., J.Y. CHAI, S.H. LEE: Echinostomiasis in Korea. Yonsei Rep. Trop. Med. **20**, 55–58, 1989.

POLAND, G.A., T.R. NAVIN, G.A. SAROSI: Outbreak of parasitic gastroenteritis among travelers returning from Africa. Arch. Internal Med. **145**, 2220–2221, 1985.

SEN-HAI, Y., K.E. MOTT: Epidemiology and morbidity of food-borne intestinal trematode infections. Trop. Dis. Bull. **91**, R125–R150, 1994.

SEO, B.S., S.H. LEE, J.Y. CHAI, S.J. HONG: Studies on intestinal trematodes in Korea. XX. Four cases of natural human infection by *Echinochasmus japonicus*. Korean J. Parasitol. **23**, 214–220, 1985.

4.3.4
Fascioliasis (Fasziolose)

Die Fasziolose ist eine akut oder chronisch verlaufende Erkrankung der Leber nach Befall des Menschen mit Leberegeln.

Ätiologie

Der Mensch wird vorwiegend durch den Großen Leberegel *(Fasciola hepatica)* infiziert, der eine Größe von 14 × 30 mm erreicht (Abb. 4-26). In Ausnahmefällen und geographisch begrenzt tritt der Riesen-Leberegel *(F. gigantica)* auf, der im natürlichen Wirt eine Länge bis zu 70 mm erreicht.

Vorkommen und Verbreitung

F. hepatica ist weltweit und besonders häufig in feuchten und niederschlagsreichen Regionen verbreitet, die die Biotopansprüche der amphibisch lebenden Zwischenwirtsschnecken *(Lymnaea spp.*, sog. Schlammschnecken) erfüllen. Die Hauptwirte sind Haus- und freilebende Wiederkäuer; nicht selten kommen Infektionen auch bei anderen Herbivoren und Omnivoren vor. Bei Hauswiederkäuern können klinisch und wirtschaftlich bedeutsame, oft seuchenartige Erkrankungen ausgelöst werden.

F. gigantica tritt in tropischen Zonen Asiens und Afrikas, in Südostasien und im pazifischen Raum oft neben *F. hepatica* auf. Einzelne Verbreitungsgebiete finden sich im Nahen Osten und in den südlichen Republiken der ehemaligen UdSSR. Das Wirtsspektrum entspricht dem von *F. hepatica*.

Infektionen des Menschen mit *F. hepatica* kommen weltweit meist sporadisch vor. Über Gruppenerkrankungen wurde aus England, Frankreich und Nordafrika berichtet. In Frankreich wurden von 1970–1982 bei regionalen Häufungen jährlich etwa 400 Fälle dokumentiert. Ein Befall des Menschen mit *F. gigantica* ist selten; Fälle wurden aus dem pazifischen und asiatischen Raum bekannt.

Übertragung

Der Mensch infiziert sich durch orale Aufnah-

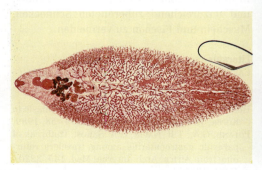

Abbildung 4-26: Großer Leberegel *(Fasciola hepatica)*. Originallänge 3,5 cm, Karminfärbung (Archivbild des Instituts für Parasitologie, Univ. Gießen).

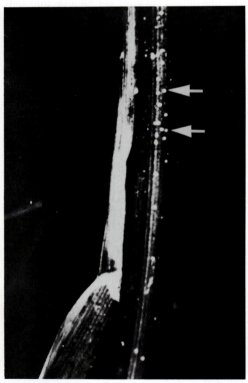

Abbildung 4-27: Enzystierte Metazerkarien von *Fasciola hepatica* am Grashalm (Archivbild des Instituts für Parasitologie, Univ. Gießen).

4.3 Durch Trematoden hervorgerufene Erkrankungen

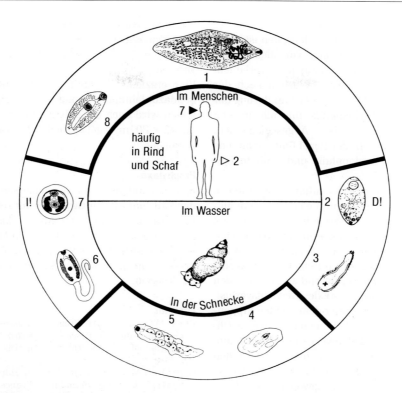

Abbildung 4-28: Entwicklungsprinzip von *Fasciola hepatica* (nach GEYER, E., W. BOMMER: Wurmerkrankungen des Menschen. W. Goldmann Verlag, München 1971).
1 Erwachsener Leberegel (15–20 mm) in den Gallengängen
2 Im Stuhl ausgeschiedenes Leberegelei (0,09–0,15 mm) mit Eizelle und Nährzellen (D! = Diagnosestadium)
3 Aus dem Ei geschlüpftes, im Wasser umherschwärmendes Mirazidium (ca. 0,15 mm)
4 Sporozyste (0,3–0,5 mm) in der Zwischenwirtsschnecke (z.B. *Lymnaea truncatula*)
5 Redie (1,5–2,5 mm) in der Zwischenwirtsschnecke
6 Im Wasser umherschwimmende Zerkarie (0,67–1,45 mm)
7 An Pflanzenteilen u.ä. angeheftete Metazerkarie (enzystierte Zerkarie) (ca. 0,25 mm; I! = Infektionsstadium)
8 Etwa 20 Tage alter Leberegel (5–6 mm) im Lebergewebe

me der meist an Pflanzen haftenden Metazerkarien (Abb. 4-27). Dazu genügt das achtlose In-den-Mund-Nehmen derartiger Pflanzen.

Die Eier der in den Gallengängen lebenden, adulten Egel gehen über den Ductus choledochus mit den Fäzes ab und müssen zur weiteren Entwicklung in Wasser gelangen. Dort entwickelt sich in 1–2 Wochen im Ei eine Wimpernlarve, das Mirazidium, das aus der Eihülle schlüpft und aktiv den Zwischenwirt aufsucht. In diesem läuft eine ungeschlechtliche Vermehrung über mehrere Stadien bis zur Bildung von Zerkarien ab. Diese verlassen die Schnecken, schwimmen im Wasser umher, heften sich schließlich an Gräser und enzystieren sich zur Metazerkarie, dem vor allem unter feuchten Bedingungen über Monate lebensfähigen, infektiösen Stadium.

Nach oraler Aufnahme schlüpfen die Jungegel im Dünndarm, durchbohren die Darmwand und gelangen über die Bauchhöhle in die Leber. Nach 6- bis 8wöchiger Wanderung im Leberparenchym brechen die Egel in die Gallengänge, ihren endgültigen Ansitzort, durch. Die Geschlechtsreife wird etwa 10 Wochen nach der Infektion erreicht. Das Entwicklungsprinzip von *Fasciola hepatica* ist in Abbildung 4-28 dargestellt.

Krankheitsbild

Die Befallsintensität beim Menschen ist meist gering, so daß Infektionen, vor allem in der Präpatenz, oft klinisch inapparent verlaufen. Im Frühstadium, etwa 2 Wochen nach der Infektion, entsteht infolge der Wanderung der Larven eine Perihepatitis mit allgemeinen Symptomen wie Fieber, Abgeschlagenheit, Appetitlosigkeit. In der Regel findet man eine Leukozytose, Eosinophilie und erhöhte IgE-Spiegel.

Nach Ansiedlung der adulten Parasiten in den Gallengängen kommt es dort zu Entzündungen und später zu Fibrosierungen und Verkalkungen. Eine im weiteren Krankheitsverlauf auftretende Anämie ist durch den anhaltenden Blutentzug durch die Egel verursacht. Neben intermittierendem Fieber leiden die Patienten an Anorexie, Gewichtsverlust, Pruritus und meist unter dem rechten Rippenbogen lokalisierten Schmerzen. Zeitweise Obstruktionen der Gallenwege durch die Wanderung der Würmer führen zu rezidivierenden Ikterusperioden. Ektopische Ansiedlungsorte des Parasiten sind Bindegewebe und ZNS.

Diagnose

In der 10 Wochen und länger dauernden Präpatenz können zur ätiologischen Abklärung serologische Verfahren (indirekter Immunfluoreszenztest, indirekte Hämagglutination und ELISA) eingesetzt werden, doch ist mit Kreuzreaktionen vor allem mit anderen Trematoden *(Opisthorchis, Schistosoma spp.)* zu rechnen. Nach Ablauf der Präpatenz ist der Nachweis der typischen, gedeckelten, 90 × 150 µm *(F. hepatica)* bzw. 90 × 190 µm großen *(F. gigantica)* Eier im Stuhl möglich. Die Eier werden nicht regelmäßig ausgeschieden, so daß wiederholte Untersuchungen nötig sind und der Ei-Nachweis nicht in allen Fällen gelingt. Der einmalige Ei-Nachweis genügt nicht, da auch mit kontaminierter Rinderleber (Wurst) aufgenommene Leberegeleier den Darm unverändert passieren.

Differentialdiagnose

Im akuten Stadium müssen Perihepatitiden anderer Ätiologie, im chronischen Stadium Cholestasen anderer Genese und Gallensteine ausgeschlossen werden.

Therapie

Eine effiziente Behandlung wird mit Triclabendazol (einmalig 10 mg/kg) erreicht. Empfohlen wird auch die Behandlung mit Bithionol (2 × 20 mg/kg/Tag, jeden 2. Tag, über 2 Wochen).

Prophylaxe

Pflanzen auf feuchten Weideflächen und in der Nähe natürlicher Gewässer mit zeitweisen Überflutungen können mit Metazerkarien behaftet sein und sollten nicht in den Mund genommen werden. Der Verzehr von Brunnenkresse von natürlichen Standorten ist zu unterlassen.

Literatur

CHEN, M.G., K.E. MOTT: Progress in assessment of morbidity due to *Fasciola hepatica* infection: A review of recent literature. Trop. Dis. Bull. **87**, R 1–R 38, 1990.

GAILLET, P., M. LIANCE, D. RIVOLLET, R. HOUIN: Situation de la fasciolose humaine en France, enquête rétrospective portant sur les 30 dernières années. Bull. Soc. franc. Parasit. **1**, 79–82, 1983.

HASSAN, M.M., N.E. MOUSTAFA, L.A. MAHMOUD et al.: Prevalence of *Fasciola* infection among school children in Sharkia Governate, Egypt. J. Egypt. Soc. Parasitol. **25**, 543–549, 1995.

LAIRD, P.P., J.C. BORAY: Human fascioliasis successfully treated with triclabendazole. Austral. New Zealand J. Med. **22**, 45–47, 1992.

RIPERT, C., J. TRIBOULEY, G. LUONG DINH GIAP et al.: Epidémiologie de la fasciolose humaine dans le sud ouest de la France. Bull. Soc. franc. Parasit. **5**, 227–230, 1987.

SIGL, H., E. HOLZER, H.W. FAUPEL: Fasziolose der Leber: Differentialdiagnose und Fragen zur Latenz anhand einer Falldarstellung. Leber Magen Darm **4**, 204–217, 1988.

VEGA, F., G. MIRANDA, I. ZULANTAY et al.: Treatment of human chronic fascioliasis with triclabendazole: Drug efficacy and serologic response. Am. J. Trop. Med. Hyg. **52**, 532–535, 1995.

4.3.5 Fasciolopsiasis (Fasziolopsose)

Die Fasciolopsiasis ist eine klinisch variabel verlaufende, entzündlich-ulzeröse Darmerkrankung nach Infektion mit dem Riesendarmegel.

Ätiologie
Erreger ist *Fasciolopsis (F.) buski*, der mit einer Größe von $2 \times 2-7$ cm zu den größten parasitisch lebenden Trematoden zählt.

Vorkommen und Verbreitung
F. buski kommt in Südostasien und Ostasien vor. Seine natürlichen Wirte sind Mensch und Schwein.

Die Befallshäufigkeit ist regional unterschiedlich: Endemiegebiete sind weite Teile Chinas und Taiwans, Indien, Bangladesh, Indonesien, Thailand und Vietnam.

Lokal können die Prävalenzen – besonders bei Kindern – bis 70% betragen.

Übertragung
Die Infektion erfolgt durch orale Aufnahme von Metazerkarien, die an Wasserpflanzen oder deren Früchten haften. Epidemiologisch wichtig sind Wassernüsse und Wasserwalnüsse (Früchte von *Trapa natans, T. bicornis, Elocharis tuberosa*), die unter Verwendung von Fäkalien als Dünger kultiviert und vom Menschen verzehrt oder als Schweinefutter verwandt werden.

Aus Eiern im Stuhl infizierter Wirte schlüpfen nach mehrwöchiger Reifezeit im feuchten Milieu Mirazidien, die in Schnecken der Gattungen *Planorbis* und *Segmentina* eindringen, sich dort ungeschlechtlich vermehren und zu Zerkarien entwickeln. Freigesetzte Zerkarien enzystieren an Wasserpflanzen.

Metazerkarien von *F. buski* sind empfindlich gegen Austrocknung, so daß sich ihre Infektiosität bereits auf dem Transport der Wasserfrüchte zu regionalen Märkten verringert.

Beim Aufbeißen der Früchte gelangen die Metazerkarien in den Mund und werden verschluckt. Die jungen Egel werden im Duodenum frei, saugen sich an die Dünndarmschleimhaut an und entwickeln sich innerhalb von 3 Monaten zu geschlechtsreifen Parasiten.

Krankheitsbild
Die Egel verursachen am Ansitzort entzündliche bis ulzeröse Veränderungen. Nach einer Inkubationszeit von 1–2 Monaten äußert sich die Erkrankung bei schweren Infektionen in epi- und hypogastrischen Schmerzen und breiigen Stühlen oder Durchfällen, gelegentlich wechselnd mit Obstipation. In schweren Fällen findet man Gewichtsverlust, Anämie, Ödeme und Aszites. Infolge von Kachexie kommt es zu Todesfällen. Vermutet wird eine toxische Wirkung von Stoffwechselprodukten der Egel.

Diagnose
Die Diagnose wird nach Ablauf der Präpatenz durch den Nachweis der 80×130 µm großen, gedeckelten, mit Dottermaterial gefüllten Eier im Stuhl gestellt. Die Eier können mit Eiern von *F. hepatica* und Echinostomatiden verwechselt werden.

Differentialdiagnose
Das Krankheitsbild ist unspezifisch, ermöglicht jedoch aufgrund der überwiegend intestinalen Symptomatik eine Abgrenzung von *Fasciola*-Infektionen. Berücksichtigt werden müssen Enteritiden und Darmulzera anderer Genese.

Therapie
Man behandelt mit Praziquantel, 3×25 mg/kg an einem Tag.

Prophylaxe
Wassernüsse oder -walnüsse sollten nicht aufgebissen werden. Das Überbrühen der Früchte tötet Metazerkarien von *F. buski* ab. Beim Umgang mit infizierten Früchten ist eine Kontamination der Hände möglich.

Menschliche Fäkalien oder Schweinekot dürfen nicht ohne Vorbehandlung (Kalkung, Lagerung) in Gewässer gelangen oder als Dünger bei der Produktion von Wasserfrüchten eingesetzt werden.

Literatur
HARINASUTA, T., D. BUNNAG, P. RADOMYOS: Efficacy of praziquantel on fasciolopsiasis. Arzneim.-Forsch./Drug Res. **34**, 1214–1215, 1984.

MUTTALIB, M.A., N. ISLAM: *Fasciolopsis buski* in Bangladesh – A pilot study. J. Trop. Med. Hyg. **78**, 135–137, 1975.

PLANT, A.G., C. KAMPANART-SANYAKORN, G.S. MANNING: A clinical study of *Fasciolopsis buski* infection in Thailand. Trans. Roy. Soc. Trop. Med. Hyg. **63**, 470–478, 1969.

SADUN, E.H., C. MAIPHOOM: Studies on the epidemiology of the human intestinal fluke *Fasciolopsis buski* (Lankester) in Central Thailand. Amer. J. Trop. Med. Hyg. **2**, 1070–1084, 1953.

SEN-HAI, Y., K.E. MOTT: Epidemiology and morbidity of food-borne intestinal trematode infections. Trop. Dis. Bull. **91**, R126–R152, 1994.

4.3.6
Heterophyiasis (Metagonimiasis, Zwergdarmegel-Infektion)

Die Heterophyiasis ist eine klinisch meist symptomlose, gelegentlich mit intestinalen, selten mit extraintestinalen Symptomen ablaufende Infektion mit Zwergdarmegeln.

Ätiologie
Erreger sind mehrere Gattungen und etwa 30 Arten der Familie *Heterophyidae: Heterophyes heterophyes, Metagonimus yokogawai, Haplorchis spp., Procerovum spp.* Die Egel sind nur einige Millimeter lang und weniger als einen Millimeter breit.

Vorkommen und Verbreitung
Die Familie *Heterophyidae* kommt weltweit vor. Die den Menschen befallenden Arten treten hauptsächlich in tropischen Klimazonen, vor allem in Südost- und Ostasien, sowie in Nordafrika (Ägypten) und im Mittleren Osten auf. Die Prävalenzen in den endemischen Gebieten liegen gewöhnlich unter 10%, bei einzelnen ethnischen Gruppen können sie aber über 50% betragen.

Hauptwirte sind fischfressende Vögel und Säugetiere (Kaniden, Feliden) sowie der Mensch.

Übertragung
Die Infektion erfolgt durch den Verzehr roher oder unzureichend zubereiteter Fische, die als zweite Zwischenwirte dienen und die Parasiten im Metazerkarienstadium enthalten.

Lebenszyklus und Infektionswege der Zwergdarmegel ähneln denen der *Opisthorchiidae*. Mit den Fäzes abgehende Eier müssen zur Weiterentwicklung von Süßwasserdeckelschnecken aufgenommen werden. Aus den Schnecken freiwerdende Zerkarien invadieren Süßwasser-(Salmoniden, Cypriniden) und Brackwasserfische und enzystieren sich zu Metazerkarien. Diese werden nach Verzehr der Zwischenwirte im Darm des Endwirts frei; die Jungegel dringen in die Schleimhaut ein und entwickeln sich in 1–2 Wochen zu Adultegeln.

Krankheitsbild
Klinische Erscheinungen sind selten. Schwere Infektionen äußern sich in Diarrhoen und Bauchschmerzen. Extraintestinale Symptome treten auf, wenn die Eier hämatogen gestreut werden, sich in verschiedenen Organen (einschließlich Herz und ZNS) festsetzen und zu Infarkten führen.

Diagnose
Die Diagnose wird durch den Nachweis der 15 × 30µm großen, gedeckelten, meist bräunlichen Eier gestellt.

Differentialdiagnose
Enteritiden anderer Ätiologie.

Therapie
Chemotherapeutika sind Praziquantel (3 × 25 mg/kg an einem Tag) und Niclosamid (Einmalgabe 2 g).

Prophylaxe
In Asien und im Mittleren Orient ist der Genuß unzureichend zubereiteter Fische zu vermeiden.

Literatur
CHO, S.-Y., S.-Y. KANG, J.-B. LEE: Metagonimiasis in Korea. Arzneim.-Forsch./Drug Res. **34**, 1211–1213, 1984.

SEN-HAI, Y-, K.E. MOTT: Epidemiology and morbidity of foodborne intestinal trematode infections. Trop. Dis. Bull. **91**, R 126–152, 1994.

VELASQUEZ, C.C.: Heterophyiasis. In: STEELE, J.H. (ed.): CRC Handbook Series in Zoonoses. Sect. C: Parasitic Zoonoses. Vol. III. CRC Press Inc., Boca Raton, 99–107, 1982.

4.3.7 Opisthorchiasis

Die Opisthorchiasis ist eine Erkrankung der Leber, vorwiegend des Gallengangssystems, infolge einer Infektion mit Egeln.

Ätiologie

Erreger sind der Katzenleberegel *Opisthorchis (O.) felineus*, ein im Adultstadium 7–12 × 2–3 mm großer Trematode, und der 6–10 × 1–2 mm große *O. viverrini*.

Vorkommen und Verbreitung

Das Verbreitungsgebiet von *O. felineus* ist Osteuropa bis nach Ostbrandenburg, Südeuropa, der asiatische Teil der ehemaligen Sowjetunion einschließlich Sibirien, besonders entlang der großen Ströme. *O. viverrini* wird in Südostasien, vorwiegend im Nordosten Thailands und in Laos, sowie in Ostasien angetroffen.

Tierische Wirte sind fischfressende Säugetiere, überwiegend Feliden und Kaniden.

Infektionen des Menschen treten im gesamten Verbreitungsgebiet auf. Die Befallsrate schwankt stark. In Endemiegebieten können über 80% der Bevölkerung mit *O. viverrini* befallen sein.

Nahe verwandte, gleichfalls zoonotische Erreger sind *Metorchis albidus* und *Pseudoamphistomum truncatum*, die in den Gallengängen von Karnivoren in Nordosteuropa und Nordamerika bzw. in Osteuropa vorkommen.

Übertragung

Die Infektion erfolgt durch den Verzehr von rohen oder unzureichend zubereiteten Süßwasserfischen (meist karpfenartigen), die im intermuskulären Bindegewebe Metazerkarien enthalten.

Die Eier, die mit den Fäzes infizierter Wirte abgehen und Larven (Mirazidien) enthalten, müssen zur Weiterentwicklung in Wasser gelangen und von Wasserschnecken der Gattung *Bythinia* aufgenommen werden. In diesen ersten Zwischenwirten erfolgt bei ungeschlechtlicher Vermehrung über mehrere Stadien die Bildung von sog. Pfeifenkopfzerkarien, die die Schnecke verlassen und in zweite Zwischenwirte, Fische, eindringen. In diesen enzystieren sie sich zu 0,2 mm großen Metazerkarien. Der Zyklus schließt sich, wenn die Metazerkarien peroral von geeigneten Wirten aufgenommen werden. Die Jungegel werden im Dünndarm frei, besiedeln über den Ductus choledochus die kleinen Gallengänge und entwickeln sich hier in 3–4 Wochen zu adulten, Eier produzierenden Egeln.

Krankheitsbild

Pathogenese und klinische Symptome der Erkrankung, die mit Cholangitis und im Spätstadium mit Leberzirrhose und Pankreatitis einhergeht, gleichen der Clonorchiasis. Für *O. viverrini* wird ein enger kausaler Zusammenhang zwischen der Infektion und dem Auftreten von Cholangiokarzinomen gesehen. In den Endemiegebieten Thailands ist die Cholangiokarzinominzidenz über 40fach höher als in westlichen Regionen.

Diagnose

Die Diagnose wird durch den Nachweis der 15 × 27 µm *(O. viverrini)* oder 15 × 35 µm *(O. felineus)* großen, gedeckelten, gelblichbräunlichen Eier im Stuhl gestellt.

Serodiagnostische Verfahren greifen.

Differentialdiagnose

Neben Infektionen mit anderen hepatotropen Trematoden müssen Gallengangs- und Lebererkrankungen anderer Genese ausgeschlossen werden.

Therapie

Chemotherapeutikum der Wahl ist Praziquantel (3 × 25 mg/kg über einen Tag verteilt). Abhängig vom Ausmaß der Organschädigung sind unterstützende Therapiemaßnahmen erforderlich.

Prophylaxe

Die Infektion wird vermieden, wenn Fische nur in gut gegartem Zustand verzehrt werden (siehe auch Clonorchiasis).

Literatur

CHERDRON, A., P. FIEGEL: *Opisthorchis felineus* – der kleine Katzenleberegel. Differentialdiagnose des rechtsseitigen Oberbauchschmerzes. Dtsch. med. Wschr. **117**, 328–331, 1992.

HARINASUTA, T., M. RIGANTI, D. BUNNAG: *Opisthorchis viverrini* infection: Pathogenesis and clinical features. Arzneim.-Forsch./Drug. Res. **34**, 1167–1169, 1984.

HASWELL-ELKINS, M.R., P. SITHITHAWORN, D. ELKINS: *Opisthorchis viverrini* and cholangiocarcinoma in northeast Thailand. Parasitol. Today **8**, 86–89, 1992.

HORSTMANN, R.J., W. FELDHEIM, H. FELDMEIER, M. DIETRICH: High efficacy of praziquantel in the treatment of 22 patients with *Clonorchis/Opisthorchis* infections. Tropenmed. Parasitol. **32**, 157–160, 1981.

4.3.8 Paragonimiasis (Lungen-Distomatose)

Die Paragonimiasis ist eine meist chronische Lungenerkrankung nach Befall mit Lungenegeln. Die Parasiten können sich auch ektopisch, z.B. im ZNS, ansiedeln.

Ätiologie

Lungenegel beim Menschen sind Vertreter der Gattung *Paragonimus*. Die verbreitetste Art ist *P. westermani*. Darüber hinaus befallen mindestens 8 weitere Arten den Menschen.

Die rötlich-braunen, ovalen, auf der Oberfläche bestachelten Parasiten erreichen Größen zwischen 4–8 × 8–16 mm.

Vorkommen und Verbreitung

Die einzelnen Arten unterscheiden sich zoogeographisch. *P. westermani* tritt vorwiegend in Zentral-, Südost- und Ostasien auf. *P. skriabinii* kommt vor allem in den bergigen Regionen Chinas, *P. miyazakii* in Japan, *P. heterotremus* in Südchina, Thailand und Laos, *P. philippinensis* auf den Philippinen, *P. kelicotti* in Nordamerika, *P. mexicana* (ein Synonym für mehrere früher gebräuchliche Artnamen) in Zentral- und Südamerika, *P. africanus* und *P. uterobilateralis* im tropischen Afrika vor.

Hauptwirte sind in Abhängigkeit vom geographischen Vorkommen verschiedene Säugetiere, die Krustazeen verzehren, Kaniden, Feliden, Kleinraubtiere und Omnivoren. Die Prävalenz im Menschen kann über 10% betragen und ist in bergigen Regionen am höchsten. Weltweit dürften ca. 22 Millionen Menschen infiziert sein.

Übertragung

Die Übertragung erfolgt durch den Verzehr von unzureichend gegartem, Metazerkarien enthaltendem Fleisch von Süßwasserkrabben und -krebsen.

Die adulten Parasiten leben oft in Paaren in bindegewebig abgeschlossenen Zysten in der Lunge. Die Eier gelangen mit dem Auswurf ins Freie oder werden verschluckt und gehen mit den Fäzes ab. Sie müssen zur Weiterentwicklung in Wasser kommen. Dort entwickeln sich innerhalb von Wochen Mirazidien, die in den ersten Zwischenwirt, amphibisch oder aquatisch lebende Deckelschnecken *(Melania spp., Ampullaria spp.)*, eindringen. Nach ungeschlechtlicher Vermehrung über mehrere Stadien entstehen Zerkarien, die die Schnecke verlassen, den zweiten Zwischenwirt (Krebse, Krabben) invadieren und sich in dessen Muskulatur und inneren Organen zur Metazerkarie enzystieren.

Nach oraler Aufnahme der zweiten Zwischenwirte werden die Jungegel im Darm frei, penetrieren die Darmwand und wandern über die Bauchhöhle durch das Zwerchfell in das Lungenparenchym, das sie drei Wochen nach der Infektion erreichen. Die Parasiten werden vom Wirtsgewebe abgekapselt und beginnen 6–7 Wochen nach der Infektion mit der Eiablage.

Ektopische Absiedlungen in andere Organe, z.B. das ZNS, kommen vor.

Krankheitsbild

Während der Wanderung kommt es zu eosinophil infiltrierten Entzündungen des Peritoneums, der Pleura und der Lunge.

Klinische Erscheinungen in der Präpatenz sind abhängig von der Anzahl der invadierenden Lungenegel; in der Lunge entwickeln sich herdförmige Infiltrate.

Patente Infektionen sind mit Brustschmerzen, Husten, Atemnot und Fieber verbunden. Das Sputum ist zähschleimig, oft rostbraun.

Der beim Menschen nicht seltenen ektopischen Ansiedlung der Parasiten folgen organspezifische klinische Symptome.

Schwere Erkrankungen treten auf, wenn die Egel ins Gehirn oder Rückenmark einwandern, wo sie granulomatös eingeschlossen und abgekapselt werden. Erste Anzeichen sind Krämpfe, Kopfschmerzen, Schwindel, Erbrechen, Fieber.

Diagnose

Die gedeckelten, 60 × 90 µm großen *Paragonimus*-Eier lassen sich 12 Wochen nach der Infektion im blutigen Sputum, gelegentlich im Stuhl, nachweisen.

Bei der Ziehl-Neelsen-Färbung werden *Paragonimus*-Eier zerstört und entgehen so dem Nachweis. Es empfiehlt sich, vor allem bei geringem Befall, das während 24 Stunden ausgeworfene Sputum zu sammeln, mit 3%iger Natronlauge zu verflüssigen und die Eier durch Zentrifugation zu konzentrieren.

Der auskultatorische und perkutorische Lungenbefund sowie die röntgenologische und tomographische Thoraxuntersuchung sind diagnostisch wichtig, doch sind die Befunde nicht pathognomonisch.

Bei sputumnegativen (geschlossenen) *Paragonimus*-Infektionen sind serodiagnostische Verfahren (ELISA, Immunoblot) hilfreich für die Diagnose.

Differentialdiagnose

Bei der Lungenparagonimiasis müssen bei fehlendem Ei-Nachweis Lungentuberkulose, Bronchopneumonie, Bronchitis anderer Genese, Histoplasmose und Lungentumoren ausgeschlossen werden.

Symptome einer zerebralen Paragonimiasis können durch Tuberkulose, Toxoplasmose, Zystizerkose, Virus- und Bakterieninfektionen sowie Hirntumoren hervorgerufen werden.

Therapie

Das Medikament der Wahl ist Praziquantel (3 × 25 mg/kg/Tag über 2 Tage). Triclabendazol wirkt auch bei einer Einmaldosis. Neben der medikamentösen Behandlung ist in besonderen Fällen auch eine chirurgische Therapie angezeigt.

Prophylaxe

Eine *Paragonimus*-Infektion wird ausschließlich durch den Genuß metazerkarienhaltigen Krebs- oder Krabbenfleisches in nicht ausreichend gegartem Zustand erworben. Gepökeltes Fleisch kann noch infektiös sein.

Literatur

IM, J.G., Y. KONG, Y.M. SHIN et al.: Pulmonary paragonimiasis: Clinical and experimental studies. Radiographics **13**, 575–586, 1993.

RIM, H.-J.: Paragonimiasis: Experimental and clinical experience with praziquantel in Korea. Arzneim.-Forsch./Drug Res. **34**, 1197–1203, 1984.

RIPERT, C., B. COUPRIE, R. MOYOU et al.: Therapeutic effect of triclabendazole in patients with paragonimiasis in Cameroon: a pilot study. Trans. Roy. Soc. Trop. Med. Hyg. **86**, 417, 1992.

SLEMENDA, S.B., S.E. MADDISON, E.C. JONG, D.D. MOORE: Diagnosis of paragonimiasis by immunoblot. Amer. J. Trop. Med. Hyg. **39**, 469–471, 1988.

YOKOGAWA, M.: Paragonimus and paragonimiasis. Adv. Parasitol. **3**, 99–158, 1965.

4.3.9
Schistosomiasis (Bilharziose)

Die Schistosomiasis ist eine in tropischen und subtropischen Gebieten verbreitete Erkrankung infolge einer Infektion mit Pärchenegeln (Schistosomen), bei der je nach Erreger vorwiegend Darm und Leber oder der Urogenitaltrakt betroffen sind.

Ätiologie

Die wichtigsten *Schistosoma*-Arten sind *S. mansoni* als Erreger der Darmbilharziose, *S. haematobium* als Erreger der Blasenbilharziose und *S. japonicum* als Erreger der asiatischen Darmbilharziose.

Weiterhin kommen beim Menschen *S. mekongi, S. matheei, S. intercalatum*, seltener *S. bovis* und einige überwiegend tierspezifische Arten *(S. magrebowiei, S. rodhaini)* vor. Hybridisierung zwischen den Arten ist bekannt.

Es handelt sich um 7–20 mm (♂♂) bzw. 8–28 mm (♀♀) lange, bis zu 1 mm dicke Parasiten, die in den Blutgefäßen in Dauerkopulation leben.

Vorkommen und Verbreitung

S. haematobium tritt besonders in Nordafrika sowie auf dem gesamten afrikanischen Kontinent und im Mittleren Osten auf. *S. mansoni* kommt in Ägypten, Ost-, Zentral- und Westafrika, im Mittleren Osten, im nördlichen und westlichen Südamerika und auf allen Karibischen Inseln vor. *S. japonicum* ist auf Südost- und Ostasien beschränkt. *S. mekongi* tritt in Kambodscha und Vietnam auf. Die übrigen Arten kommen im tropischen Afrika vor.

Bei *S. mansoni*, *S. haematobium* und *S. japonicum* ist der Mensch der Hauptwirt. Als Reservoirwirte gelten bei *S. mansoni* verschiedene Affen und Nager. Bei *S. haematobium* wird die Rolle von Tierreservoiren gering eingeschätzt; in Frage kommen Paviane und andere Affen, Schweine und verschiedene Nager. Für *S. japonicum* sind zusätzliche Wirte Hauswiederkäuer (Wasserbüffel, Rinder), Hunde und Nager, für *S. mekongi* vorwiegend der Hund. Die übrigen für den Menschen infektiösen Arten (*S. intercalatum*, *S. bovis*, *S. rodhaini*, *S. magrebowiei*, *S. mattheei* u.a.) kommen bei haus- und wildlebenden Wiederkäuern oder bei Nagern vor.

Übertragung

Das infektiöse Stadium der Schistosomen sind im Wasser schwimmende Zerkarien (Abb. 4-29), die den Endwirt perkutan invadieren.

Gelangen *Schistosoma*-Eier mit den Fäzes oder dem Urin in Wasser, schlüpft die vorgebildete Wimpernlarve (Mirazidium) und invadiert vorwiegend in Flachwasserzonen aquatisch lebende Schnecken als Zwischenwirte. Als solche dienen bei *S. mansoni* *Biomphalaria spp.*, bei *S. haematobium* *Bulinus spp.*, bei *S. japonicum* *Oncomelania spp.* Im Zwischenwirt bilden sich bei ungeschlechtlicher Vermehrung über mehrere Stadien Zerkarien aus, die die Schnecke aktiv verlassen und mittels eines „Gabelschwanzes" in der Nähe der Wasseroberfläche schwimmen, bis sie auf einen geeigneten Wirt treffen. Dabei beträgt ihre Überlebenszeit im Wasser ca. 2 Tage. Die Zerkarie heftet sich an die Haut, wirft ihren Gabelschwanz ab und invadiert die Haut innerhalb von Minuten mit Hilfe ausgeschiedener Enzyme. Bei der Invasion wandelt sie sich zum Schistosomulum. Die Schistosomula erreichen über den Lymph- und Blutweg die Lunge und von dort über den großen Kreislauf das Pfortadersystem (Abb. 4-30), entwickeln sich hier zu geschlechtsreifen Tre-

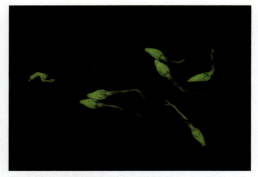

Abbildung 4-29: Gabelschwanz-Zerkarien von *Schistosoma mansoni*; Darstellung mit der Immunfluoreszenztechnik.

matoden und wandern zum endgültigen Ansitzort, den Mesenterialvenen *(S. mansoni, S. japonicum)* bzw. den Blasenvenen *(S. haematobium)*. Fünf Wochen nach der Infektion können die ersten Eier im Stuhl oder Urin auftreten. Die Eiproduktion beträgt zwischen 200 und 3000 Eiern/Wurmpaar/Tag. Die Würmer überleben bis zu 30 Jahre.

Der Ausschleusungsmechanismus für die Eier ist kompliziert. Die mit einem Stachel versehenen Eier gelangen gegen den Blutstrom in die Kapillaren der Darm- bzw. Blasenschleimhaut (auf diesem Weg entwickelt sich im Ei das Mirazidium), bleiben dort stecken und werden von Granulomen eingeschlossen. Wenn dieser Prozeß nahe der Schleimhautoberfläche abläuft, brechen die Eier in das Organlumen durch. In den übrigen Eiern sterben die Mirazidien innerhalb von 3–4 Wochen ab, worauf sich das

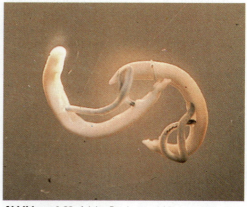

Abbildung 4-30: Adulte Pärchenegel (♀ und ♂), isoliert aus einer Mesenterialvene.

4.3 Durch Trematoden hervorgerufene Erkrankungen

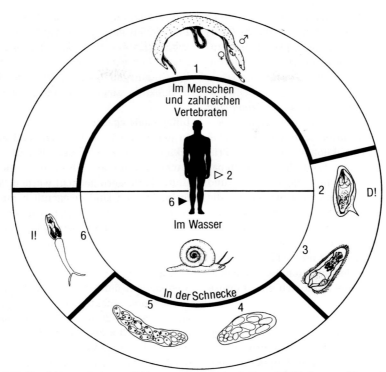

Abbildung 4-31: Entwicklungsprinzip von *Schistosoma mansoni* (nach GEYER, E., W. BOMMER: Wurmerkrankungen des Menschen. W. Goldmann Verlag, München 1971).
1. Erwachsene Pärchenegel (♂ 6–10 mm; ♀ 7–15 mm) in den Darm- und Mesenterialvenen oder im Pfortadersystem (Weibchen im Canalis gynaecophorus des männlichen Egels)
2. Im Stuhl ausgeschiedenes *Schistosoma mansoni*-Ei (0,05–0,15 mm) mit schlüpffähigem Mirazidium (D! = Diagnosestadium)
3. Im Wasser umherschwärmendes Mirazidium (ca. 0,13 mm)
4. Muttersporozyste und
5. Tochtersporozyste in der Zwischenwirtsschnecke (z.B. *Biomphalaria glabrata*)
6. Im Wasser umherschwärmende Gabelschwanzzerkarie (Furkozerkarie) ca. 0,375–0,590 mm; I! = Infektionsstadium)

Granulom bindegewebig organisiert. Durch die andauernde Eiablage entstehen schwere, irreversible Veränderungen. Mit dem Blutstrom in andere Organe, z.B. die Leber, gelangte Eier induzieren dort Reaktionen gleicher Art. Das Entwicklungsprinzip von *Schistosoma mansoni* ist in Abbildung 4-31 dargestellt.

Krankheitsbild

Blasenbilharziose. Die invadierenden Zerkarien verursachen 2–3 Tage anhaltenden Juckreiz. Weitere Erscheinungen können sich 6–8 Wochen nach einer schweren Erstinfektion als „toxämische" Phase manifestieren und mit Fieber, Kopfschmerzen, generalisierten Schmerzen, Schwindel, Erbrechen einhergehen. In diesem Stadium findet man eine hohe Eosinophilie. 10–12 Wochen nach der Infektion zeigen sich infolge zunehmender Eiausscheidung Hämaturie, gesteigerter Harndrang und erhöhte Miktionsfrequenz. Da nur ein Teil der Eier in das Blasenlumen gelangt, die übrigen aber in der Blasenwand verbleiben, kommt es im chronischen Stadium zu fibrotischen Veränderungen mit Kalzifizierung und Blasenentleerungsstörungen, die Sekundärinfektionen begünstigen. Nach *S. haemato-*

bium-Infektion treten gehäuft Blasenkarzinome auf. Die Ureteren und das weibliche Genitale sind oft in den Krankheitsprozeß einbezogen. Ektopische Lokalisationen der Eier in Leber, Lunge, ZNS kommen vor.

Darmbilharziose (*S. mansoni, S. japonicum* und andere Arten). Die eindringenden Zerkarien verursachen Hauterscheinungen wie bei *S. haematobium*-Infektionen. Noch in der Präpatenz treten Fieber, Kopfschmerzen, Hepatosplenomegalie, Lymphadenopathie und Eosinophilie auf (Katayama-Syndrom), die nach Wochen zurückgehen. Nach Beginn der Patenz setzen bei schweren Infektionen Durchfälle, wechselnd mit Obstipation, ein. Die Fäzes enthalten Blut und Schleim. Leichte Infektionen verlaufen symptomlos. Bei längerer Erkrankung entwickelt sich eine Fibrose der Darmwand.

Abgeschwemmte Eier gelangen vor allem in die Leber, werden granulomatös abgekapselt und führen zu periportalen Fibrosen, in schweren Fällen mit portaler Hypertension, Splenomegalie und Aszites. Portale Stauungen begünstigen die Abschwemmung der Eier in andere Organe, z.B. in die Lunge, wo sie zu obstruktiven Gefäßveränderungen führen. Cor pulmonale ist in chronischen Fällen nicht selten. Vor allem bei *S. japonicum*-Infektionen kommt es durch eingeschwemmte Eier zu zerebralen Symptomen.

Diagnose
Die Eier der Schistosomen werden im Urin bzw. im Stuhl nachgewiesen. Die 50 × 150 μm großen, mit einem Endstachel versehenen Eier von *S. haematobium* finden sich vor allem im Endstrahlurin, aus dem sie durch Sedimentation angereichert werden. Die 50 × 150 μm großen, einen seitlichen Stachel aufweisenden Eier von *S. mansoni* und die 55 × 90 μm großen *S. japonicum*-Eier, die nur einen kleinen Endstachel besitzen, sind im Stuhl nach Anreicherung, z.B. im Telemann-Verfahren, nachweisbar. Die Eier lassen sich auch in Schleimhautbiopsien demonstrieren. Bei geringer Eizahl kann der Mirazidienschlüpfversuch herangezogen werden. Da die Eiausscheidung vor allem bei chronischen Infektionen gering sein kann, sind serologische Verfahren (indirekte Hämagglutination, ELISA, indirekter Immunfluoreszenztest) wichtig. Gute Ergebnisse, vor allem bei *S. mansoni*-Infektion, zeigt der Hauttest (Soforttyp).

Differentialdiagnose
In der „toxämischen" Phase sind andere Infektionen auszuschließen. Bei der Darmbilharziose muß an Infektionen mit anderen Enteritiserregern gedacht werden. *Salmonella*-Infektionen sind gelegentlich mit *Schistosoma*-Infektionen vergesellschaftet. Bei der chronischen Bilharziose sind Leberzirrhosen anderer Genese zu bedenken.

Therapie
Medikament der Wahl zur Behandlung aller *Schistosoma*-Infektionen ist Praziquantel. An einem Tag 2 × 20 mg/kg (*S. mansoni, S. haematobium*), 3 × 20 mg/kg (*S. japonicum, S. mekongi*), jeweils im Abstand von 4 Std., mit der Nahrung. Auch Oxamniquin *(S. mansoni)* und Metrifonat *(S. haematobium)* können eingesetzt werden.

Prophylaxe
In endemischen Zonen ist der Kontakt mit Wasser aus natürlichen Gewässern zu vermeiden. Auch in Zisternen u.ä. finden sich gelegentlich infizierte Schnecken. Grundsätzlich gilt es, Gewässer vor Verunreinigungen durch Kot oder Urin bilharziosekranker Personen zu schützen. In klar abgrenzbaren regionalen Bereichen wurden Erfolge durch die Bekämpfung der Zwischenwirte mit Mollusziziden erreicht.

Literatur
AJANA, F., E. DEI-CAS, J.J. COLIN et al.: La bilharziose humaine à *Schistosoma mekongi*. Problèmes diagnostiques et thérapeutiques. Med. Malad. Infect. **16**, 141–146, 1986.

ARENE, J.O.J., E.T. UKPEIBO, E.A. NWANZE: Studies on schistosomiasis in the Niger delta: *Schistosoma intercalatum* in the urban city of Port Harcourt, Nigeria. Publ. Health **103**, 295–301, 1989.

BUTTERWORTH, A.E.: Human immunity to schistosomes: some questions. Parasitol. Today **10**, 378–380, 1994.

CHAPMAN, P.J.C., P.R. WILKINSON, R.D. DAVIDSON: Acute schistosomiasis (Katayama fever) among British air crew. Brit. Med. J. **297**, 1101, 1988.

CHEN, M.G., K.E. MOTT: Progress in assessment of morbidity due to *Schistosoma japonicum* infection. A review of recent literature. Trop. Dis. Bull. **85**, R1–R45, 1988.

DAVIS, A.: Antischistosomal drugs and clinical practice. In: JORDAN, P., G. WEBBE, R.F.J. STURROCK (eds.): Human schistosomiasis. CAB International, Wallingford, UK, 367–404, 1993.

HAGAN, P.: Reinfection, exposure and immunity in human schistosomiasis. Parasitol. Today **8**, 12–16, 1992.

VISSER, L.G., A.M. POLDERMAN, P.C. STUIVER: Outbreak of schistosomiasis among travelers returning from Mali, West Africa. Clin. Infect. Dis. **20**, 280–285, 1995.

WHO Expert Committee: Public health impact of schistosomiasis: disease and mortality. WHO Bull. **71**, 657–662, 1993.

4.3.10 Zerkariendermatitis

Die Zerkariendermatitis entsteht nach dem wiederholten Befall des Menschen mit Zerkarien verschiedener *Schistosomatidae*-Arten, die sich im Menschen nicht weiterentwickeln können. Andere Bezeichnungen für diese Krankheit sind Bade- und Schwimmdermatitis, Reisfeldkrätze und im Volksmund „Weiher- oder Wasserhibbel".

Ätiologie

Erreger sind Zerkarien mehrerer tierspezifischer Genera von Schistosomatiden, wie *Trichobilharzia, Gigantobilharzia* oder *Schistosomaticum*. Diese benötigen Wirbeltiere, vor allem Wasservögel, als Hauptwirte. In Zentraleuropa werden Badedermatitiden am häufigsten durch den Erreger der Entenbilharziose, *Trichobilharzia szidati*, verursacht.

Vorkommen und Verbreitung

Die Zerkariendermatitis ist eine, von antarktischen Gegenden abgesehen, weltweit vorkommende Infektionskrankheit. Sie kann lokal epidemisches Ausmaß annehmen. Dies war in den letzten Jahren besonders in der Oberrheinischen Tiefebene der Fall.

Übertragung

Mit dem Kot infizierter Wasservögel gelangen die Eier in Gewässer. Die geschlüpften Mirazidien dringen in Schnecken als Zwischenwirte ein, aus welchen nach ungeschlechtlicher, oft erheblicher Vermehrung massenhaft Zerkarien freigesetzt werden. Diese Zerkarien dringen auf der Suche nach dem Hauptwirt (Wasservögel) auch in die menschliche Haut ein (Fehlwirt), können sich aber dort nicht weiterentwickeln. Sie wandern parallel zur Oberfläche wenige Millimeter weit und sterben innerhalb einiger Stunden in der Haut ab. Die Zerkarienantigene können den Wirt sensibilisieren. Reinfektionen führen zum Krankheitsbild.

Krankheitsbild

Erstinfektionen äußern sich klinisch kaum. Die Patienten empfinden bei der Invasion der Zerkarien ein Prickeln. Die Parasiten werden ohne wesentliche entzündliche Reaktionen eliminiert. Reinfektionen führen aufgrund der vorangegangenen Sensibilisierung zu deutlichen Erscheinungen. Die Patienten reagieren mit einem nach etwa einer Stunde abklingenden Juckreiz, der von millimetergroßen Rötungen an den Eindringstellen auf der Haut begleitet ist. Nach 5–7 Stunden tritt erneut starkes Jucken auf. Es bilden sich mehrere Millimeter messende, von einem Erythem umgebene Papeln oder Quaddeln, die binnen 1–2 Wochen wieder verschwinden (Abb. 4-32). Gelegentlich kann Fieber, begleitet von allgemeiner Abgeschlagenheit, auftreten. Bei wiederholter Exposition können anaphylaktische Reaktionen bedrohlich werden.

Diagnose

Angaben über Baden in freien Gewässern, vor allem in Waldseen oder -tümpeln und Baggerseen, sind wichtige anamnestische Hinweise. Ein direkter Erregernachweis ist nicht möglich.

Beweisend ist der positive Ausfall eines Intrakutantests mit *Schistosoma*-Hauttestantigen, wenn eine Bilharziose ausgeschlossen werden kann. Ferner können mit der Zerkarienhüllenreaktion oder im indirekten Fluo-

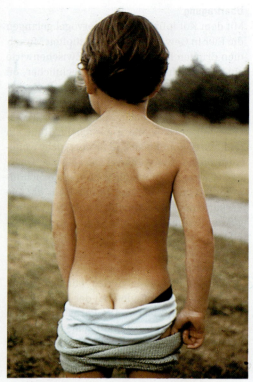

Abbildung 4-32: Badedermatitis nach mehrfacher Exposition (Archivbild des Instituts für Parasitologie, Univ. Gießen).

reszenztest 10–14 Tage nach stattgefundenem Zerkarienkontakt Antikörper im Serum nachgewiesen werden.

Differentialdiagnose
Die Hauterscheinungen stimmen weitgehend mit den dermatologischen Bildern überein, die sich nach der Invasion von Bilharziose-Erregern entwickeln.

Therapie
Lokal Puder oder Lotionen mit juckreizhemmender und antiphlogistischer Wirkung. Die Haut muß sauber gehalten werden, um nach Aufkratzen Sekundärinfektionen zu verhindern.

Prophylaxe
Baden in Gewässern, deren Uferbereich stark mit Pflanzen bewachsen ist, vermeiden, weil dort vielfach Schnecken anzutreffen sind.

Bei befallenen Badeseen kann Entkrauten der Uferzonen zur Reduktion der Schneckenpopulation beitragen. Konsequentes Fernhalten von Enten und anderen Wasservögeln verhindert das Einbringen der Parasiteneier und damit die Verseuchung des Gewässers.

Literatur
GRAEFE, G., H. ASPÖCK, O. PICHLER: Auftreten von Badedermatitis in Österreich und Möglichkeiten ihrer Bekämpfung. Zbl. Bakt., I. Abt. Orig. **B 225**, 398–405, 1973.
HOHORST, W., B. ENDERS: Badedermatitis. Die gelben Hefte **12**, 8–12, 1982.
KIMMIG, P.: Zerkarien-Badedermatitis. Z. Allg. Med. **60**, 967–973, 1984.
MÜLLER, V., P. KIMMIG: *Trichobilharzia franki n. sp.* – die Ursache für Badedermatitis in südwestdeutschen Baggerseen. Appl. Parasitol. **35**, 12–31, 1994.

4.3.11
Andere Trematodeninfektionen

Eurytrema pancreaticum kommt in China gelegentlich im Ductus pancreaticus des Menschen vor. Hauptwirte sind Wiederkäuer. Die Übertragung geschieht durch orale Aufnahme von Metazerkarien in Grillen oder Grashüpfern, die als 2. Zwischenwirte dienen (*E. pancreaticum* ist wie *D. dendriticum* ein Vertreter der Familie *Dicrocoeliidae* [Kap. 4.3.2] und ähnelt ihm in der Entwicklung). Folge der Infektion ist eine Entzündung des D. pancreaticus. Bei Wiederkäuern kommt es durch in die Wand des Pankreasgangs eindringende Eier zur Bildung eosinophiler Granulome. Bei patenter Infektion (Präpatenz im Wiederkäuer: 3 Monate) treten im Stuhl die kleinen, 45 × 30 µm großen Eier auf. Therapeutisch sollte Praziquantel versucht werden.

Gastrodiscoides hominis (Fam. *Paramphistomatidae*) findet man im Zoekum des Menschen sowie im Kolon des Schweins und verschiedener anderer Tiere in Asien. Die Entwicklung erfolgt über aquatische Schnecken als Zwischenwirte. Übertragen wird die Infektion durch an Vegetabilien und Wasserfrüchte angeheftete Metazerkarien. Die Parasiten haften mit ihrem Bauchsaugnapf an der

Darmwand und induzieren eine Enteritis mit anhaltendem, oft schleimigem Durchfall. Gut wirksam ist Praziquantel (15 mg/kg). Prophylaktische Maßnahmen entsprechen denen bei der Fasciolopsiasis (Kap. 4.3.5).

Nanophyetes salmincola ist ein Darmegel, der im pazifischen Raum, im Nordwesten der USA und in Sibirien vorkommt und ein sehr breites Wirtsspektrum hat, das Kaniden, Feliden, Musteliden, fischfressende Vögel und den Menschen einschließt. In den USA sind die Hauptwirte Waschbär und Skunk. Der Zyklus ähnelt dem von *O. felineus* (Kap. 4.3.7). Die Infektion wird über Metazerkarien enthaltende Fische, vorwiegend Salmoniden, übertragen. Die Egel heften sich mit dem Bauchsaugnapf an die Darmschleimhaut an und können bei schweren Infektionen zu einer hämorrhagischen Enteritis führen. Für die Veterinärmedizin ist wichtig, daß der Parasit *Neorickettsia helminthoeca* den Erreger einer häufig tödlich verlaufenden Erkrankung bei Kaniden ("Salmon poisoning") überträgt. Therapeutisch wird bei der *Nanophyetes*-Infektion beim Menschen Praziquantel als Eintagstherapie mit einer Gesamtdosis von 60 mg/kg, verteilt auf 3 Einzeldosen empfohlen. Zur Prophylaxe müssen Fische vor dem Verzehr ausreichend gegart werden.

Literatur

FRITSCHE, T.R., R.L. EASTBURN, L.H. WIGGINS, C.A. TERHUNE, JR.: Praziquantel for treatment of human *Nanophyetes salmincola (Troglotrema salmincola)* infection. J. Inf. Dis. **160**, 896–899, 1989.

GRAYDON, R.J., I.H. CARMICHAEL, M. SANCHEZ et al.: Mortality and wasting in Indonesian sheep associated with the trematode *Eurytrema pancreaticum*. Vet. Rec. **131**, 433, 1992.

HARINASUTA, T., D. BUNNAG, P. RADOMYOS: Intestinal fluke infections. Baillière's Clin. Trop. Med. Dis. **2**, 695–721, 1987.

MILLEMANN, R.E., S.E. KNAPP: Biology of *Nanophyetes salmincola* and „salmon poisoning". Adv. Parasitol. **8**, 1–41, 1970.

4.4 Durch Zestoden hervorgerufene Erkrankungen

4.4.1 Diphyllobothriasis (Diphyllobothriose)

Die Diphyllobothriose ist eine durch Bandwurminfektion ausgelöste Erkrankung, die mit Megaloblastenanämie und neurologischen Symptomen einhergehen kann.

Ätiologie

Der Grubenkopfbandwurm *Diphyllobothrium (D.) latum* ist der größte beim Menschen vorkommende Parasit. Die Bandwürmer werden meistens 5–10 m, gelegentlich bis zu 20 m lang.

Der zu den *Pseudophyllidea* gehörende Parasit besitzt als Befestigungsorgan zwei längliche Sauggruben seitlich am Skolex. Pseudophylliden weisen im Gegensatz zu den Zyklophylliden an den Proglottiden einen flächenständigen Genitalporus auf.

Infektionen des Menschen durch andere Arten der Gattung (z.B. *D. dendriticum* in Alaska, Nordamerika; *D. pacificum* an der pazifischen Küste Südamerikas; *D. nihonkaiense* in Japan) kommen vor. Die Diphyllobothriose als klinische Erkrankung wird aber vorwiegend durch *D. latum* verursacht.

Vorkommen und Verbreitung

D. latum ist überwiegend ein Parasit der gemäßigten und subarktischen Zonen der nördlichen Hemisphäre. Hauptwirte sind neben dem Menschen Katze, Hund und Schwein, doch können auch weitere fischfressende Säugetiere befallen werden. Endemiegebiete, in denen Infektionen des Menschen auftreten, findet man in den an die Ostsee angrenzenden Ländern, in Irland, Frankreich, Italien, im Donaudelta, in Sibirien und den übrigen nördlichen Gebieten Rußlands, in Alaska, Nordamerika (Seengebiete), Nordchina, sporadisch in Japan, fokal in China. Bei Infektionen in Afrika wird die Autochthonität angezweifelt.

Die Befallshäufigkeit beim Menschen, die früher in einzelnen Regionen über 20% be-

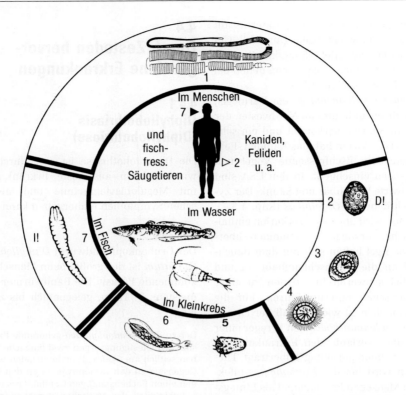

Abbildung 4-33: Entwicklungsprinzip von *Diphyllobothrium latum* (nach GEYER, E., W. BOMMER: Wurmerkrankungen des Menschen. W. Goldmann Verlag, München 1971).
1 Erwachsener Bandwurm (ca. 5–10 m und länger) im Dünndarm
2 Im Stuhl ausgeschiedenes *D. latum*-Ei (0,045–0,070 mm) mit Eizelle und Nährzellen (D! = Diagnosestadium)
3 Ei im Wasser nach Entwicklung des Korazidiums
4 Im Wasser umherschwimmendes Korazidium (ca. 0,04–0,05 mm)
5 Onkosphäre (ca. 0,024 mm)
6 Prozerkoid (0,5–0,6 mm) im 1. Zwischenwirt (Süßwasserkleinkrebs, z.B. Cyclops)
7 Plerozerkoid (bis 50 mm; I! = Infektionsstadium) im 2. Zwischenwirt (Süßwasserfisch, z.B. Quappe)

trug, hat in den vergangenen Jahrzehnten abgenommen.

Ein mit *D. latum* verwandter Parasit, *Diplogonoporus grandis*, kommt beim Menschen in Japan vor. Hauptwirte sind Robben; die für den Menschen infektiösen Plerozerkoide findet man in Meeresfischen, vorwiegend Sardinen, die roh verzehrt werden.

Übertragung

Der Mensch infiziert sich durch den Verzehr roher oder ungenügend zubereiteter Fische, die als zweite Zwischenwirte dienen.

Die Entwicklung von Pseudophylliden unterscheidet sich von der der Zyklophylliden, zu denen die übrigen Bandwürmer des Menschen zählen. Der infizierte Wirt scheidet mit den Fäzes Eier aus, die zur Weiterentwicklung in Süßwasser gelangen müssen. In 2 Wochen entwickelt sich eine als Korazidium bezeichnete Wimpernlarve, die von ersten Zwischenwirten, zum Plankton zählenden Kleinkrebsen *(Cyclops spp., Diaptomus spp.)*, aufgenommen wird und sich in deren Leibeshöhle zum Prozerkoid entwickelt. Werden die Krebse von Fischen gefressen, etabliert sich die Larve in deren Gewebe und wandelt sich zum 4–5 mm großen, länglichen Plerozerkoid um, dem für den Endwirt infektiösen Stadium. Werden infizierte Fische von anderen Fischen gefressen, siedeln sich die Plerozerkoide in diesen erneut an (Sammelwirte). Das Spektrum der die Infektion vermittelnden Fische ist entsprechend groß.

Nach dem Verzehr befallener und unzureichend zubereiteter Fische wird das Plerozerkoid im Darm frei und entwickelt sich zum Bandwurm, der nach 3 Wochen mit der Eiablage beginnt. Der Parasit kann bis zu 25 Jahre im Darm persistieren. Das Entwicklungsprinzip ist in Abbildung 4-33 dargestellt.

Krankheitsbild

In den meisten Fällen verläuft die Infektion ohne klinische Symptome. Bei etwa 2% der Patienten entwickelt sich eine Megaloblastenanämie, da der Bandwurm Vitamin B_{12} aus der Nahrung aufnimmt.

Allgemeinsymptome sind Mattigkeit und Schwindel. Leibschmerzen und Durchfälle können auftreten. In schweren Fällen findet man auch neurologische Ausfälle (Parästhesien, Bewegungsstörungen). Die Symptome verschwinden nach der Behandlung.

Diagnose

Die Diagnose wird durch den Nachweis der Eier im Stuhl gestellt: Sie sind dickschalig, gedeckelt und messen 45 × 70 µm.

Differentialdiagnose

Perniziöse Anämie.

Therapie

Mittel der Wahl sind Niclosamid (2 × 1 g) und Praziquantel (1 × 15 mg/kg). Auch Mebendazol ist einsetzbar. Der Therapieerfolg sollte nach 2 Wochen durch mikroskopische Stuhluntersuchungen kontrolliert werden.

Prophylaxe

Vom Fisch stammende Nahrung sollte ausreichend erhitzt sein. Gefrorene Fische sind unbedenklich.

Literatur

VON BONSDORFF, B.: Diphyllobothriasis in man. Academic Press, London 1977.
VON BONSDORFF, B., R. GORDIN: Castle's test with vitamin B_{12} and normal gastric juice in the ileum in patients with genuine and patients with tapeworm pernicious anemia. Acta Med. Scand. **208**, 193–197, 1980.

MAEJIMA, J., S. YAZAKI, S. FUKUMOTO, M. MIYAHARA: Ten cases of diplogonoporiasis in Sanin and Kyushu district. Jap. J. Parasitol. **39**, 198–203, 1990.
OHNISHI, K., M. MURATA: Praziquantel for the treatment of *Diphyllobothrium nihonkaiense* infections in humans. Trans. Roy. Soc. Trop. Med. Hyg. **88**, 580, 1994.
PEDUZZI, R.: Resurgence de la bothriocephalose (parasitose *Diphyllobothrium latum*) dans la région du Lac Majeur. Signalement de 18 cas chez l'homme. Med. Malad. Infect. **20**, 493–497, 1990.
REVENGA, J.E.: *Diphyllobothrium dendriticum* and *Diphyllobothrium latum* in fishes from Southern Argentina: Association, abundance, distribution, pathological effects, and risk of human infection. J. Parasitol. **79**, 379–383, 1993.

4.4.2 Dipylidiasis (Dipylidiose)

Die Dipylidiasis ist der klinisch meist inapparente Befall des Menschen mit dem „Gurkenkern"-Bandwurm des Hundes und der Katze.

Ätiologie

Erreger ist *Dipylidium (D.) caninum*, ein 20–40 cm langer Bandwurm.

Vorkommen und Verbreitung

D. caninum kommt weltweit bei Kaniden und Feliden vor und ist der häufigste Bandwurm des Hundes in Europa.

Infektionen des Menschen treten weltweit, aber selten auf. Sie werden vor allem bei Kindern beobachtet.

Übertragung

Der Mensch infiziert sich durch akzidentelle Aufnahme von Zystizerkoiden und auch infizierten Flöhen.

Der im Dünndarm von Hunden und Katzen lebende Bandwurm scheidet Proglottiden ab, die larvenhaltige Eier in Eipaketen (Abb. 4-34) enthalten. Diese Eier müssen von den koprophagen Flohlarven aufgenommen werden und bilden sich nach der Metamorphose des Flohs in dessen Leibeshöhle zum infektiösen Finnenstadium, dem Zystizerkoid, um. Wenn der Endwirt den Floh zerbeißt und Zystizerkoide verschluckt, entwickelt sich in 3 Wochen im Darm der adulte Bandwurm.

Der Mensch infiziert sich, wenn in der Mundhöhle des Hundes oder der Katze verbliebene Zystizerkoi-

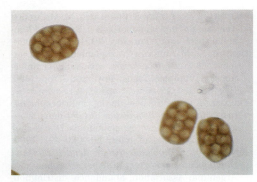

Abbildung 4-34: Eiballen von *Dipylidium caninum*. Stuhlanreicherung (Archivbild des Instituts für Parasitologie, Univ. Gießen).

de beim „Lecken" des Tieres auf die Hand übertragen und dann oral aufgenommen werden.

Krankheitsbild
Der Wurmbefall wird meist symptomlos vertragen. Bei stärkerem Befall mit mehr als hundert Würmern treten Bauchschmerzen, blutig-schleimige Durchfälle, Pruritus ani und Gewichtsverlust auf.

Diagnose
Im Stuhl finden sich die Gurken- oder Kürbiskernen ähnlichen, rosa bis rötlichen, 7–12 × 2–3 mm großen Proglottiden, in denen die Eipakete mit jeweils 8–15, etwa 40 µm großen Eiern mikroskopisch nachgewiesen werden können. Die Proglottiden besitzen keine Uterusstrukturen wie die Tänien. Eipakete finden sich gelegentlich frei in den Fäzes.

Differentialdiagnose
Darmerkrankungen anderer Genese.

Therapie
Wie bei anderen Bandwurminfektionen werden Niclosamid (einmal 2 g, bei Kindern die halbe oder die Vierteldosis) oder Praziquantel (einmal 10 mg/kg KG) gegeben.

Prophylaxe
Man sollte sich von Hunden und Katzen nicht belecken lassen oder zumindest danach gründlich die Hände reinigen. Die Tiere sollten parasitologisch untersucht und entwurmt werden. Eine effektive Bekämpfung der Flöhe und Flohlarven auch im Lager und in der Hütte der Tiere mindert die Gefahr einer Infektion.

Literatur
BRANDSTETTER, W., H. AUER: *Dipylidium caninum*, ein seltener Parasit des Menschen. Wien. Klin. Wschr. **106**, 115–116, 1994.
CHAPPELL, C.L., J.P. ENOS, H.M. PENN: *Dipylidium caninum*, an underrecognized infection in infants and children. Ped. Inf. Dis. J. **9**, 745–747, 1990.
JONES, W.E.: Niclosamide as a treatment for *Hymenolepis diminuta* and *Dipylidium caninum* infections in man. Am. J. Trop. Med. Hyg. **28**, 300–302, 1979.
NELSON, J.D.: Diseases acquired from pets. Ped. Infect. Dis. **2** (3. Suppl.), 56–60, 1983.
RAITIERRE, D.R.: Dog tapeworm *(Dipylidium caninum)* infestation in a 6-month old infant. J. Fam. Practice **34**, 101–102, 1992.
WIJESUNDERA, M. DE S.: The use of praziquantel in human infections with *Dipylidium*. Trans. Roy. Soc. Trop. Med. Hyg. **83**, 383, 1989.

4.4.3 Echinokokkose

Die Echinokokkose ist eine chronische, prognostisch ernste Erkrankung des Menschen, die durch Metazestoden (Echinokokken) der Gattung *Echinococcus* verursacht wird.

Je nach Erreger (*Echinococcus multilocularis* oder *E. granulosus*) tritt sie als alveoläre oder zystische Echinokokkose auf. Die in Mittel- und Südamerika vorkommende, durch *E. vogeli* und *E. oligarthrus* verursachte Echinokokkose nimmt morphologisch eine Zwischenstellung zwischen beiden Formen ein.

4.4.3.1 Alveoläre Echinokokkose (Alveoechinokokkose)

Es handelt sich um eine chronisch-destruktive Erkrankung primär der Leber, in der sich der Echinokokkus infiltrativ ausbreitet und metastasiert. Bei unbehandelten Patienten ist die Mortalität hoch.

Ätiologie
Die Erkrankung wird durch Finnen (Echino-

kokken) des fünfgliedrigen, maximal 4,5 mm langen Bandwurms E. *multilocularis* verursacht.

Vorkommen und Verbreitung
E. multilocularis kommt nur auf der nördlichen Hemisphäre in 3 geographischen Großräumen vor: Nordamerika (Alaska, einige Regionen Kanadas und die nördlichen und mittleren Staaten der USA), Eurasien und Nordost-Asien (einschließlich Sibirien, nördliches China, Nordjapan) sowie der westliche Teil von Zentraleuropa (Mittel- und Südfrankreich, die Mittelgebirgsregionen Deutschlands mit ausbreitender Tendenz nach Norden, Oberbayern, Schweiz, Westösterreich).

Natürliche Endwirte sind Rot- und Polarfuchs. In den endemischen Regionen Deutschlands und der Schweiz sind bis zu 50% der Füchse infiziert. Wegen der kurzen Lebensdauer (2–5 Monate) der adulten Bandwürmer im Fuchs ist anzunehmen, daß sich Füchse während ihres Lebens mehrmals infizieren. Die Befallsintensitäten sind variabel. Nach Untersuchungen in Deutschland findet man massive Infektionen (> 10 000 Würmer) vor allem bei jüngeren Füchsen, während ältere Tiere oft nur wenige Parasiten beherbergen.

Befallen werden auch andere Kaniden (Hund, Kojote, Wolf) und Katzen. Die Befallsraten bei Hunden können in Frankreich bei > 5% liegen; in Deutschland sind sie niedriger. Bei Katzen, die weniger empfänglich als Hunde, aber dadurch, daß sie Nager jagen, besonders disponiert sind, wurden in Süddeutschland Prävalenzen zwischen 0,5% und 2,9% gefunden.

Zwischenwirte unter Feldbedingungen sind verschiedene Nagerarten, in Zentraleuropa vorwiegend Feld- und Schermäuse. Die Befallshäufigkeit bei den Zwischenwirten ist regional unterschiedlich. Im süddeutschen Endemiegebiet um Reutlingen waren 1% der Feldmäuse (*Microtus*-Arten) infiziert. Die Zwischenwirtstadien können sich in allen Säugetieren entwickeln.

Infektionen des Menschen treten im gesamten Verbreitungsgebiet des Parasiten auf. In den Endemiegebieten der Schweiz und Frankreichs kommt auf eine Million Einwohner ein klinisch-pathologisch bewiesener Fall pro Jahr. Daten aus Baden-Württemberg sprechen für eine fünffach höhere Morbiditätsrate in diesem Endemiegebiet. Vielfach höher ist die Inzidenz in einigen Regionen Alaskas.

In Westeuropa besteht offensichtlich für Beschäftigte in der Landwirtschaft ein erhöhtes Risiko; die Erkrankung wurde verschiedentlich als Berufserkrankung anerkannt.

Übertragung
Der Mensch infiziert sich durch orale Aufnahme der Bandwurmeier, die vom Endwirt mit den Proglottiden im Kot ausgeschieden werden.

Infektionswege sind die orale Aufnahme der Eier mit kontaminierten Lebensmitteln, Einatmen und Verschlucken hochgewirbelter Eier und eine Schmierinfektion über mit Eiern kontaminierte Hände.

Über die Bedeutung der einzelnen Infektionswege existiert jedoch keine Klarheit. Sicherlich sind im vorwiegend silvatischen Zyklus mit Fuchskot kontaminierte Waldfrüchte (Beeren, Pilze) als Infektionsquelle anzusehen.

Die Eier sind bei ausreichender Feuchtigkeit im Freien über Monate lebensfähig. Insbesondere ihre Kälteresistenz ist beachtlich (Temperaturen von −18 °C werden mindestens 8 Monate überlebt). Eine sichere Abtötung wird erst bei −70 °C (nach 4 Tagen) oder −80 °C (nach 2 Tagen) erreicht. Trockenheit oder hohe Temperaturen tolerieren die Eier nicht.

Da Proglottiden oder Eier von *E. multilocularis* auch im Fell infizierter Endwirte haften, besteht die Gefahr, daß sich Jäger beim Abbalgen von Füchsen über die kontaminierte Hand infizieren. Die Gefahr der Kontamination besteht auch beim Umgang mit infizierten Haustieren.

Die Endwirte infizieren sich, indem sie infizierte Zwischenwirte fressen. Die Tiere beherbergen meist eine große Anzahl von Würmern, da sie mit der Finne, dem Echinokokkus, eine Vielzahl von Bandwurmanlagen (Protoskolizes) aufnehmen.

Die adulten Bandwürmer verankern sich zwischen den Dünndarmzotten und scheiden nach einer Präpatenz von 26-28 Tagen Proglottiden ab, von denen jede 200-300 Eier enthält. Die Ausscheidung ist in den ersten Wochen der Patenz am höchsten (> 100 000 Eier pro Gramm Kot wurden gefunden) und hält bis zu 4 Monate an. Aus der Proglottide werden die larvenhaltigen Eier durch Mazeration frei. Nach oraler Aufnahme durch Zwischenwirte oder den Menschen schlüpft aus ihnen die Onkosphäre, dringt in die Darmschleimhaut ein und gelangt hämato- oder lymphogen in die Leber, von wo aus sie über den gesamten Organismus gestreut werden kann. Aus der Larve entwickeln sich infiltrativ in das Gewebe einwachsende, später schlauch- oder bläschenförmige Gebilde, an deren innerer Wand sich später ablösende Protoskolizes (Bandwurmanlagen) sitzen. Auf diese Weise entsteht ein schwammartiger, im Schnitt bläschenförmig zusammengesetzter, oft eine zentrale Zerfallshöhle enthaltender Echinokokkus, dessen Ausläufer wegen des geringen Durchmessers makroskopisch meist nicht erkennbar sind.

Beim Menschen werden meist keine Protoskolizes gebildet.

Krankheitsbild

Bei der Erkrankung werden 3 Phasen unterschieden.

Die Inkubationsphase dauert unterschiedlich lang, schätzungsweise zwischen < 5 und 15 Jahren. Beim Menschen können die Echinokokken spontan absterben (abortive Infektion). Wie hoch der Anteil solcher Fälle ist, ist unklar.

In den anderen Fällen setzt nach Ablauf der Inkubationszeit eine symptomatische (progressive) Phase ein. Das Durchschnittsalter der Patienten mit beginnenden Symptomen beträgt etwa 50 Jahre. Erste Lokalisation der Parasiten ist in den meisten Fällen die Leber. Der Verlauf ist nicht vorhersehbar: In manchen Fällen wächst der Echinokokkus innerhalb von Jahren kaum, in anderen Fällen vergrößert er sich rasch und metastasiert. Die Überlebenszeit der Patienten beträgt nach gestellter Diagnose zwischen zwei Wochen und 18 Jahren. Klinisch manifest wird die Erkrankung meist in einem fortgeschrittenen Stadium und äußert sich im rechten Oberbauch. Ikterus ist häufig. Bei anderer Lokalisation zeigen sich organspezifische Symptome. Die weitere Entwicklung hängt von der Lokalisation des/der Echinokokken und dem Grad ihrer Metastasierung ab.

In einer fortgeschrittenen Phase kommt es zu Hepatomegalie mit Infiltration und Kompression der Gallengänge und der großen Blutgefäße und nachfolgend zu Ikterus und Aszites. Multiple Metastasierung in die Lunge und ins Gehirn führt in unbehandelten Fällen zum Tod.

Die Infektion ist immer als lebensgefährlich anzusehen, wobei die Prognose vom Stadium, d.h. vom Ausmaß der Gewebsinfiltration und Metastasierung und somit vom Zeitpunkt der Diagnose abhängt.

Diagnose

Im Vordergrund steht der Einsatz bildgebender Verfahren (Sonographie, Computertomographie, Kernspintomographie). In der Ultraschalldiagnostik zeigen sich anfänglich homogene, überwiegend echoreiche, schwer abgrenzbare Veränderungen. Mit fortschreitendem Krankheitsprozeß kommen zystische, echoarme Strukturen hinzu.

Die Biopsie gilt wegen der Gefahr, daß dabei Metazestodengewebe verstreut wird, als kontraindiziert, dagegen wird die ultraschallgeführte Feinnadelpunktion als vertretbar angesehen. Das Biopsat sollte immunhistologisch oder mit molekularen Techniken untersucht werden.

Der Nachweis spezifischer mRNA über eine reverse Polymerase-Ketten-Reaktion erlaubt über die speziesspezifische Diagnose hinaus Aussagen über die Vitalität der Parasiten.

Die immundiagnostischen Methoden zum Nachweis einer alveolären Echinokokkose sind bei Verwendung gereinigter Antigene sensitiv und spezifisch. Sie erlauben in über 95% der Fälle die Abgrenzung einer zystischen Echinokokkose. Ein kommerziell erhältlicher ELISA (Em2plus-ELISA), in dem eine Mischung aus einem gereinigten *E. multilocularis*-Antigen und einem rekombinanten Antigen eingesetzt wird, liegt in der Sensitivität und Spezifität über 95%. Die Serologie hat vor allen Verfahren Bedeutung in der für eine erfolgreiche chirurgische Behandlung wichtigen Früherkennung.

Differentialdiagnose
Lebertumoren und -zirrhose, zystische Echinokokkose, Amöbenabszeß.

Therapie
Wenn eine operative Behandlung möglich ist, muß sie großräumig durchgeführt werden. Hier sind vor allem bei Früherkennung Erfolge zu verzeichnen. Die als Therapie empfohlene orthotope Lebertransplantation hat sich nicht bewährt. Wegen der notwendigen Immunsuppression proliferieren im Patienten verbliebene Parasitenreste rasch.

In allen Fällen sind chemotherapeutische Maßnahmen angezeigt, mit denen bereits 10 Wochen vor dem chirurgischen Eingriff begonnen werden sollte. Zur Verfügung stehen mit Mebendazol und Albendazol zwei Benzimidazole, die sich in Wirksamkeit und Verträglichkeit nicht unterscheiden. Mebendazol wird mit täglich 30–50 mg/kg Körpergewicht, verteilt auf 3 postprandial zu verabreichende Dosen, gegeben. Da die Plasmaspiegel individuell variieren, wird empfohlen, diese zu bestimmen und Dosen zu applizieren, über die Plasmaspiegel von > 250 nmol/l erreicht werden. Albendazol wird mit einer täglichen, auf 2 Einzeldosen verteilten Dosis von 10 mg/kg Körpergewicht in wiederholten 4wöchigen Behandlungszyklen, die von einer jeweils 14tägigen Behandlungspause unterbrochen werden, verabreicht. Auch nach radikaler Entfernung des Echinokokkus sollte die medikamentöse Behandlung über mindestens 2 Jahre fortgeführt werden. In inoperablen Fällen oder in Fällen, in denen nur eine Teilresektion möglich war, muß die Chemotherapie über viele Jahre aufrechterhalten bleiben, da die Parasiten durch die Anthelminthika nicht abgetötet werden. Es kommt allenfalls zu einer Regression des Echinokokkus oder zu einem Sistieren des Wachstums. Chemotherapeutische Behandlungen führen deshalb nicht immer zum Erfolg. Nach einer Schweizer Studie besserte sich nach Behandlung mit Mebendazol der klinische Zustand bei 60% der Patienten, bei 20% kam es zu einer Stabilisierung, bei weiteren 20% verschlechterte sich der Zustand.

Prophylaxe
Waldfrüchte aus endemischen Gebieten sollten nicht roh oder ungewaschen gegessen werden.

Echinokokken-Eier werden erst bei Temperaturen von −70°C abgetötet. Erhitzen auf > 60°C tötet die Eier in 5 Minuten. Die herkömmlichen Desinfektionsmittel (Wirkstoffbasis Phenolderivate, Aldehyde oder Ethanol) sind unwirksam. Natriumhypochlorit tötet die Eier innerhalb von 10 min bei einer Mindestkonzentration von 3,75% (!).

Vorsicht beim Umgang mit erlegten Füchsen: Abbalgen nur mit Handschuhen; Fuchskerne sollten vernichtet werden. Die Körper von Füchsen oder anderen exponierten Tieren, die seziert werden sollen, sollten zum Schutz des Personals vorher unbedingt bei −80°C eingefroren gewesen sein.

In Endemiegebieten sollten Hunde und Katzen, die Gelegenheit haben, Nager zu erbeuten und zu fressen, in 3wöchigen Abständen (Präpatenz: 26–28 Tage) mit Praziquantel (Droncit®, 5 mg/kg Körpergewicht per os) behandelt werden.

Die Diagnose intra vitam beim Endwirt ist schwierig und unsicher, da die Ausscheidung von Proglottiden und Eiern unregelmäßig und oft nur in geringen Mengen erfolgt. Zudem sind die Proglottiden nur ca. 1 mm lang, und die in der Flotation nachweisbaren Echinokokken-Eiern sind nicht von den Eiern von Tänien, die bei Fleischfressern auch vorkommen, zu unterscheiden. Hilfreich ist der Nachweis von Koproantigenen (vom Wurm freigesetzte, mit den Fäzes abgehende Komponenten) mit Hilfe eines Sandwich-ELISA unter Verwendung eines Antiserums gegen sekretorisch-exkretorische Antigene des Parasiten. Der Antigennachweis wird jedoch unsicher, wenn die Tiere weniger als 100 Würmer beherbergen.

Personen, bei denen der Verdacht besteht, daß sie sich infiziert haben, sollten serologisch überwacht werden.

Literatur
AMMANN, R.W., J. ECKERT: Clinical diagnosis and treatment of echinococcosis in humans. In: THOMPSON, R.C.A., A.J. LYMBERY (eds.): Echinococcus and hydatid disease. CAB International, Oxon, 411–463, 1995.

AUER, H., H. ASPÖCK: Incidence, prevalence and geographic distribution of human alveolar echinococcosis in Austria from 1854–1990. Parasitol. Res. **77**, 430–436, 1991.

BRESSON-HADNY, S., J.-J. LAPLANTE, D. LENYS et al.: Seroepidemiologic screening of *Echinococcus multilocularis* infection in a European area endemic for alveolar echinococcosis. Am. J. Trop. Med. Hyg. **51**, 837–846, 1994.

ECKERT, J., R.C.A. THOMPSON, H. MEHLHORN: Proliferation and metastases formation of larval *Echinococcus multilocularis*. I. Animal model, macroscopical and histological findings. Z. Parasitenkd. **69**, 737–748, 1983.

GOTTSTEIN, B.: *Echinococcus multilocularis* infection: Immunology and immunodiagnosis. Adv. Parasitol. **31**, 321–380, 1992.

GOTTSTEIN, B., P. JACQUIER, S. BRESSON-HADNY, J. ECKERT: Improved primary immunodiagnosis of alveolar echinococcosis in humans by an enzyme-linked immunosorbent assay using the Em2plus antigen. J. Clin. Microbiol. **31**, 373–376, 1993.

GOTTSTEIN, B., F. SAUCY, C. WYSS et al.: Investigations on a Swiss area highly endemic for *Echinococcus multilocularis*. Appl. Parasitol. **37**, 129–136, 1996.

HARBARTH, ST., H.-D. NOTHDURFT, F. V. SONNENBURG: Die Fuchsbandwurmerkrankung (alveoläre Echinokokkose) bei Landwirten als Berufserkrankung gemäß Nr. 3102 der Berufskrankheiten-Verordnung (BeKV). Arbeitsmed. Sozialmed. Umweltmed. **30**, 203–206, 1995.

KERN, P., J.G. WECHSLER, W. LAUCHART, R. KUNZ: Der kleine Fuchsbandwurm. Klinik und Therapie der alveolären Echinokokkose. Deutsch. Ärztebl. **91**, A2494–A2501, 1994.

KIMMIG, P.: Epidemiologie der Echinokokkose in Baden-Württemberg. Ärztebl. Baden-Württemberg **11**, 574–582, 1992.

MENEGHELLI, U.G., A.L.C. MARTINELLI, M.A.S. VELLUDO et al.: Polycystic hydatid disease *(Echinococcus vogeli)*. Clinical, laboratory and morphological findings in nine Brazilian patients. J. Hepatol. **14**, 203–210, 1992.

VEIT, P., B. BILGER, V. SCHAD et al.: Influence of environmental factors on the infectivity of *Echinococcus multilocularis* eggs. Parasitol. **110**, 79–86, 1995.

4.4.3.2 Zystische Echinokokkose (Hydatidose)

Die zystische Echinokokkose ist eine chronische Erkrankung, die durch das expansive Wachstum von Echinokokkenzysten entsteht.

Ätiologie

Ursache der Erkrankung sind Finnen *(Echinococcus cysticus)* des dreigliedrigen Hundebandwurms *E. granulosus*.

Vorkommen und Verbreitung

E. granulosus tritt weltweit als adulter Bandwurm vorwiegend beim Hund, anderen Kaniden und einigen Großkatzen (Löwe, Leopard), selten jedoch bei Hauskatzen auf.

Endemische und hyperendemische Gebiete sind die an das Mittelmeer angrenzenden Länder, der Mittlere Osten, die angrenzenden Republiken der ehemaligen Sowjetunion, Indien, Südaustralien, weite Bereiche Mittel- und Südamerikas (vor allem Uruguay, Chile) sowie Zentral-, Süd- und Ostafrikas (Äthiopien, Kenia).

Die Befallshäufigkeit der Endwirte ist regional unterschiedlich. In einigen Mittelmeerländern findet sich *E. granulosus* bei bis zu 50% der Hunde. In Deutschland und der Schweiz liegt die Prävalenz unter 1%. Entsprechend variabel ist der Befall der jeweiligen Zwischenwirte. Die Befallshäufigkeit beim Menschen in den hochendemischen Gebieten kann 5% und mehr betragen. Die Befallshäufigkeit in der Bundesrepublik Deutschland liegt unter 0,001%.

Bei *E. granulosus* haben sich verschiedene Stämme entwickelt, die sich biologisch, biochemisch und genetisch unterscheiden. Die biologischen Unterschiede dokumentieren sich in der unterschiedlichen Infektiosität für bestimmte Zwischen- und Endwirte. Tabelle 4-17 gibt eine Zusammenstellung über die derzeit bekannten, wichtigsten Stämme, ihre Infektiosität für den Menschen und ihre geographische Verbreitung.

Übertragung

Die Infektion erfolgt per os durch die Aufnahme der Echinokokkeneier, die von infizierten Endwirten, z.B. dem Hund, mit den Proglottiden über die Fäzes ausgeschieden werden. Die Aufnahme kann über kontaminierte Nahrungsmittel oder nach Kontamination der Hände mit eihaltiger Erde oder Sand (Spielplätze!) erfolgen. Proglottiden können in den

Tabelle 4-17: Vorkommende Stämme von *E. granulosus* und ihre Infektiosität für den Menschen

Stamm*	Endwirt(e)	Zwischenwirt(e)	Infektiös für Menschen	Bekanntes geographisches Vorkommen
• Schaf	Hund, verschiedene wildlebende Kaniden	Schaf u.a. Wiederkäuer, Schwein, Makropoden	ja	alle Kontinente
• Rind	Hund	Rind	ja	Zentraleuropa, Rußland, Südafrika, Indien
• Büffel	Hund (Fuchs?)	Büffel (Rind?)	?	Asien
• Schwein	Hund (Fuchs?)	Schwein	?	Europa einschl. Rußland, Zentralamerika
• Pferd	Hund	Equiden	gering oder nein	Europa, Mittlerer Osten, Südafrika, Neuseeland
• Kamel	Hund	Kamel, Ziege (Rind?)	gering	Afrika, Mittl. Osten
• Löwe	Löwe	wildlebende Wiederkäuer	?	Afrika
• Lagomorpha	Graufuchs	Kaninchen, Hasen	?	Südamerika
• Zerviden	Wolf, Hund	Zerviden	ja	nördl. Teile Amerikas und Europas

* gebraucht in Form: Schaf-Stamm etc. (nach Eckert u. Thompson, 1994)

Haaren infizierter Hunde haften, so daß es auch beim Umgang mit den Tieren (Streicheln) zur Kontamination kommen kann. Bei kühler Witterung und feuchten Bedingungen bleiben die Eier in der Außenwelt über Monate infektiös. Ihre Temperaturresistenz entspricht etwa der von *E. multilocularis*-Eiern. Gegen Trockenheit sind sie wenig widerstandsfähig.

Wie bei *E. multilocularis* schlüpft die Onkosphäre im Darm aus dem Ei, dringt in die Darmwand ein und gelangt über die Pfortader in die Leber und hämatogen in andere Organe. Bei den verschiedenen Stämmen sind unterschiedliche Prädilektionsstellen für die Metazestoden bekannt. Während gewöhnlich vorwiegend die Leber besiedelt wird, befallen der Kamel- und der Schweinestamm in erster Linie die Lunge. Bei der Aufnahme von Proglottiden kann es zu multiplem Befall kommen. Am Ansitzort entwickelt sich der blasige Echinococcus cysticus, der langsam an Umfang zunimmt. Er ist außen von einer vom Zwischenwirt gebildeten Bindegewebskapsel umgeben, die eine lamelläre, azelluläre Schicht und die lumenseitige Keimschicht umgibt. Aus der Keimschicht entwickeln sich die oft zahlreichen Protoskolizes. Bei den ursprünglichen Zysten entwickeln sich Tochter- und Enkelblasen mit Protoskolizes, sog. Hydatidensand.

Der Endwirt infiziert sich nach oraler Aufnahme von Zysten, z.B. in Schlachtabfällen. Die große Anzahl an Protoskolizes in den Finnen führt oft zu einem massiven Befall mit manchmal über 100 000 adulten Bandwürmern; unter stabilen endemischen Bedingungen mit hoher Prävalenz ist jedoch die Befallsintensität der Endwirte meist schwächer. Der Bandwurm selbst wird nur 3–6 mm lang

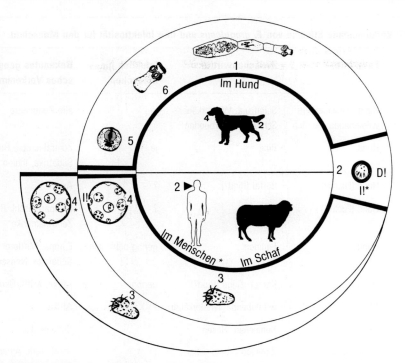

Abbildung 4-35: Entwicklungsprinzip von *Echinococcus granulosus* (aus GEYER, E., W. BOMMER: Wurmerkrankungen des Menschen. W. Goldmann Verlag, München 1971).
1 Erwachsener Bandwurm (3–6 mm) im Dünndarm des Hundes
2 Im Hundekot (auch innerhalb eines Endgliedes) ausgeschiedenes *E. granulosus*-Ei (0,032–0,036 mm) mit Onkosphäre (D! = Diagnosestadium, I!* = Infektionsstadium für den Menschen)
3 Onkosphäre (0,022–0,028 mm) im Zwischenwirt
4 *Echinococcus*-Blase (Finne, walnuß- bis apfelsinengroß, mitunter noch größer) in Leber, Lunge etc. des Zwischenwirts (I! = Infektionsstadium für den Hund)
5 Aus der *Echinococcus*-Blase befreite Skolexanlage (0,12–0,20 mm) im Dünndarm des Hundes
6 Nach Ausstülpung des Skolex heranwachsender Bandwurm im Dünndarm des Hundes
3*/4* Onkosphäre und *Echinococcus*-Blase im Menschen als Zwischenwirt

und produziert pro Woche etwa 500 Eier. Infizierte Hunde stellen also ein großes Infektionsrisiko dar.

Zum Entwicklungsprinzip vgl. Abbildung 4-35.

Krankheitsbild

Die Auswirkungen einer *E. granulosus*-Infektion unterscheiden sich von denen einer *E. multilocularis*-Infektion. Die Zyste wächst langsam expansiv, aber nicht infiltrativ. Ohne Zerstörung der Zysten entstehen keine Metastasen. Befallen werden unter den in Westeuropa herrschenden Bedingungen in 50–70% der Fälle die Leber (Abb. 4-36), in 30–50% die Lunge, in 3–8% die Milz und das Peritoneum sowie in einem geringeren Prozentsatz alle anderen parenchymatösen Organe und das Gehirn. Multipler Befall kommt vor. Die Zysten können Orangen- bis Kindskopfgröße erreichen.

Das Durchschnittsalter beim Auftreten klinischer Erscheinungen liegt knapp unter dem bei *E. multilocularis*.

Kleinere Zysten in der Leber bleiben oft symptomlos oder verursachen unspezifische

4.4 Durch Zestoden hervorgerufene Erkrankungen

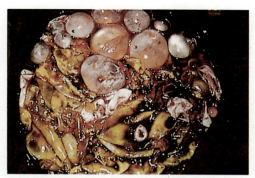

Abbildung 4-36: Finnenbefall der Leber mit *Echinococcus granulosus* (Aufnahme: Dr. I. MAN, Nairobi).

Oberbauchbeschwerden. Klinische Erscheinungen zeigen sich erst dann, wenn die wachsenden Zysten Gallengänge oder Blutgefäße komprimieren und zu Ikterus und Aszites (Abb. 4-37) führen. Bei anderer Lokalisation sind die Symptome oft unspezifisch. Spontanrupturen oder intraoperative Beschädigungen der Zysten mit Austritt der Hydatidenflüssigkeit können zu schweren anaphylaktischen Reaktionen führen (die Parasiten induzieren hohe Spiegel spezifischer IgE-Antikörper).

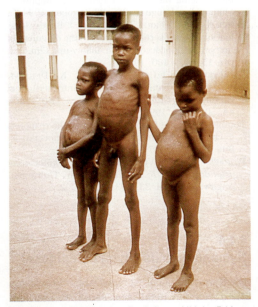

Abbildung 4-37: Klinisches Erscheinungsbild der Echinokokkose (Aufnahme: Dr. I. MAN, Nairobi).

Diagnose

Die Zysten können durch Sonographie, Computertomographie und Szintigraphie nachgewiesen werden. *E. cysticus* neigt eher als *E. multilocularis* zu röntgenologisch sichtbaren Verkalkungen.

Serologische Untersuchungen, mit denen bei Verwendung mehrerer Testverfahren 85–95% der Fälle erfaßt werden, sind von hohem diagnostischem Wert und differentialdiagnostisch bei der Abgrenzung der Echinokokkenzysten von anderen Zysten von Bedeutung. Der serologische Nachweis versagt allerdings häufig bei ausschließlichem Befall der Lunge und des ZNS. Kinder haben relativ niedrige Titer. Eine Differenzierung von *E. cysticus* und *E. multilocularis* ist über spezifische Antigene möglich.

Die Laparoskopie gibt Aufschluß über Ausdehnung, Zahl und Lokalisation der Zysten. Eine Biopsie ist wegen der Gefahren der Metastasierung und des anaphylaktischen Schocks kontraindiziert.

Differentialdiagnose

Tumoren, Abszesse und Zysten anderer Genese.

Therapie

Im Vordergrund therapeutischer Maßnahmen steht die operative Entfernung der Zysten.

Bei inoperablen Zysten oder Fällen, bei denen nur eine Teilresektion gelang, oder nach der Ruptur von Zysten ist eine Chemotherapie angezeigt, um die Bildung sekundärer Zysten zu verhindern. Die Benzimidazole Mebendazol und Albendazol haben sich therapeutisch bewährt, wobei Albendazol als besser wirksam angesehen wird. Es gelingt mit der Chemotherapie häufig, die Parasiten abzutöten, so daß es zu deren vollständiger Resorption kommt. Bei den meisten übrigen Patienten lassen sich zumindest eine Involution der Echinokokkenzysten und klinische Besserung erreichen. Die Prognose ist jedoch nicht immer abzusehen. Insbesondere große, gut abgekapselte Finnen sprechen schlecht auf die Behandlung an. Albendazol wird in mehrfach zu wiederholenden 28tägigen, von 14tägigen

Pausen unterbrochenen Behandlungszyklen in einer Tagesdosis von 10 mg/kg Körpergewicht verabreicht. Mebendazol wird in einer täglichen Dosis von 40–50 mg/kg Körpergewicht über einen Zeitraum von mindestens 6 Monaten gegeben. Inoperable Fälle und Fälle, bei denen eine komplette Resektion nicht möglich war, bedürfen einer langen Überwachung, da Fälle bekannt sind, in denen es nach über 10 Jahren zum Rezidiv kam. Nach einer Zystenruptur sollte sofort mit der Behandlung begonnen werden; die Chemotherapie sollte sich hier über 2–3 Zyklen bzw. 2–3 Monate erstrecken. Die mit der Behandlung erreichten Plasmaspiegel können individuell stark variieren und sollten wie bei der alveolären Echinokokkose überprüft werden. Vor einer chirurgischen Intervention sollte eine chemotherapeutische Behandlung erfolgen, um den Turgor der Zyste zu reduzieren, eine Inaktivierung der Protoskolizes zu erreichen und die Gefahr einer Zystenruptur mit Ausstreuung lebender Protoskolizes zu verringern.

Prophylaxe

Der Mensch infiziert sich meist über infizierte Hunde. *E. granulosus* hat in Europa einen vorwiegend urbanen Zyklus, der leicht zu durchbrechen ist, wenn Fleischfresser nicht mit rohen Schlachtabfällen gefüttert werden. Die befallenen Organe von Schlachttieren, insbesondere die Lungen, werden oft nicht durch Fleischbeschau gemaßregelt, weil sich kleine, noch junge Zysten dem Nachweis entziehen. Die Protoskolizes werden durch Tiefgefrieren (–20°C) binnen 2 Tagen oder durch Kochen abgetötet. Der Nachweis der Infektion beim Endwirt ist wie bei *E. multilocularis* unsicher. Die Proglottiden werden unregelmäßig abgesetzt und können wegen ihrer Kleinheit übersehen werden. Sie haben eine Eigenmotilität und bewegen sich rasch von den Fäzes weg. Hilfreich kann wie bei *E. multilocularis* der Nachweis von Koproantigenen sein. Eine diagnostische Entwurmung mit Arekolinderivaten ist möglich: Innerhalb von 2 Stunden wird Kot abgesetzt, mit dem von befallenen Tieren Proglottiden ausgeschieden werden. Eine therapeutische Behandlung der Endwirte erfolgt mit Praziquantel. Dabei ist für eine unschädliche Beseitigung der innerhalb von 2 Tagen abgesetzten Fäzes zu sorgen, die Bandwürmer und Proglottiden enthalten.

Literatur

AMMANN, R.W., J. ECKERT: Clinical diagnosis and treatment of echinococcosis in humans. In: THOMPSON, R.C.A., A.J. LYMBERY (eds.): *Echinococcus and hydatid disease.* CAB International, Oxon, 411–463, 1995.

AUER, H., H. ASPÖCK: Die epidemiologische Situation der Echinokokkosen im Südosten Österreichs. Mitt. Öster. Ges. Tropenmed. Parasitol. **15**, 7–16, 1993.

BARTOLINI, C., A. TRICERRI, L. GUIDI, G. GAMBASSI: The efficacy of chemotherapy with mebendazole in human cystic echinococcosis: Long-term follow-up of 52 patients. Ann. Trop. Med. Parasit. **86**, 249–256, 1992.

CRAIG, P.S., R.B. GASSER, L. PARADA et al.: Diagnosis of canine echinococcosis: Comparison of coproantigen and serum antibody tests with arecoline purgation in Uruguay. Vet. Parasitol. **56**, 293–301, 1995.

ECKERT, J., R.C.A. THOMPSON: *Echinococcus spp.:* Biology and strain variation. Proc. Meeting Scient. Working Group Adv. Prevention, Control and Treatment of Hydatidosis. Pan American Health Organization, Fundacion Manuel Perez, Faculdad de Medicina de la Universidad de la Republica Montevideo, Uruguay, 26.–28. October, 1994.

FORCE, L., J.M. TORRES, A. CARILLO, J. BUSCA: Evaluation of eight serological tests in the diagnosis of human echinococcosis and follow-up. Clin. Inf. Dis. **15**, 473–480, 1992.

PARASKEVAIDES, E.C., W. SAMARJI, N. DEHALVI, A. CHAUHAN: Fatal spontaneous intraperitoneal rupture of hydatid liver cyst. Brit. J. Clin. Pract. **44**, 502–503, 1990.

TODOROV, T. et al.: Factors influencing the response to chemotherapy in human cystic echinococcosis. Bull. WHO **70**, 347–358, 1992.

WORBES, H.: Zum Vorkommen von *Echinococcus granulosus* und *E. multilocularis* in Thüringen. Angew. Parasitol. **33**, 193–204, 1992.

4.4.4
Hymenolepiasis (Hymenolepidose)

Die Hymenolepiasis ist eine Darmerkrankung, die durch den Befall des Menschen mit dem Zwergbandwurm hervorgerufen wird.

Ätiologie

Erreger ist vor allem der Zwergbandwurm *Hymenolepis fraterna (H. nana)*, der als kleinster beim Menschen vorkommender Bandwurm eine Länge von 8–9 cm erreicht. *H. fraterna* bei Nagern und *H. nana* beim Menschen sind wahrscheinlich Stämme derselben Art, die sich leicht an neue Wirte adaptieren.

Infektionen des Menschen mit *H. diminuta*, einem über 30 cm lang werdenden und vorwiegend bei Ratten vorkommenden Bandwurm, sind selten.

Vorkommen und Verbreitung

Beide Arten sind weltweit verbreitet. Natürliche Wirte von *H. fraterna (H. nana)* sind Nagerarten, vor allem Mäuse. Beim Menschen tritt der Parasit in erster Linie bei Kindern auf. Der Befall ist in ländlichen Zonen häufiger als in urbanen Bereichen und besonders hoch bei schlechten hygienischen Verhältnissen. Hohe Befallsraten (10–20%) werden aus Südeuropa, Nord- und Zentralafrika, dem Nahen und Fernen Osten und Mittelamerika berichtet.

Übertragung

Der Mensch infiziert sich peroral mit *H. fraterna (H. nana)* durch die Aufnahme von Eiern oder infizierten Zwischenwirten (Insekten, vorwiegend als Vorratsschädlinge anzusehenden Käfern), die als Zwischenwirtstadien in der Leibeshöhle Zystizerkoide enthalten.

H. fraterna (H. nana) kann sich als einziger Bandwurm sowohl unter Einschaltung von Zwischenwirten als auch direkt entwickeln. Bei der direkten Übertragung, der Aufnahme von Eiern, läuft die sonst in der Körperhöhle des Zwischenwirts stattfindende Entwicklung in den Ileumzotten des Endwirts ab. Die im Darm aus den Eiern freiwerdenden Larven (Onkosphären) dringen in die Villi ein und entwickeln sich dort innerhalb von 5 Tagen zu Zystizerkoiden. Diese verlassen die Zotten, siedeln sich im Darmlumen an und entwickeln sich zum adulten Bandwurm, der 15–17 Tage nach der Infektion mit dem Abscheiden von Proglottiden beginnt, die reife Eier mit infektionstüchtigen Larven enthalten. Beim Menschen sind Autoinfektionen über die kontaminierte Hand häufig. Bei Obstipation sollen die Onkosphären im Darm frei werden und in die Darmzotten desselben Wirts eindringen können. Bei Autoinfektionen verweilen die Zystizerkoide so lange in den Darmzotten, bis die adulten Würmer abgehen (ihre Lebenserwartung beträgt nur 2 Monate) oder durch Chemotherapie abgetrieben werden. Auf diese Weise kann ein langdauernder Befall entstehen.

H. fraterna (H. nana)-Eier sind wenig widerstandsfähig, so daß Schmierinfektionen von Mensch zu Mensch häufiger sind als Infektionen über verunreinigte Nahrungsmittel. Durch Schmierinfektionen tritt der Bandwurm bei Kindern in Heimen gehäuft auf.

Das Entwicklungsprinzip von *Hymenolepis nana* ist in Abbildung 4-38 dargestellt.

H. diminuta kann sich nur unter Einschaltung eines Zwischenwirts entwickeln; der Mensch infiziert sich durch die zufällige Aufnahme infizierter Käfer. *H. diminuta* kommt deshalb beim Menschen selten vor.

Krankheitsbild

Das Krankheitsbild hängt von der Schwere und der Dauer der Infektion ab. Leichte Infektionen verlaufen meist symptomlos. Schwere Infektionen (> 100 Würmer) führen zu Zottenatrophie und Schleimhautentzündung, die sich in Leibschmerzen, breiigen Stühlen oder Durchfällen äußern. Die Patienten sind matt, leicht reizbar und klagen über Kopfschmerzen. Gewichtsverlust wurde besonders bei über mehrere Jahre anhaltenden Infektionen beobachtet. Die Erkrankung kann bei immungeschwächten Patienten als opportunistische Infektion ablaufen.

Diagnose

Die Proglottiden lösen sich im Darm auf. Die Diagnose beruht auf dem Nachweis der farblosen, Onkosphären enthaltenden, bei *H. fraterna (H. nana)* 40×50 µm großen Eier. Die Eier von *H. diminuta* sind 60×70 µm groß und unterscheiden sich in der Struktur der Eihülle von denen von *H. nana*.

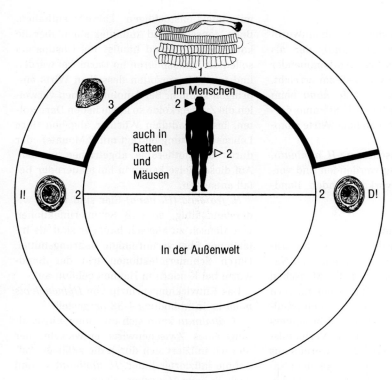

Abbildung 4-38: Entwicklungsprinzip von *Hymenolepis nana* (direkter Zyklus) (nach GEYER, E., W. BOMMER: Wurmerkrankungen des Menschen. W. Goldmann Verlag, München 1971).
1 Erwachsener Bandwurm (10–90 mm) im Dünndarm
2 Im Stuhl ausgeschiedenes *H. nana*-Ei (0,040–0,050 mm) mit Onkosphäre (D! = Diagnosestadium und I! = Infektionsstadium)
3 Zystizerkoid (ca. 0,050–0,135 mm) in einer Dünndarmzotte

Differentialdiagnose
Enteritiden anderer Genese.

Therapie
Das Medikament der Wahl ist Praziquantel, das in einer Dosierung von 1 × 25 mg/kg die adulten Würmer und die Zystizerkoide in den Darmzotten abtötet.

Prophylaxe
Nahrungsmittel müssen vor Nagern und Insekten geschützt aufbewahrt werden. Bei Wurmträgern sind persönliche Sauberkeit und Reinlichkeit der Umgebung (Toiletten) geboten. Kinderheime müssen hygienisch strikt überwacht werden.

Literatur
CHATTOPADHYAY, B., E. FRICKER, C.B. GELIA: Incidence of parasitic infestations in minority group travellers and new immigrants arriving from the third world countries. Publ. Health **102**, 245–250, 1988.

LUCAS, S.B., O.A. HASSOUNAH, M. DOENHOFF, R. MULLER: Aberrant form of *Hymenolepis nana*: Possible opportunistic infection in immunosuppressed patients. Lancet **II**, 1372–1373, 1979.

MAKAROVA, I.A., B.A. ASTAF'EV: Clinical and immunological characteristics of hymenolepidiosis (Russ.). Med. Parazitol. Parazitar. Bolezni **3**, 40–43, 1992.

MOST, M.: Treatment of parasitic infections of travellers and immigrants. New Engl. J. Med. **310**, 298–304, 1984.

PLOTKOWIAK, J.: Probleme der Hymenolepidose, hervorgerufen durch *Hymenolepis nana* im Bezirk Szczecin. Angew. Parasitol. **11**, 213–217, 1970.

4.4.5 Sparganose

Die Sparganose des Menschen ist eine seltene, klinisch meist wenig bedeutsame Erkrankung, bei der Larvenstadien von Bandwürmern den Menschen als Fehlwirt invadieren und als sog. Spargana längere Zeit im Gewebe überleben.

Ätiologie

Die Erreger sind Bandwürmer überwiegend der Gattung *Spirometra* (Ordnung *Pseudophyllidea*). Die ätiologische Abklärung ist nicht immer möglich, so daß das Gesamtspektrum der als Erreger in Frage kommenden Arten unbekannt ist.

Die Spargana selbst sind plerozerkoide Stadien der Bandwürmer, bandförmige, an der Kopfanlage Sauggruben tragende Gebilde mit einer Länge bis zu 30 cm. *Sparganum proliferum* ist eine ätiologisch unklare Form, die Knospen bildet, die dann im Körper gestreut werden.

Vorkommen und Verbreitung

Die weltweite Erkrankung kommt beim Menschen selten vor; über Infektionen in Ost- und Südostasien, Afrika und Nord-, Mittel- und Südamerika wurde berichtet.

Endwirte für die Bandwürmer sind Hund, Katze und wildlebende Karnivoren.

Übertragung

Der Mensch infiziert sich durch die orale Aufnahme von Larvenstadien in infizierten Zwischen- oder Sammelwirten.

Pseudophylliden leben im Dünndarm des definitiven Endwirts. Die Eier in den Endproglottiden gehen mit den Fäzes ab, müssen zur Weiterentwicklung in Wasser gelangen und sind bei der Entwicklung an 2 Zwischenwirte gebunden.

Die Entwicklung wurde am Beispiel *D. latum* (siehe Diphyllobothriasis) geschildert. Im Menschen als Fehlwirt entwickeln sich Spargana nach der akzidentellen Aufnahme von Kleinkrebsen, die mit Prozerkoiden infiziert sind, z.B. über das Trinkwasser, oder durch den Verzehr von unzureichend zubereiteten Zwischenwirten, die das zweite Larvenstadium, die Plerozerkoide, enthalten. Zweite Zwischenwirte oder Sammelwirte sind Fische, Frösche und Schlangen. Pro- und Plerozerkoide durchbrechen die Darmwand und wandern in die Gewebe, vorwiegend in die Unterhaut, ein. Ein weiterer Infektionsweg wird als Folge traditioneller Heilmethoden beobachtet, bei denen z.B. im Fernen Osten rohes, gehacktes Froschfleisch auf Wunden, Ulzera oder die Augen gelegt wird; Plerozerkoide können dabei aktiv auf den Menschen übergehen.

Krankheitsbild

Die wandernden Larven verursachen lymphozytäre und eosinophile Infiltrate. Die befallenen Regionen sind geschwollen und schmerzhaft. Nach dem Absterben der Larven entstehen heftige lokale Entzündungen.

Spargana in Augennähe verursachen Ödeme des Lids, Schmerzen, Tränenfluß und Ptosis. Ins Gehirn eingedrungene Spargana verursachen Kopfschmerzen, epileptiforme Anfälle sowie je nach Zahl, Lage und Wanderungsaktivität unterschiedliche Ausfälle.

Sparganum prolifera können wegen ihrer Streuung lebensgefährliche Erkrankungen hervorrufen.

Diagnose

Die Diagnose erfolgt durch Lokalisierung und Nachweis der Larven.

Differentialdiagnose

Infektionen mit *Gnathostoma spinigerum* sind auszuschließen.

Therapie

Die Larven werden chirurgisch entfernt. Eine Chemotherapie ist nicht bekannt.

Prophylaxe

Die Prophylaxe besteht im Meiden von verunreinigtem Wasser und ungarem Fleisch, insbesondere von Fröschen, Schlangen und Fischen, vor allem im südostasiatischen Raum.

Literatur

BEAVER, P.C., F.A. ROLON: Proliferating larval cestode in man in Paraguay. A case report and review. Amer. J. Trop. Med. Hyg. **30**, 625–637, 1981.

CHANG, K.H., S.Y. CHO, J.G. CHI et al.: Cerebral sparganosis: CT characteristics. Radiology **165**, 505–510, 1987.

KITTIPONGHANSA, S., S. TESANA, R. RITCH: Ocular sparganosis: A cause of subconjunctival tumor and deafness. Trop. Med. Parasit. **39**, 247–248, 1988.

KRON, M.A., R. GUDERIAN, A. GUEVARA, A. HIDALGO: Abdominal sparganosis in Ecuador: A case report. Am. J. Trop. Med. Hyg. **44**, 146–150, 1991.

NORMAN, S.H., A. KREUFNER JR.: Sparganosis and pathological observations in 10 cases. South. Med. J. **73**, 297–300, 1980.

SEN, D.K., R. MULLER, V.P. GUPTA, J.S. CHILANA: Cestode larva (sparganum) in the anterior chamber of the eye. Trop. Geograph. Med. **41**, 270–273, 1989.

4.4.6
Taeniasis saginata (einschließlich Taeniasis asiatica)

Als Taeniasis saginata wird der Befall des Menschen mit dem adulten Rinderfinnenbandwurm bezeichnet. Der Mensch ist alleiniger Endwirt.

Ätiologie

Erreger der Taeniasis saginata ist der Rinderfinnenbandwurm, *Taenia saginata*, ein 4–12 m langer Parasit des Dünndarms. Der Kopf des Bandwurms (Skolex) ist mit 4 Saugnäpfen ausgestattet, die die Anheftung des Parasiten an die Darmwand ermöglichen.

Als *Cysticercus bovis* oder *Cysticercus inermis*, die Rinderfinne, wird das infektionstüchtige Larvenstadium (Metazestode) von *T. saginata* im Zwischenwirt bezeichnet.

Vorwiegend in Südostasien tritt eine weitere Tänie auf (Taiwan Taenia, Asiatische Tänie), die *T. saginata* morphologisch und genetisch sehr ähnlich ist, jedoch mit dem Schwein als hauptsächlichem Zwischenwirt ein anderes, breiteres Zwischenwirtspektrum hat. Ihre Klassifikation als eigene Spezies ist umstritten.

Vorkommen und Verbreitung

Die Verbreitung von *T. saginata* ist weltweit. Ein Befall des Menschen wird vor allem in Ländern mit hohem Rindfleischverbrauch beobachtet, besonders dort, wo rohes oder nicht ausreichend gegartes Fleisch verzehrt wird. Weltweit wird mit 40 Millionen *T. saginata*-Trägern gerechnet.

Die bei der Fleischbeschau festgestellte Befallsrate bei Schlachttieren in der Bundesrepublik Deutschland liegt bei 1–1,5%, in hochendemischen Gebieten, wie z.B. in Ostafrika, wesentlich höher.

Die asiatische Tänie findet man in Südostasien und China. Das Zwischenwirtspektrum umfaßt viele Arten (Wiederkäuer, Affen); der wichtigste Zwischenwirt ist das Schwein, wobei die meisten Finnen in der Leber gefunden werden.

Übertragung

Die Übertragung von *T. saginata* erfolgt durch den Genuß von rohem oder unzureichend zubereitetem, finnenhaltigem Muskelfleisch von Rindern. Als weiterer, möglicher Zwischenwirt ist das Rentier anzusehen.

Die Eier von *T. saginata* in den reifen Endgliedern des Wurmes (bis zu 100 000 Eier/Glied) werden vom Bandwurmträger mit dem Stuhl ausgeschieden. Der Wurm setzt täglich 4–9 solcher Glieder ab. In der Außenwelt werden die Eier frei und können vom Zwischenwirt auf Weiden, die mit menschlichen Fäkalien gedüngt sind, per os aufgenommen werden. Möglich ist auch eine Verunreinigung der Weiden beim wilden Zelten oder durch Abwässer, z.B. bei Hochwasser, da die Wasseraufbereitung in Kläranlagen *T. saginata*-Eier nicht sicher vernichtet. Eine Ausbreitung der Eier ist auch durch Vögel und Käfer möglich. Im Darm des Rindes wird die in den Eiern enthaltene Larve (Onkosphäre) frei, dringt in die Darmwand ein, verbreitet sich hämatogen und setzt sich in der quergestreiften Muskulatur fest (Prädilektionsstellen: Zwerchfell, Herz, Kaumuskeln). Innerhalb von 3 Monaten verwandelt sie sich in die für den Menschen infektiösen, etwa 5×8 mm großen Finnen (Zystizerken). Diese Finnen sind dünnwandige, mit Flüssigkeit gefüllte Blasen mit einer Skolexanlage.

Wird die Finne mit rohem Muskelfleisch verzehrt, stülpt sich der Skolex aus, heftet sich an die Wand des oberen Dünndarms und beginnt mit der Bildung von Proglottiden. In etwa 12 Wochen ist der Bandwurm so weit herangewachsen, daß sich reife Endglieder ausgebildet haben, die abgeschieden werden (Ende der Präpatenz). *T. saginata* kann solitär 30–40 Jahre im Menschen parasitieren.

Das Entwicklungsprinzip von *Taenia saginata* ist in Abbildung 4-39 dargestellt.

Bei der asiatischen Tänie etablieren sich die Finnen vorwiegend in der Leber und anderen Parenchymorganen der Zwischenwirte, so daß deren roher Verzehr zur Infektion führt.

Krankheitsbild

Ein Bandwurmbefall verläuft häufig über Jahre ohne eindeutige Beschwerden. Es können jedoch auch Appetitlosigkeit, wechselnd mit Heißhunger, Nausea, Druckgefühl im Leib, Oberbauchkoliken, Maldigestion und Malabsorption auftreten.

Das breite Zwischenwirtspektrum der asiatischen Tänie ließ in Verbindung mit der bevorzugten Lokalisation der Finnen in den

4.4 Durch Zestoden hervorgerufene Erkrankungen

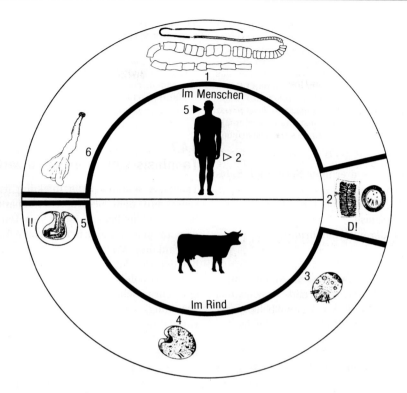

Abbildung 4-39: Entwicklungsprinzip von *Taenia saginata* (aus GEYER, E., W. BOMMER: Wurmerkrankungen des Menschen. W. Goldmann Verlag, München 1971).
1 Erwachsener Bandwurm (4–12 m) im Dünndarm
2 Im Stuhl ausgeschiedenes oder aktiv ausgetretenes Endglied (ca. 16–20 mm) der Bandwurmkette und *T. saginata*-Ei (0,03–0,04 mm) mit Onkosphäre im Stuhl (D! = Diagnosestadium)
3 Onkosphäre (ca. 0,02 mm) im Dünndarm und Blutgefäßsystem des Zwischenwirtes (Rind)
4 In der Umbildung zur Finne *(Cysticercus bovis)* befindliche Onkosphäre in der Muskulatur des Zwischenwirtes
5 *Cysticercus bovis* (5–8 mm) in der stark durchbluteten Muskulatur des Zwischenwirtes (I! = Infektionsstadium)
6 *C. bovis* nach Ausstülpung des Skolex im Dünndarm

Parenchymorganen vermuten, daß dieser Bandwurm auch für die Zystizerkosen des Menschen in Südostasien verantwortlich sei. Dagegen sprechen epidemiologische Daten.

Diagnose

Der direkte Nachweis der Eier im Stuhl ist selten möglich; die Eier sind rund, Durchmesser 30–40 μm, in der braunen Außenhülle radiär gestreift. Zumeist werden gelbliche, bandnudelartige, 10–20 × 4–8 mm große, eihaltige Proglottiden mit den Fäzes ausgeschieden. Die Glieder werden auch in der Wäsche gefunden, da sie wegen ihrer Eigenbeweglichkeit aus dem Anus des Patienten auswandern können, ohne daß dieser es spürt. Sie treten fast immer einzeln auf; zusammenhängende Proglottiden legen den Verdacht auf eine Infektion mit dem Schweinefinnenbandwurm *T. solium* nahe.

Im Quetschpräparat der nativen oder angefärbten (essigsaure Karminlösung nach RAUSCH) Proglottide kann bei Lupenvergrößerung (2- bis 5fach) die Uterusstruktur der reifen Glieder mit 10–30 von einem Medianstamm abgehenden Seitenästen erkannt werden.

In *T. solium*-Proglottiden findet man nur 10–12 Seitenäste. Die Anwesenheit *(T. saginata)* oder das Fehlen *(T. solium)* eines Vaginalsphinkters erlaubt die Differenzierung zwischen *T. solium* und *T. saginata*. *T. solium* besitzt im Gegensatz zu *T. saginata* ein mit Haken ausgestattetes Rostellum. Mischinfektionen mit beiden Bandwürmern sind beschrieben worden.

Beachtenswert sind erhöhte Serum-IgE-Spiegel.

Differentialdiagnose
Befall mit anderen Bandwürmern.

Therapie
Wirksame, leicht anwendbare Anthelmintika sind Niclosamid (1–2 g) und Praziquantel (1 × 20 mg/kg). Nach Praziquantelbehandlung wird der Bandwurm intraintestinal abgebaut.

Prophylaxe
Rohes oder ungegartes Rindfleisch sollte nicht verzehrt werden. Die Aufbereitung von Rindfleisch zu Tartar oder Schabefleisch genügt nicht zur Zerstörung der Finnen. Auch Pökeln und Räuchern töten die infektiösen Stadien nicht immer ab. Tiefgefrorenes Fleisch (mindestens 8 Tage bei –10°C) ist unbedenklich.

Das Infektionsrisiko wird durch sorgfältige fleischbeschauliche Maßnahmen verringert, doch ist die Sensitivität der Untersuchungsmethodik gering (< 15%); die Verfahren versagen bei schwachfinnigen Tieren.

In Endemiegebieten der asiatischen Tänie ist der Verzehr roher oder unzureichend zubereiteter Organe sowie rohen Fleisches von Schweinen und anderen Tieren zu meiden.

Bandwurmglieder (natürlich abgegangen oder nach Therapie ausgeschieden) sollten vernichtet werden.

Literatur
DAWLOWSKI, Z., M.G. SCHULTZ: Taeniasis and Cysticercosis *(Taenia saginata)*. Adv. Parasit. **10**, 269–343, 1972.
FAN, P.C., W.C. CHUNG, C.Y. LIN, C.H. CHAN: Clinical manifestations of Taeniasis in Taiwan aborigines. J. Helminth. **66**, 118–123, 1992.
McMANUS, D.P., J. BOWLES: Asian (Taiwan) Taenia: Species or strain? Parasitol. Today **10**, 273–275, 1992.
MÖBIUS, G.: Epidemiologische Untersuchungen zum *C. bovis*- und *T. saginata*-Befall in den ost- und westdeutschen Ländern. Dtsch. Tierärztl. Wschr. **100**, 110–114, 1993.

4.4.7
Taeniasis solium und Zystizerkose

Taeniasis solium ist die Infektion des Menschen mit dem Schweinefinnenbandwurm. Bei ausschließlichem Befall des Darms mit dem adulten Bandwurm ist sie eine folgenlose Erkrankung. Wichtiger ist die Zystizerkose, bei der der Mensch mit Metazestoden von *T. solium* befallen ist. Hier handelt es sich um eine chronische, oft tödlich verlaufende Erkrankung, bei der sich die Metazestoden bevorzugt im Gehirn ansiedeln.

Ätiologie
Der Erreger ist der Schweinefinnenbandwurm *Taenia (T.) solium*, der als adulter Bandwurm 1,5–8 m lang wird und einen Skolex mit Rostellum besitzt, oder, im Metazestodenstadium, der *Cysticercus cellulosae*.

Vorkommen und Verbreitung
Das Adultstadium von *T. solium* kommt fast nur beim Menschen vor. Dagegen ist das Metazestodenstadium kaum wirtsspezifisch, bevorzugter Zwischenwirt ist aber das Schwein. Endemien treten nur dort auf, wo der Zyklus über Mensch und Schwein ablaufen kann und z.B. der Verzehr von Schweinefleisch nicht durch religiöse Vorschriften eingeschränkt ist.

Endemische Gebiete sind Zentral- und Südamerika, Zentral- und Südafrika, Südostasien, Süd- und Osteuropa. In einigen ländlichen Regionen Südamerikas liegt die Zystizerkoseprävalenz nach serologischen Untersuchungen um 10%. Deutlich höhere Prävalenzen (20% und mehr) findet man in Endemiegebieten unter neurologisch auffälligen Patienten. Die Befallshäufigkeit beim Schwein als Spiegel des Befalls beim Menschen kann in diesen Regionen 50% erreichen.

In West- und Zentraleuropa wurde die Infektion durch Fleischbeschau, Hebung der allgemeinen Hygiene und veränderte Bedingungen bei der Schweinehaltung (Stall) weitgehend eliminiert. In Deutschland wurden in den letzten Jahren bei 0,0002–0,0015% der geschlachteten Hausschweine Finnen gefunden. Enzootisch kommt der Parasit in Zentraleuropa nur noch in Polen vor.

Übertragung

Zum Befall des Menschen mit adulten *T. solium* kommt es durch die orale Aufnahme von Finnen *(Cysticercus cellulosae)* über rohes oder unzureichend zubereitetes Schweinefleisch. Finnen finden sich beim Schwein in Muskulatur und Gehirn.

Aus der Finne, die bei der Verdauung frei wird, stülpt sich wie bei der *T. saginata*-Infektion im Darm der präformierte Bandwurmkopf aus, heftet sich an die Darmschleimhaut und beginnt mit der Bildung von Proglottiden. Die ersten eihaltigen Glieder treten 9–10 Wochen nach der Infektion im Stuhl auf. Die Lebensdauer des adulten Bandwurms beträgt viele Jahre.

Zur Zystizerkose kommt es durch die orale Aufnahme von Bandwurmeiern, wobei Autoinfektionen möglich sind. Bandwurmträger sind nicht nur eine potentielle Infektionsquelle für den Zwischenwirt, das Schwein, sondern auch für sich selbst und andere Menschen. Das Ausmaß der Gefährdung ergibt sich aus der Anzahl der von Bandwurmträgern ausgeschiedenen Eier (etwa 250 000/Tag und Patient). Autoinfektionen sind meist eine Folge mangelnder persönlicher Sauberkeit, wobei die Eier z.B. über kontaminierte Hände aufgenommen werden. Retroinfektionen sind möglich und führen zu massivem Befall, wenn Proglottiden retroperistaltisch in den Magen gelangen. Der in vielen Fällen beim gleichen Patienten zu beobachtende Befall mit adulten *T. solium* und Zystizerken weist auf die Bedeutung von Selbstinfektionen hin. Zur Übertragung auf andere Menschen kommt es, wenn mit menschlichen, *T. solium*-Eier enthaltenden Fäkalien gedüngte Vegetabilien (Kopfdüngung) verzehrt werden, oder infolge unzureichender hygienischer Verhältnisse.

Nach oraler Aufnahme der Eier wird die Eihülle durch Pepsin angedaut. Die im Ei enthaltenen Larven (Onkosphären) schlüpfen im Darm, durchdringen die Darmwand, werden hämatogen gestreut und entwickeln sich nach Ansiedlung im Gewebe zum Zystizerkus, einer blasenartigen, im Endstadium bis 6 × 9 mm großen Finnenform, die im Innern eine etwa 4 mm lange Bandwurmanlage enthält. Die Finnenentwicklung ist nach 9–10 Wochen abgeschlossen.

Beim Menschen zeigen die Larven einen ausgesprochenen Neurotropismus mit bevorzugter Lokalisation in den Hirnhemisphären. Häufiger Ansiedlungsort ist auch das Auge. Die Finnen können verkalken.

Krankheitsbild

Der Befall mit adulten *T. solium (Taeniasis)* verursacht keine schweren Symptome. Sie entsprechen den Zeichen bei der *T. saginata*-Infektion (Kap. 4.4.6).

Bei der Zystizerkose stehen zentralnervöse Erscheinungen im Vordergrund. In Abhängigkeit von der Zahl der Metazestoden und ihrer Lokalisation entwickeln sich langsam oder rasch progredient zentralnervöse Symptome, wie Kopfschmerzen, Halluzinationen, Krämpfe und zentrale Ausfälle. Multiple zerebrale Infestationen führen oft zum Tod.

Gelegentlich treten im subarachnoidalen Raum und in den Ventrikeln als *Cysticercus racemosus* bezeichnete, dünnwandige, verzweigte Blasen ohne Skolexanlage auf.

Bei Befall des Auges kann die Reaktion auf die etablierten Metazestoden mild sein oder sich in Entzündungen (Retinitis, Iridozyklitis, Chorioiditis) und Glaskörpertrübung äußern.

Ein Befall der Muskulatur und des subkutanen Bindegewebes verläuft meist ohne Krankheitserscheinungen.

Diagnose

Die Taeniasis wird durch den Nachweis der mit dem Stuhl oft zu mehreren Gliedern zusammenhängend abgehenden, 7 × 20 mm großen Proglottiden diagnostiziert.

Die Glieder haben einen kurzen Uterusstamm mit 10–12 Seitenästen. Die Zahl der Seitenäste ist für die notwendige Unterscheidung zwischen *T. solium* und *T. saginata* ein unsicheres Merkmal. Zur eindeutigen Differenzierung müssen die Proglottiden in gefärbtem Zustand auf das Fehlen oder Vorhandensein eines Vaginalsphinkters untersucht werden. Der Sphinkter fehlt bei *T. solium*-Gliedern.

Die zerebrale Zystizerkose wird röntgenologisch (Verkalkungen), computertomographisch (CT), mittels Kernspintomographie (MRT) und serologisch diagnostiziert. Die MRT ist insbesondere bei razemösen Formen der zerebralen Zystizerkose und kleinen intraparenchymalen Läsionen der CT überlegen. Die serologischen Nachweisverfahren wurden in den letzten Jahren verbessert. Als hochspezifisches Antigen gilt ein im Immunblot einzusetzendes *T. solium*-Glykoprotein. Die Sensitivität der Testverfahren wurde gesteigert. Infektionen mit einzelnen Zystizerken lassen sich jedoch nicht sicher erfassen. Dagegen ist zu berücksichtigen, daß beim Antikörpernachweis nicht nur Fälle mit zerebraler Zystizerkose erfaßt werden, da auch anders lokalisierte Zystizerken und adulte Bandwürmer im Darm Antikörper induzieren. Daraus resultieren Differenzen zwischen serologischen Befunden (i.d.R. höhere Anzeigeraten) und Ergebnissen bildgebender Nachweisverfahren.

Nach spezifischer Therapie nachweisbare oder ansteigende Titer stützen die Diagnose.

Subkutan lokalisierte Zystizerken sind als meist verschiebbare, linsengroße Gebilde tastbar.

Differentialdiagnose

Bei der Taeniasis ist der Befall mit anderen Bandwürmern, bei der Zystizerkose sind Tumoren, Zönuren und Meningitis tuberculosa auszuschließen.

Therapie

Die Behandlung sollte wegen der vom Patienten ausgehenden Gefahr sofort beginnen.

Bei der Taeniasis wirken Niclosamid (1 × 2 g) und Praziquantel (1 × 5–10 mg/kg). Da diese Präparate die Vitalität der Onkosphären nicht beeinträchtigen, sollte man vor der Behandlung ein Antiemetikum verabreichen, um eine Regurgitation und die damit verbundene Gefahr der Retroinfektion zu verhindern. Der Patient muß bis zum Abschluß der Behandlung isoliert werden. Würmer, Wurmteile und Fäzes, die nach der Behandlung abgehen, sind unschädlich zu beseitigen. Der Behandlungserfolg ist durch Untersuchung des Stuhls auf Proglottiden über einen Zeitraum von 2 Monaten regelmäßig zu kontrollieren.

Bei der Zystizerkose hat sich als spezifisches Therapeutikum Albendazol durchgesetzt (15 mg/kg täglich, verteilt auf 2 Dosen über einen Zeitraum bis zu 30 Tagen). Auch Praziquantel (3 × 20 mg/kg/Tag über 2 Wochen) hat sich bewährt. Während der Behandlung der zerebralen Zystizerkose ist durch freiwerdende Substanzen aus den absterbenden Parasiten mit Hirnödem zu rechnen, so daß über längere Zeit als Begleitmedikation Kortikosteroide verabreicht werden müssen. Eine Zystizerkose des Auges muß chirurgisch behandelt werden, da sonst mit bleibenden Augenschäden zu rechnen ist.

Prophylaxe

Taeniasis: Zumindest in Endemiegebieten sollte rohes oder unzureichend zubereitetes Schweinefleisch nicht verzehrt werden. Beim Garen muß eine Kerntemperatur von 60°C erreicht werden. Pökeln und Räuchern töten die Finnen nicht immer ab.

Zystizerkose: Entsprechend allgemeiner Hygiene sollten Gemüse und Obst vor dem Verzehr gründlich gesäubert und geschält werden.

Literatur

BAUER, T.M., J. BRÜHWILER, M. ASCHWANDEN et al.: Neurozystizerkose. Dtsch. med. Wschr. **119**, 175–179, 1994.

CARDENAS, F., H. QUIROS, A. PLANCARTE et al.: *Taenia solium* ocular cysticercosis: Findings in 30 cases. Ann. Ophthalmol. **24**, 25–28, 1992.

DEL BRUTTO, O.H.: Medical management of cysticercosis. Intern. J. Antimicrobial Agents **3**, 133–137, 1993.

DIAZ, J.F., M. VERASTEQUI, R.H. GILMAN et al.: Immunodiagnosis of human cysticercosis *(Taenia solium)*: A field comparison of an antibody enzyme-linked immunosorbent assay (ELISA), an antigen-ELISA, and an enzyme-linked immunoelectrotransfer blot (EITB) assay in Peru. Am. J. Trop. Med. Hyg. **46**, 610–615, 1992.

SARTI, E., P.M. SCHANTZ, A. PLANCARTE et al.: Prevalence and risk factors for *Taenia solium* taeniasis and cysticercosis in humans and pigs in a village in Morelos, Mexico. Am J. Trop. Med. Hyg. **46**, 677–685, 1992.

SCHARF, D.: Neurocysticercosis. Two hundred thirtyeight cases from a California hospital. Archs. Neurol. **45**, 777–780, 1988.

TSANG, V.C.W., M. WILSON: *Taenia solium* cysticercosis: An under-recognized but serious public health problem. Parasitol. Today **11**, 124–126, 1995.

4.4.8 Zönurose

Die Zönurose ist eine beim Menschen seltene Erkrankung, verursacht durch sich im Zentralnervensystem oder im Bindegewebe ansiedelnde Larven (Metazestoden) von Bandwürmern, die sich zu einer speziellen Finnenform, dem Zönurus, entwickeln.

Ätiologie
Bei der zerebralen Zönurose ist der Erreger meist *Taenia (Multiceps) multiceps*. Metazestoden von *T. (M.) brauni*, *T. (M.) serialis* siedeln sich eher im Bindegewebe an. Die ätiologische Abklärung der bisher bekannten Fälle erfolgte nur unvollständig.

Vorkommen und Verbreitung
T. (M.) multiceps ist weltweit verbreitet, kommt aber in Mitteleuropa nur noch sehr selten vor. *T. (M.) serialis* gilt gleichfalls als Kosmopolit. *T. (M.) brauni* ist in seinem Vorkommen auf das tropische und südliche Afrika beschränkt. Endwirte sind Kaniden. Der Hund, insbesondere der Hütehund in Schafbetrieben, der früher bei *T. (M.) multiceps* eine wichtige Rolle spielte, ist zumindest in Deutschland nur noch selten infiziert. Dagegen erwiesen sich in Reihenuntersuchungen 2,3 % und 3,3 % der Füchse als Träger von *T. (M.) serialis* bzw. *T. (M.) multiceps*.

Zwischenwirte unter natürlichen Bedingungen sind Pflanzenfresser, bei *T. (M.) multiceps* vor allem das Schaf und Kleinsäuger.

Übertragung
Die Übertragung auf den Menschen, der bei der Zönurose in der Situation eines Zwischenwirts steht, erfolgt bei oraler Aufnahme der Bandwurmeier meist über kontaminierte Nahrungsmittel.

Die Eier der im Dünndarm der Kaniden parasitierenden, 40–100 cm langen Bandwürmer gelangen meist in den Proglottiden mit den Fäzes ins Freie. Nach Aufnahme der Eier durch den Zwischenwirt schlüpft die Onkosphäre im Darm. Sie ist bei *T. (M.) multiceps* neurotrop, wandert ins Gehirn und entwickelt sich dort zu einer bis apfelgroßen, durchscheinenden Finne, dem Zönurus (Quesen).

Der Zönurus ist eine Finnenform, bei der sich an der Innenwand einer einheitlichen Blase im Gegensatz zum Zystizerkus nicht nur ein Protoskolex, sondern zahlreiche Protoskolizes ausbilden. Anders als beim Echinokokkus bleiben sie aber mit der Finnenwand in Verbindung. Auch entstehen keine Tochterblasen.

Der Endwirt infiziert sich beim Fressen des Gehirns infizierter Zwischenwirte. Die große Zahl von Protoskolizes im Zönurus erklärt den oft massiven Befall beim infizierten Endwirt.

Krankheitsbild
Bei zerebraler Zönurose kommt es durch die Umfangsvermehrung der sich entwickelnden Finnen und Druckatrophie im umgebenden Hirngewebe zu starken Kopfschmerzen, Schwindelanfällen, Krämpfen und zentralen Ausfallserscheinungen. Todesfälle durch Zönurusbefall beim Menschen wurden beschrieben.

Bei infizierten Schafen ist ein als „Drehkrankheit" bekannter Symptomenkomplex zu beobachten.

Bei Zönuren im Bindegewebe treten klinische Erscheinungen selten auf und hängen von der Lokalisation der Finne ab.

Diagnose
Die Finnen lassen sich im Gehirn mittels Computertomographie nachweisen.

Differentialdiagnose
Differentialdiagnostisch sind Zystizerkose und Tumoren in Betracht zu ziehen.

Therapie
Beim Menschen müssen die Finnen chirur-

gisch entfernt werden. Eine Chemotherapie ist nicht bekannt.

Prophylaxe
Pflanzliche, in der freien Natur geerntete Nahrungsmittel, wie z.B. Feldsalat oder Sauerampfer, sollten gründlich gewaschen werden. Wichtigste vorbeugende Maßnahme ist die regelmäßige parasitologische Untersuchung und Entwurmung von Hunden. Hunde sollten, wie allgemein gültig, nicht mit ungekochten Schlachtabfällen gefüttert werden.

Literatur
BALLEK, D., M. TAKLA, S. ISING-VOLLMER, M. STOYE: Zur Helminthenfauna des Rotfuchses (*Vulpes vulpes* Linné 1758) in Nordhessen und Ostwestfalen. Teil 1: Zestoden. Dtsch. Tierärztl. Wschr. **99**, 362–365, 1992.

BENGER, A., R.P. RENNIE, J.T. ROBERTS et al.: A human coenurous infection in Canada. Am. J. Trop. Med. Hyg. **30**, 638–644, 1981.

KURTYZC, D.F., B. ALT, E. MACK: Incidental coenurosis: Larval cestode presenting as an axillary mass. Am. J. Clin. Pathol. **80**, 735–738, 1983.

MALOMO, A., J. OGUNNIYI, A. OGUNNIYI et al.: Coenurosis of the central nervous system in a Nigerian. Trop. Geograph. Med. **42**, 280–282, 1990.

4.4.9
Andere (intestinale) Zestodeninfektionen

Ätiologie, Vorkommen und Übertragung
Infektionen mit *Bertiella (B.) spp.* Erreger sind die bei Primaten vorkommenden, bis zu 30 cm langen Arten *B. studeri* und *B. mucromata*. Infektionen beim Menschen, meist Kindern, sind bekannt aus Afrika, Asien und Südamerika. Die Infektion erfolgt durch akzidentelle Aufnahme infizierter Zwischenwirte (freilebende Milben *[Oribatidae]*).

Infektionen mit *Railletina (R.) spp.* Erreger sind mehrere Arten der Gattung, u.a. *R. demerariensis, R. asiatica*. Die Parasiten werden bis zu 60 cm lang. Sie sind weltweit verbreitet bei Nagern, vorwiegend Ratten, und Primaten. Zwischenwirte sind Käfer (u.a. Mehl- und Getreidekäfer *[Trobolium spp.]*) und Schaben.

Infektionen mit *Inermicapsifer (I.) madagascariensis (I. cubensis)*. Der bis 50 cm lange Bandwurm kommt in tropischen Regionen bei kleinen Nagern vor. Zwischenwirte sind wahrscheinlich freilebende Milben. Infektionen des Menschen sind aus Afrika, Madagaskar und der Karibik bekannt.

Infektionen mit *Mesocestoides (M.) spp.* Beim Menschen beschrieben sind Infektionen mit den Arten *M. variabilis* und *M. lineatus*, doch bestehen in der Taxonomie der Gattung Unklarheiten. Fälle sind bekannt aus Afrika, Asien, Nord- und Südamerika. Natürliche Wirte sind karnivore Tiere. In ihnen werden die Parasiten bis 250 cm lang. Der komplizierte Entwicklungszyklus ist nicht vollständig geklärt. Als erste Zwischenwirte gelten freilebende oribatide Milben. Als obligate zweite Zwischenwirte sind zahlreiche Säugetiere (vorwiegend Nager), Vögel, Amphibien und Reptilien eingeschaltet, in deren Körperhöhlen oder Organen sich sog. Tetrathyridien (2–70 mm lange, mit 4 Saugnäpfen ausgestattete Entwicklungsstadien) bilden, die sich durch Teilung vermehren. Sie sind die infektiösen Stadien für den Endwirt, d.h. auch für den Menschen. Die Infektion setzt daher voraus, daß zweite Zwischenwirte in toto oder deren Viszera roh oder unzureichend zubereitet gegessen werden.

Krankheitsbilder
Die Bandwürmer der 4 Gattungen etablieren sich im Dünndarm. Klinische Erscheinungen beim Menschen sind selten. Bei starkem Befall (gelegentlich bei *Mesocestoides*-Infektionen) treten intermittierende Bauchschmerzen, Durchfall, Schwindel auf.

Diagnose
Mit dem Stuhl abgehende Proglottiden in der Größe kleiner Reiskörner sind wegweisend.

Therapie
Wirksam sind Praziquantel (10–15 mg/kg)

und Niclosamid (Erwachsene 2 g, Kinder 0,5 – 1 g).

Prophylaxe
Pflanzliche Nahrung ist gründlich zu säubern. Der Verzehr zweiter Zwischenwirte oder ihrer Bestandteile in rohem oder unzureichend zubereitetem Zustand ist zu vermeiden.

Literatur
ECKERT, J., E. KUTZER, E.M. ROMMEL et al.: Veterinärmedizinische Parasitologie. Verlag Paul Parey, Berlin, 556 – 559, 1992.
EOM, K.S., S.H. KIM, H.J. RIM: Second case of human infection with *Mesocestoides lineatus* in Korea. Korean J. Parasitol. **30**, 147 – 150, 1992.
HORSTMANN, R., U. BIENZLE, P. KERN, J. VOELKER: Tapeworm infestation with *Inermicapsifer madagascariensis*. Tropenmed. Parasit. **29**, 406 – 408, 1978.
JUECO, N.L.: *Bertiella* infection. In: STEELE, H.J. (ed.): CRC Handbook Series in Zoonoses. Sect. C, Vol. 1, 215 – 216, 1982.
JUECO, N.L.: *Raillietina* infection. In: STEELE, H.J. (ed.): CRC Handbook Series in Zoonoses. Sect. C, Vol. 1, 289 – 291, 1982.
SCHULTZ, L.J., R.R. ROBERTO, G.W. RUTHERFORD et al.: *Mesocestoides (Cestoda)* infection in a California child. Ped. Inf. Dis. J. **11**, 332 – 334, 1992.

4.5
Durch Nematoden hervorgerufene Erkrankungen

4.5.1
Angiostrongylose

4.5.1.1
Zerebrale Angiostrongylose
(Eosinophile Meningoenzephalitis, Eosinophile Meningitis)

Larven des Rattenlungenwurms *Angiostrongylus cantonensis* können im Menschen als Fehlwirt eine eosinophile Meningoenzephalitis verursachen, die oft blande, manchmal aber auch tödlich verläuft.

Ätiologie
Erreger sind Larven von *Angiostrongylus (A.) cantonensis*, dem Lungenwurm der Ratte.

Vorkommen und Verbreitung
A. cantonensis kommt bei zahlreichen Rattenarten in China, Indien, weiten Bereichen Südostasiens, in Australien sowie der Inselwelt des Pazifischen und Indischen Ozeans vor. Weiterhin kommt er in Ägypten, der Karibik und den Südstaaten der USA vor. Ratten können in einem hohen Prozentsatz befallen sein. Abgesehen von Ägypten, wo Infektionen beim Menschen bisher nicht beschrieben wurden, deckt sich der Verbreitungsbereich des Parasiten mit dem Vorkommen der zerebralen Angiostrongylose beim Menschen.

Übertragung
Der Mensch infiziert sich durch den Verzehr roher oder unzureichend zubereiteter Transportwirte (Krabben, Krebse). Auch die inneren Organe von Schlachttieren gelten als Infektionsquellen. Süßwasserfische können als paratenische Wirte fungieren. Eine weitere Infektionsmöglichkeit besteht in der oralen Aufnahme infizierter, als Zwischenwirte dienender Land- und Süßwasserschnecken oder infektiöser Larven, die aus den Zwischenwirten ausgetreten sind.

Infizierte Ratten scheiden Larven von *A. cantonensis* mit den Fäzes aus. Diese dringen in Schnecken ein und entwickeln sich in diesen Zwischenwirten zur infektiösen Larve. Der Endwirt infiziert sich durch die Aufnahme der Zwischenwirte oder Transportwirte oder über freie Larven, die im Wasser tagelang überleben können.

Die Larven bohren sich in die Darmwand des Wirts ein, werden hämatogen gestreut und erreichen in 4 – 6 Tagen das Gehirn, wo sie sich zum nächsten Larvenstadium häuten. Sie dringen in den subarachnoidalen Raum ein und beenden dort im definitiven Wirt ihre Entwicklung. Bei der Ratte wandern sie zum endgültigen Ansitzort in der Arteria pulmonalis und im rechten Herzen weiter. Dies unterbleibt beim Menschen, bei dem die zu diesem Zeitpunkt 1 – 2 mm langen Larven oft schon im Gehirn von gemischtzelligen Granulomen eingeschlossen werden und hier oder im Subarachnoidalraum innerhalb von Wochen absterben.

Krankheitsbild

Die Ausprägung der klinischen Symptome hängt von der Infektionsstärke, der Anzahl aufgenommener Larven, ab. Tödlich endende Fälle wurden beschrieben.

Nach einer Inkubationszeit von einer bis mehreren Wochen entwickelt sich eine zerebrale Symptomatik. Als Hauptsymptome werden Kopfschmerzen, Nackensteife, Parästhesien, Seh-, Hör-, Sprachstörungen und gelegentlich Paresen beobachtet. Fieber ist ein häufiges Frühsymptom. Charakteristisch sind bei oft gesteigertem Liquordruck starke Eosinophilenansammlungen im Liquor (> 10%). Gelegentlich wird das Auge befallen.

Die Symptome dauern in unbehandelten Fällen Tage bis Monate.

Diagnose

Die Diagnose basiert in erster Linie auf den klinischen Erscheinungen. Die hohe Eosinophilenzahl im Liquor und der erhöhte Liquordruck sind klinische Hinweise. Der Versuch, Larven im Liquor nachzuweisen, mißlingt meist. Serologische Verfahren werden nur in wenigen Laboratorien durchgeführt. Gewöhnlich sind spezifische Antikörper noch Monate nach Abklingen der klinischen Erscheinungen nachweisbar.

Differentialdiagnose

Meningoenzephalitiden verschiedener Genese, zerebrale Zystizerkose, Larva migrans visceralis müssen erwogen werden.

Therapie

In vielen Fällen heilt die Erkrankung spontan ab. Therapeutische Möglichkeiten bestehen in der Verabreichung von Benzimidazolen (Thiabendazol: 3 × 25 mg/kg/Tag über 3 Tage, Mebendazol: 2 × 100 mg/Tag über 5 Tage). Auch Levamisol soll geeignet sein.

Prophylaxe

In den endemischen Gebieten sollte kein rohes oder unzureichend zubereitetes Schnecken-, Krabben- oder Krebsfleisch verzehrt werden. Vegetabilien müssen sorgfältig, vor allem auch von anhaftenden Schnecken, gesäubert werden. Wasser aus natürlichen Gewässern sollte nie ohne vorheriges Abkochen getrunken werden. Der Genuß roher oder unzureichend zubereiteter Leber von Schlachttieren ist zu vermeiden.

Weitere Hinweise

Zur Meldepflicht siehe Anhang, Kapitel 5.

Literatur

ALICATA, J.E.: The discovery of *Angiostrongylus cantonensis* as a cause of human eosinophilic meningitis. Parasitol. Today **7**, 151–153, 1991.

CROSS, H.H.: Clinical manifestations and laboratory diagnosis of eosinophilic meningitis syndrome associated with angiostrongyliasis. South East Asian J. Trop. Med. Publ. Health **2**, 161–170, 1976.

KO, R.C. et al.: First report of human angiostrongyliasis in Hongkong diagnosed by computerized axial tomography (CAT) and enzyme linked immunosorbent assay. Trans. Roy. Soc. Trop. Med. Hyg. **78**, 354–355, 1985.

KUBERSKI, T., G.D. WALLACE: Clinical manifestations of eosinophilic meningitis due to *Angiostrongylus cantonensis*. Neurology **29**, 1566–1570, 1979.

SHIH, S.L., C.H. HSU, F.Y. HUANG et al.: *Angiostrongylus cantonensis* infection in infants and young children. Ped. Inf. Dis. J. **11**, 1064–1066, 1992.

WITOONPANICH, R., S. CHUAHIRUN, S. SORANASTOPORU, P. ROJANASUNAN: Eosinophilic myelomeningoencephalitis caused by *Angiostrongylus cantonensis*: A report of three cases. S. E. Asian J. Trop. Med. Publ. Health **22**, 262–267, 1991.

4.5.1.2
Intestinale Angiostrongylose

Die intestinale Angiostrongylose ist eine schwere, nicht selten tödliche Erkrankung infolge einer Infektion mit *Angiostrongylus costaricensis*. Sie ist durch granulomatöse Veränderungen, vorwiegend im Kolon, gekennzeichnet.

Ätiologie

Erreger ist *Angiostrongylus (A.) costaricensis*, ein 2 cm (♂♂) bis 4 cm (♀♀) großer, meist in den Darmarterien lebender Nematode.

Vorkommen und Verbreitung

A. costaricensis kommt bei Nagern vor. Ein Hauptreservoir ist die in Mittelamerika und den Südstaaten der USA weitverbreitete

Baumwollratte *(Sigmodon hispidus)*, die bis über 50% mit *A. costaricensis* infiziert sein kann.

Über Infektionen des Menschen wurde erstmals aus Costa Rica berichtet. Inzwischen ist bekannt, daß der Parasit weit verbreitet ist und im gesamten Raum zwischen Mexiko und Argentinien vorkommt.

Infektionen wurden vor allem bei Kindern in Mittelamerika bekannt. Auch aus Afrika (Zaïre) wird von einem Fall berichtet.

Übertragung

Der Mensch infiziert sich durch die orale Aufnahme von Transportwirten oder Zwischenwirten. Das Spektrum potentieller Überträger ist unbekannt, dürfte sich aber kaum von dem für *A. cantonensis* unterscheiden. Da infektiöse Stadien auch aus infizierten Zwischenwirten (Schnecken) auswandern, ist auch deren direkte Aufnahme möglich. *A. costaricensis*-Larven wurden in den von infizierten Schnecken hinterlassenen Schleimspuren gefunden.

Die vom Endwirt aufgenommenen Larven dringen rasch in die Darmwand ein, entwickeln sich in den Lymphgefäßen und Lymphknoten des Darms zum präadulten Wurm und wandern zum endgültigen Ansitzort, den Darmarterien und kleinen Darmblutgefäßen, die sie innerhalb von 10 Tagen nach der Infektion erreichen.

Der Wurm erlangt im Menschen Geschlechtsreife; im Nagetierwirt wird hierfür ein Zeitraum von 18 Tagen nach der Infektion benötigt. Die von den weiblichen Parasiten abgelegten Eier sammeln sich in den Kapillaren der Darmwand. In den Eiern entwickeln sich Larven, die die Eihülle verlassen, die Darmwand durchbohren und in das Darmlumen gelangen. Sie verlassen den Körper mit den Fäzes und stehen wieder für die Infektion der Zwischenwirte zur Verfügung.

Krankheitsbild

Die Parasiten finden sich meist in den Arterien der Appendix, des Zökums und des Colon ascendens, seltener des Ileums und anderer Dünndarmabschnitte. Sie führen zu oft > 5 cm großen, granulomatösen, z.T. nekrotisierenden Veränderungen mit einem hohen Anteil an Eosinophilen.

Die Krankheit äußert sich als akutes Abdomen mit meist im rechten Unterbauch lokalisierten Schmerzen, Abwehrspannung, Anorexie, Erbrechen, gelegentlich Durchfall, seltener Obstipation. Die Körpertemperatur ist meist erhöht. Es bestehen Leukozytose und Eosinophilie. Klinisches Bild und Krankheitsverlauf korrelieren mit dem Befallsgrad. Schwere Infektionen verlaufen nicht selten tödlich.

Diagnose

Der Larvennachweis im Stuhl sollte über Anreicherungsverfahren (Trichterverfahren nach BAERMAN) versucht werden, gelingt jedoch selten. In den meisten Fällen erfolgt die Diagnose nach histopathologischer Untersuchung bioptisch oder chirurgisch entnommener Proben.

Die granulomatösen Veränderungen sind röntgenologisch nachweisbar.

Serologische Verfahren (teils kommerziell angebotene Kits) werden im Endemiegebiet eingesetzt.

Differentialdiagnose

Appendizitis, enterale Yersiniose und Morbus Crohn sind auszuschließen.

Therapie

Im Vordergrund steht die chirurgische Behandlung. Versuche einer chemotherapeutischen Behandlung mit Thiabendazol verliefen nicht immer befriedigend. Der Einsatz neuer Benzimidazole (Mebendazol, Albendazol) und von Ivermectin ist zu erwägen.

Prophylaxe

Die Prophylaxe entspricht der bei der zerebralen Angiostrongylose.

Literatur

DUARTE, Z., P. MORERA, P.N. VUONG: Abdominal angiostrongyliasis in Nicaragua: A clinico-pathological study on a series of twelve case reports. Ann. Parasitol. Hum. Comp. **66**, 259–262, 1991.

GRAEFF-TEIXEIRA, C., L. CAMILLA-COURA, H.L. LENZI: Histopathological criteria for the diagnosis of abdominal angiostrongyliasis. Parasitol. Res. **77**, 606–611, 1991.

JUMINER, B., M. ROUDIER, C.P. RACCURT et al.: Présence de l'angiostrongylose abdominale en Guadeloupe. A propos de deux cas récents. Bull. Soc. Path. Exot. **85**, 39–43, 1992.

LIACOURAS, C.A., L.M. BELL, M.C. ALJABI, D.A. PICCOLI: *Angiostrongylus costaricensis* enterocolitis mimics Crohn's disease. J. Ped. Gastroent. Nutr. **16**, 203–207, 1993.

LORIA-CORTÉS, R., J.F. LOBO-SANAHUJA: Clinical abdominal angiostrongylosis. A study of 116 children with intestinal eosinophilic granuloma caused by *Angiostrongylus costaricensis*. Amer. J. Trop. Med. Hyg. **29**, 538–544, 1980.

4.5.2
Anisakiasis (Heringswurmkrankheit)

Die als Heringswurmkrankheit bezeichnete Erkrankung ist eine Fischzoonose, die durch verschiedene Nematodenlarven verursacht wird und beim Menschen mit der Bildung mehrere Zentimeter großer, meist eosinophiler Granulome oder Ulzera im Verdauungstrakt einhergeht.

Ätiologie

Hervorgerufen wird die Erkrankung durch in die Wand des Gastrointestinaltrakts eingedrungene Larven von Anisakiden, Angehörigen einer Nematodenfamilie, die den Spulwürmern verwandt ist.

Im Menschen als Fehlwirt kommt es zu keiner Weiterentwicklung.

Die wichtigsten Erreger sind *Anisakis simplex* und *Pseudoterranova decipiens*, wobei es sich jeweils um Artenkomplexe handeln dürfte. Die *Anisakis*-Larven sind meist 15–20 mm lang und weißlich, während die *Pseudoterranova*-Larven gewöhnlich mit 20–40 mm meist größer, plumper und rot bis braun gefärbt sind. Darüber hinaus kommen Vertreter der Gattungen *Contracaecum* und *Hysterothylacium* in Frage.

Vorkommen und Verbreitung

Die Erreger sind weltweit verbreitet. Trotzdem liegen nur aus wenigen Ländern, vor allem Japan, Frankreich, Nordamerika und den Niederlanden, Berichte über menschliche Anisakiasis-Fälle vor.

Infektionen mit *Pseudoterranova* sind weitgehend auf den nordpazifischen Raum begrenzt.

Die relative regionale Häufung der Anisakiasis dürfte in Anbetracht der Übertragungsweise auf regionalen Gewohnheiten beim Fischverzehr beruhen.

Übertragung

Der Mensch infiziert sich durch die Aufnahme roher oder unzureichend zubereiteter Tintenfische und Salzwasserfische (Abb. 4-40), die die Parasiten in ihrer Leibeshöhle, der Muskulatur oder anderen Geweben bergen. Die Zahl als Überträger in Frage kommender Fischarten ist groß (in Japan sind 164 Arten bekannt) und umfaßt so wichtige Speisefische wie Hering, Köhler, Makrele, Kabeljau und Flunder. Die Larven dringen beim Menschen in die Wand des Verdauungstraktes (Oesophagus bis Enddarm; *Pseudoterranova spp.* bevorzugt den Magen) ein.

Endwirte von *Anisakis spp.* sind in erster Linie Wale und Delphine, daneben verschiedene Robbenarten, bei *Pseudoterranova spp.* ausschließlich Robben. Die Eier der im Magen der Tiere lebenden Parasiten gelangen mit dem Kot ins Meer. Im Ei entwickelt sich das zweite Larvenstadium, das von Zwischenwirten (Leucht- und Schwimmgarnelen, Flohkrebse und Decapoden) aufgenommen werden muß. In deren Körperhöhle bildet sich das dritte Larvenstadium. Durch die Aufnahme der infizierten Zwischenwirte kommt es zum Befall der Fische oder Tintenfische, die als paratenische Wirte im Sinne von Sammelwirten fungieren, deren Einschaltung in den Zyklus nicht unbedingt erforderlich ist. Raubfische können als zusätzliche Stapelwirte dienen. Entwicklungszyklus siehe Abbildung 4-40.

Krankheitsbild

Die Inkubationszeit beträgt wenige Stunden bis mehrere Tage. Die Erkrankung äußert sich in heftigen epigastrischen Schmerzen, Übelkeit und Erbrechen. Häufig tritt mit ulzerösen Schleimhautläsionen Blut im Magensaft und Stuhl auf. Bei Befall des Darms kommt es aufgrund anfangs starker Ödematisierung und in späteren Phasen einer Granulombildung um die Parasiten zur Stenosierung des Darmlumens bis zum Ileus. Über Perforationen wurde berichtet. Die Larven können in extragastrointestinale Bereiche auswandern. Meist sind einzelne, selten viele Parasiten die Ursache der Erkrankung; die Larvenzahl be-

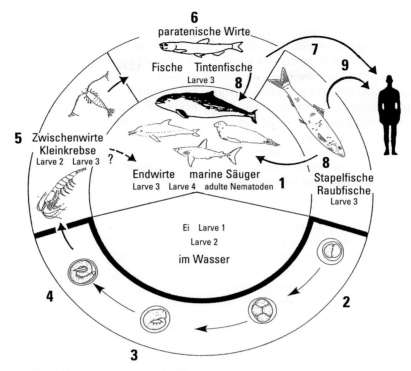

Abbildung 4-40: Entwicklungszyklus mariner Anisakiden.
1 Adulte Parasiten im Magen-Darmtrakt von Meeressäugern
2 Eier gelangen mit den Fäzes ins Wasser
3–4 Entwicklung der Larven 1 und 2
5 In Kleinkrebsen als Zwischenwirten entwickelt sich die Larve 3
6 Orale Aufnahme der Zwischenwirte durch Fische (zahlreiche Arten), Einkapselung der Larve 3 in verschiedenen Organen (inkl. Muskulatur); die Fische dienen als paratenische Wirte und Stapelwirte (keine Weiterentwicklung der Larve)
7 Bei Aufnahme parasitierter Fische durch Raubfische können diese als zusätzliche Stapelwirte dienen
8 Infektion der Endwirte durch die Aufnahme infizierter Fische
9 Der Mensch infiziert sich durch den Verzehr von rohem oder unzureichend zubereitetem Seefisch

einflußt nicht unbedingt die Schwere des klinischen Bildes. Diskutiert wird, ob nach Superinfektionen verstärkte Gewebsreaktionen ablaufen.

Die Patienten sind meist fieberfrei; eine Eosinophilie ist nicht regelmäßig, eine Leukozytose meistens zu beobachten.

Da die Larven der Anisakiden im Menschen nur wenig länger als eine Woche überleben, ist die Anisakiasis eine selbstlimitierende Erkrankung. Die akute Symptomatik geht in unbehandelten Fällen meist nach etwa einer Woche zurück, doch bestehen die degenerativen und später regenerativen Veränderungen über Wochen weiter.

Diagnose

Im diagnostischen Vorgehen ist anamnestisch zu berücksichtigen, ob der Patient unlängst rohen oder unzureichend zubereiteten Seefisch verzehrt hat. Verdachtsdiagnosen sollten endoskopisch auch über den Nachweis der Larven oder die Untersuchung bioptisch gewonnenen Materials abgesichert werden, letzteres insbesondere zur Abgrenzung gegen maligne Tumoren. Laboruntersuchungen liefern nur Anzeichen für entzündliche Abläufe. In Untersuchungen mit bildgebenden Verfahren stellen sich die Veränderungen unspezifisch dar. Die Serologie (ELISA, Immunoblot) ist bei chronischen Erkrankungsformen, insbesondere bei Befall des Darms, hilfreich. Als Antigen werden somatische Extrakte und in vitro gewonnene sekretorisch-exkretorische Antigene der Larven verwandt. Kreuzreaktionen mit anderen Nematoden kommen vor.

Differentialdiagnose
Lebensmittelvergiftung, akute Appendizitis, Tumoren oder Ulzera anderer Genese, Morbus Crohn, Infektionen mit *Gongylonema spp.* müssen ausgeschlossen werden. In Mittel- und Südamerika sind Infektionen mit *Angiostrongylus costaricensis* in Betracht zu ziehen.

Therapie
Eine Extraktion der Larven unter endoskopischer Kontrolle wird angeraten. Die Notwendigkeit einer chirurgischen Behandlung wird bestritten, da die Symptome auch bei konservativer Therapie nach einer Woche zurückgehen. Eine sicher wirkende Chemotherapie ist nicht bekannt. Über eine erfolgreiche Behandlung mit Mebendazol (2 × 200 mg/Tag oral, über 3 Tage) wurde berichtet. Ivermectin sollte wirksam sein.

Prophylaxe
Der Verzehr von frischem, rohem Seefisch, ist zu meiden. Bei der Zubereitung von Fisch sollten zumindest kurzfristig über 60°C im Fischinneren erreicht werden. Gefrierfisch ist unbedenklich, wenn er innerhalb von 12 Stunden auf eine Kerntemperatur von −20°C eingefroren und die Temperatur für mindestens 24 Stunden beibehalten wurde. Räuchern und Marinieren töten Anisakidenlarven nicht sicher. Auch bei der Pökelung werden nicht immer Salzkonzentrationen erreicht und Lagerzeiten eingehalten, die zum Absterben der Larven führen.

Die beim Marinieren und Salzen einzuhaltenden Bedingungen definieren entsprechende Hygieneverordnungen, so die Fischhygiene-Verordnung vom 31. 3. 1994. Danach müssen bei einer Marinierungsdauer von mindestens 35 Tagen im Fischgewebswasser bei einem pH von höchstens 4,2 mindestens 2,4% Essigsäure und 6% Kochsalz enthalten sein. Beim Pökeln ist in Abhängigkeit vom Salzgehalt im Fischgewebswasser eine Mindestlagerdauer zwischen 21 Tagen (20% Salzgehalt) und 35 Tagen (12% Salzgehalt) notwendig.

Literatur
FONTAINE, R.E.: Anisakiasis. From the American perspective. J. Am. Med. Assoc. **253**, 1024–1025, 1985.
MATSUI, T., M. JIDA, M. MURAKAMI et al.: Intestinal anisakiasis: Clinical and radiologic features. Radiology **157**, 299–302, 1985.
MATSUMOTO, T., M. JIDA, Y. KIMURA et al.: Anisakiasis of the colon: Radiologic and endoscopic features in six patients. Radiology **183**, 97–99, 1992.
MÖLLER, H., S. SCHRÖDER: Neue Aspekte der Anisakiasis in Deutschland. Arch. Lebensmittelhyg. **38**, 121–148, 1987.
OSHIMA, T., M. KLIKS: Effects of marine mammal parasites on human health. Int. J. Parasitol. **17**, 415–421, 1987.
SMITH, J.W.: *Anisakis simplex* (Rudolphi, 1809, det. Krabbe, 1878) (Nematoda: Ascaridoidea): Morphology and morphometry of larvae from euphausiids and fish, and a review of the life-history and ecology. J. Helminthol. **57**, 205–224, 1983.

4.5.3
Capillariasis

4.5.3.1
Lebercapillariasis

Durch leberspezifische Rundwürmer verursachte, seltene Erkrankung mit schwerwiegenden Folgen bei massiven Infektionen.

Ätiologie
Erreger ist *Capillaria (C.) hepatica*, ein haarfeiner, im adulten Stadium bis ca. 10 cm langer Nematode mit ausgeprägtem Lebertropismus.

Vorkommen und Verbreitung

Hauptwirte des weltweit vorkommenden Parasiten sind Nager, vorwiegend Ratten, die zu 80% und mehr befallen sein können. Infektionen des Menschen sind selten. Insgesamt etwa 40 gesicherte Fälle wurden aus Nord- und Südamerika, Afrika, Asien und Mitteleuropa berichtet, doch muß mit einer gewissen Dunkelziffer gerechnet werden.

Übertragung

Der Mensch infiziert sich durch orale Aufnahme der embryonierten (larvenhaltigen) Eier des Parasiten.

C. hepatica parasitiert das Leberparenchym, in dem er umherwandert. Dabei legen die adulten weiblichen Würmer typische, mit 2 Polpfröpfen versehene Eier ab. Die in den Bohrgängen abgesetzten, später in schlauchförmigen Granulomen abgekapselten Eier gelangen erst nach dem Tod des Wirts durch Mazeration oder, wenn infizierte Tiere als Beutetiere dienten, über den Verdauungstrakt des beutemachenden Tieres – auch Kannibalismus spielt bei Ratten eine Rolle – in die Außenwelt. Dort entwickelt sich im Ei ein infektiöses Larvenstadium, das vom Menschen über kontaminierte Nahrungsmittel aufgenommen wird. Im Darm schlüpft die Larve aus der Eihülle, durchwandert die Darmwand und gelangt hämatogen in die Leber. Die Geschlechtsreife und damit der Beginn der Eiablage sind nach 3–4 Wochen erreicht.

Krankheitsbild

Das Krankheitsbild hängt von der Befallsstärke ab. Ein geringer Befall, gelegentlich als postmortaler Befund berichtet, scheint symptomlos zu verlaufen. Bei schweren Infektionen, die bei Kindern tödlich enden können, muß um den Beginn der Eiablage mit akuten Verläufen gerechnet werden, deren Symptomatik die Zerstörung großer Leberparenchymbereiche zugrunde liegt. In solchen Fällen wurden in der Pathogenese ungeklärte extrahepatische Symptome (z.B. Lungenaffektionen) beschrieben. Mittelgradige Infektionen gehen mit uncharakteristischen Oberbauchschmerzen und Hepatomegalie einher. Regelmäßig treten Blutleukozytose, Eosinophilie und Hypergammaglobulinämie auf.

Diagnose

Wurmknoten mit aufgeknäuelt liegenden Parasiten und/oder granulomatös abgekapselte Eischnüre liegen oft subkapsulär und sind laparoskopisch nachweisbar. Bioptisch kann die Diagnose bei patenten Infektionen durch den Nachweis der 30 × 50 μm großen, mit 2 Polpfröpfen ausgestatteten Eier gesichert werden. Serologische Verfahren gibt es nicht.

Therapie

Nach tierexperimentellen Befunden ist Mebendazol wirksam.

Differentialdiagnose

Fokale oder disseminierte Leberparenchymschäden verschiedener Genese.

Prophylaxe

Kontaminierte Nahrungsmittel meiden. Kinder von Arealen fernhalten, die von Ratten bevölkert sind.

Literatur

ATTAH, E.B., S. NAGARJAN, E.N. OBINECHE, S.C. GERA: Hepatic capillariasis. Am. J. Clin. Pathol. **79**, 127–130, 1983.

CHOE, G., H.S. LEE, J.K. SEO et al.: Hepatic capillariasis: First case report in the Republic of Korea. Am. J. Trop. Med. Hyg. **48**, 610–625, 1993.

MÜLLER, J.G., T. KIRCHNER, J. PANNENBECKER, H.K. MÜLLER-HERMELINK: Hepatische Capillariasis: Morphologie und Differentialdiagnose. Pathologe **11**, 300–303, 1990.

PEREIRA, V.G., L.C.M. FRANCA: Successful treatment of *Capillaria hepatica* infection in an acutely ill adult. Am. J. Trop. Med. Hyg. **32**, 1272–1274, 1983.

4.5.3.2
Darmcapillariasis

Erstmals 1963 beobachtete, oft endemisch auftretende, häufig ernste und unbehandelt meist zum Tod führende Darmerkrankung nach Infektionen mit dem Nematoden *Capillaria philippinensis*.

Ätiologie

Erreger ist der Nematode *Capillaria (C.) philippinensis,* kleine, ca. 3 mm ($\delta\delta$) bzw. 4 mm ($\female\female$) lange Würmer, vorwiegend im Dünndarm parasitierend.

Vorkommen und Verbreitung

Mit dem Vorkommen des ursprünglich auf die Philippinen beschränkten Parasiten muß in Südostasien und im westlichen pazifischen Raum gerechnet werden. Einzelne Fälle sind auch im Iran, in Ägypten, Indien und Südamerika aufgetreten. Fischverzehrende Vögel werden als natürliche Reservoirwirte angesehen.

Übertragung

Der Mensch infiziert sich durch den Verzehr roher oder unzureichend zubereiteter Süß- oder Brackwasserfische, die infektiöse Larven im Darm enthalten. Hinsichtlich des Gesamtspektrums möglicher Überträger (Zwischenwirte, paratenische Wirte?) besteht keine Klarheit. Eine direkte Entwicklung, d.h. eine Infektion durch die Aufnahme embryonierter (larvenhaltiger) Eier, scheint nicht möglich, doch muß mit Autoinfektionen gerechnet werden, da als Besonderheit neben Eier produzierenden weiblichen Parasiten larvipare Weibchen auftreten, deren Larven sich im gleichen Wirt direkt etablieren können. Diese Autoinfektionen sind offensichtlich ein wesentlicher Teil des Lebenszyklus des Parasiten und verantwortlich für manchmal extrem hohe Wurmzahlen bei Patienten.

Krankheitsbild

Die Symptome sind unterschiedlich. Gelegentlich entwickeln sich bei Patienten, die zunächst trotz nachgewiesener Infektion monatelang symptomlos waren, schwere Krankheitsbilder. Dieser Verlauf basiert wahrscheinlich auf Autoinfektion. Bei leichten Fällen findet man Leibschmerzen, Anorexie, gelegentlich Durchfall und Schwäche. Schwere Verläufe sind durch Malabsorption, Durchfälle mit Störungen des Elektrolythaushalts und Proteinverlust (Ödeme) bis zu extremer Exsikkose gekennzeichnet. In Sektionsfällen findet man mehrere 100 000 Larven und Adulte von *C. philippinensis* im Darmlumen, in den Drüsen und in der Darmwand.

Diagnose

Nachweis der Eier im Stuhl. Neben typischen bipolaren, dickschaligen Eiern, die sich von Trichuris-Eiern durch eine mehr tonnige Gestalt unterscheiden, finden sich dünnschalige Eier, Larven und auch Adulte im Stuhl.

Differentialdiagnose

Erreger anderer refraktärer Diarrhoen oder Malabsorptionssyndrome.

Therapie

Mebendazol (2 × 200 mg/Tag, 20 Tage) oder Albendazol (2 × 200 mg/Tag, 10 Tage) oder Thiabendazol (25 mg/kg/Tag, 30 Tage). In Einzelfällen kann nach mehreren Monaten eine erneute Behandlung erforderlich werden.

Prophylaxe

Kein Verzehr ungarer Fische oder Krustentiere in Endemiegebieten.

Literatur

CROSS, J.H.: Intestinal capillariasis. Clin. Microbiol. Rev. **5**, 120–129, 1992.
CROSS, J.H., V. BASACA-SEVILLA: Experimental transmission of *Capillaria philippinensis* to birds. Trans. Roy. Soc. Trop. Med. Hyg. **77**, 511–514, 1983.
CROSS, J.H., V. BASACA-SEVILLA: Albendazol in the treatment of intestinal capillariasis. S. E. Asian J. Trop. Med. Publ. Health **18**, 507–510, 1987.
EL-DIB, N.A., A.I. FARRAG, M.A. MABROUK et al.: A new case of intestinal capillariasis in Egypt. J. Trop. Med. **2**, 75–76, 1992.

4.5.4 Dioctophymiasis

Die Dioctophymiasis ist eine Erkrankung der Niere durch eine Infektion mit dem sog. Riesennierenwurm.

Ätiologie

Erreger ist *Dioctophyma renale*, ein Nematode der Ordnung *Enoplida*, der mit bis zu 45 cm (männl.) und 100 cm (weibl.) eine enorme Länge erreichen kann.

Vorkommen und Verbreitung

D. renale parasitiert bei Musteliden, außerdem bei Hunden, Füchsen, Waschbären, Katzen und Schweinen. Er kommt in Nord- und

Südamerika, Asien und Europa vor. Infektionen des Menschen sind selten.

Übertragung

Die Eier von *D. renale* werden mit dem Urin ausgeschieden. Im Wasser entwickelt sich im Verlauf von Monaten die Larve 1, die mit dem Ei von aquatisch lebenden Oligochäten *(Lumbriculus variegatus)* aufgenommen werden muß. Endwirte infizieren sich durch orale Aufnahme von Zwischenwirten oder Transportwirten (Frösche, Fische), die infizierte Zwischenwirte gefressen haben. Frösche und Fische gelten als Hauptinfektionsquelle für den Menschen.

Im Endwirt wandern die Parasiten über die Peritonealhöhle zur Niere und setzen sich im Parenchym oder im Nierenbecken fest. Die Präpatenz beträgt bei Musteliden 5 Monate.

Krankheitsbild

Die Infektion kann inapparent verlaufen. Sie manifestiert sich klinisch mit Nierenkoliken und Hämaturie. Durch Verlegung des Ureters kann eine Harnstauungsniere entstehen.

Diagnose

Die Diagnose wird klinisch gestellt. Bei patenten Infektionen sind die charakteristischen Eier (40 × 70 μm, dickschalig, braun, 2 Polpfröpfe) im Urin beweisend.

Differentialdiagnose

Harnstauungsniere anderer Genese.

Therapie

Die Therapie erfolgt chirurgisch.

Prophylaxe

Der Verzehr roher oder unzureichend zubereiteter Frösche oder Fische ist zu unterlassen. Oberflächenwasser sollte vor dem Trinken gefiltert oder abgekocht werden.

Literatur

BARRIGA, O.O.: Dioctophymiasis. In: STEELE, J.H. (ed.): CRC Handbook Series in Zoonoses. Sect. C, Vol. 2, CRC Press, Boca Raton, 83–91, 1982.

SUN, T., A. TURNBULL, P.H. LIEBERMANN, S.S. STERNBERG: Giant kidney worm *(Dioctophyma renale)* infection mimicking retroperitoneal neoplasm. Am. J. Surg. Pathol. **10**, 508–512, 1986.

TUUR, S.M., A.M. NELSON, D.W. GIBSON et al.: Liesegang rings in tissue: How to distinguish Liesegang rings from the giant kidney worm, *Dioctophyma renale*. Am. J. Surg. Pathol. **11**, 598–605, 1987.

4.5.5 Drakunkulose (Drakontiasis, Medinawurm-Infektion)

Bei der Drakunkulose entwickeln sich meist an den distalen Gliedmaßen entzündliche Veränderungen, die durch den in der Subkutis lokalisierten sog. Medinawurm hervorgerufen werden.

Ätiologie

Erreger ist *Dracunculus (D.) medinensis*, der Medinawurm oder Guineawurm, ein bis zu 120 cm (♀♀) bzw. 4 cm (♂♂) langer Nematode.

Vorkommen und Verbreitung

Bis vor einigen Jahren war die Drakunkulose eine der am weitesten verbreiteten Erkrankungen der Erde und betraf in den ariden Gebieten Afrikas und Asiens viele Millionen Menschen. Die Situation wandelte sich grundlegend, als die WHO 1986 ein Programm zur Eradikation der Erkrankung bis 1995 begann. Durch entsprechende Kontrollmaßnahmen ging bis Ende 1994 die Zahl weltweit gemeldeter Drakunkulosefälle auf 220 000 zurück. Die Erkrankung findet sich z.Zt. noch sporadisch unter der ländlichen Bevölkerung Indiens und Pakistans sowie in 16 Ländern Zentral-, Ost- und Westafrikas. Der Zoonosencharakter der Erkrankung gilt als fraglich. Als Reservoirwirte wurden früher vor allem Hunde angesehen, doch zeigte sich, daß der Zyklus über solche Reservoire allein nicht aufrechterhalten werden kann.

Übertragung

Die Infektion erfolgt durch die akzidentelle orale Aufnahme der als Zwischenwirte dienenden, zum Plankton zählenden Kleinkrebse der Gattung *Cyclops*.

Die adulten Weibchen leben im subkutanen Gewebe distaler Körperteile, vor allem der Beine und Füße. Durch Ulzera erreicht der Wurm mit seinem Vorderende die Außenwelt. Bei Benetzung mit Wasser werden durch Ruptur des Vorderendes und des Uterus große Mengen Larven in das Wasser abgegeben. Die Larven müssen innerhalb von 6 Tagen von *Cyclops*-Arten aufgenommen werden, in denen sie sich zum infektiösen Stadium entwickeln. Nach oraler Aufnahme der Zwischenwirte durch den Endwirt werden die Entwicklungsstadien frei, durchbrechen die Darmwand und wandern in das subkutane und retroperitoneale Bindegewebe, wo sie Geschlechtsreife erlangen und kopulieren. Während die Männchen absterben, wandern die Weibchen in die Subkutis der Gliedmaßen und erlangen 10–12 Monate nach der Infektion durch Geschwüre Kontakt mit der Außenwelt.

Krankheitsbild

Die Drakunkulose verläuft symptomlos, bis der weibliche Wurm zur Körperoberfläche wandert. Vor dem Durchbrechen des Wurms klagt der Patient über lokale Schmerzen und beeinträchtigtes Allgemeinbefinden mit Juckreiz, Fieber, Übelkeit. Am Perforationsort zeigt sich eine bis 2 cm große Blase, die sich nach 1–3 Tagen öffnet. Das Geschwür granuliert rasch, so daß schließlich nur noch eine kleine Öffnung erkennbar ist. Die Allgemeinsymptome verschwinden nach dem Durchbruch. Die Läsionen persistieren über 4 Wochen. Erfolgt kein Durchbruch, können ausgedehnte, abakterielle Abszesse entstehen.

Zu bakteriellen Superinfektionen kommt es häufig, vor allem dann, wenn bei Extraktionsversuchen der Wurm reißt und Reste in der Unterhaut bleiben. Sie können zu schweren Komplikationen führen.

Die Erkrankung tritt saisonal nur in der Regenzeit auf.

Diagnose

Nach dem Durchbrechen der Haut und dem Hervordringen des Wurms wird die Krankheit klinisch diagnostiziert.

Ist der Wurm nicht zu erkennen, können die nach Aufbringen von kaltem Wasser auf die Schwellung freigesetzten, 550–750 µm langen Larven bei schwacher Vergrößerung unter dem Mikroskop festgestellt werden.

Der Wurm kann bisweilen schon 2 Monate vor dem Durchdringen der Haut in der Subkutis tastbar sein.

Verkalkte Würmer lassen sich röntgenologisch erfassen.

Differentialdiagnose

Nach dem Durchbrechen des Wurmes ist die Diagnose klar, doch sind gelegentlich Fliegenlarven (Myiasis) Anlaß zu Fehldiagnosen.

Therapie

Die effektivste Behandlung besteht in der vorsichtigen Extrusion des mit dem Vorderende um ein Stöckchen gewickelten Parasiten, nachdem der Wurm durch oftmalige Benetzung mit Wasser zur weitgehenden Abgabe der Larven gebracht worden war. Die Extrusion dauert 1–2 Wochen.

Vorsicht ist geboten, daß der Wurm nicht reißt, da sich der im Patienten verbleibende Wurmteil rasch in den Körper zurückzieht und als Folge schwere entzündliche Reaktionen um den Wurmrest auftreten.

Eine medikamentöse Behandlung erfolgt mit Metronidazol (3 × 250 mg/Tag) oder Niridazol (12,5 mg/kg/Tag) oral über 10 Tage. Angezeigt sind Schmerzmittel und regelrechte Wundbehandlung.

Prophylaxe

In endemischen Gebieten Wasser aus Zisternen, Stufenbrunnen und anderen Wasserstellen nur in filtriertem oder abgekochtem Zustand trinken. Über diese Maßnahmen wurden Neuinfektionen in endemischen Zonen nach wenigen Jahren fast vollständig unterbunden. Als erfolgreich erwies sich auch eine Vektorkontrolle, bei der das Insektizid Temephos (1 ppm) in vier- bis sechswöchigen Abständen in die Vorrichtungen für Trinkwasser (Zisternen) eingebracht wird.

Literatur

GREER, G., M. DAMA, S. GRAHAM et al.: Cameroon: An African model for final stages of guinea worm eradication. Am. J. Trop. Med. Hyg. **50**, 393–400, 1994.

HOPKINS, D.R., E. RUIZ-TIBEN, R. RUEBUSH II et al.: *Dracunculus* eradication: March 1994 update. Am. J. Trop. Med. Hyg. **52**, 14–20, 1995.

HOURS, M., S. CAIRNCROSS: Long-term disability due to guinea worm disease. Trans. Roy. Soc. Trop. Med. Hyg. **88**, 559–560, 1994.

KAUL, S.M., A. KUMAR, A.R. BELAMBE, T. VERGHESE: Outbreak of dracontiasis in the Bhiwandi town of Maharashtra: A report. J. Communic. Dis. **23**, 22–28, 1991.

KAUL, S.M., R.S. SHARMA, T. VERGHESE: Monitoring the efficacy of temephos application and use of fine mesh nylon strainers by examination of drinking water containers in guineaworm endemic villages. J. Commun. Dis. **24**, 159–163, 1992.

MULLER, R.: *Dracunculus* and dracunculiasis. Adv. Parasitol. **9**, 73–151, 1971.

4.5.6
Filariasis (Filariose)

Filariosen sind Erkrankungen infolge Infektionen mit Nematoden der Superfamilie *Filaroidea*. Als Zoonosen werden Infektionen mit *Brugia malayi*, *B. timori* und *Dirofilaria immitis* angesehen. Andere Filarioseerreger, wie *Onchocerca volvulus*, *Wuchereria bancrofti*, *Dipetalonema perstans*, *D. streptocerca*, *Mansonella ozzardi*, sind Parasiten des Menschen, bei denen tierische Reservoire allenfalls in Primaten existieren und epidemiologisch unbedeutend sind. Bei *Loa loa* werden zwei im Menschen bzw. in Primaten vorkommende Stämme angenommen. Obwohl sie wechselseitig übertragbar sind, wird dies unter natürlichen Verhältnissen durch die ökologischen Unterschiede zwischen den jeweiligen Zwischenwirten, verschiedenen *Chrysops*-Arten, verhindert. Andere Arten, wie z.B. die Wiederkäuerfilarien *Onchocerca lienalis* und *O. gutturosa*, werden nur selten im Menschen gefunden; über mehrere Fälle wurde in den letzten Jahren aus Japan berichtet. Die Parasiten sitzen in subdermalen, schmerzlosen Knoten und sollten chirurgisch entfernt werden. Gleichfalls selten sind Infektionen des Menschen mit tierspezifischen *Brugia*-Arten, die in Nord-, Mittel- und Südamerika beobachtet werden. In diesen Fällen sind die Parasitenspezies nicht sicher definiert. In Frage kommen in Nordamerika *B. beaveri*, eine bei Waschbär und Luchs auftretende Filarie, evtl. *B. leporis* aus dem Kaninchen und im südlichen Amerika *B. guyanensis*, die bei Nasenbären und iltisartigen Tieren (Grisons) auftritt. Ätiologisch unklare *Brugia*-Infektionen sind aus Afrika bekannt. Die Parasiten etablieren sich in Lymphknoten und -gefäßen. Die entstehenden schmerzlosen Schwellungen enthalten meist nur einen unreifen Wurm. Ob die „Tropische Eosinophilie", eine chronische, mit eosinophilen Granulomen und Infiltraten in der Lunge einhergehende Erkrankung, bei der aufgrund serologischer Untersuchungen Filarien als Ursache anzusehen sind, durch tierspezifische Filarien hervorgerufen wird oder ob es sich um eine besondere Reaktionsform auf Infektionen mit *Brugia*-Arten oder *W. bancrofti* handelt, ist unklar. Die Verbreitungsgebiete der Parasiten decken sich aber mit dem Vorkommen der Erkrankung.

4.5.6.1
Brugia-Filariose

Die Infektion verläuft in vielen Fällen asymptomatisch, kann aber auch mit schweren obstruktiven Veränderungen des Lymphsystems und Elefantiasis einhergehen.

Ätiologie

Erreger sind *B. malayi* und *B. timori*, 3 cm (♂♂) bzw. 6 mm (♀♀) lange, haarfeine Nematoden.

Vorkommen und Verbreitung

B. malayi kommt in Süd-, Südost- und Ostasien vor. Weit verbreitet ist der Parasit im östlichen Indien, in Burma, Thailand, Vietnam und auf den Philippinen.

Es gibt 2 Stämme von *B. malayi*, bei denen tierische Reservoire unterschiedliche Bedeutung haben. Ein nächtlich periodischer Stamm (Mikrofilarien werden nur nachts im peripheren Blut gefunden und befinden sich tagsüber in den Lungenkapillaren) kann sich zwar in verschiedenen Tieren entwickeln (u.a. in Hunden und Katzen), doch überwiegt die Übertragung von Mensch zu Mensch unter Einschaltung nachtaktiver Mücken der Gattungen *Aedes* und *Mansonia*. Der Stamm kommt überwiegend in intensiv landwirtschaftlich genutzten, offenen Ebenen vor. Der subperiodische Stamm von *B. malayi*, bei dem die Mikrofilarien ohne ausgeprägte Periodizität tags und nachts im peripheren Blut auftreten, der überwiegend in den Regenwäldern Südostasiens vorkommt und bei dem tag- und nachtaktive *Mansonia*-Arten die wichtigsten Überträger sind, ist dagegen ein zoonotischer Erreger mit Reservoiren in verschiedenen Haustieren (u.a. Hund und Katze) sowie wildlebenden Feliden.

B. timori tritt im südöstlichen Indonesien auf. Erregerreservoire bestehen in Feliden und im Pangolin, einem kurzschwänzigen Schuppentier. Der Parasit wird vorwiegend von *Anopheles*-Arten übertragen.

Die Befallsraten beim Menschen mit *Brugia spp.* können regional sehr hoch sein (> 50%).

Übertragung

Die Infektion des Menschen erfolgt durch infizierte Zwischenwirte (Stechmücken), die beim Stechakt die infektiöse, „metazyklische" Larve 3 übertragen.

Die adulten Parasiten leben in Lymphgefäßen und Lymphknoten. Von den viviparen Weibchen freigesetzte erste Larven, die Mikrofilarien, zirkulieren im Blut und werden von den Stechmücken beim Blutsaugen aufgenommen. In diesen entwickelt sich die dritte Larve, die bei späterem Blutsaugen über die Rüsselscheide in den Stichkanal gelangt. Die Larven wandern zum Ansitzort und entwickeln sich in 3 Monaten zum adulten Wurm. Mikrofilarien im Blut treten erstmals 3–12 Monate nach der Infektion auf.

Krankheitsbild

Bei vielen Patienten verläuft die Infektion trotz nachgewiesener Mikrofilarämie über viele Jahre symptomlos.

Klinische Symptome sind Lymphangitis und -adenitis, meist der Beine und des Inguinalbereichs, oft schubweise lang anhaltende Störungen des Allgemeinbefindens mit Fieber, Kopf- und Rückenschmerzen. Später bilden sich Ödeme, vor allem im Unterschenkel, und Elefantiasis. Durch die in schweren Fällen rissige Haut tritt Lymphe aus. Sekundärinfektionen sind häufig. Die Patienten leiden unter starkem Juckreiz.

B. timori-Infektionen verlaufen schwerer als solche mit *B. malayi*.

Diagnose

Die bescheidenen, 220 µm langen und 5 µm dicken Mikrofilarien können im mit Giemsa gefärbten Blutausstrich nachgewiesen werden; hinsichtlich der Blutentnahme ist die Periodizität zu beachten. Bei niedriger Parasitämie müssen Anreicherungsverfahren, z.B. die Filtration des hämolysierten Blutes durch Membranen, eingesetzt werden. Auch bei symptomatischen Patienten mißlingt der Mikrofilariennachweis häufig. Serologische Untersuchungen müssen dann zur Unterstützung der Diagnose herangezogen werden. Ihr Wert ist bei Patienten aus Endemiegebieten eingeschränkt, da dort auch parasitologisch und klinisch unverdächtige Personen hohe Antikörpertiter aufweisen. Hinweisend sind hohe Titer spezifischer IgG4-Antikörper. Alternative zum Antikörpertest ist der Nachweis zirkulierender Antigene.

Differentialdiagnose

Bakterielle Infektionen sind bei filarialen Fieberschüben auszuschließen.

Bei Tropischer Eosinophilie sind Tuberkulose, Aspergillose, Helminthenbefall (*Strongyloides*, Hakenwürmer, Larva migrans visceralis) und Bronchialasthma zu beachten.

Die Abgrenzung von Infektionen mit *Wuchereria bancrofti* ist anhand der Morphologie der Mikrofilarien möglich.

Therapie

Behandelt wird mit Diäthylcarbamazin (DEC): am 1. Tag 50 mg, am 2. Tag 3 × 50 mg, am 3. Tag 3 × 100 mg, vom 4. bis 21. Tag 3 × 2 mg/kg/Tag. Durch die Abtötung der Mikrofilarien können schwere Nebenwirkungen, teils mit schockartigem Verlauf, auftreten, so daß eine einschleichende Dosierung notwendig ist.

Neuerdings wird Ivermectin, das sich auch bei *W. bancrofti*-Infektionen bewährt hat, in einer Dosis von 0,2 mg/kg als Einmaldosis eingesetzt. Es bewirkt bei meist geringen Nebenwirkungen eine langanhaltende Reduktion der Parasitämie. Eine Kombination von DEC und Ivermectin scheint noch wirksamer zu sein.

Prophylaxe

Benutzung von Repellentien und Moskitonetzen, um Mückenstiche zu verhindern.

Literatur

BEAVER, P.C., H. YOSHIMURA, S. TAKAYASU et al.: Zoonotic *Onchocerca* in a Japanese child. Am. J. Trop. Med. Hyg. **40**, 298–300, 1989.

EVANS, D.B., H. GELBAND, C. VLASSOFF: Social and economic factors and the control of lymphatic filariasis: A review. Acta Tropica **53**, 1–26, 1993.

GOODWIN, L.G.: Recent advances in research on filariasis. Chemotherapy. Trans. Roy. Soc. Trop. Med. Hyg. **78** (Suppl.), 1–8, 1984.

HASHIMOTO, H., L. MURAKAMI, S. FUJIWARA et al.: A human case of zoonotic onchocerciasis in Japan. J. Dermatol. **17**, 52–55, 1990.

MAIZELS, R.M., E. SARTONO, A. KURNAIAWAN et al.: T-cell activation and the balance of antibody isotypes in human lymphatic filariasis. Parasit. Today **11**, 50–56, 1995.

ORIHEL, T.C., P.C. BEAVER: Zoonotic *Brugia* infections in North and South America. Am. J. Trop. Med. Hyg. **40**, 638–647, 1989.

OTTESEN, E.A.: Infection and disease in lymphatic filariasis: An immunological perspective. Parasitology **104**, S71–S79, 1992.

OTTESEN, E.A., C.P. RAMACHANDRAN: Lymphatic filariasis infection and disease: Control strategies. Parasit. Today **11**, 129–131, 1995.

STÜRCHLER, D., P. IMBACH, J. GARTMANN, A. DEGRÉMONT: Klinik, Diagnostik und Therapie der tropischen pulmonalen Eosinophilie. Schweiz. Med. Wschr. **108**, 1461–1464, 1978.

TAYLOR, A.E.R., D.A. DENHAM: Diagnosis of filarial infections. Trop. Dis. Bull. **89**, R1–R33, 1992.

WHO Expert Committee on Filariasis: Lymphatic filariasis: Diagnosis and pathogenesis. WHO Bull. **71**, 135–141, 1993.

4.5.6.2
Dirofilariasis (Dirofilariose)

Die Dirofilariose ist eine seltene, klinisch meist wenig bedeutsame Erkrankung der Lunge und des subkutanen Gewebes infolge einer Infektion mit Dirofilarien.

Ätiologie

Erreger sind *Dirofilaria (D.) immitis*, der sog. Herzwurm des Hundes, und die Bindegewebsfilarien *D. repens* und *D. tenuis*, gelegentlich auch *D. ursi* und *D. striata*.

Vorkommen und Verbreitung

D. immitis tritt weltweit in wärmeren Klimabereichen auf, vor allem in den südlichen USA, in Mittel- und Südamerika, einigen Ländern Ostasiens und im Mittelmeerraum (u.a. Spanien, Italien mit Poebene). Endwirte sind Kaniden. *D. repens* tritt bei ähnlichem Verbreitungsgebiet vorwiegend beim Hund auf. *D. tenuis* ist ein Parasit des Waschbären in den südlichen USA; die anderen Arten finden sich bei Bär und Luchs in den USA.

Infektionen beim Menschen werden selten diagnostiziert, doch muß mit einer Dunkelziffer gerechnet werden; Antikörper gegen Dirofilarien lassen sich in den endemischen Gebieten bei bis zu 10% der Bevölkerung nachweisen.

Übertragung

Die Parasiten werden durch infizierte Stechmücken (Zwischenwirte) beim Blutsaugen übertragen.

D. immitis lebt im definitiven Endwirt als adulter Wurm im rechten Herzen und in der Arteria pulmonalis. Mikrofilarien treten beim Endwirt im Blut auf, werden wie bei *Brugia spp.* bei der Brutmahlzeit vom Zwischenwirt aufgenommen und nach Weiterentwicklung zur Larve 3 wieder übertragen. Nach 3 Monaten erreichen sie beim Hund ihren endgültigen Ansitzort. *D. repens* und *D. tenuis* siedeln sich in der Subkutis an.

Beim Menschen etabliert sich *D. immitis* meist im Lungenparenchym; die Bindegewebsfilarien finden sich im subkutanen Gewebe (im Mittelmeerraum soll *D. repens* auch für den Befall der Lunge verantwortlich sein). Mikrofilarien wurden beim Menschen nur ausnahmsweise beobachtet.

Krankheitsbild
Die Infektion mit *D. immitis* verläuft beim Menschen meist symptomlos. Klinische Erscheinungen infolge der mehrere Zentimeter großen Granulome um die Würmer äußern sich in Brustschmerzen, Husten, Hämoptysis.

D. repens, D. tenuis u.a. siedeln sich im subkutanen Bindegewebe, gelegentlich in der Konjunktiva an und führen zu manchmal schmerzhaften, juckenden Knoten.

Diagnose
Die Veränderungen lassen sich entweder röntgenologisch oder als kleine Knoten in der Unterhaut erfassen. Exzision und Erregernachweis erlauben die Diagnose. Serologische Verfahren mit Filarienantigenen können eingesetzt werden, wenn andere Filareninfektionen ausgeschlossen sind.

Differentialdiagnose
Bei *D. immitis*-Infektionen sind Lungentumoren und Tuberkulose zu berücksichtigen. Bei der subkutanen Dirofilariose muß man an Neoplasmen und subkutane Zönurose denken.

Therapie
Die Therapie erfolgt chirurgisch.

Prophylaxe
Prophylaktisch können zur Abwehr der Stechmücken Repellentien eingesetzt werden.

Literatur
BERGNER, TH., TH. LÖSCHER, D. BARUTZKI, B. PRZYBILLA: Subkutane Dirofilariasis: Infektion mit *Dirofilaria repens*. Hautarzt **41**, 265–269, 1990.
PAMPIGLIONE, S., O. DEL MASCHIO, V. PAGAU, F. RIVASI: Pulmonary dirofilariasis in man: A new Italian case. Review of the European literature. Parasite **1**, 379–386, 1994.
RISHER, W.H., E.F. CROCKER JR., E.N. BECKMAN et al.: Pulmonary dirofilariasis. The largest single-institution experience. J. Thoracic Cardiovasc. Surg. **97**, 303–308, 1989.
RO, J.Y., P.J. TSAKALAKIS, V.A. WHITE et al.: Pulmonary dirofilariasis: The great imitator of primary or metastatic lung tumor. A clinicopathologic analysis of seven cases and a review of the literature. Human Pathol. **20**, 69–76, 1989.
SIMON, F., A. MURO, M. CORDERO, J. MARTIN: A seroepidemiologic survey of human dirofilariasis in western Spain. Trop. Med. Parasit. **42**, 106–108, 1991.
WÖCKEL, W., J. ECKERT, TH. LÖSCHER et al.: Autochthone europäische Lungen-Dirofilariose. Pneumologie **47**, 227-231, 1993.

4.5.7
Gnathostomiasis

Die Gnathostomiasis wird durch wandernde Nematodenlarven hervorgerufen und ist eine Erkrankung mit schmerzhaften Schwellungen in der Unterhaut sowie bei der viszeralen Form mit entzündlichen Veränderungen in inneren Organen.

Ätiologie
Erreger sind Larven von *Gnathostoma (G.) spinigerum*, seltener von anderen Gnathostoma-Arten (*G. hispidum, G. doloresi, G. nipponicum*).

Vorkommen und Verbreitung
G. spinigerum tritt bei Mensch und Tier überwiegend in Südostasien auf. Endwirte sind Karnivoren. *G. hispidum* kommt in Europa und Asien beim Schwein als adulter Parasit vor. Andere Arten finden sich in Südostasien, Mittel- und Südamerika.

Übertragung
Der Mensch infiziert sich durch die Aufnahme von enzystierten Larven 3 in zweiten Zwischenwirten (Süßwasserfische, Frösche, Schlangen) und paratenischen Wirten (Hühner). Auch z.B. mit Trinkwasser aufgenommene Stadien im ersten Zwischenwirt (*Cyclops*-Arten) sowie aus zweiten Zwischenwirten freigewordene Larven können die Infektion vermitteln. Der perkutane Übergang von Larven 3 aus parate-

nischen Wirten und intrauterine Infektionen sind möglich.

Im Entwicklungszyklus sind, für einen Nematoden ungewöhnlich, zwei Zwischenwirte eingeschaltet. Die adulten Parasiten leben beim definitiven Endwirt in der Magenwand. Aus den Eiern, die mit dem Stuhl abgehen, bildet sich im Wasser die Larve 1, die sich in *Cyclops*-Arten zur Larve 3 weiterentwickelt. Dieses Stadium muß mit den Kleinkrebsen von zweiten Zwischenwirten (Fischen, Fröschen, Schlangen) aufgenommen werden und enzystiert sich dort in der Muskulatur. Nach oraler Aufnahme durch den definitiven Endwirt schließt sich der Zyklus. Im Menschen erreichen die Parasiten keine Geschlechtsreife, sondern wandern nach Durchbrechen durch die Magenwand in verschiedene Organe.

Krankheitsbild
3–4 Wochen nach der Infektion führen die etwa 5 mm großen, wandernden Larven zu schmerzhaften, geröteten, wandernden Schwellungen der Haut oder Schleimhaut (subkutane Gnathostomiasis). Die Larven können an die Hautoberfläche durchbrechen.

Bei der viszeralen Gnathostomiasis entstehen in inneren Organen entzündliche Reaktionen. Der Befall des ZNS kann lebensgefährlich sein.

Diagnose
Die klinische Diagnose wird bei der subkutanen Form durch Exzision und taxonomische Bestimmung der Larven gesichert. Bei Verdacht auf viszerale Gnathostomiasis muß anamnestisch nach Erscheinungen gefragt werden, die auf die subkutane Form hinweisen.

Serologische Verfahren stehen zur Verfügung.

Differentialdiagnose
Bei der Hautform kommen Larva migrans cutanea und Sparganose in Frage. Bei der viszeralen Form müssen Invasionen mit anderen Metazoen in Betracht gezogen werden.

Therapie
Die Behandlung erfolgt chirurgisch. Eine spezifische Chemotherapie kann mit Benzimidazolen versucht werden (Mebendazol 8 × 200 mg/Tag, 6 Tage; Albendazol 400 mg/Tag, 21 Tage).

Prophylaxe
Rohes oder unzureichend zubereitetes Fleisch von Fisch, Fröschen, Geflügel sollte im asiatischen Raum nicht verzehrt werden. Wasser aus natürlichen Gewässern sollte nur abgekocht verwendet werden.

Literatur
ANDO, K., R. HATSUSHIKA, H. AKAHANE et al.: *Gnathostoma nipponicum* infection in the past human cases in Japan. Jap. J. Parasitol. **40**, 184–186, 1991.

KRAIVICHIAN, P., M. KULKUMTHORN, P. YINGYOURD et al.: Albendazole for the treatment of human gnathostomiasis. Trans. Roy. Soc. Trop. Med. Hyg. **86**, 418–421, 1992.

NOPPARATANA, C., P. TAPCHAISRI, P. SETASUBUN et al.: Antibody responses in human gnathostomiasis. S. E. Asian J. Trop. Med. Publ. Health **19**, 219–224, 1988.

RUSNAK, J.M., D.R. LUCEY: Clinical gnathostomiasis: Case report and review of the English-language literature. Clin. Inf. Dis. **16**, 33–50, 1992.

SATO, H., H. KAMIYA, K. HANADA: Five confirmed human cases of gnathostomiasis nipponica recently found in northern Japan. J. Parasit. **78**, 1006–1010, 1992.

SCHMUTZHARD, E., P. BOONGIRD, A. VEJJAJIVA: Eosinophilic meningitis and radiculomyelitis in Thailand, caused by CNS invasion of *Gnathostoma spinigerum* and *Angiostrongylus cantonensis*. J. Neurol. Neurosurg. Psychiatry **51**, 80–87, 1988.

4.5.8
Gongylonemiasis

Die Gongylonemiasis ist eine beim Menschen seltene Infektion der Mundhöhle mit Nematoden der Gattung *Gongylonema*.

Ätiologie
Beim Menschen wird die Erkrankung vorwiegend durch *Gongylonema (G.) pulchrum* verursacht, der eine Länge von 50 mm (Männchen) und 130 mm (Weibchen) erreicht.

Vorkommen und Verbreitung
Die Gattung einschließlich der Art *G. pulchrum* kommt weltweit bei verschiedenen Tieren (u.a. Wiederkäuern, Schweinen) vor.

Beim Menschen sind insgesamt ca. 50 Fälle aus allen Erdteilen beschrieben.

Übertragung

Der Mensch kann sich durch die akzidentelle orale Aufnahme infizierter, als Zwischenwirte dienender Insekten infizieren. In Frage kommen zahlreiche koprophage Käferarten, Schaben u.a., die die embryonierten Eier aus Fäzes infizierter Endwirte fressen. Auch über freie Larven, z.B. in Wasser, ist die Infektion möglich.

Krankheitsbild

Nach einer Inkubationszeit von mehreren Wochen findet man die Parasiten in Läsionen der Mundschleimhaut, die bis in die Submukosa reichen; sie können in der Schleimhaut wandern. Das klinische Bild ist durch lokale Entzündung, Blutungen und leichte Schmerzen gekennzeichnet. Im definitiven Endwirt, in dem in erster Linie die Schleimhaut des Oesophagus besiedelt wird, erreichen die Parasiten das adulte Stadium ca. 2 Monate nach der Infektion.

Diagnose

Die Diagnose erfolgt durch Isolierung und mikroskopische Bestimmung des Wurms.

Therapie

Die Behandlung geschieht durch Extraktion des Wurms. Eine lokale antiphlogistische Behandlung soll ein Auswandern des Parasiten aus der Schleimhaut beschleunigen und erleichtert die Extraktion.

Prophylaxe

Persönliche Hygiene bei der Nahrungsaufnahme ist die einzige Präventivmaßnahme.

Literatur

DISMUKE, J.C. JR., C.F. ROUTH: Human infection with Gongylonema in Georgia. Am. J. Trop. Med. Hyg. **12**, 73–74, 1963.

ILLESCAS-GOMEZ, M.P., M.R. OSORIO, V.G. GARCIA, M.A. GOMEZ MORALES: Human Gongylonema infection in Spain. Am. J. Trop. Med. Hyg. **38**, 363–365, 1988.

JELINEK, T., T. LÖSCHER: Human infection with *Gongylonema pulchrum*: A case report. Trop. Med. Parasit. **45**, 329–330, 1994.

WEBER, G., K. MACHE: Über Hauterscheinungen bei *Gongylonema pulchrum*, seine Erstbeobachtung in Deutschland beim Menschen. Hautarzt **24**, 286–288, 1973.

4.5.9
Lagochilascariasis

Es handelt sich um eine seltene Infektion, bei der sich meist im Nacken oder am Kopf fistelnde, wurmhaltige Knoten bilden.

Ätiologie

Erreger ist *Lagochilascaris minor*, ein bis 20 mm (weibl.) langer Nematode aus der Familie *Ascarididae*.

Vorkommen und Verbreitung

Infektionen des Menschen sind nur aus tropischen Regionen Mittel- und Südamerikas bekannt. Bei den etwa 70 Fällen handelte es sich meist um Bewohner entlegener Urwaldzonen. Die Erkrankung ist vermutlich eine Zoonose, doch ist der tierische Wirt noch nicht gesichert. Die Annahme, daß es Feliden sind, ist umstritten.

Übertragung

Der Zyklus ist unbekannt. Wahrscheinlich erfolgt eine direkte Übertragung über embryonierte Eier. Endogene Infektionen gelten als möglich.

Krankheitsbild

Die Parasiten verursachen meist chronische, bis hühnereigroße, fistelnde, knotige Schwellungen im Nacken, am Kopf und in der Orbita. Man findet Parasiten in Nasennebenhöhlen, Mittelohr und in laryngo- pharyngealen Abszessen. Der austretende Eiter enthält Eier und Würmer in unterschiedlichen Entwicklungsstadien (Adulte, Larven), gelegentlich in großer Anzahl. Das Allgemeinbefinden des fiebernden Patienten ist erheblich gestört. In zwei Fällen endete die Erkrankung letal.

Das Auftreten zahlreicher unterschiedlicher Entwicklungsstadien des Parasiten in einer Läsion spricht für endogene Reinfektionen durch in die Knoten abgelegte Eier.

Diagnose

Die Diagnose erfolgt klinisch und durch den Nachweis aus den Läsionen austretender Parasitenstadien. Die leicht ovalen, 50 × 65 µm großen, von einer dicken, oberflächlich stark strukturierten Hülle umgebenen Eier enthalten im frischen Zustand meist nur die Zygote. Sie können bei entsprechender Lokalisation der Parasiten abgeschluckt werden und in den Fäzes auftreten.

Differentialdiagnose

Furunkel, Karbunkel, Abszesse anderer Genese. Eier im Stuhl können mit denen von *Ascaris lumbricoides* verwechselt werden.

Therapie

Die Angaben über Erfolge medikamentöser Behandlungen sind widersprüchlich. Als wirksam gilt eine Therapie mit wöchentlich 150 mg Levamisol über 3 Monate und mit täglich 400 mg Albendazol über mehrere Wochen. Rezidive kommen vor. In manchen Fällen wurden die Knoten chirurgisch entfernt.

Prophylaxe

Die Übertragungswege sind nicht bekannt. Eine sorgfältige persönliche Hygiene wird empfohlen.

Literatur

FRAIHA, H., R.N.Q. LEAO, F.S.A. COSTA: Lagochilascariase humana et dos animais domésticos. Zoon. Rev. Int. **1**, 25–33, 1989.

OOSTBURG, B.F.J.: The sixth case of *Lagochilascaris minor* in Surinam. Trop. Geogr. Med. **44**, 154–159, 1992.

ORIHUELA, R., C. BOTTO, O. DELGADO et al.: Lagochilascariasis humana en Venezuela: Descripción de un caso fatal. Rev. Soc. Brasil. Med. Trop. **20**, 217–221, 1987.

SANTOS DOS, V.M., C.C.S. TORRES, R.M. SILVA, M.V. DE CARVALHO: Relato de caso de infeccao humana por *Lagochilascaris minor*. An. Brasil. Dermatol. **65**, 189–192, 1990.

SPRENT, J.F.A.: Speciation and development in the genus *Lagochilascaris*. Parasitology **62**, 71–112, 1971.

VOLCAN, G.S., F.R. OCHOA, C.E. MEDRANO, Y. DE VALERA: *Lagochilascaris minor* infection in Venezuela. Report of a case. Am. J. Trop. Med. Hyg. **31**, 1111–1113, 1982.

4.5.10
Larva migrans cutanea (Hautmaulwurf, Creeping Eruption)

Unter Larva migrans cutanea versteht man ein meist akutes Hautsyndrom, das durch die Wanderung von Larven parasitischer Nematoden in der Haut entsteht. Der Mensch ist Fehlwirt.

Ätiologie

Die Erreger sind Nematoden, wie Hakenwürmer *(Ancylostomatidae)* und *Strongyloides*-Arten, deren infektiöse Larven den Wirt perkutan invadieren. Am wichtigsten sind die beim Hund vorkommenden Hakenwurmarten *Ancylostoma braziliense* und *Uncinaria stenocephala*; weniger bedeutsam sind andere Hakenwürmer, wie *Ancylostoma caninum, A. tubaeforme* (Katze) und *Bunostomum phlebotomum* (Rind).

Vorkommen und Verbreitung

Hakenwürmer und *Strongyloides*-Arten kommen bei Tieren weltweit vor. Die Art *A. braziliense* tritt überwiegend in tropischen und subtropischen Klimazonen auf, während *U. stenocephala* häufiger in gemäßigten Zonen angetroffen wird. Die übrigen Erreger zeigen eine Prävalenz für wärmere Regionen. Entsprechend der Verbreitung der Erreger können Infektionen beim Menschen in allen Ländern mit gemäßigtem und warmem Klima auftreten.

Übertragung

Die Infektion erfolgt perkutan, wenn invasionstüchtige Larven mit der unbekleideten Haut in Kontakt kommen. Strände mit ihren feuchtwarmen Bedingungen bieten optimale Verhältnisse für die Larvenentwicklung. Dies erklärt die hohe Inzidenz der Infektion beim Menschen an den oft mit Hundekot verunreinigten, stadtnahen Stränden Südamerikas und Südafrikas. Auch kontaminierte Sandkästen und Spielflächen sind als Infektionsquelle anzusehen (vgl. Larva migrans visceralis).

Krankheitsbild
An der Eindringstelle entwickeln sich papulöse Effloreszenzen. Die Larven wandern dann zwischen Korium und Stratum granulosum bisweilen monatelang täglich einige Millimeter bis Zentimeter weit (Abb. 4-41). Die Bohrgänge markieren sich als bis zu 2 mm breite, über die Hautoberfläche erhabene Veränderungen mit umgebendem Erythem, Ödem und Krustenbildung. Quälender Juckreiz und stechende Schmerzen stellen sich ein, wobei durch Kratzen Sekundärinfektionen auftreten. Diese Symptome können beim Weiterwandern der Larve völlig verschwinden.

Diagnose
Das Krankheitsbild ist typisch. Eine Eosinophilie ist nicht immer vorhanden. Die Diagnose erfolgt klinisch.

Differentialdiagnose
Ähnliche Symptome können durch Larven von *Ancylostoma duodenale*, *Necator americanus* und *Strongyloides stercoralis*, die als Adulte beim Menschen vorkommen, sowie durch Fliegenlarven hervorgerufen werden.

Nach Genuß von rohem Fischfleisch sind hautmaulwurfartige Symptome, häufiger aber sich verlagernde, subkutane Schwellungen zu beobachten. Sie werden von Wanderlarven von *Gnathostoma spinigerum* verursacht und kommen in Indien, Burma und Thailand vor.

Differentialdiagnostisch ist auch an Zerkariendermatitis und *Dracunculus*-Infektionen zu denken.

Therapie
Zur medikamentösen Behandlung werden Albendazol (2 × 200 mg/Tag bis zu 5 Tage) oder Ivermectin (0,15–0,2 mg/kg) verabreicht. Ivermectin gilt als das sicherere Medikament. Versuche, die wandernden Larven durch lokale Vereisung abzutöten, sind meist erfolglos und wegen der Gewebsschäden kontraindiziert. Zur Linderung des Juckreizes werden Antipruriginosa verabreicht.

Prophylaxe
Hunde und Katzen sollten von Badestränden und Spielplätzen ferngehalten werden. Wo der Boden durch Hundekot verunreinigt ist, sollten Schuhe getragen werden. Badestrände in feuchtwarmen Gebieten, die von Hunden und Katzen aufgesucht werden, sollten gemieden werden.

Hunde und Katzen sollten parasitologisch untersucht und entwurmt werden.

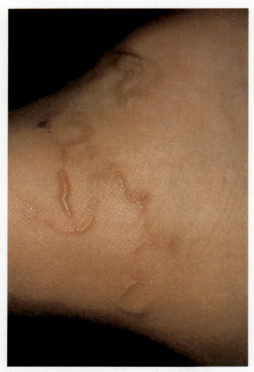

Abbildung 4-41: Larva migrans cutanea (Hautmaulwurf). Bohrgänge des Hundehakenwurms *Ancylostoma braziliense* unter der Haut (Aufnahme: Dr. P. Jansen-Rosseck, Medizinisches Institut für Umwelthygiene, Univ. Düsseldorf).

Literatur

CAUMES, J.C., A. DATRY, P. GAXOTTE et al.: A randomized trial of ivermectin versus albendazole for the treatment of cutaneous larva migrans. Am. J. Trop. Med. Hyg. **49**, 641–644, 1993.

CHAUDRY, A.Z., D.L. LONGWORTH: Cutaneous manifestations of intestinal helminth infection. Dermatol. Clin. **7**, 275–290, 1989.

EDELGLASS, J.W., M.C. DOUGLASS, R. STIEFLER, M. TESSLER: Cutaneous larva migrans in northern climates. A souvenir of your dream vacation. J. Am. Acad. Dermatol. **7**, 353–358, 1982.

STINGL, P.: Ein Fall von Larva migrans cutanea in der Allgemeinpraxis. Z. Hautkr. **57**, 1444–1446, 1982.

4.5.11
Larva migrans visceralis

Unter Larva migrans visceralis versteht man einen vielgestaltigen Symptomenkomplex, der durch die Invasion innerer Organe durch Larven von Nematoden hervorgerufen wird. Der Mensch ist stets paratenischer Wirt.

Ätiologie

Mögliche Erreger sind alle parasitischen Nematoden, die viszerale Organe invadieren können. Am häufigsten wird die Erkrankung durch Larven des Hundespulwurms *Toxocara (T.) canis* oder des Katzenspulwurms *T. mystax* verursacht (Toxocariasis). Selten, aber klinisch bedeutsam sind Infektionen mit *Baylisascaris procyonis*, dem Spulwurm des Waschbären.

Vorkommen und Verbreitung

Toxocara-Infektionen kommen bei Fleischfressern weltweit häufig vor. *T. canis* befällt überwiegend den Hund, wobei nur junge, bis zu 6 Monate alte Tiere als Eiausscheider anzusehen sind. Über 60% der Waschbären sind mit *B. procyonis* infiziert.

Infektionen beim Menschen treten in allen Ländern auf.

Antikörper gegen *T. canis* werden weltweit bei 2–14% der Bevölkerung gefunden, wobei die Prävalenzen bei Kindern höher als bei Erwachsenen und bei Landbewohnern höher als bei Stadtbewohnern sind. Die relative Seltenheit der klinisch apparenten Erkrankung, die überwiegend bei Kindern beobachtet wird, spricht dafür, daß die meisten Infektionen asymptomatisch verlaufen.

Übertragung

Die Infektion erfolgt durch orale Aufnahme larvenhaltiger (embryonierter) Eier. Wichtige Quelle sind Spielplätze und Sandkästen, die durch mit Hundekot ausgeschiedene Eier kontaminiert wurden. Der Verseuchungsgrad der Spielplätze ist hoch. In Großstädten wurden infektionstüchtige *Toxocara*-Eier in über 70% der öffentlichen Sandkästen nachgewiesen. Sandkästen bieten für Eireifung und Überleben der Larven gute Bedingungen. Embryonierte Eier bleiben über Monate infektiös.

In den ausgeschiedenen Eiern reifen innerhalb von Wochen infektionstüchtige Larven heran, die nach oraler Aufnahme der Eier im Dünndarm schlüpfen und in die Darmwand eindringen. Sie gelangen über Leber und Herz in die Lunge, wo sie beim geeigneten Wirt (junge Hunde) in die Alveolen einbrechen und über Trachea und Ösophagus den Darm erreichen. Beim Menschen als Fehlwirt endet die Wanderung vor oder in der Lunge, oder es kommt zum Übertritt in den großen Kreislauf, über den die Larven in den gesamten Organismus gestreut werden. Sie wandern aus den Gefäßen aus und werden meist bindegewebig abgekapselt. Dabei können sie über Jahre vital bleiben und auch die Kapsel wieder aktiv verlassen.

Krankheitsbild

Infektionsdosis und Lokalisation der Larven im Patienten bestimmen das Krankheitsbild. Die Toxocariasis verläuft in vielen Fällen symptomlos oder wird nicht erkannt.

Klinische Fälle manifestieren sich im wesentlichen in zwei Syndromen, der viszeralen Larva migrans (VLM) und der okulären Larva migrans (OLM). Die VLM tritt meistens bei Kindern auf. Häufigste Symptome sind Fieber, Leibschmerzen, Husten und asthmatische Beschwerden. Gewöhnlich besteht eine Eosinophilie und Leukozytose.

In der Lunge treten flüchtige Infiltrate auf, die mit Eosinophilen durchsetzt sind (Löffler-Syndrom).

Anamnestisch liegt oft Pica vor. Wenn Reinfektionen ausbleiben, klingt die Erkrankung innert Wochen ab. Bei anhaltenden Reinfektionen droht eine Mitbeteiligung anderer Organe mit Lymphadenopathie, Hepatosplenomegalie, urtikariellen Exanthemen, interstitieller Pneumonie, Anorexie und Gewichtsabnahme; der neurotrope Parasit kann das ZNS befallen, Krämpfe als Zeichen einer Meningoenzephalitis sind die Folge. ZNS-, Lungen- und Herzbeteiligung können zum Tod führen. VLM gilt als disponierend für Epilepsie und Asthma.

OLM tritt eher altersunabhängig auf und ist Folge meist nur einer einzelnen Larve in einem Auge. Der Visus ist eingeschränkt. Die Erkrankung kann sich als Endophthalmitis, Uveitis, Chorioretinitis und intraretinale Granulome manifestieren. Ophthalmoskopisch läßt sich gelegentlich eine bewegliche Larve beobachten. Eosinophilie und Leukozytose können bei der OLM fehlen.

B. procyonis ist beim Menschen ausgeprägt neurotrop, so daß bei dieser Infektion ZNS- und Augensymptome im Vordergrund stehen. Der Parasit gilt als hochpathogen. Tödlich verlaufende Fälle sind bekannt.

Diagnose

Das klinische Bild der VLM mit Eosinophilie, Leukozytose, evtl. pathologisch veränderten Leberenzymwerten und erhöhtem Serum-IgE erlaubt die Verdachtsdiagnose, die durch serologische Untersuchungen verifiziert wird. Die Methode der Wahl ist der ELISA unter Verwendung metabolischer Larvenantigene.

Bei der OLM kann die Serologie versagen. Hier steht die ophthalmologische Untersuchung im Vordergrund. Eine serologische Differenzierung der Erreger *(Toxocara spp. – B. procyonis)* ist mittels Immunoblot möglich.

Differentialdiagnose

Aufgrund der vielfältigen klinischen Symptomatik müssen bei Befall des ZNS Poliomyelitis und Epilepsie ausgeschlossen werden. Bei Augenbefall ist an eine Toxoplasmose zu denken, ein Retinoblastom sollte ausgeschlossen werden. Bei Lungenbefall sollten Psittakose (Ornithose) und Asthma bronchiale erwogen werden.

Therapie

Weder bei der VLM noch bei der OLM ist die Wirksamkeit einer anthelminthischen Therapie eindeutig erwiesen, doch wird nach Behandlungen mit Thiabendazol, Mebendazol und Albendazol von klinischer Besserung berichtet. Am besten verträglich dürfte das Albendazol sein (2 × 400 mg/Tag, über 5 Tage). Bei der OLM wird die anthelminthische mit einer antiinflammatorischen Behandlung kombiniert. Lokalisierte Larven werden durch direkte Photokoagulation oder chirurgischen Eingriff beseitigt.

Prophylaxe

Kinder sollten von kontaminierten Spielplätzen ferngehalten werden. Hunde, Katzen und als Haustiere gehaltene Waschbären sollten parasitologisch untersucht und entwurmt werden.

Literatur

FENOY, S., C. CUÉLLAR, C. AGUILA, J.L. GUILLÉN: Persistence of immune response in human toxocariasis as measured by ELISA. Int. J. Parasit. **22**, 1037–1038, 1992.

GILLESPIE, S.H., W.J. DINNING, A. VOLLER, N.S. CROWCROFT: The spectrum of ocular toxocariasis. Eye **7**, 415–418, 1993.

KIMMIG, P.: Larva migrans visceralis. Infektionsweg, Klinik und Nachweisverfahren. Lab. med. **6** (Suppl. I), 32–33, 1982.

KÖHLER, G., R. JÖRREN, F. VAN KNAPEN: Untersuchungen zur Kontamination von Spielkastensänden mit Eiern von Fleischfresseraskariden. Bundesgesbl.**23**, 6–9, 1980.

JACQUIER, P., B. GOTTSTEIN, Y. STINGELIN, J. ECKERT: Immunodiagnosis of toxocariasis in humans: Evaluation of a new enzyme-linked immunosorbent assay kit. J. Clin. Microbiol. **29**, 1831–1839, 1991.

KÜCHLE, M., H.L.J. KNORR, S. MEDENBLIK-FRYSCH, A. WEBER: Diffuse unilateral subacute neuroretinitis syndrome in a German most likely caused by the raccoon roundworm, *Baylisascaris procyonis*. Graefe's Arch. Clin. Exp. Ophthalmol. **231**, 48–51, 1993.

STÜRCHLER, D., P. SCHUBARTH, M. GUALZATA: Thiabendazole vs. albendazole in treatment of toxocariasis: A clinical trial. Ann. Trop. Med. Parasit. **83**, 473–478, 1989.

4.5.12 Oesophagostomiasis

Die Oesophagostomiasis ist eine chronische, mit knotigen Veränderungen der Dickdarmwand verbundene Erkrankung.

Ätiologie
Erreger sind *Oesophagostomum (Oe.) bifurcum, Oe. aculeatum* und *Oe. stephanostomum*, häufige Dickdarmnematoden bei verschiedenen Primaten in Afrika, Asien und Südamerika.

Vorkommen und Verbreitung
Infektionen beim Menschen kommen hauptsächlich in Afrika südlich der Sahara vor und galten bis vor wenigen Jahren als selten. Inzwischen ist bekannt, daß *Oe. bifurcum* in Nord-Ghana und im nördlichen Togo ein häufiger Parasit des Menschen ist. Die Prävalenz kann dort über 20% betragen.

Übertragung
Die Infektion erfolgt per os mit der infektiösen Larve 3, die sich z.B. auf Vegetabilien findet. Die Parasiten legen Eier, die im mehrfach gefurchten Zustand mit dem Stuhl abgehen. In der Außenwelt entsteht die Larve 1, die aus der Eihülle schlüpft und sich über 2 Häutungen zur infektiösen, bescheideten Larve 3 entwickelt (die Scheide ist die nicht abgestreifte Kutikula des 2. Larvenstadiums).

Die vom Wirt aufgenommene Larve 3 bohrt sich in die Schleimhaut des Dickdarms, entwickelt sich in Knötchen zum 4. Larvenstadium und wandert zurück ins Darmlumen. Sie erreicht beim natürlichen Wirt im Dickdarm nach 30–40 Tagen Geschlechtsreife. Wenn die Entwicklung der Larven sistiert, persistieren und vergrößern sich die Knötchen.

Ausgangsquelle für Infektionen des Menschen sind infizierte Primaten, wobei früher angenommen wurde, daß beim Menschen keine patenten Infektionen entstehen. Nachdem aber in den hochendemischen Zonen Ghanas und Togos fertile Wurmpopulationen beim Menschen gefunden wurden, ist anzunehmen, daß zumindest in diesen Regionen auch eine Übertragung beim Menschen ohne tierische Reservoire möglich ist.

Krankheitsbild
Infektionen können inapparent verlaufen. Die Erkrankung manifestiert sich mit Knoten in der Darmwand, die zu schweren, obstruktiven Veränderungen des Darms und zur Bildung tumorartiger, schmerzhafter Massen („tumeur de Dapaong") führen können. Die Darmwand, vorwiegend im Ileo-Zoekalbereich, ist durchsetzt mit erbsgroßen Knoten, die Eiter und jeweils einen unreifen Wurm enthalten. Sie finden sich vorwiegend bei Heranwachsenden, selten bei Kindern unter 5 Jahren. Gelegentlich kommt es, wenn die Wurmknoten mit dem Peritoneum verkleben, zu Abszessen und Fisteln in der Bauchwand, in denen sich ebenfalls Wurmlarven finden.

Die Wurmknoten in der Darmwand persistieren, wenn die Weiterentwicklung der Parasiten verzögert ist. Eine derartige Hypobiose ist ein bei Infektionen von Tieren mit gastrointestinalen Nematoden häufig beobachtetes Phänomen. Es wird vermutet, daß die Immunität des Wirts dabei eine Rolle spielt.

Diagnose
Bei patenten Infektionen werden die 40×90 μm großen, ovalen, dünnschaligen Eier, die Furchungskugeln enthalten, nachgewiesen. Die knotigen Veränderungen in der Darmwand können sonographisch und laparoskopisch dargestellt werden. Serodiagnostisch hat sich ein ELISA bewährt, bei dem IgG4-Antikörper nachgewiesen werden.

Differentialdiagnose
Die Eier können mit Eiern von Hakenwürmern *(Ancylostoma duodenale)* verwechselt werden; zur Unterscheidung müssen die Larven 3 herangezüchtet werden. Kolonkarzinome müssen ausgeschlossen werden.

Therapie
Parasiten im Darmlumen können durch Mebendazol (2×100 mg an 3 aufeinanderfolgenden Tagen) beseitigt werden. Gegen hypobiotische Stadien wirkt Ivermectin (0,2 mg/kg). Bei schweren Darmveränderungen muß

chirurgisch eingegriffen werden; leichtere Veränderungen können sich nach 6–12 Monaten zurückbilden.

Prophylaxe

Persönliche Hygiene (Reinigung der Hände nach Kontakt mit evtl. kontaminiertem Material) reduziert die Infektionsgefahr.

Literatur

GIGASE, P., S. BAETA, V. KUMAR, J. BRANDT: Frequency of symptomatic oesophagostomiasis (helminthoma) in northern Togo. In: GEERTS, S., V. KUMAR, J. BRANDT (eds.): Helminth Zoonoses. Martinus Nijhoff Publishers, Dordrecht, 228–236, 1987.

KREPEL, P., S. BAETA, A.M. POLDERMAN: Human *Oesophagostomum* infection in northern Ghana and Togo: Epidemiological aspects. Ann. Trop. Med. Hyg. **86**, 289–300, 1992.

PAGS, A., K. KPODZRO, S. BAETA, K. AKPOALLAVO: La „tumeur" de Dapacng. Helminthiase oesophagostome. Ann. Pathol. **8**, 332–335, 1988.

POLDERMAN, A.M., J. BLOTKAMP: *Oesophagostomum* infections in humans. Parasit. Today **11**, 451–456, 1995.

POLDERMAN, A.M., H.P. KREPEL, S. BAETA et al.: Oesophagostomiasis, a common infection of man in northern Togo and Ghana. Am. J. Trop. Med. Hyg. **44**, 336–344, 1991.

POLDERMAN, A.M., H.P. KREPEL, J.J. VERWEIJ et al.: Serological diagnosis of *Oesophagostomum* infection. Trans. Roy. Soc. Trop. Med. Hyg. **87**, 433–435, 1993.

ROSS, R.A., D.I. GIBSON, E.A. HARRIS: Cutaneous oesophagostomiasis in man. J. Helminth. **63**, 261–265, 1989.

4.5.13
Strongyloidose

Blande oder, vor allem bei immunsupprimierten Patienten, auch schwere, gelegentlich tödlich verlaufende Erkrankung nach Infektion mit dem Zwergfadenwurm.

Ätiologie

Als Erreger kommen die Arten *Strongyloides stercoralis* und *S. fülleborni* vor. Regional (Papua Neuguinea) tritt mit *S. fülleborni kellyi* ein als Unterart angesehener Parasit auf, für den eine zoonotische Übertragung allerdings fraglich ist.

Als parasitisch lebend finden sich ausschließlich haardünne, im ausgewachsenen Zustand 2–3 mm lange, parthenogenetische Weibchen, die vorwiegend den Dünndarm besiedeln.

Vorkommen und Verbreitung

Zwergfadenwürmer treten hauptsächlich in feucht-warmen Regionen mit Minimaltemperaturen um 20°C auf (Prävalenzen von 10% und mehr), kommen aber (mit dann deutlich niedrigeren Prävalenzen) auch in anderen Zonen (Osteuropa, Südeuropa) vor. Weltweit gelten ca. 80 Mio. Menschen als infiziert.

S. stercoralis ist ein Kosmopolit, dessen Wirte neben dem Menschen Hunde, Katzen und Affen sind. *S. fülleborni* ist auf die Alte Welt beschränkt und befällt Primaten.

Übertragung

Die Infektion erfolgt durch perkutane Invasion von Larven 3; auch galaktogene Infektionen und Autoinfektionen kommen vor (Abb. 4-42). Nach perkutaner Infektion dringen die Larven in Blut- und Lymphgefäße ein, gelangen mit dem Blut in die Lunge, bohren sich in die Alveolen aus und werden passiv über die Trachea in die Mundhöhle transportiert. Nach dem Abschlucken etablieren sie sich in der Schleimhaut des Dünndarms und entwickeln sich über 2 Häutungen zu Weibchen, die auf parthenogenetischem Weg Eier produzieren. Ursache für galaktogene Infektionen sind Larven, die sich bei Frauen infolge Immunität in der Mamma oder im umliegenden Gewebe als hypobiotische Stadien (Ruhelarven) abgesiedelt hatten, in der Laktation hormonell aktiviert und mit der Muttermilch ausgeschieden werden. Autoinfektionen können insbesondere bei immunsupprimierten, mit *S. stercoralis* infizierten Patienten vorkommen, wenn sich bereits intraintestinal Larven 3 entwickeln.

Bei *S. stercoralis* schlüpfen bereits im Darm der Patienten die Larven 1, bei *S. fülleborni* werden noch Eier ausgeschieden, die aber bereits einen Embryo enthalten. In der Außenwelt entwickelt sich bei beiden Arten die infektiöse Larve 3. Daneben bilden sich auch Larven, die sich zu freilebenden Männchen oder Weibchen weiterentwickeln, die sich im Gegensatz zu den parasitischen, parthenogeneti-

4.5 Durch Nematoden hervorgerufene Erkrankungen

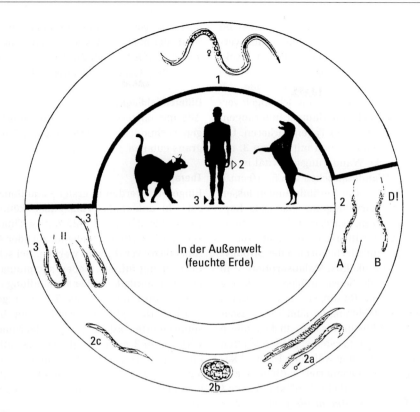

Abbildung 4-42: Entwicklungsprinzip von *Strongyloides stercoralis* (aus GEYER, E., W. BOMMER: Wurmerkrankungen des Menschen. W. Goldmann Verlag, München 1971).
1 Erwachsenes, parthenogenetisches *S. stercoralis*-Weibchen (2,2 – 2,5 mm) in der Dünndarmschleimhaut
2 Im Stuhl ausgeschiedene rhabditiforme Larven (0,20 – 0,25 mm); D! = Diagnosestadium
3 In direkter Entwicklung (A) aus der rhabditiformen Larve hervorgegangene filariforme Larve (0,55 – 0,60 mm) bzw. in indirekter Entwicklung (B) über die freilebende Generation hervorgegangene filariforme Larve (I! = Infektionsstadium)
2a Männchen (0,7 – 0,9 mm) und Weibchen (ca. 1 mm) der freilebenden Generation
2b Ei (ca. 0,07 mm) des freilebenden Weibchens
2c Aus dem Ei geschlüpfte rhabditiforme Larve

Die Möglichkeit der inneren Selbstinfektion und die der Entwicklung der rhabditiformen Larven des indirekten Entwicklungsweges zu Exemplaren der freilebenden Generation sind in dieser Darstellung nicht berücksichtigt.

schen Weibchen geschlechtlich vermehren. An diesen Zyklus können sich weitere geschlechtliche Vermehrungszyklen oder die Ausbildung infektiöser Larven anschließen. Die Steuermechanismen und molekularen Abläufe für diese Generationswechsel sind nicht genau bekannt, doch spielen wahrscheinlich exogene (z.B. Trockenheit als für die freilebende Generation ungünstige Verhältnisse) und endogene Einflüsse im Wirt (z.B. Immunität gegen den Parasiten) eine Rolle. Generell dürfte durch diese Plastizität in der Entwicklung eine deutliche Steigerung der Überlebenschancen der Erreger gegeben sein.

Krankheitsbild
Leichte Infektionen verlaufen oft asymptomatisch. In chronischen Fällen treten Leibschmerzen, Übelkeit, wechselnder, über einige Wochen anhaltender, mit Abgang von Schleim verbundener Durchfall, Urticaria und

Gewichtsverlust auf. Urticaria zeigt sich oft schubweise über 2 Tage anhaltend und verbunden mit kleinen Läsionen, die an Insektenstiche erinnern. Pathognomonisch ist die Larva currens, wiederholt auftretende, oft vom After ausgehende, meist geschlängelt verlaufende, stark juckende Hautveränderungen, die sich nach etwa zwei Tagen verlieren. Ursache sind Autoinfektionen mit Larven 3, die meist eine starke Wanderungsaktivität in der Haut zeigen; Wanderstrecken von 5–10 cm/h sind beschrieben. Die Veränderungen lassen sich so von der Larva migrans cutanea (s. Kap. 4.5.10) abgrenzen. Gelegentlich tritt Reizhusten infolge der Invasion der Lunge auf.

Schwere, komplizierte Formen der Strongyloidose mit Enterokolitis, Malabsorption, vom Darm ausgehende Sepsis infolge Zerstörung der Schleimhaut, Blutungen in der Lunge, Pneumonie und Meningitis sind meist assoziiert mit Immunsuppression, insbesondere des zellulären Immunsystems. Die schwersten Erkrankungen treten gewöhnlich bei medikamentös immunsupprimierten Patienten auf. Zwischen HIV- und HTLV-I-Infektionen und einem Befall mit *S. stercoralis* besteht zwar nach einigen Studien eine Korrelation, doch scheint die viral induzierte Immunschwäche nicht zwangsweise für schwere Strongyloidesinfektionen zu disponieren.

Diagnose

Zum Nachweis der bei *S. stercoralis*-Infektion ausgeschiedenen Larven können die Trichteranreicherung nach BAERMANN und das Larvenkulturverfahren eingesetzt werden. Bei schwacher Ausscheidung sind beide Methoden unsicher, doch gilt das Kulturverfahren in Agarplatten als empfindlicher. Die mittels der Trichteranreicherung aus frischem Stuhl isolierbaren 350–400 µm langen Larven 1 sind schwierig zu identifizieren. Die aus der Kultur zu isolierenden, infektiösen, 400–700 µm langen, schlanken Larven 3 sind durch den langen (40–45% der Körperlänge), zylindrischen Ösophagus sicher zu erkennen. Bei *S. fülleborni*-Infektionen kann der Ei-Nachweis in Flotations- oder im SAF-Verfahren geführt werden. Die 35 × 50 µm großen Eier sind sehr dünnschalig und enthalten einen Embryo. Bei beiden Infektionen kann die Untersuchung von Duodenalsaft bessere Ergebnisse als die Stuhluntersuchung liefern.

Differentialdiagnose

Alle mit entsprechenden Verdauungsstörungen verbundenen Erkrankungen; Larva migrans cutanea.

Therapie

Eingesetzt werden in erster Linie Benzimidazole. In unkomplizierten Fällen können, jeweils über 3 Tage, 2 × 25 mg/kg Thiabendazol oder 2 × 100 mg Mebendazol oder 400 mg Albendazol verabreicht werden. Bei schwerer Erkrankung müssen neben symptomatischer und evtl. antibakterieller Behandlung die Anthelminthika u.U. bis zu 7 Tagen gegeben werden. Dies gilt insbesondere für immunsupprimierte Patienten. Auch Ivermectin ist wirksam (0,2 mg/kg/Tag). Da diese Substanz im Gegensatz zu den Benzimidazolen auch parenteral verabreicht werden kann, kann sie bei Patienten mit Darmobstruktion eingesetzt werden.

Prophylaxe

Barfußgehen sollte in endemischen Gebieten vermieden werden. Bei potentiell gefährdeten Personen (z.B. auch Tropenrückkehrern) sollte vor immunsuppressiven Maßnahmen eine Strongyloidesinfektion ausgeschlossen werden. Bestehende Infektionen sind auf jeden Fall zu therapieren.

Literatur

ARAKAK, T., M. KOHAKURA, R. ASATO et al.: Epidemiological aspects of *Strongyloides stercoralis* infection in Okinawa, Japan. J. Trop. Med. Hyg. 95, 210–213, 1992.

ASHFORD, R.W., G. BARNISH, M.E. VINEY: *Strongyloides fuelleborni kellyi*: Infection and disease in Papua New Guinea. Parasit. Today 8, 314–318, 1992.

CONWAY, D.J., J.F. LINDO, R.D. ROBINSON, D.A.P. BUNDY: Towards effective control of *Strongyloides stercoralis*. Parasit. Today 11, 420–424, 1995.

DATRY, A., J. HILMARSDOTTIR, R. MAYORGA-SAGASTUME et al.: Treatment of *Strongyloides stercoralis* infection with ivermectin compared with albendazole: Results of an open study of 60 cases. Trans. Roy. Soc. Trop. Med. Hyg. **88**, 344–345, 1994.

MAHMOUD, A.A.F.: Strongyloidiasis. Clin. Inf. Dis. **23**, 949–953, 1996.

SUKHAVAT, K., N. MORAKOTE: Comparative efficacy of four methods for the detection of *Strongyloides stercoralis* in human stool specimen. Ann. Trop. Med. Parasit. **88**, 95–96, 1994.

4.5.14
Syngamose

Die Syngamose ist eine seltene Helminthose, bei der sich Würmer in Trachea oder Larynx festsetzen.

Ätiologie
Erreger ist der rötlichbraune, bis 6 mm (männl.) oder bis 23 mm lange (weibl.) Nematode *Mammomonogamus laryngeus*.

Die Parasiten leben in der Trachea in Dauerkopulation und stellen sich dabei in Y-Form dar, bei der das Männchen den kurzen Schenkel des Y bildet.

Vorkommen und Verbreitung
Der Parasit galt bisher als auf Karibik und Brasilien beschränkt, jedoch wurde 1992 auch ein Fall aus Thailand bekannt. Natürliche Wirte sind Rinder und andere Wiederkäuer, bei denen der Parasit in Endemiegebieten häufig vorkommt. Beim Menschen wurden bisher etwa 100 Fälle bekannt.

Übertragung
Der Mensch infiziert sich durch die akzidentelle orale Aufnahme infektiöser Larven oder larvenhaltiger Eier.

Der Zyklus von *M. laryngeus* ist nicht vollständig geklärt; man nimmt aber an, daß die Entwicklung der anderer Vertreter der Familie *Syngamidae* entspricht. Demnach bohren sich die Larven nach oraler Aufnahme in die Darmwand ein und gelangen auf dem Blutweg über Leber und Herz zur Lunge, bohren sich dort aus und wandern zu ihrem Ansitzort. Die ersten Eier werden nach etwa drei Wochen freigesetzt. Bei der Infektion der natürlichen Wirte dürften Transportwirte (Käfer, Regenwürmer) eine wichtige Rolle spielen.

Krankheitsbild
Hauptsymptom beim Menschen ist ein meist schwerer, trockener, chronischer Husten, der etwa eine Woche nach der Infektion (Inkubationszeit) einsetzt. Hämoptysis kommt vor. Pulmonale Begleiterscheinungen sind transient. In einzelnen Fällen wurden asthmaähnliche Symptome beschrieben.

Diagnose
Die Würmer können endoskopisch nachgewiesen werden. Gelegentlich werden sie hochgehustet. In Sputum und Stuhl können nach Ablauf der Präpatenz die ellipsoiden, 45 × 80 µm großen Eier gefunden werden.

Differentialdiagnose
Entfällt beim Nachweis der Würmer; ansonsten alle Ursachen eines chronischen Reizhustens (grippales Syndrom; Infektion mit *Mycoplasma pneumoniae, Chlamydia pneumoniae*).

Therapie
Entdeckte Würmer sind unter bronchoskopischer Kontrolle zu entfernen. Als Anthelminthika können Benzimidazole (Mebendazol: 200 mg/Tag über 10 Tage oder 400 mg/Tag über 3 Tage) eingesetzt werden.

Prophylaxe
Salate vor dem Verzehr gründlich waschen. Keine Gräser oder andere Pflanzen in den Mund nehmen.

Literatur
CORREA DE LADA, T. DE A., M.A. BARBOSA, M. RODRIGUES DE OLIVEIRA et al.: Human syngamosis. Two cases of chronic cough caused by *Mammomonogamus laryngeus*. Chest **103**, 264–265, 1993.

MORNEX, J.F., J. MAGDELEINE, J. DE THORE: La syngamose humaine *(Mammomonogamus nasicola)* cause de toux chronique en Martinique: 37 observations récentes. Nouv. Press Med. **9**, 3628, 1980.

NOSANCHUK, J.S., S.E. WADE, M. LANDOLF: Case report of and description of parasite in *Mammomonogamus laryngiae* (human syngamosis) infection. J. Clin. Microbiol. **33**, 998–1000, 1995.

PIPITGOOL, V., K. CHAISIRI, P. VISETSUPAKARN et al.: *Mammomonogamus (Syngamus) laryngeus* infection: A first case report in Thailand. S.E. Asian J. Trop. Med. Publ. Health **23**, 336–337, 1992.

SEVERO, L.C., L.M.A. CONCI, J.J.P. CAMARGO et al.: Syngamosis: Two new Brazilian cases and evidence of a possible pulmonary cycle. Trans. Roy. Soc. Trop. Med. Hyg. **82**, 467–468, 1988.

4.5.15
Thelaziose

Die Thelaziose ist eine entzündliche Erkrankung der Konjunktiva infolge Infestation mit Nematoden der Gattung *Thelazia*.

Ätiologie
Beim Menschen treten vorwiegend *Thelazia (T.) callipaeda* und *T. californiensis* auf, ca. 9 mm (Männchen) und 12 mm (Weibchen) lange Rundwürmer.

Vorkommen und Verbreitung
T. callipaeda tritt in Südostasien auf. Hunde und wildlebende Kaniden sind betroffen. *T. californiensis* kommt in den Südstaaten der USA vor und findet sich enzootisch in wildlebenden Kaniden.

Übertragung
Die Übertragung geschieht durch leckendsaugende Insekten, z.B. aus der Gattung *Musca*. Die Fliegen nehmen die Larven 1 der Parasiten mit dem Augensekret der Wirte auf. In der Fliege entwickelt sich die Larve 3, die beim Lecken aus dem Saugrüssel der Fliege austritt und übertragen wird.

Krankheitsbild
Die Erkrankung verläuft beim Menschen gewöhnlich mild und manifestiert sich als Konjunktivitis nach Fremdkörperinokulation.

Diagnose
Der Nachweis des Wurms ist beweisend.

Therapie
Die Entfernung der Parasiten, evtl. in Verbindung mit Spülungen, führt zur Symptomfreiheit.

Prophylaxe
Eine sinnvolle Prophylaxe ist nicht bekannt.

Literatur
KIRSCHNER, B.I., J.P. DUNN, H.B. OSTLER: Conjunctivitis caused by *Thelazia californiensis*. Am. J. Ophthalmol. **110**, 573–574, 1990.

KOSIN, E., M.L. KOSMAN, A.A. DEPARY: First case of human thelaziasis in Indonesia. S.E. Asian J. Trop. Med. Publ. Health **20**, 233–236, 1989.

YOSPAIBOON, Y. et al.: Ocular thelaziasis in Thailand: A case report. J. Med. Ass. Thailand **72**, 469–472, 1989.

4.5.16
Trichinellose (Trichinose)

Die Trichinellose ist eine mild bis tödlich verlaufende Erkrankung infolge einer Infektion mit Fadenwürmern, die sich im Darm ansiedeln und deren Larven die quergestreifte Muskulatur befallen.

Ätiologie
Die Erreger der Trichinellose gehören zu einem Artenkomplex, bei dem derzeit von 8 verschiedenen Gen-Pools (T1–T8) ausgegangen wird. Fünf dieser Gen-Pools werden mit den bezeichneten Arten identifiziert: *Trichinella (T.) spiralis* (T1), *T. nativa* (T2), *T. britovi* (T3) *T. pseudospiralis* (T4) und *T. nelsoni* (T7). Die Arten unterscheiden sich ökologisch, zoogeographisch und in ihrer Pathogenität für den Menschen.

Vorkommen und Verbreitung
Die Gattung *Trichinella* ist nahezu weltweit verbreitet. Australien gilt als einziger Kontinent, der frei von autochthonen Infektionen ist. *Trichinella* ist in gemäßigten und kühlen Zonen häufiger als in den Tropen.

T. spiralis und *T. pseudospiralis* sind Kosmopoliten; *T. nativa* und *T. britovi* finden sich in den arktischen und subarktischen Zonen der holoarktischen Region bzw. der gemäßig-

4.5 Durch Nematoden hervorgerufene Erkrankungen

Abbildung 4-43: *Trichinella spiralis*-Larve im Muskelquetschpräparat (Archivbild des Instituts für Parasitologie, Univ. Gießen).

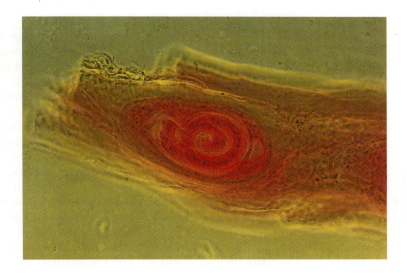

ten Zone der palaearktischen Region; *T. nelsoni* kommt im tropischen Afrika vor. In Mittel- und Südeuropa finden sich *T. spiralis* und *T. britovi*.

Die Wirtsspezifität der Gattung *Trichinella* ist gering. Die Parasiten können sich, abgesehen von Vögeln (hier ist nur *T. pseudospiralis* infektiös), in allen Warmblütern entwickeln. Allerdings gibt es in den jeweiligen Wirt-Parasit-Verhältnissen deutliche Unterschiede.

So ist die Reproduktionskapazität z.B. im Schwein bei *T. spiralis* hoch, bei *T. pseudospiralis* gering und bei den übrigen Arten mittelmäßig bis niedrig. Natürliche Wirte sind aber entsprechend der Biologie der Parasiten vorwiegend Karnivoren und Omnivoren.

Infektionen des Menschen treten in Osteuropa, der ehemal. Sowjetunion, Ostafrika (Kenia), Alaska und Südamerika häufig auf. In Polen wurden in den Jahren 1989–1993 jeweils 3–15 Fälle pro 1 Mio. Einwohner gemeldet; in Chile betrug die Prävalenz 1992 nach Autopsiebefunden 2%. Der Befall ist aber überall dort deutlich zurückgegangen, wo konsequente fleischhygienische Maßnahmen ergriffen wurden. Dennoch traten nach Kriegsende auch in Mitteleuropa zahlreiche Epidemien auf, bei denen z.B. in der Bundesrepublik Deutschland und in Frankreich insgesamt über 1200 bzw. über 2500 Personen erkrankten. Die letzten Epidemien ereigneten sich in diesen Ländern 1982 bzw. 1993. Weltweit sind etwa 27 Millionen Menschen infiziert.

Übertragung

Der Mensch infiziert sich durch den Verzehr von rohem oder unzureichend zubereitetem Muskelfleisch. Befallen wird ausschließlich die quergestreifte Muskulatur (Abb. 4-43). Alle in der Bundesrepublik Deutschland beobachteten Ausbrüche waren auf den Genuß von infiziertem Haus- oder Wildschweinefleisch zurückzuführen. In anderen Ländern können andere Infektionsquellen wichtiger sein; so traten in Frankreich seit 1975 neun, teils schwere Epidemien nach Verzehr von infiziertem Pferdefleisch auf, wobei man nicht von autochthonen Infektionen ausgeht, da die Pferde aus Nord- und Südamerika importiert wurden. Auch in Italien spielte neben dem Fleisch von Wildtieren (Wildschwein, Fuchs) Pferdefleisch eine Rolle. In Nordafrika traten Infektionen beim Menschen über Kamelfleisch auf. In anderen Zonen gelten Bären oder marine Säuger (Robbe, Walroß) als wichtige Überträger.

Nach den gesetzlichen Bestimmungen in der EU (deutsches Fleischhygienegesetz in der Fassung von 1993) sind neben Schweinen und Einhufern u.a. auch Wildschweine, Bären, Dachse und Sumpfbiber der amtlichen Trichinenschau zu unterwerfen, wenn das

Fleisch zum Verzehr durch den Menschen verwandt werden soll.

Die Befallsraten bei den zur Nahrung dienenden Tieren sind in den letzten 20 Jahren kontinuierlich gefallen, vor allem nach der Einführung industrieller Schweinehaltungsformen. In der EU werden derzeit beim Hausschwein Prävalenzen zwischen 0,1 und 1 pro Mill. Schlachttiere angenommen. Die Infektionsrate beim Wildschwein ist in Deutschland mit etwa 0,01% drei- bis viertausendmal höher.

Man unterscheidet zwischen einem silvatischen Zyklus, bei dem der Fuchs epidemiologisch eine wesentliche Rolle spielt und der in Mitteleuropa vorzugsweise für *T. britovi* gilt, und einem urbanen Zyklus, in dem vorzugsweise *T. spiralis* übertragen wird. Vernetzungen der beiden Zyklen, in deren Folge das Hausschwein infiziert wird, entstehen in erster Linie über infizierte Nager, die, zumindest bei der konventionellen Tierhaltung, am Futtertrog als Konkurrent des Schweins zu sehen sind. Die Wege, die zur Infektion von Pferden führen, sind unklar.

Nach dem Verzehr von trichinösem Fleisch werden die Larven bei der Verdauung frei und dringen in die Schleimhaut des oberen Dünndarms ein. Sie entwickeln sich innerhalb weniger Tage intrazellulär zwischen Lamina propria und Epithel zum adulten Wurm und beginnen mit der Freisetzung von Larven. Die Lebensdauer der adulten Parasiten beträgt 4–6 Wochen, in denen im geeigneten Wirt bei *T. spiralis* zwischen 1000 und 1500 Larven pro Weibchen entstehen. Die etwa 80 µm langen Larven dringen in die Lymph- und Blutgefäße ein, werden hämatogen gestreut und invadieren die Zellen der quergestreiften Muskulatur. In den sich unter Verlust der kontraktilen Elemente zu Ammenzellen umformenden Zellen wachsen die Larven auf eine Größe von 1 mm heran, rollen sich spiralig auf und werden – mit Ausnahme von *T. pseudospiralis* – vom Wirt innerhalb von 5–6 Wochen mit einer Kapsel umgeben. Werden solche oder mindestens 17 Tage alte Larven von einem neuen Wirt aufgenommen, schließt sich der Entwicklungskreislauf ohne eine in der Außenwelt ablaufende Phase (Abb. 4-44).

Eingekapselte Larven bleiben über Jahre lebensfähig und infektiös, auch wenn die Kapsel verkalkt. Beim Menschen muß für *T. spiralis* eine Überlebenszeit von mehr als 30 Jahren angenommen werden. Larven von *T. britovi* sterben offensichtlich eher ab.

Krankheitsbild

Auftreten und Schwere der Krankheitssymptome sind abhängig von der Anzahl aufgenommener *Trichinella*-Larven und der beteiligten *Trichinella*-Art. Als krankmachende Dosis werden mindestens 70 Larven angenommen.

Nach einer Inkubationszeit von 6–40 Tagen, in schweren Fällen auch früher, treten Myalgien, Nausea, Erbrechen, Diarrhoe, Leibschmerzen und Fieber auf. Ein wichtiges Symptom sind Gesichtsödeme, vor allem im Orbitalbereich. Makulopapulöse Exantheme sind nicht selten. Die Allgemeinsymptome Müdigkeit, Mattigkeit, Kopf- und Gelenkschmerzen, Anorexie erinnern an Influenza. Die Krankheitserscheinungen können nach wenigen Tagen abklingen, aber auch 5–6 Wochen dauern. Bei schweren Infektionen beeinträchtigen die Muskelschmerzen die Patienten so stark, daß Schlucken, Sprechen, Atmen und Kauen Schwierigkeiten bereiten. Häufigste Todesursache in tödlich endenden Fällen sind Myokarditiden infolge Befalls des Herzmuskels mit anschließender Herzinsuffizienz. Die früher bei *Trichinella*-Infektionen häufigen Todesfälle lassen sich heute durch verbesserte Methoden der Früherkennung und Therapie vermeiden. Nach Abklingen der akuten Erscheinungen sind auch unbehandelte Patienten trotz persistierender *Trichinella*-Larven in der Muskulatur meist symptomfrei, jedoch sind Spätfolgen mit jahrelangen rheumatischen Beschwerden, Myalgien und kardialen Symptomen möglich (chronische Trichinellose).

Bezogen auf die in Europa vorkommenden Arten nimmt man an, daß *T. spiralis* generell zu schwereren Erkrankungen führt als *T. britovi*, insbesondere ist die Darmsymptomatik schwerer.

Diagnose

Bei der akuten Trichinellose wird die Verdachtsdiagnose aufgrund des klinischen Bildes und der Tatsache, daß es sich oft um eine Gruppenerkrankung handelt, gestellt.

Dabei ist zu berücksichtigen, daß die Inkubationszeiten in Abhängigkeit von der Anzahl

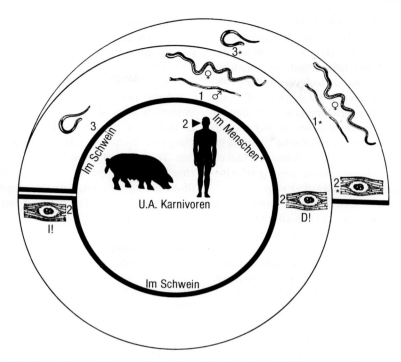

Abbildung 4-44: Entwicklungsprinzip von *Trichinella spiralis* (aus GEYER, E., W. BOMMER: Wurmerkrankungen des Menschen. W. Goldmann Verlag, München 1971).

1 Erwachsene männliche und weibliche *T. spiralis* (♂ 1,0–1,6 mm; ♀ 3,0–4,0 mm) in der Dünndarmschleimhaut des Hausschweins (Hauptinfektionsquelle für den Menschen) oder von Karnivoren

2 Eingekapselte *Trichinella spiralis*-Larve (Kapsel: 0,4–0,5 mm) in der quergestreiften Muskulatur (Muskeltrichine; D! = Diagnosestadium [Trichinenschau beim Schwein] und I! = Infektionsstadium)

3 Im Dünndarm aus der Kapsel befreite Larve (ca. 0,8–1,0 mm)

3* Im Dünndarm des Menschen aus der Kapsel befreite Larve nach Genuß trichinösen (Muskeltrichinen) Schweinefleisches

1* Männliche und weibliche *T. spiralis* in der Dünndarmschleimhaut

2* Eingekapselte *Trichinella spiralis*-Larve in der quergestreiften Muskulatur des Menschen

aufgenommener Larven erheblich schwanken können.

Anamnestisch ist nach dem Verzehr von rohem oder ungarem Fleisch vom Haus- oder Wildschwein, evtl. auch, wie bei Hausschlachtungen oder bei Wildschweinen, nach der ordnungsgemäßen Durchführung der Trichinenschau zu fragen. Übriggebliebenes Fleisch ist auf *Trichinella*-Larven zu untersuchen.

Diagnostisch hinweisend sind eine Bluteosinophilie, die eine Woche nach der Infektion auftritt und über 2–3 Monate anhält, sowie erhöhte Serumkonzentrationen muskelspezifischer Enzyme (Kreatinphosphokinase; Laktatdehydrogenase; Hydroxybutyratdehydrogenase). Eine Beteiligung des Herzmuskels weist auf eine schwere Infektion.

Von großem Wert sind serologische Untersuchungen. In der 2. Woche nach der Infektion anzeigende Verfahren sind der indirekte Immunfluoreszenztest unter Verwendung enzystierter Larven als Antigen sowie der ELISA unter Verwendung von Extrakten aus *Trichinella*- Larven. Bei Infektionen mit *T. britovi* ist mit einem gegenüber *T. spiralis*-Infektionen verzögerten Titeranstieg zu rechnen.

Der direkte Erregernachweis ist in Muskelbiopsien möglich. Die in der Muskulatur erreichte Larvendichte ist von der Dauer der Infektion und der Infektionsdosis abhängig, so daß der *Trichinella*-Nachweis in der Frühphase der Infektion negativ sein kann. Chronische Formen der Trichinellose sind diagnostisch schwierig abzuklären. In der akuten Phase verläßliche serologische Verfahren können später bei Trägern lebender Larven versagen, so daß nur positive serologische Befunde diagnostisch verwertbar sind.

Artdiagnosen sind anhand morphologischer Kriterien weder bei den adulten Parasiten noch bei Larven möglich (Ausnahme in letzterem Fall wegen der fehlenden Kapsel um die infizierte Muskelzelle: *T. pseudospiralis*). Eine sichere Differenzierung ermöglichen molekularbiologische Verfahren (RAPD-PCR).

Differentialdiagnose
Differentialdiagnostisch müssen Influenza sowie Myalgien, Enteritiden und kardiale Erkrankungen anderer Genese ausgeschlossen werden. Sarkosporidieninfektionen, die gleichfalls durch den Verzehr ungaren Muskelfleischs vom Schwein erworben werden, sind wegen der intestinalen Symptome zu berücksichtigen.

Therapie
Zur Therapie werden Thiabendazol (2 × 25 mg/kg/Tag bis zu 4 Tage), Mebendazol (3 × 200–400 mg/Tag, 3 Tage, dann 3 × 400–500 mg/Tag, 10 Tage) oder Albendazol (2 × 400 mg/Tag, 6 Tage) verabreicht. In der akuten Phase wird die spezifische Behandlung durch symptomatische Maßnahmen (Verabreichung von Kortikosteroiden in hoher Dosierung zur Unterdrückung hyperergischer, entzündlicher Reaktionen) ergänzt.

Prophylaxe
Fleisch, insbesondere von karnivoren und omnivoren Tieren, sollte nur dann roh oder ungar verzehrt werden, wenn es ordnungsgemäß auf Trichinen untersucht wurde (in der Schweiz ist diese Untersuchung nur für eingeführtes Pferdefleisch obligatorisch). Die Gefrierbehandlung von Fleisch gilt als der Trichinenschau gleichwertig, wenn sie in Abhängigkeit von der Schichtdicke bei einer Temperatur von −25°C über 10–20 Tage durchgeführt wird.

Pökeln und Räuchern töten Larven nicht immer ab. Dies ist vor allem bei Rohwürsten zu bedenken, die gelegentlich unter Beimengung von Wildschweinfleisch hergestellt werden. *Trichinella*-Larven werden nur dann sicher abgetötet, wenn die Nahrungsmittel (Rohwürste, Schinken) einen Salzgehalt von über 4% und einen Wassergehalt von weniger als 25% aufweisen.

Weitere Hinweise
Zur Meldepflicht siehe Anhang, Kapitel 5.

Literatur
BAILEY, T.M., P.M. SCHANTZ: Trends in the incidence and transmission patterns of trichinosis in humans in the United States: Comparisons of the periods 1975–1981 and 1982–1986. Rev. Infect. Dis. **12**, 5–11, 1990.

CAPO, V., D.D. DESPOMMIER: Clinical aspects of infection with *Trichinella spp.* Clin. Microbiol. Rev. **9**, 47–54, 1996.

DUPOUY-CAMET, J., C. SOULÉ, T. ANCELLE: Recent news on trichinellosis: Another outbreak due to horsemeat consumption in France in 1993. Parasite **1**, 99–103, 1994.

FELDMEIER, H., G. BLAUMEISTER, H. FISCHER, H.A. STEIN: Untersuchungen über die Epidemiologie der *Trichinella spiralis*-Infektion in der Eifel 1982. Dtsch. Med. Wschr. **109**, 205–210, 1984.

FOURESTIÉ, V., M.E. BOUGNOUX, T. ANCELLE et al.: Randomized trial of albendazole versus thiabendazole plus flubendazole during an outbreak of human trichinellosis. Parasitol. Res. **75**, 36–41, 1988.

GULLOTTA, F., W. FRÖSCHER: „Chronische" Trichinose nach über 30 Jahre nach akuter Infektion. Med. Klin. **78**, 28–32, 1983.

HORSTMANN, R.D., P. KERN, K.J. VOLKMER, M. DIETRICH: Observations on mebendazole vs. tiabendazole in the treatment of human trichinellosis. Tropenmed. Parasit. **33**, 191–194, 1982.

POZIO, E., G. LA ROSA, K.D. MURRELL, J.R. LICHTENFELS: Taxonomic revision of the genus *Trichinella*. J. Parasitol. **78**, 654–659, 1992.

POZIO, E., P. VARESE, M.A. GOMEZ MORALES et al.: Comparison of human trichinellosis caused by *Trichinella spiralis* and by *Trichinella britovi*. Am. J. Trop. Med. Hyg. **48**, 568–575, 1993.

TIGHE, P.J., P.K. GOYAL, Z.A. WILSON et al.: Analysis of genetic variation in isolates of *Trichinella* using random amplified polymorphic DNA. Mol. Biochem. Parasitol. **63**, 175–178, 1994.

WAKELIN, D., P.K. GOYAL: *Trichinella* isolates: Parasite variability and host responses. Int. J. Parasitol. **26**, 471–481, 1996.

4.5.17
Trichostrongylidiose

Die Trichostrongylidiose ist eine durch Nematoden der Familie *Trichostrongylidae* verursachte, meist symptomarm verlaufende Erkrankung des Magen-Darm-Trakts.

Ätiologie

Die beim Menschen vorkommenden Trichostrongyliden, meist der Gattung *Trichostrongylus*, selten auch *Marshallagia spp.* oder *Mecistocirrus digitatus*, sind bis zu 40 mm lange Würmer, die den Magen (Labmagen) oder Dünndarm von Herbivoren bewohnen.

Vorkommen und Verbreitung

Trichostrongyliden kommen weltweit vor, wobei die Verbreitung der einzelnen Gattungen und Arten geographisch variiert. Alle Herbivoren, die auf der Weide gehalten werden oder Auslauf haben, können mit mehreren Arten infiziert sein. Jungtiere weisen einen höheren Befall auf.

Infektionen des Menschen sind aus allen Erdteilen bekannt. Die Befallshäufigkeit ist oft sehr hoch. So muß im Vorderen Orient (Iran, Irak) mit Befallsraten von über 25% gerechnet werden.

Übertragung

Trichostrongyliden werden durch die orale Aufnahme infektiöser Larven übertragen, die sich im Freien aus Eiern, die mit dem Kot der Tiere ausgeschieden wurden, entwickeln. Die Entwicklung dauert in Abhängigkeit von der Umgebungstemperatur eine bis mehrere Wochen.

Die Infektion ist vor allem an engen Kontakt des Menschen mit Haustieren, z.B. beim Leben unter einem Dach, sowie an die Nutzung der tierischen Fäzes als Brennmaterial gebunden, bei dessen Formung und Trocknung eine Kontamination der Hände möglich ist. Eine Infektion kann auch durch kontaminierte Vegetabilien (Grashalme) und mit Larven verunreinigtes Trinkwasser erfolgen. Im Magen-Darm-Trakt kommt es über eine kurze Gewebsphase, die bei den den Menschen befallenden Gattungen und Arten meist in den Krypten der Schleimhaut abläuft, in ca. 3 Wochen zur Entwicklung der adulten Würmer, die wieder Eier produzieren.

Krankheitsbild

Viele Fälle verlaufen asymptomatisch oder symptomarm. Bei schweren Infektionen treten anhaltende Durchfälle und manchmal krampfartige Bauchschmerzen auf. Gelegentlich werden leichte Anämien beschrieben.

Diagnose

Die Diagnose wird über den Nachweis der dünnschaligen, etwa 50 × 90 µm großen Eier im Stuhl gestellt. Form und Größe der Eier sowie im Innern nachweisbaren Blastomeren erlauben eine Abgrenzung gegenüber anderen intestinalen Nematoden. Eine Sicherung der Diagnose kann anhand der anzüchtbaren Larven 3 erfolgen.

Differentialdiagnose

Enteritiden anderer Genese.

Therapie

Trichostrongyliden sind mit Benzimidazolen (Mebendazol: 2 × 100 mg/Tag, 4 Tage; Albendazol: 400 mg, Einmalgabe) zu behandeln.

Prophylaxe

Persönliche Hygiene (Reinigung der Hände nach Kontakt mit eventuell kontaminiertem Material) reduziert das Infektionsrisiko.

Literatur

BECOUET, R., J. POIROJEZ, E. DEI CAS et al.: Contribution à l'étude de la trichostrongylose humaine (à propos de 71 observations). Ann. Soc. Belg. Med. Trop. **62**, 139–155, 1982.

BERNHARD, K., A. SEMLOV: Trichostrongylus-Befall bei einem DDR-Bürger. Angew. Parasitol. **12**, 239–241, 1971.
POIRRIEZ, D., G. PAIS, C. PAIS-RAJAMMA, A. VERNES: Human trichostrongyliasis in India. Trans. Roy. Soc. Trop. Med. Hyg. **78**, 425–426, 1984.
TONGSON, M.S., S.L. EDUARDO: Trichostrongylidosis. In: STEELE, J.H. (ed.): Parasitic Zoonoses. Bd. 2. CRC Press Inc., Boca Raton, Fla., 331–337, 1982.

4.5.18
Andere Infektionen mit Nematoden

Ancylostoma ceylanicum kommt in Asien häufig im Dünndarm von Karnivoren vor, in den endemischen Regionen gelegentlich auch beim Menschen. Die Übertragung erfolgt direkt mit der freien Larve 3, die den Wirt perkutan invadieren oder oral mit kontaminierten Vegetabilien aufgenommen werden kann. Der Parasit erreicht im Darm des Menschen Geschlechtsreife, heftet sich, oft vergesellschaftet mit *Ancylostoma duodenale* und *Necator americanus*, den eigentlichen Hakenwürmern des Menschen, mit seiner gutausgebildeten Mundkapsel an die Dünndarmschleimhaut an, saugt Blut und kann Anämie induzieren, wie sie gewöhnlich den Infektionen mit *A. duodenale* oder *N. americanus* folgt. Die mit dem Stuhl abgehenden, dünnschaligen, 60 × 40 µm großen, nur wenige Blastomeren enthaltenden Eier ähneln denen anderer Hakenwürmer. Die Therapie erfolgt mit Mebendazol (2 × 100 mg über 3 Tage) oder Pyrantelemboat (20 mg/kg täglich über 2 Tage). Zu vorbeugenden Maßnahmen siehe Kapitel 4.5.10: Larva migrans cutanea.

Physaloptera caucasica (Ordnung: *Spirurida*) kommt im Verdauungstrakt (Ösophagus bis Dünndarm) von Affen der Unterordnung *Simiae* vor. Es ist die einzige Art der Gattung, die beim Menschen gefunden wurde. Im tropischen Afrika trat die Infektion zumindest zu Beginn des Jahrhunderts beim Menschen häufig auf. Die Entwicklung ist nicht geklärt, doch wird angenommen, daß die Übertragung über Käfer, Grillen oder Schaben geht, mit denen die infektiösen Larven oral aufgenommen werden. Die oft großen, bis 10 cm langen Parasiten saugen sich fest an die Schleimhaut an und verursachen Entzündungen und Erosionen. Wegen der variablen Ansitzorte (Ösophagus bis Dünndarm) ist das Krankheitsbild uneinheitlich und reicht von Erbrechen bis zu blutigem Durchfall und Bauchschmerzen. Die im Stuhl auftretenden Eier sind etwa 40 × 50 µm groß, dickschalig und durchscheinend, so daß der Embryo im Innern erkennbar ist. Die Therapie sollte mit Benzimidazolen, evtl. über einen längeren Zeitraum, versucht werden.

Ternidens deminatus findet man im Dickdarm verschiedener Primaten in Afrika und Asien. Beim Menschen sind Infektionen mit regional unterschiedlichen Prävalenzen aus dem südlichen Afrika bekannt. Der Zyklus von *T. deminatus* ist nicht geklärt, doch wird angenommen, daß er ohne Einschaltung von Zwischenwirten verläuft und die Infektion durch orale Aufnahme einer 3. Larve erfolgt. Die Parasiten sind Blutsauger; bei schweren Infektionen wurde eine mikrozytäre hypochrome Anämie beschrieben. Gelegentlich treten Wurmknötchen wie bei Oesophagostomiasis auf (Kap. 4.5.12). Die Diagnose erfolgt durch den Nachweis der etwa 50 × 80 µm großen, dünnschaligen, Blastomeren enthaltenden Eier, die denen von Hakenwürmern, Oesophagostomen und Trichostrongyliden ähneln. Für Therapie und Prophylaxe vgl. Oesophagostomiasis (Kap. 4.5.12).

Literatur

GOLDSMID, J.M.: Ternidens infection. In: STEELE, J.H. (ed.): CRC Handbook Series in Zoonoses. Sect. C, Vol. 2, 269–288, 1982.
LLERAS, A.S., C. PAN: Two cases of *Physaloptera* infection in man from Columbia. J. Parasitol. **41**, 635, 1955.
NICOLAIDES, N.J., J. MUSGRAVE, D. MCGUCKIN et al.: Nematode larvae *(Spirurida: Physalopteridae)* causing infarction of the bowel in an infant. Pathology, **9**, 129–135, 1977.
NONTASUT, P., V. SINGHASIVANON, W. MAIPANICH: Comparative study of different doses of mebendazole on hookworm infection. S. E. Asian J. Trop. Med. Publ. Health **18**, 211–214, 1987.

4.6 Durch Acanthocephalen (Kratzer) hervorgerufene Erkrankungen (Acanthocephaliosen)

Acanthocephaliosen sind seltene intestinale Erkrankungen des Menschen, die meist symptomlos, selten klinisch manifest ablaufen und durch verschiedene Vertreter des Stammes *Acanthocephala* (Kratzer) verursacht werden.

Ätiologie

Der Stamm *Acanthocephala* besteht aus 3 Klassen mit zahlreichen Arten, die bei Säugetieren, Vögeln, Fischen und Reptilien vorkommen. Krankheitserreger beim Menschen sind *Macracanthorhynchus (M.) hirudinaceus* und *Moniliformis (M.) moniliformis* (Klasse *Archiacanthocephala*) sowie *Macracanthorhynchus ingens*. Da die Wirtsspezifität der Kratzer gering ist, können auch Vertreter anderer Klassen den Menschen befallen: *Acanthocephalus (A.) rauschi* und *A. bufoni*, *Bolbosoma spp.* sowie *Corynosoma (C.) strumosum*.

Kratzer sind getrennt geschlechtliche, drehrunde Parasiten, deren vorderer Körperteil (Präsoma) einen meist kolbenförmigen, mit Haken besetzten, ausstülp- und zurückziehbaren Rüssel (Proboscis) trägt, mit dem sie sich in der Darmschleimhaut des Wirtes verankern. Anordnung, Form und Größe der Haken sind morphologische Merkmale für die Gattungs- und Artbestimmung. Kratzer besitzen keinen Darm. Einzelne Arten können eine beträchtliche Größe erreichen. *M. hirudinaceus* wird im Schwein 5–9 cm (Männchen) und 20–65 cm (Weibchen) lang, *M. moniliformis* erreicht in der Ratte Längen von 3–5 cm bzw. 14–27 cm, im Menschen bleiben diese Parasiten kleiner. Die anderen, beim Menschen beschriebenen Gattungen werden etwa 1 cm lang.

Vorkommen und Verbreitung

Der sog. Riesenkratzer *M. hirudinaceus* parasitiert weltweit bei Haus- und Wildschweinen. In Südosteuropa und Asien ist er häufig, in Mitteleuropa selten. Auch *M. ingens* ist ein Parasit beim Schwein. *M. moniliformis* ist ein weltweit verbreiteter Parasit mit einem breiten Wirtsspektrum. Hauptwirte sind Nager. Die Gattung *Acanthocephalus* kommt bei Amphibien in Asien vor. *Bolbosoma spp.* und *C. strumosum* befallen Meeressäuger.

Ein Befall des Menschen mit Kratzern ist weltweit selten; über ein relativ häufiges Vorkommen wurde in China berichtet.

Übertragung

Kratzer entwickeln sich über Zwischenwirte. Je nach Art kommen dafür Insekten, *Crustacea* oder *Myriapoda* in Frage. Zwischenwirte bei *M. hirudinaceus* und *M. moniliformis* sind Käferarten und Schaben; der Mensch infiziert sich durch deren orale Aufnahme. Neben akzidentellem Verzehr spielt eine Rolle, daß in manchen Ländern, u.a. in China, Käfer und Schaben oft aus volksmedizinischen Gründen roh oder unzureichend geröstet verzehrt werden. Wichtig für die Übertragung von Kratzern ist auch, daß einige Arten, z.B. aus den Gattungen *Acanthocephalus*, *Bolbosus* und *Corynosoma*, Fische, Amphibien oder Reptilien als paratenische Wirte benutzen, so daß die Infektion durch deren Verzehr in rohem oder unzureichend zubereitetem Zustand möglich ist.

Die weiblichen Parasiten legen von einer dicken, mehrschichtigen Hülle umgebene Eier ab, die einen hakentragenden Embryo (*Acanthor*-Larve) enthalten. Die Eier werden von den Zwischenwirten aufgenommen, in denen die für den Endwirt infektiöse Larve, der Cystacanth, gebildet wird. Bei *M. hirudinaceus* infizieren sich bereits die Larven („Engerlinge") der Zwischenwirte, u.a. des Maikäfers und Goldkäfers. Die Cystacanthen entwickeln sich dort innerhalb von 10–12 Wochen, persistieren und werden bei der Metamorphose in die erwachsenen Käfer übernommen.

Krankheitsbild

Die Symptome, leichter Durchfall und Leibschmerzen, sind unspezifisch. Da die Parasiten ihre *Proboscis* tief in die Schleimhaut des Dünndarms inserieren, kann als Komplikation eine Darmperforation mit anschließender Peritonitis auftreten.

Diagnose
Der Nachweis der ellipsoiden, dickschaligen Eier in den Fäzes ist pathognomonisch. Bei *M. hirudinaceus* sind sie ca. 60 × 90 µm groß, dunkelbraun, mit unregelmäßiger Oberfläche. Die gleichgroßen Eier von *M. moniliformis* sind semitransparent und lassen die hakenbewehrte *Acanthor*-Larve erkennen.

Differentialdiagnose
Darmerkrankungen anderer Genese müssen erwogen werden.

Therapie
Die Behandlung kann mit Niclosamid (2 g) erfolgen. Bei Infektion des Schweines mit *M. hirudinaceus* ist Ivermectin wirksam. Benzimidazole sind unwirksam. Darmperforationen erfordern chirurgische Intervention.

Prophylaxe
Auf Kontamination der Nahrungsmittel mit Käfern oder Schaben ist zu achten. Der Verzehr roher oder unzureichend zubereiteter Krustentiere oder Fische sollte unterbleiben.

Literatur
BARNISH, G., K.A. MISCH: Unusual cases of parasitic infections in Papua New Guinea. Am. J. Trop. Med. Hyg. **37**, 585–587, 1987.
BEAVER, P.C., T. OTSUJI, A. OTSUJI et al.: Acanthocephalan, probably *Bolbosoma*, from the peritoneal cavity of a man in Japan. Am. J. Trop. Med. Hyg. **32**, 1016–1018, 1983.
COUNSELMAN, K., C. FIELD, G. LEA et al.: *Moniliformis moniliformis* from a child in Florida. Am. J. Trop. Med. Hyg. **41**, 88–90, 1989.
IKEH, E.I., J.C. ANOSIKE, E. OKON: Acanthocephalan infection in man in northern Nigeria. J. Helminth. **66**, 241–242, 1992.
LENG, Y.-J., W.-D. HUANG, P.-N. LIANG: Human infection with *Macracanthorhynchus hirudinaceus* Travassos, 1916, in Guangdong Province, with notes on its prevalence in China. Am. Trop. Med. Parasit. **77**, 107–109, 1983.
PROCIV, P., J. WALKER, L.J. CROMPTON, S.G. TRISTRAM: First record of acanthocephalan infections in Australia. Med. J. Australia **152**, 215–216, 1990.
RADOMYOS, P., A. CHOBCHUANCHOM, A. TUNGTRONGCHITR: Intestinal perforation due to *Macracanthorhynchus hirudinaceus* infection in Thailand. Trop. Med. Parasit. **40**, 476–477, 1989.

4.7 Durch Arthropodenbefall hervorgerufene Erkrankungen

4.7.1 Allgemeines
Die Rolle der verschiedenen Ektoparasiten als mögliche Krankheitsüberträger wird innerhalb der einzelnen als Zoonosen beschriebenen Infektionskrankheiten jeweils unter dem Abschnitt „Übertragung" erwähnt.

Im folgenden wird ein orientierender Überblick über die wichtigsten Ektoparasiten gegeben, die sowohl den Menschen als auch verschiedene Tierarten aufsuchen und durch Lokalreaktionen mehr oder weniger „belästigen", aber auch schädigen können.

4.7.2 Diptera (Zweiflügler)
(Insektenstiche; Kriebelmückenplage; Myiasis)

Ätiologie
Einen Überblick über die wichtigsten Erregerarten, die beim Menschen Blut saugen und Reaktionen nach dem Stich erzeugen oder Myiasen verursachen, sowie die durch sie auf Mensch und Tier übertragbaren Infektionskrankheiten gibt Tabelle 4-18. Bei den *Nematocera* und *Brachycera* saugen nur die weiblichen Tiere Blut.

4.7 Durch Arthropodenbefall hervorgerufene Erkrankungen

Tabelle 4-18: Die wichtigsten Dipteren bei Mensch und Tier und die von ihnen übertragenen Krankheiten

Familie	Genus	Übertragene Krankheiten Mensch	Übertragene Krankheiten Tier	Weitere, bei Mensch und Tier verursachte Symptome
Nematocera				
• *Culicidae* (Stechmücken)	Anopheles, Aedes	Malaria, Gelbfieber, Dengue-Fieber, Filariasis	Malaria (höhere Primaten), Myxomatose (Kaninchen), Filariasis (Hund)	Entzündung, Juckreiz, Schmerzen, Ödeme, Überempfindlichkeitsreaktionen
	Culex	Enzephalitis	Enzephalitis (Pferd), Malaria (Geflügel)	
• *Ceratopogonidae* (Gnitzen)		Loiasis		Juckreiz, Entzündung (Rind)
• *Simuliidae* (Kriebelmücken)	Simulium	Onchocerciasis	Intoxikation (Rind), Leucozytozoon-Infektion (Vögel)	
• *Phlebotomidae* (Sandmücken)	Phlebotomus, Lutzomyia	Leishmaniasen, Pappataci-Fieber, Bartonellosis	Leishmaniasen (Hund)	
Brachycera				
• *Tabanidae* (Bremsen)	Chrysops	Tularämie	Trypanosomiasis (Equiden: „Surra"), Anaplasmose (Wiederkäuer)	

(durch alle Dipteren verursacht)

Tabelle 4-18 (Fortsetzung) Seite 330

Tabelle 4-18 (Fortsetzung von Seite 329):

Familie	Genus	Übertragene Krankheiten Mensch	Tier	Weitere, bei Mensch und Tier verursachte Symptome
Cyclorrhapha				
• *Muscidae* (Fliegen)	Stomoxys	Poliomyelitis, Bakteriosen	Spirochätose (Geflügel)	
• *Glossinidae* (Tsetsefliegen)	Glossina	Schlafkrankheit	Trypanosomiasis (Rind: „Nagana"), Trypanosomiasis (Equiden: „Surra")	
• *Sarcophagidae* (Fleischfliegen)	Sarcophaga, Wohlfahrtia			verschiedene Formen der Myiasis durch Larven
• *Calliphoridae* (Schmeißfliegen)	Callitroga			
• *Gasterophilidae* (Magenfliegen)	Gasterophilus			
• *Oestridae* (Dasselfliegen)	Oestrus, Hypoderma			

Vorkommen und Verbreitung

Stechmücken *(Culicidae)* sind auf der ganzen Erde zu finden. Sie sind auf Biotope angewiesen, die ihnen geeignete Brutmöglichkeiten bieten, z.B. die Umgebung stehender oder sehr langsam fließender Gewässer.

Die Sandmücken *(Phlebotomidae)* sind über alle tiergeographischen Regionen der Erde verbreitet, vorwiegend in tropischen und subtropischen Ländern.

Kriebelmücken *(Simuliidae)* kommen weltweit vor. Ihr Auftreten ist an fließende Gewässer gebunden. Das Weibchen geht zur Eiablage ins Wasser (Eigelege an Wasserpflanzen), da dort die Entwicklung der Larven und Puppen erfolgt. Simulien sind tagaktiv und halten sich niemals in Räumen auf.

Gnitzen *(Ceratopogonidae)* kommen gleichfalls weltweit vor und nehmen in der Larvenform je nach Art die verschiedensten Biotope an.

Bremsen *(Tabanidae)* sind mit mehr als 2000 Arten weltweit bekannt. Nur Weibchen stechen und nehmen Blut auf. Wasserreiche und sumpfige Gegenden im Wald oder auf Wiesen sind Hauptbrutstätten. Die Eiablage erfolgt über dem Wasser auf Pflanzen und in feuchten Böden.

Die Fliegen *(Cyclorrhapha)* sind die höchste Entwicklungsstufe der Diptera. Ihre Familien werden mit Ausnahme der *Glossinidae* (Tsetse-Fliegen), deren Verbreitung auf Afrika beschränkt ist, weltweit angetroffen. Viele Arten sind blutsaugende Ektoparasiten; die Larven vieler Arten sind stationäre Parasiten, die eine gewerbszerstörende Wirkung haben (Myiasis).

Übertragung (Wirtsfindung)

Wegen ihrer Ernährungsgewohnheiten wechseln die Diptera ständig ihren Aufenthaltsort. Sie sind tag- oder nachtaktiv; viele Stechmückenarten sind nacht- bzw. dämmerungsaktiv, während Urwaldmücken, Kriebelmücken, Bremsen, Tsetse- u.a. Fliegen tagaktiv sind. Mücken und Fliegen finden ihren Wirt mittels chemischer (z.B. Butter- und Valeriansäure im Körperschweiß) und optischer Signale.

Die fakultativen Myiasisfliegen (Schmeiß- und Fleischfliegen) legen ihre Eier oder Larven nur gelegentlich in Wunden der äußeren Haut oder Schleimhäute von Mensch und Tier. Die Larven sind in ihrer Entwicklung nicht unbedingt auf tierisches Gewebe angewiesen, sondern finden sich im allgemeinen in verwesenden organischen Stoffen, Exkrementen. Dagegen brauchen die obligaten Myiasisfliegen während des Larvenstadiums unbedingt lebendes Gewebe (s. Tab. 4-19, 4-20).

Krankheitsbild

Insektenstiche. Auf Stiche von Insekten reagiert der betroffene Wirtsorganismus mit lokalen Reaktionen, wie Rötung, Schwellung, Quaddelbildung, Juckreiz und Schmerz.

Insbesondere Stiche von Phlebotomen und Simulien sind äußerst schmerzhaft. Nach Phlebotomen-Stichen kann es zu einer Dermatose an unbedeckten Hautpartien kommen. Es handelt sich anfangs um eine stark juckende Hautveränderung vom papulösen Typ. Hierbei treten bisweilen urtikarielle und hämorrhagische Effloreszenzen auf, die jedoch nach einer Woche abheilen.

Simulien-Stiche führen zu entzündlichen juckenden Quaddeln, die mehrere Tage bestehen bleiben können. Charakteristisch ist ein roter Fleck an der Einstichstelle. Manche Patienten zeigen nach mehrfachem Befall stark geschwollene Gesichter, ödematöse Augenlider und oft blutunterlaufene Konjunktiven.

Tabaniden schädigen ihren Wirt durch erheblichen Blutverlust, vor allem bei Befall in größerer Zahl. Die relativ großen Stichwunden bluten vielfach nach, können leicht verunreinigen und zu Sekundärinfektionen führen.

Die Wirkung des Stichs der Tsetse-Fliege wechselt beim Menschen je nach individueller Reaktionsfähigkeit und Glossinen-Art. Vielfach wird der Stich nicht bemerkt. Es tritt jedoch immer eine kleine Hämorrhagie auf, die von einer Quaddel oder Papel mit einer druckempfindlichen, harten Schwellung gefolgt sein kann. Hinterläßt eine stechende Glossina heftige Hautreaktionen, kann eine Infektion mit Trypanosomen vorliegen (Trypanosomenschanker). Allgemeinreaktionen wie Unwohlsein, Urtikaria, Asthma, Kopfschmerzen, Kreislaufbeschwerden sowie gelegentlich anaphylaktischer Schock treten meist unabhängig voneinander auf und beruhen entweder auf allergischen Phänomenen oder auf einer direkten Enzym- oder Toxineinwirkung.

Kriebelmückenplage. Kriebelmücken *(Simuliidae)* werden auch dem Menschen lästig und können durch ihre Stiche zu heftigen Hautreaktionen und tagelangem Kranksein führen.

Weibliche, blutsaugende Kriebelmücken belästigen häufig Weiderinder in den frühen Morgenstunden bis etwa 10 Uhr und spätnachmittags bis Sonnenuntergang, oft in riesigen Schwärmen nach wetterabhängigem Massenschlüpfen (bis zu 20 000 pro Wirt). Mit dem Speicheldrüsensekret wird ein Toxin ausgeschieden, das das Atemzentrum lähmt, Herz und Blutgefäße angreift (Lungenödem, Herzmuskelinsuffizienz, Schwellung der parenchymatösen Organe) und einen schmerzhaften, lokalen Reiz erzeugt. Befallen werden vorwiegend geschützt liegende, feinhäutige Körperstellen mit geringem Haarbewuchs (Ohrmuschel, Augenlider, Nasenöffnung, Extremitä-

Tabelle 4-19: Übersicht über die wichtigsten, beim Menschen Myiasis erzeugenden Dipteren-Larven

Myiasisform	Erreger (Larven)	Vorkommen	Klinische Symptome
● Nasen-, Ohren-, Augen-Myiasis	Cochliomyia hominivorax	Amerika	Larven dringen in die Tiefe und zerstören Schleimhäute, Muskel, Knorpel, Periost und dünnere Knochen. Verunstaltung der Weichteile des Gesichts. Blutig-eitriger Ausfluß aus Nase und Gehörgang. Larven im Gehirn verursachen den Tod.
	Wohlfahrtia spp.	Europa, Amerika, Kleinasien, Nordafrika	
	Chrysomyia spp.	Südostasien	
	Phormia spp.	Südpazifik	
	Oestrus ovis	weltweit	
	Hypoderma tarandi	Alaska	
● Subkutane Myiasis	Dermatobia spp.	tropisches Amerika,	Nach Eindringen der Larven in die Haut kaum Symptome. Erst nach der 2. Häutung furunkelartige schmerzhafte Schwellungen mit Beteiligung region. Lymphknoten. Maden verlassen nach 1 Woche den Wirt; Heilung in 2–3 Wochen.
	Cordylobia anthropophaga	tropisches Afrika	
	Cochliomyia spp.		
	Chrysomyia spp.		
	Wohfahrtia spp.		
	Hypodermatinae spp.		
● Myiasis der ableitenden Harnwege (urogenitalis) und des Darms (intestinalis)	Calliphora vicina C. vomitaria Sarcophaga haemorrhoidalis Lucilia spp.	weltweit	Infektion erfolgt meist durch Aufnahme madiger Nahrungsmittel. Der Befall der Harnwege wird häufiger bei Frauen beobachtet (Zystitis). Oft schwere Gastroenteritiden, Erbrechen von Larven, Fieber, chronische Dysenterie („accidental myiasis" oder „Pseudomyiasis")
● Hautmyiasis	Gasterophilus spp.	weltweit	Schmale, stark juckende, streifenförmige Hauterhebungen, Sekundärinfekte, Verdauungstrakt

4.7 Durch Arthropodenbefall hervorgerufene Erkrankungen

Tabelle 4-20: Myiasis erzeugende Fliegen

Familie	Gattung	
• *Oestridae* (Nasen-Rachenfliegen)	*Oestrus* *Rhinoestrus* *Cephenemya* *Pharyngomya*	
• *Hypodermatidae* (Hautdasselfliegen)	*Oestromya* *Przhevalskiana* *Oedomagena* *Hypoderma*	ca. 150 Spezies, alle obligate Parasiten
• *Gasterophilidae* (Magenfliegen)	*Gasterophilus* *Gyrostigma*	
• *Cuterebridae* (Amerikan. Dasselfliegen)	*Dermatobia*	
• *Calliphoridae* (Schmeißfliegen), ca. 1000 Spezies	*Cochliomyia* *Chrysomyia* *Calliphora* *Cordylobia* *Lucilia* *Protophormia* *Auchmeromyia* *Protocalliphora*	davon ca. 80 Spezies als Myiasis-Erreger
• *Sarcophagidae* (Fleischfliegen), ca. 2000 Spezies	*Sarcophaga* *Wohlfahrtia*	

ten). Nach dem Stich tritt schnell ein starker Juckreiz ein, der Tiere oft in wilde Panik versetzt. Bei leichten und mittelgradigen Fällen kommt es zu Temperaturerhöhung, beschleunigtem und verstärktem Puls, Atemnot, Niesen, Husten, Schaumbildung am Maul, Mattigkeit, Freßunlust, Verdauungsstörungen, Herabsetzung der Arbeits- und Milchleistung. Bei schwerem Befall stehen schmerzhafte Stauungsödeme, Atemnot und Kreislaufstörungen im Vordergrund. Die Tiere sterben innerhalb weniger Stunden an Ersticken unter plötzlichem Zusammenbrechen, Sehstörungen, Lähmungen. Auch Aborte und komaartiges Festliegen können auf Kriebelmückenplage zurückgeführt werden. Ebenso können Pferde, Schweine und Hühner, die sich auf Weiden befinden, befallen werden.

Myiasis (Myiase). Als Myiasis oder Fliegenlarvenkrankheit wird der Befall lebenden Gewebes von Mensch und Tier durch Larven fakultativer oder obligater Myiasisfliegen (Tab. 4-19, 4-20, Abb. 4-45) bezeichnet.

Von praktischer Bedeutung ist die sog. Wundmyiasis, die sich bei Vernachlässigung der Wundpflege, vor allem an schlecht zugänglichen Körperstellen, entwickeln kann. Durch die Einwirkung proteolytischer Fermente entstehen oft Geschwüre und Gewebsverluste mit schlechter Heilungstendenz. Es können sich schlaffe, wuchernde Granulationen mit meist jauchigem Wundsekret bilden (After, Vulvovaginalbereich).

Diagnose

Bei Insektenstichen sollte immer versucht werden, den verursachenden Parasiten zu identifizieren.

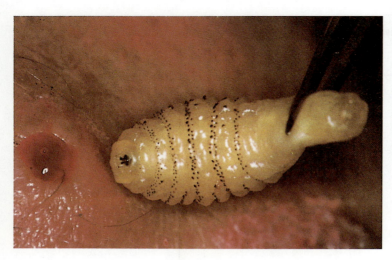

Abbildung 4-45: Myiasis: Dasselfliegenlarve *(Dermatobia hominis)* nach Entfernung aus der Unterhaut. Der Wanderkanal ist zu erkennen (Aufnahme Dr. P. JANSEN-ROSSECK, Medizinisches Institut für Umwelthygiene, Univ. Düsseldorf).

Die Diagnose einer Myiasis wird durch den Nachweis von Fliegenlarven in Wunden der Haut und auf Schleimhäuten sowie im Stuhl, Urin und Erbrochenen gestellt. Eine Differenzierung erfolgt über die Stigmenplatten der Larven.

Differentialdiagnose
Hauterkrankungen anderer Genese (Bakterien, Pilze).

Therapie
Bei Insektenstichen kann nach sorgfältiger Inspektion des betroffenen Hautbezirks eine örtliche Desinfektion zur Verhinderung von Sekundärinfektionen vorgenommen werden. Normalerweise verschwinden Stichreaktionen nach wenigen Tagen. Kühle Kompressen zur Schmerzlinderung sind zu empfehlen. Durch orale oder parenterale Verabreichung von Antihistaminika können leichte Allgemeinreaktionen schnell beseitigt werden.

Eingreifende medikamentös-therapeutische Maßnahmen und evtl. stationäre Behandlung werden notwendig bei Lungenödem und bedrohlichen anaphylaktischen Zuständen.

Simuliidenstiche beim Menschen werden lokal mit Kortikoiden behandelt. Bei systemischen Reaktionen empfiehlt sich die orale Anwendung von Antihistaminika oder Kortikoiden.

Das Ziel jeder Myiasisbehandlung ist die Beseitigung der Fliegenlarven mit der Pinzette nach Vorbehandlung der befallenen Bezirke mit Chloroform oder Äther. In manchen Fällen sind chirurgische Maßnahmen (Exzision) angezeigt. Bei bereits bestehenden Sekundärinfektionen müssen Antibiotika eingesetzt werden. Zur Behandlung einer Intestinalmyiasis sind Abführmittel, evtl. auch Ivermectin, geeignet.

Nach Kriebelmückenattacken werden leicht und mittelgradig befallene Tiere in dunklen Räumen untergebracht und mit kalten Umschlägen (essigsaure Tonerde, Burowsche Mischung) behandelt oder mit kaltem Wasser besprüht und gewaschen. Subkutane Injektion von Koffein und Kardiazol ist angebracht.

Prophylaxe
Die Anwendung von Repellentien (Kik® oder Autan®) bewirkt nur einen zeitlich begrenzten und relativen Schutz gegen Insektenbefall.

Erfolgreich für längere Zeiträume sind Gebäudesanierung (Kontaktinsektizide [Toxical® oder Neocid®-Spray]), Regulierung von Wasserläufen, Oberflächenbehandlung von Gewässern und Beseitigung von Vegetation mit dem Ziel einer umfassenden Vernichtung von Brutplätzen und von erwachsenen Dipteren. Ein biologisch und ökologisch orientiertes Konzept unter Einsatz von *Bacillus thuringiensis* oder dessen gentechnologisch hergestelltem, gegen Mückenlarven wirkendem Toxin hat in den letzten Jahren gute Erfolge bei der Bekämpfung der Mückenplage im Bereich des Ober- und Mittelrheins gezeitigt.

Als Prophylaxe zur Vermeidung einer Myiasis gelten eine sorgfältige Wundbehandlung (Fliegenschutz) und Körperhygiene mit häufigem Wäschewechsel, vor allem in Gebieten mit starker Fliegenpopulation.

Die Bekämpfung bei Tieren wirtschaftlich bedeutsamer Myiasiserreger *(C. hominivorax, Chrysomya bezziana)* wird erfolgreich in großem Umfang unter Einsatz der sog. Sterile-Männchen-Technik betrieben. Weibliche Fliegen lassen sich nur einmal begatten. Dieses Verhalten wird ausgenutzt, indem im Labor gezogene, über Strahlenbehandlung sterilisierte männliche Fliegen in großen Mengen freigesetzt werden, die die fertilen Männchen verdrängen sollen. Oft wird vorher die Gesamtpopulation der Fliegen über Insektizide dezimiert.

Weitere Hinweise

Auf Insektenstiche allergisch reagierende Menschen sollten stets ein Antihistaminikum bei sich führen und sofort nach dem Stich einnehmen, ohne erst die Stichreaktion abzuwarten.

Literatur

ANZIANI, O.S., C. LOREFICCE: Prevention of cutaneous myiasis caused by screw worm larvae (*Cochliomya hominivorax*) using Ivermectin. J. Vet. Med. B **40**, 287–290, 1993.

ASPÖCK, H.: Stechmücken als Virusüberträger in Mitteleuropa. Nova Acta Leopoldina. NF **71**, 292, 37–55, 1996.

BECKER, N., P. GLASER, H. MAGIN: Biologische Stechmückenbekämpfung am Oberrhein. Kommunale Arbeitsgemeinschaft zur Bekämpfung der Schnakenplage (KABS). Waldsee 1996.

FAO: The World Screwworm Eradication Programme. FAO, Rom 1991.

HALL, M., R. WALL: Myiasis of humans and domestic animals. Advances in Parasitol. **35**, 257–334, 1995.

KEARNEY, M.S., A.C. NILSSEN, A. LYSLO et al.: Ophthalmomyiasis caused by the reindeer warble fly larva. J. Clin. Pathol. **44**, 276–284, 1991.

LILOONG, P.T., H. LUI, H.W. BUCK et al.: Cutaneous myiasis: A simple and effective technique for extraction of *Dermatobia hominis* larvae. Int. J. Dermatol. **31**, 657–659, 1992.

MANSON-BAHR, P.E.C., F.I.C. APTED (eds.): Manson's Tropical Diseases (18th ed.). App. III. Medical Entomology. Baillière Tindall, London, 734–823, 1982.

MEHLHORN, H., G. PIEKARSKI: Grundriß der Parasitenkunde. 18. 3. Zweiflügler. 4. Auflage. Gustav Fischer Verlag, Stuttgart–New York, 364–386, 1994.

MEHLHORN, B., H. MEHLHORN: Zecken, Milben, Fliegen, Schaben... Schach dem Ungeziefer. Springer-Verlag Berlin, Heidelberg, New York 1990.

MUMCUOGLU, Y., TH. RUFLE: Dermatologische Entomologie. Humanmedizinisch bedeutsame Milben und Insekten in Mitteleuropa. perimed Fachbuch Verlagsgesellschaft, Erlangen, 40–81, 1982.

REICHARD, R.E., M. VARGAS-TERAN, M. ABU SOWA: Myiasis, the battle continues against screwworm infestation. World Health Forum **13**, 130–138, 1992.

SMITH, G.V.: Insects and other arthropods of medical importance. The Trustees of British Museum, London 1973.

PAMPLIGIONE, S., V. BETTOLI, G. CESTARI et al.: Furuncular myiasis due to *Cordylobia anthropophaga*, endemia in the same locality over 130 years. Ann. Trop. Med. Parasit. **87**, 219–220, 1993.

WETZEL, H.: Die entomologischen Grundlagen der Myiasis beim Menschen. Medizinische Parasitologie. VEB Gustav Fischer Verlag, Jena 1971.

4.7.3
Flöhe (Aphaniptera)
(Flohstiche; Tungiasis)

Flöhe sind neben Mücken und Läusen die bekanntesten temporären Ektoparasiten des Menschen und der Tiere. In den Tropen verursachen sog. Sandflöhe als permanente Parasiten bei diversen Warmblütern gefährliche Hautulzerationen, ein Krankheitsbild, das als Tungiasis bezeichnet wird.

Ätiologie

Weltweit sind rund 1900 Floharten bekannt, davon etwa 100 in Mitteleuropa. Sowohl männliche als auch weibliche Flöhe ernähren sich vom Blut ihrer Wirte, wovon 94% der bekannten Floharten bei Säugetieren und nur 6% bei Vögeln saugen. Die meisten Flöhe sind nicht wirtsspezifisch. Tabelle 4-21 enthält die Floharten, die besonders in unseren Breiten medizinische Bedeutung haben. Abbildung 4-46 zeigt den Katzenfloh.

Tabelle 4-21: Die medizinisch wichtigsten Floharten und ihre bevorzugten Wirte

Art	Bevorzugte Wirte	Übertragung von Krankheitserregern
• *Pulex irritans*	**Mensch,** Schwein, Hund, Katze	*Yersinia pestis,* Zestodenlarven (Dipylidium)
• *Ctenocephalides canis, C. felis*	**Hund, Katze,** Mensch, Fuchs u.a. Säugetiere	Zestodenlarven (Dipylidium)
• *Ceratophyllus gallinae*	**Geflügel,** Mensch, Katze	mechanische Übertragung von Pathogenen
• *Echidnophaga gallinacea**	**Hühnervögel,** Hunde, Mensch	
• *Nosopsyllus fasciatus*	**Wasserratte,** kleine Nager und Raubtiere, Mensch	*Yersinia pestis,* Bakterien, Erysipeloid
• *Archaeopsylla erinacei*	**Igel,** Mensch u.a. Säugetiere	
• *Xenopsylla cheopis*	**Ratten, Mäuse,** Haustiere, Mensch	*Yersinia pestis,* Hepatozoon, Rickettsien, Zestodenlarven
• *Tunga penetrans* (Sandfloh)	**Mensch**, große Haustiere	Bakterien, u.a. *Cl. tetani*

* in den Tropen vorkommend

Vorkommen und Verbreitung

Flöhe sind weltweit verbreitet und werden nicht nur in Wohnungen und Tierställen zur Plage, sondern auch in öffentlichen Einrichtungen (Schulen, Kasernen, Kino, Verkehrsmitteln).

Arten der Gattung *Tunga* kommen nur in Afrika, in tropischen Gebieten Amerikas und in China vor. Diese Flöhe bevorzugen trockenes, staubiges Milieu, z.B. in unsauberen Hütten.

Übertragung (Wirtsfindung)

Flöhe meiden Tageslicht. Erschütterungen, optische und akustische Reize, Wärme, Luftdruckveränderungen, Geruch und andere chemische Reize, wie z.B. CO_2, haben einen attraktiven Effekt bei der Wirtsfindung.

Die Fortbewegung gelingt durch Sprünge, die das 100- bis 150fache der Körperlänge des Flohs betragen können. Die meisten Flöhe sind nicht wirtsspezifisch. Die Blutmahlzeiten erfolgen meist täglich und dauern 2–15 min..

Krankheitsbild

Flohstiche. In Abhängigkeit von der Reaktionslage des Wirts und der Flohspezies zeigen Stiche erhebliche Variationen des klinischen Bildes. Flohstiche treten praktisch immer multipel auf, da der Parasit mehrfach in die Haut einsticht, bevor er Blut saugt. Die Effloreszenzen treten in Gruppen oder linear auf. Prädilektionsstellen sind Extremitäten,

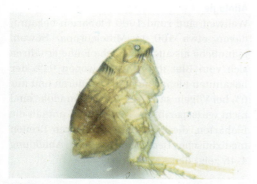

Abbildung 4-46: Katzenfloh *(Ctenocephalides felis)* (Archivbild des Instituts für Parasitologie, Univ. Gießen).

Gesicht, Hals, Nacken, Hüften und Schultern. Es entstehen meist kleine, punktförmige Blutungen. Unter Juckreiz bildet sich ein Erythem mit oder ohne Quaddel aus (maximale Größe 5–30 Minuten nach dem Stich). Nach wiederholten Expositionen und zunehmender Sensibilisierung treten häufig Frühreaktionen auf. Hierfür wird als Antigen das orale Sekret des Flohs verantwortlich gemacht, ein Gemisch aus verschiedenen niedermolekularen Substanzen (Haptene). Beim Menschen ist die Spätreaktion prädominant, die nach 12–24 Stunden auftritt und ihre volle Ausprägung nach 24–72 Stunden erreicht (intensiv jukkende, indurierte Papel mit großem Erythem). Durch Kratzen entstehen häufig Exkoriationen oder Sekundärinfektionen.

Tungiasis. Diese Krankheit wird durch den tropischen Sandfloh hervorgerufen und äußert sich bei verschiedenen Warmblütern, einschließlich des Menschen, unter vielfältigen Symptomen. Die befruchteten Weibchen dieser dem Menschenfloh ähnlichen Parasiten dringen in die Haut der Wirte ein, schwellen dort bis zu Erbsengröße an und entleeren ihre Eier nach außen auf den Boden, bleiben aber bis zu ihrem Tod im Wirt. Meist sind die Fußsohlen (zwischen den Zehen) befallen; aber auch andere Körperregionen werden aufgesucht, insbesondere wenn Menschen auf dem Fußboden schlafen. Die Anzahl der schmarotzenden Parasiten ist unterschiedlich.

Ein Sandflohbefall ist anfangs von starkem Juckreiz begleitet. Es entstehen eitrige Entzündungen und Lymphangitis, insbesondere wenn das mit dem Hinterende über die Hautoberfläche hinausragende Weibchen durch Kratzen abgetötet wird. Gefürchtet sind bei der Tungiasis bakterielle Sekundärinfektionen wie Tetanus und Gasbrand.

Diagnose und Differentialdiagnose
Der direkte Nachweis der Parasiten am Wirt oder außerhalb in Verstecken und die charakteristischen Symptome an den Prädilektionsstellen lassen die Abgrenzung der Flohstiche von anderen exogenen und internen Noxen mit großer Sicherheit zu.

Therapie
Bei Flohstichen werden symptomatische Therapiemaßnahmen durchgeführt, insbesondere zur Linderung des Juckreizes. Neocidhaltige Lösungen oder Salben ermöglichen zusätzlichen Schutz vor Neubefall. Superinfizierte Stiche erfordern lokale oder systemische antibiotische Behandlung.

Wichtig ist die Sanierung der Umgebung von Flöhen und Larvenstadien mit Kontaktinsektiziden (Organophosphate, Pyrethroide, Carbamate, teils in Verbindung mit Substanzen, die die Flohentwicklung beeinträchtigen, sog. Wachstumsregulatoren wie Fenoxycarb und Methopren).

Aus den vom weiblichen Floh abgelegten Eiern entwickeln sich Larven, die sich im Boden, in Wohnungen in Ritzen, im Teppich, in Teppichböden aufhalten und sich von organischem Detritus ernähren. Die 3. Larve verpuppt sich und entwickelt sich in der Puppenhülle zum adulten Floh. Die Gesamtentwicklung dauert unter günstigen Temperaturbedingungen ca. 3 Wochen.
Floheier werden von den Kontaktinsektiziden nicht abgetötet. Die Umgebungsbehandlung ist daher zu wiederholen.

Bei Befall mit *Tunga penetrans* ist nach einiger Zeit die aseptisch-chirurgische Exzision angezeigt. Durch Beträufeln des frisch eingedrungenen Sandflohweibchens mit phenolhaltigen Lösungen wird der Parasit abgetötet und läßt sich mechanisch leicht entfernen oder wird abgestoßen.

Prophylaxe
Hunde und Katzen sind prophylaktisch gegen Flöhe zu behandeln, am besten mit Medikamenten, die systemisch wirken und eine Langzeitwirkung haben, oder z.B. mit Fluphenacur, das als oral zu verabreichender Chitin-Synthesehemmer die Entwicklung des Flohs unterbindet. Zur Vermeidung der Tungiasis empfiehlt sich vorrangig, auf Sauberkeit der Wohnräume (Fußböden) zu achten und diese eventuell wiederholt mit Kontaktinsektiziden zu besprühen. Zum persönlichen Schutz in ländlichen tropischen Gegenden dient gutes Schuhwerk.

Literatur

BORK, K., K. HONOMICHEL, N. HOEDE: Flohbisse durch *Archaeopsylla erinacei*, den Igelfloh. Hausarzt **38**, 690–692, 1987.

CHADEE, D., E. FURLONGE, C. NARAYNSINGH et al.: Distribution and prevalence of *Tunga penetrans* in costal south Trinidad. Trans. Roy. Soc. Trop. Med. Hyg. **85**, 549, 1991.

MEHLHORN, H., V. WALLDORF: Life cycles. 1.15 Phylum Arthropoda. In: MEHLHORN, H. (ed.): Parasitology in Focus. Springer-Verlag, Berlin, 133–147, 1988.

MUMCUOGLU, Y., TH. RUFLI. Dermatologische Entomologie. Humanmedizinisch bedeutsame Milben und Insekten in Mitteleuropa. perimed Fachbuch Verlagsges., Erlangen, 12–21, 1982.

VATER, G., A. VATER: Flöhe (Siphonoptera) beim Menschen. Angew. Parasitol. **26**, 27–38, 1985.

WOLFF, K.: Vogelflöhe als fakultative Ektoparasiten des Menschen. Schweiz. Rundschau Med. (Praxis) **64**, 1173–1175, 1975.

ZAHNER, H.: Durch Ektoparasiten hervorgerufene Zoonosen in der Pädiatrie. Flöhe. Sozialpädiatrie in Praxis u. Klinik **5**, 312–316, 1989.

4.7.4
Milben
(Trombidiose, Sarkoptesräude [Trugräude, Krätze]; Pseudoskabies)

Milben gehören in die Klasse der Spinnentiere *(Acari)*. Unter ihnen finden sich neben vielen freilebenden Formen auch zahlreiche parasitische Gattungen, die als Ektoparasiten, aber auch als Endoparasiten von oft großer, vorwiegend veterinärmedizinischer Bedeutung sind.

Ätiologie

Besonderes parasitologisches Interesse als Krankheitserreger bei Mensch und Tier mit Zoonosencharakter verdienen Milben aus den Familien *Trombiculidae* (Laufmilben), *Dermanyssidae* (Käfermilben), *Halarachnidae* (Lungenmilben) und *Sarcoptidae* (Räudemilben). Die für Mensch und Tier bedeutsamen Milben sind in Tabelle 4-22 aufgeführt.

Die sog. Staubmilben, die bei massivem Auftreten in Nahrungsmitteln und Hausstaub zu heftigen allergischen Reaktionen auf der Haut, im Rachen und Respirationstrakt besonders beim Menschen führen können, werden nicht zu den Zoonosenerregern gerechnet.

Vorkommen und Verbreitung

Neotrombicula (syn. Trombicula) autumnalis und verwandte Arten kommen vor allem in Mitteleuropa (Deutschland, Frankreich, Niederösterreich) vor. Die bis auf die parasitische Larve freilebenden Milben finden sich in allen Landschaftsformen bis zu einer Höhe von 3000 m, kommen in Massen aber oft nur in eng begrenzten lokalen Bereichen (Gärten, Parks) vor. Sie treten im Spätsommer und Herbst auf und verschwinden mit den ersten Nachtfrösten.

Außerhalb Europas, in Kanada, Nord-USA und Mexiko, gibt es eine Reihe von Arten, die sich wie die europäische Art verhalten.

Trombicula akamushi ist besonders in den asiatischen Tropen und Subtropen (Indien, Japan, China, Pazifische Inseln) und in Nordaustralien anzutreffen.

Pneumonyssus simicola (Halarachnidea) kommt als Parasit der Lunge bei Rhesusaffen vor und kann in zoologischen Gärten und Primatenstationen auf das Pflegepersonal übergehen. Die Krätzemilben der Gattung *Sarcoptes* (Grabmilben) sind bei Tieren weltweit verbreitet und können Kontaktpersonen befallen. Die rote Vogelmilbe *Dermanyssus gallinae* lebt weltweit in Stallungen als Ektoparasit von Hühnern, Tauben und anderem Nutz- und Hausgeflügel.

Übertragung

Bei den *Trombiculidae* schlüpfen aus den abgelegten Eiern Larven von ca. 0,2 mm Länge, die parasitisch auf dem Menschen, anderen Säugern und Vögeln leben. Sie sammeln sich auf Pflanzen bis zu einer Höhe von ca. 30 cm und gehen auf die Haut vorbeistreifender Wirte über. Die Larven sind am aktivsten bei sonnigem, trockenem Wetter und in den späten Nachmittagsstunden.

Dermanyssus-Milben befallen Menschen und Tiere meist nachts, wenn die Parasiten ihre Schlupfwinkel in Geflügelställen verlassen und den Wirt aufsuchen, um Blut zu saugen. Nach vollendeter Nahrungsaufnahme verlassen die Milben das Wirtstier.

4.7 Durch Arthropodenbefall hervorgerufene Erkrankungen

Tabelle 4-22: Bei Mensch und Tier gemeinsam vorkommende Milben als Krankheitserreger und -überträger

Art	Bevorzugte Wirte	Übertragene Infektionskrankheiten	Hervorgerufene Lokalreaktion oder Krankheit beim Menschen
• *Trombicula (T.) akamushi* (Laufmilben)	**Larve:** Mensch, Nager, Hund, Katze, Rind	Rickettsiosen, Tsutsugamushifieber	Herbsterythem
• *Neotrombicula autumnalis* (Laufmilben)	**Larve:** Rind, Schwein, Hund, Katze, Vögel	Rickettsiosen	Dermatosen
• *Dermanyssus gallinae* (Rote Vogelmilbe)	Geflügel, Mensch	aviäre Enzephalomyelitis, St.-Louis-Enzephalitis	Bläschen, Juckreiz, Entzündungen (Pseudoskabies)
• *Pneumonyssus simicola*	Rhesusaffe, Mensch		Reizzustände in den Luftwegen
• *Sarcoptes canis*	Hund		Trugräude
• *Sarcoptes bovis*	Rind		
• *Sarcoptes suis*	Schwein		

Die Infektion mit *Pneumonyssus spp.* erfolgt wahrscheinlich durch Überwandern der Larven von Affe zu Affe bzw. auf den Menschen. Die Larven dringen in die oberen Luftwege, die Bronchien und Bronchiolen ein und entwickeln sich dort zu geschlechtsreifen Tieren.

Die Entwicklung der *Sarcoptidae* vollzieht sich ausnahmslos auf dem Wirtstier, wobei eine weitgehende Wirtsspezifität besteht.

Die Sarkoptesmilbe des Hundes *(Sarcoptes canis)* und die anderer Tiere kann bei engem Kontakt durch Überwandern von adulten Milben auf den Menschen übertragen werden (Trugräude).

Die Übertragung von Räudemilben des Schweines *(S. suis)* wird bei Schlachtern und Schweinezüchtern beobachtet. Befallen sind meist Hände und Beine, selten der Rumpf. *S. bovis* wird gelegentlich vom Rind auf Melker übertragen.

Krankheitsbild
Trombidiose.

Diese Erkrankung wird in Deutschland als Stachelbeerkrankheit oder Herbstbeiße bezeichnet. In der medizinischen Literatur ist der Name Leptus autumnalis gebräuchlich.

Diese Parasitose tritt vorwiegend im Herbst auf, wobei nur die Larven (1. Stadium) als stationäre Ektoparasiten (periodischer Parasitismus) die Krankheitsursache bilden und, wenn ungestört, 5–7 Tage am Wirt bleiben. Nymphen und Imagines dieser Arten leben nicht parasitisch.

Bei Tieren werden bevorzugt die dünnen ungefärbten Hautstellen (Augen-, Lippengegend, Ohrmuschel, Fesselbeuge, Schenkelinnenfläche, Unterbauch und -brust) befallen, bei Menschen jede Stelle des Körpers, besonders dort, wo die Kleidung eng anliegt (Knöchel, Gliedmaßen, Leisten und Achselhöhlen).

Die Larven ritzen mit ihren Mundwerkzeugen die obersten Hautschichten an und lösen mit im Speichel enthaltenen Enzymen die Hornschicht. Dabei bildet sich das sog. Stylostom, eine ca. 0,3 mm lange Röhre, über die der Parasit gelöste Hautbestandteile aufsaugt. Erst nach 10 Stunden und mehr entstehen durch die abgegebenen Speichelsubstanzen mit heftigem Juckreiz verbundene Entzündungen. Die anfangs nur millimetergroßen Erytheme vergrößern sich rasch. Stark jukkende Pusteln und Quaddeln entstehen, an deren Spitze nach etwa 24 Stunden ein Bläschen erscheint. Der hyperämische Bezirk wandelt sich hämorrhagisch um, wobei je nach Empfindlichkeit der befallenen Körperregionen (z.B. Skrotum) mehr oder weniger große Ödeme entstehen. Durch Kratzen an den stark juckenden Papeln und infolge Sekundärinfektionen kommt es nicht selten zu starken Schädigungen der Haut. Ansonsten verhärten die Veränderungen und bilden sich innerhalb von etwa 10 Tagen zurück, wobei der Juckreiz allmählich nachläßt. Die klinischen Erscheinungen werden dabei offensichtlich durch das in der Haut gebildete Stylostom aufrechterhalten, so daß es unerheblich ist, ob die Larve in der Haut persistiert oder abgestreift wurde.

Trugräude: Gewöhnlich 1–2 Tage, in Einzelfällen schon Stunden nach Kontakt mit mit *Sarcoptes* infizierten Tieren tritt heftiger Juckreiz auf. Es entstehen meist kleine, hyperämische papulös-vesikuläre Ausschläge. Infolge des Juckreizes und Kratzens zeigen sich oft erhebliche Exkoriationen. Die Veränderungen entstehen vorwiegend dort, wo der Kontakt mit den Tieren erfolgte, oft an den Händen, aber auch an den Beinen und am Stamm. Ohne erneuten Kontakt ist die Erkrankung selbstlimitierend, da die tierspezifischen Milben zwar in die Haut eindringen und in die Bohrgänge Eier ablegen können, jedoch gewöhnlich nach wenigen Tagen absterben.

Die adulten Milben der spezifisch beim Menschen auftretenden Art *Sarcoptes scabiei* graben in der Haut Gänge von einigen Millimetern bis zu 5 cm Länge, die durch Kotablagerungen dunkel erscheinen. Eine allgemeingültige Inkubationszeit läßt sich nicht angeben, da das Auftreten erster klinischer Symptome von Befallsstärke und Wirtsreaktionen abhängt. Zu subjektiven Reaktionen des Befallenen kommt es erst nach ausreichender Vermehrung der Parasiten, meist einen Monat nach Erstbefall. Infolge Sensibilisierung des Wirtes setzt zunehmend Juckreiz ein.

Prädilektionsstellen für den Befall mit *S. scabiei* sind Hände und Fußgelenke mit mehr als 60% der Fälle, Ellenbogen, Füße und Genitalien (8–11%) und die Analgegend (4%). Bei Säuglingen werden oft auch Handflächen, Fußsohlen und Gesicht befallen. Bei schwerer Skabies wird oft ein flüchtiges Exanthem beobachtet, das nicht an den Befallsstellen auftritt und als allergische Reaktion des Wirtsorganismus interpretiert wird. Bei vernachlässigten Krankheitsfällen bedecken dicke Hornmassen ganze Körperpartien *(Scabies norvegica)*.

Pseudoskabies. Der Befall mit *Dermanyssus gallinae* hinterläßt beim Menschen an den Stichstellen Bläschen mit mehr oder weniger starkem Juckreiz. Es entstehen Entzündungen, unerträglich juckende papulöse Exantheme, die sich bis in tiefe Hautbezirke erstrecken und als Pseudoskabies oder Trugkrätze bekannt sind.

Beim Geflügel kommt es je nach Zahl der Milben zu Federausfall und Anämie, gelegentlich mit Todesfolge, insbesondere bei Küken. Beim Eindringen von Milben in Nase, Luftröhre und Gehörgang kommt es bei den Tieren zu lokalen Entzündungen, Katarrhen und Gleichgewichtsstörungen.

Der Befall bei verschiedenen Haustieren (Pferde und Rinder) löst vorwiegend stark juckende Ekzeme mit flächenhaftem Haarausfall, besonders an den Ohren, aus.

Pneumonyssus simicola beim Rhesusaffen und Menschen wird meist in größerer Zahl angetroffen und bildet an der Oberfläche der Lungen hirsekorngroße Knoten mit kleinen Kavernen im Inneren, deren Wandungen in die Alveolen übergehen und zu Reizungen der Luftwege führen. Die Funktion der Lunge wird in der Regel wenig beeinträchtigt.

Diagnose

Die Trombidiose wird durch Nachweis der rötlichen Larven an der Haut diagnostiziert. Meist wurde jedoch die Larve bereits in der Frühphase des Befalls durch Kratzen oder scheuernde Kleidung beseitigt, so daß die Diagnose klinisch gestellt werden muß.

Dermanyssus-Milben sind am Wirt nicht immer festzustellen, da sie diesen schnell verlassen. Blutgefüllte rote Vogelmilben findet man manchmal an lichtgeschützten Körperstellen, aber hauptsächlich in den versteckten Schlupfwinkeln in Tierstallungen.

Bei *Pneumonyssus*-Befall findet man in der Lunge die charakteristischen Stoffwechselprodukte der Parasiten. Der Nachweis der bräunlichen Pigmentablagerungen ist pathognomonisch.

Räudemilben werden im tiefen Hautgeschabsel nachgewiesen, das mit KOH behandelt wird, um bei Erhaltung des chitinösen Exoskeletts der Milben die Hautbestandteile aufzulösen. Da bei der Trugräude gewöhnlich nur wenige Milben vorkommen und diese sich nicht vermehren, gelingt ihr Nachweis oft nicht. Wichtig ist die Anamnese (berufliche Exposition, Umgang mit Tieren, insbesondere solchen mit Hautveränderungen).

Differentialdiagnose

Zur Abgrenzung sind Dermatitiden anderer Genese bei Mensch und Tier zu beachten.

Therapie

Bei Trombidiose und *Dermanyssus*-Befall des Menschen ist gewöhnlich keine kausale Behandlung erforderlich, da die Milben rasch abgescheuert werden. Dagegen erfordert der anhaltende Juckreiz eine symptomatische Therapie mit Antipruriginosa (Antihistaminika, Glukokortikoide). Sehr gut wirkt die Einreibung der erkrankten Hautstellen mit 70%igem Ethanol.

Eine Therapie bei Trugräude erübrigt sich, abgesehen von symptomatischer Behandlung wegen des selbstlimitierenden Charakters der Erkrankung, wenn weiterer Kontakt mit räudigen Tieren unterbleibt. Bei Bedarf können die bei Skabies angezeigten Mittel, z.B. Hexachlorcyclohexan, Crotamiton, Ivermectin, eingesetzt werden.

Prophylaxe

Trombidiose: Befallene Flächen (Wiesen) sollten im Spätsommer und Herbst gemieden werden. Wirksam sind Repellentien auf der Basis von Diäthyltoluamid (Sprays, Lösungen, Stifte).

Dermanyssus-Befall: Die befallenen Gebäude werden mit geeigneten Akariziden saniert. Besonders geeignet sind Pyrethroide, außerdem Phosphorsäure- und Carbamatverbindungen.

Pneumonyssus-Infestation und tierspezifische *Sarcoptes*-Arten: Enger Umgang mit infestierten Tieren sollte vermieden werden. Die Tiere werden mit Akariziden gegen Räude behandelt. Da die Milben unter für sie günstigen Bedingungen auch abseits des Wirts mehrere Wochen überleben können, sind Stallungen, Zwinger, Geschirre zu entwesen.

Literatur

BURGESS, J.: *Sarcoptes scabiei* and scabies. Adv. Parasitol. **33**, 235–293, 1994.

ECKERT, J.: Hautparasiten des Menschen. Schweiz. Rundschau Med. (Praxis) **62**, 1117–1128, 1973.

GLAZIOU, P., J.L. CARTEL, P. ALZIEN et al.: Comparison of ivermectin and benzylbenzoate for treatment of scabies. Trop. Med. Parasit. **44**, 331–332, 1993.

KUTZER, E., W. GRÜNBERG: Zur Frage der Übertragung tierischer Sarcoptesräuden auf den Menschen. Berl. Münch. Tierärztl. Wschr. **82**, 311–314, 1969.

MEINKING, T.L., D. TAPLIN, M.D. HERMIDA et al.: The treatment of scabies with ivermectin. New Engl. J. Med. **333**, 26–30, 1995.

MUMCUOGLU, Y., TH. RUFLI: Dermatologische Entomologie. Humanmedizinisch bedeutsame Milben und Insekten in Mitteleuropa. perimed Fachbuch Verlagsgesellschaft Erlangen, 143–192, 1982.

STÜTTGEN, G.: Skabies und Läuse heute. Dt. Ärztebl. **89**, A_1–1534–1546, 1992.

SY, M.: Über die Herbstgrasmilbe – *Neotrombicula autumnalis* (Shaw) – und Versuche zu ihrer Bekämpfung. Bundesgesundhbl. **29**, 237–243, 1986.

ZAHNER, H.: Durch Ektoparasiten hervorgerufene Zoonosen in der Pädiatrie. Sozialpädiatrie in Praxis und Klinik, **5**, 312–316, 1989.

4.7.5
Wanzen (Heteroptera)
(Stiche)

Von den zahlreichen Wanzenarten haben zwei Gruppen medizinische und hygienische

Bedeutung, die Plattwanzen *(Cimicidae)* und die Raubwanzen *(Reduviidae)*, die als hämatophage Ektoparasiten bei Vögeln und Säugetieren einschließlich des Menschen vorkommen können.

Ätiologie
Bedeutsamste Wanzen, siehe Tabelle 4-23.

Vorkommen und Verbreitung
Bett- und Hauswanzen leben in enger Wohngemeinschaft mit dem Menschen und sind weltweit verbreitet. In Mitteleuropa sind Bettwanzen selten geworden. Die auf den Menschen spezialisierten Wanzenarten können auch vom Blut kleiner Nager und größerer Säugetiere (Rind, Pferd), aber auch von Geflügelblut leben. Wanzenarten, die vorwiegend bei Fledermäusen, Tauben und Hühnern zu finden sind, können, wenn auch selten, den Menschen stechen.

Raubwanzen sind zum größten Teil in Südamerika beheimatet und wahrscheinlich von dort in andere Überseeregionen verschleppt worden.

Alle Wanzen sind sehr lichtscheu und halten sich tagsüber in ihren Verstecken verborgen. Im Gegensatz zu den Bett- und Hauswanzen *(Cimex)* sind adulte Raubwanzen beflügelt und fliegen nachts auf der Suche nach neuen Verstecken umher. Man findet sie hauptsächlich in menschlichen Siedlungen unter primitiven Lebensverhältnissen oder in Nestern von Warmblütern.

Übertragung (Wirtsfindung)
Blutsaugende Wanzen lassen sich hauptsächlich durch ihren Temperatursinn (Wärmereize) in Verbindung mit chemischen Reizen zum Wirt leiten. Besonders bei Bettwanzen sind bei hungrigen Wanzen höhere Vorzugstemperaturen (ca. 32 °C) als bei gesättigten (ca. 27 °C) bekannt.

Bettwanzen lassen sich von der Zimmer- oder Stalldecke auf den ruhenden Wirt herabfallen, während die Raubwanzen ihr Opfer gezielt aufsuchen und eine Blutmahlzeit bis zu 25 Minuten Dauer führen.

Die Nahrung der Wanzen besteht aus Blut, Lymphe und Gewebsflüssigkeit des Wirtes. Nach der Nahrungsaufnahme können längere Hungerperioden (bis zu 180 Tagen) durchstanden werden.

Krankheitsbild
Wanzenstiche werden vorwiegend an freien Körperpartien (Gesicht, Hals, Brust, Unterarme und -schenkel) gefunden. Der eigentliche Stich wird nicht gespürt, erst am Morgen wird die Reaktion auf den Stich als Quaddel mit starkem Juckreiz bemerkt. Die Reaktion auf die Wanzenstiche, die meist linear gruppiert auftreten, ist abhängig vom Sensibilisierungsgrad des Wirtes. Der erste Befall zeigt sich

Tabelle 4-23: Die wichtigsten Wanzenarten, die bei Mensch und Tier Erkrankungen hervorrufen können

Trivialnamen	Gattung	Art	Vorkommen und Überträger
• Gemeine Bettwanze	*Cimex*	*C. lectularius*	europäische Art
		C. rotundarius	tropische Art
		C. hemipterus	(„Lästlinge", mechanische Übertragung von Spirochäten)
	Leptocimex	*L. boueti*	
• Raubwanzen	*Triatoma, Rhodnius, Panstrongylus, Dipetalogaster*	die Familie der *Reduviidae* hat ca. 4000 bekannte Arten	Lateinamerika (Überträger der Chagas-Krankheit)

lediglich als kleine petechiale Blutung am Ort des Einstichs, während bei sensibilisierten Patienten urtikarielle Quaddeln zu finden sind. Die Spätreaktionen jucken stark und können über mehrere Tage persistieren. Die Patienten setzen oft durch Kratzen Sekundärinfektionen.

Diagnose
Exantheme, die meist an freien Körperstellen in linearer Anordnung als hämorrhagisch tingierte Quaddeln vom Patienten beim Aufstehen am Morgen festgestellt werden, sind typische klinische Hinweise für Wanzenbefall. Ebenso können Kotabsonderungen in der Wäsche, bei Raubwanzen in der Nähe der Stichstelle am Patienten, festgestellt werden.

Differentialdiagnose
Differentialdiagnostisch kann man Flohstiche durch ihre vorwiegende Lokalisation an den Beinen und Mückenstiche durch eine diskretere Ausprägung abgrenzen.

Therapie
Eine örtliche Behandlung stark juckender Hautreaktionen ist angezeigt (z.B. Anwendung von Linimentum zinci und Kortikoidexterna). Befallene Wohnungen und Stallungen müssen mehrmals in wöchentlichen Abständen mit Kontaktinsektiziden (Lindan®, Malathion®, Dichlorovos®) behandelt werden. Prophylaktisch empfiehlt sich die Entfernung von Vogelnestern nach der Brutzeit in der Nähe menschlicher Siedlungen.

Literatur
MEHLHORN, B., H. MEHLHORN: Zecken, Milben, Fliegen, Schaben... Schach dem Ungeziefer. Springer-Verlag Berlin, Heidelberg, New York 1990.
MEHLHORN, H., G. PIEKARSKI: Grundriß der Parasitenkunde – Parasiten des Menschen und der Tiere. 18.2. Wanzen. 4. Auflage. Gustav Fischer Verlag, Stuttgart, 361–363, 1994.
MEHLHORN, H., V. WALLDORF: Life cycles. 1.15 Phylum Arthropoda. In: MEHLHORN, H. (ed.): Parasitology in Focus. Springer-Verlag, Berlin, 133–147, 1988.
MILLER, N.C.E.: The biology of the Heteroptera. Classey Ed., Hampton 1971.
MUMCUOGLU, Y., TH. RUFLE: Dermatologische Entomologie. Humanmedizinisch bedeutsame Milben und Insekten in Mitteleuropa. perimed Fachbuch Verlagsges., Erlangen, 33–38, 1982.
PIEKARSKI, G.: Heteroptera (Wanzen). In: Lehrbuch der Parasitologie. Springer-Verlag, Berlin, 545–558, 1954.

4.7.6
Zecken
(Stiche)

Zecken haben als Überträger von Krankheitserregern des Menschen und der Haustiere große Bedeutung. Die Übertragung von Viren, Bakterien, Rickettsien und Parasiten (Protozoen und Nematoden) erfolgt i.d.R. während des Blutsaugens, auch über den Zeckenkot *(C. burnetii)*. Es gibt Hinweise, daß solche Infektionen auch zu chronischen Erkrankungen, wie z.B. dem chronischen Müdigkeitssyndrom, führen können.

Die durch Zeckenbefall direkt hervorgerufenen Krankheitserscheinungen werden hauptsächlich durch das toxisch wirkende Speicheldrüsensekret ausgelöst und umfassen Hämorrhagien und Ödeme an den Stichstellen bis zu Fieber, Lähmungen (Zeckenparalyse) und Krämpfen.

Ätiologie
Zecken gehören wie die Milben zu den Spinnentieren. Sie unterteilen sich morphologisch und biologisch in zwei Familien, die *Ixodidae* (Schildzecken) mit ca. 300 Arten und in die *Argasidae* (Lederzecken) mit etwa 25 Arten. Die wichtigsten Arten sind in Tabelle 4-24 aufgeführt.

Zecken saugen in allen Entwicklungsstadien Blut von Wirbeltieren, wobei vor jedem Entwicklungsschritt (Häutung) und vor einer Eiablage eine Blutmahlzeit benötigt wird.

Ixodide Zecken entwickeln sich über 3 Stadien (Larve, Nymphe, Adulte), die jeweils 3–5 Tage am Wirt Blut saugen. Man unterscheidet zwischen dreiwirtigen (jedes Stadium verläßt nach der Blutmahlzeit den Wirt und häutet sich auf dem Boden), zweiwirtigen (die Larve häutet sich auf dem Wirt zur Nym-

Tabelle 4-24: Die wichtigsten bei Mensch und Tier gemeinsam vorkommenden Zecken als Krankheitserreger und -überträger

Familie/Art	Bevorzugte Wirte der Adulten	Übertragene Krankheit oder Erreger	Hervorgerufene Lokalreaktion oder Krankheit
● *Argas* spp., *Ornithodorus* spp.	Vögel	Zecken-Rückfallfieber (*Borrelia*-Infektion)	Entzündungen, Ödeme, Erytheme, Lymphadenosis
● *Ixodes* spp.	Hund, Katze, Rind	Zeckenenzephalitis (FSME*), Babesiose, Lyme-Borreliose	
● *Dermacentor marginatus*	Hund, Rind, Schaf	Tularämie	
● *Amblyomma* spp.	Rind	Rickettsiosen (u.a. Q-Fieber), Zeckenparalyse, Lyme-Borreliose	
● *Rhipicephalus sanguineus*	Hund	Rickettsiosen, Piroplasmosen (Babesien, Theilerien)	
● *Haemaphysalis* spp.	Rinder, Schafe	Meningoenzephalitis, Piroplasmosen (Theilerien)	

* Frühsommer-Meningoenzephalitis

phe; erst diese verläßt den Wirt, nachdem sie Blut gesaugt hat) und einwirtigen Zecken, bei denen alle Häutungen auf demselben Wirt stattfinden. Die Eier, in denen sich die Larven entwickeln, werden vom befruchteten Zeckenweibchen stets abseits vom Wirt und in einem Schub abgelegt. Die wichtigen Zecken im mitteleuropäischen Raum sind dreiwirtig (Abb. 4-47). Bei *Ixodes ricinus*, dem Hauptvertreter der *Ixodidae* in Mitteleuropa, werden für den Zyklus in der freien Natur 2–3 Jahre benötigt.

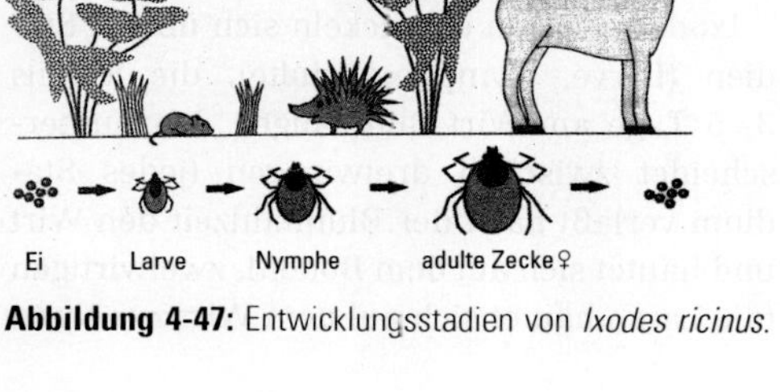

Die hiesigen argasiden Zecken halten sich in Gebäuden (Taubenschläge, von Tauben genutzte Dachstühle) auf. Sie entwickeln sich über ein Larven- und mehrere Nymphenstadien zum Adultstadium. Nur ihre Larve saugt mehrere Tage. Die anderen Stadien befallen den Wirt nachts und benötigen für die Blutmahlzeit nur 20–30 Minuten; danach ziehen sie sich in Ritzen u.ä. zurück. Die adulte weibliche Zecke legt mehrfach Eier.

Vorkommen und Verbreitung

Zecken sind im allgemeinen wärmeliebend, jedoch gegen Trockenheit empfindlich und bevorzugen daher meist Biotope mit dichter Vegetation und hohem Grundwasserstand.

Die verschiedenen Schildzeckengattungen werden vorwiegend in folgenden Erdteilen und Ländern gefunden, wo sie auch als Überträger von Infektionskrankheiten bei Mensch und Tier eine zentrale Rolle spielen:

Abbildung 4-47: Entwicklungsstadien von *Ixodes ricinus*. (Ei – Larve – Nymphe – adulte Zecke ♀)

Hyalomma: Afrika, Asien, Europa (Mittelmeer)
Rhipicephalus: Afrika, gemäßigte Zonen, Mittelmeergebiet, Mexiko
Boophilus: Steppenbewohner
Amblyomma: Südafrika, Buschland und vegetationsreiches Tiefland, Süden der USA, Brasilien, Panama
Haemaphysalis: Orient, Europa, Australien, Texas bis Argentinien
Dermacentor: Mittelmeerländer bis Süddeutschland, USA, Rußland
Ixodes: Europa

Die weitaus häufigste Zeckenart in Westeuropa ist *Ixodes ricinus*, der Gemeine Holzbock. *I. ricinus* repräsentiert in Deutschland ca. 95% der gesamten Zeckenpopulation. Lederzecken der Gattung *Argas* leben in warmen Regionen Amerikas (Südwest-USA, Mittel- und Südamerika), in Europa, Nordafrika, im Nahen Osten. *Argas reflexus,* die Taubenzecke, schmarotzt bei allen Arten von Hausgeflügel und wildlebenden Vögeln. Gelegentlich belästigt diese Lederzeckenart auch den Menschen.

Otobius spp. treten in beiden Amerika, Indien und Südafrika auf. Sie besiedeln wie *Argas spp.* Gebäude. Vertreter der Gattung *Ornithodorus* sind Freilandzecken in Afrika, im Mittleren Osten und in den USA. Beide Gattungen befallen Tiere und den Menschen und sind teils Überträger von Krankheitserregern.

Bei der Weiterverbreitung von Zecken spielen Zugvögel eine Rolle, insbesondere bei den Frühlings- und Herbstzügen.

Übertragung (Wirtsfindung)
Zecken finden ihre Wirte mittels mechanischer, thermischer und chemischer (CO_2) Signale und gehen aktiv auf den Wirt über. Der Mensch wird häufig nur als Nebenwirt befallen, dessen Blut vorwiegend von Nymphen und Adulten aufgenommen wird, während Larvenstadien selten am Menschen saugen.

Mit Vorliebe suchen Zecken weichhäutige und geschützte Körperstellen auf, beim Menschen Nacken, Achselhöhlen, Kniekehlen und Hautfalten des Unterbauches, die Larven von *Otobius megnini* auch Ohr und Gehörgang.

Im Fall der Taubenzecke *A. reflexus* kommt es gelegentlich zum Übergang auf den Menschen, wenn Tauben der Zugang zu z.B. Dachböden, die sie vorher bewohnten, verwehrt wird. Auf der Suche nach Nahrung wandern die Zecken dann in andere, von Menschen bewohnte Bereiche der Gebäude.

Krankheitsbild
Zecken stechen nicht wie andere Blutsauger kleine Adern an, sondern setzen kleine Wunden, in die sie ihre Mundwerkzeuge inserieren und mit einem proteinhaltigen Kitt einkleben. Durch den Zeckenspeichel wird das darunterliegende Gewebe einschließlich kleiner Gefäße aufgelöst, so daß sich eine Blutlakune bilden kann. Aus dieser saugt die Zecke das Blut (engl. „pool feeder"). Die Saugdauer beträgt bei Argasidenzecken einige Minuten, bei Ixodiden 5–7 Tage.

Am Ort des Zeckenstiches kann es – insbesondere bei wiederholtem Befall – zu Entzündung, Ödembildung und Erythem kommen. Wenn die Zecke unsachgemäß entfernt wird, so daß die Stechwerkzeuge in der Haut verbleiben, kann dies zu kleineren Abszessen führen.

Die durch Zeckenbefall hervorgerufenen Krankheitserscheinungen (Toxikosen) werden durch toxisch wirkende Speicheldrüsensekrete ausgelöst und umfassen Hämorrhagien und Ödeme an den Stichstellen bis zu Fieber, Lähmungen und Krämpfen. Ixodide und argaside Zecken aus 10 Gattungen und mehr als 40 Arten sind weltweit als Verursacher von Paralysen beschrieben worden. Nach Verlauf und Schwere der entstehenden Erkrankungen zu schließen, sind bei den einzelnen Arten unterschiedliche Toxine beteiligt. Auch induzieren nicht alle Individuen einer Art Paralysen. Aus medizinischer Sicht kommt *Ixodes holocyclus* in Australien, *Dermacentor andersoni* in den westlichen Teilen der USA und *D. variabilis* im Ostteil von Nordamerika die größte Bedeutung als Paralyseerreger zu.

Die klinischen Erscheinungen stellen sich beim Menschen meist 5–7 Tage nach dem Zeckenstich ein. Erste Symptome sind Schwindelgefühl, Kopfschmerzen, Erbrechen und allgemeine Muskelschwäche mit Unfähigkeit, die Beine koordiniert zu bewegen.

Eine aufsteigende Lähmung befällt Arme und Nacken, es kommt zu Sprachstörungen und Schluckbeschwerden. Der Tod erfolgt durch Lähmung der Atemmuskulatur.

Die Krankheitszeichen bei Tieren sind ähnlich. Es bestehen Lähmungen zuerst der Hinter-, dann der Vorderextremitäten. In leichteren Fällen bleibt es bei taumelnden Bewegungen, Unfähigkeit aufzustehen, plötzlicher Aggressivität und Angstzuständen. Atemfrequenz und Puls sind erniedrigt, die Körpertemperatur kann ansteigen. Die Lähmungserscheinungen sind meist in 12–24 Stunden reversibel, wenn die Zecken rechtzeitig beseitigt werden, d.h. bevor die Toxine die Atemmuskulatur beeinflussen. Sonst tritt der Tod bei Tieren infolge Lähmung der Atemmuskulatur ein.

Diagnose

Schildzecken werden wegen der langen Saugdauer meist in situ vorgefunden. Bei der Taubenzecke sind dagegen gewöhnlich nur die juckenden Stichstellen, oft mit Quaddeln und gerötet, zu sehen.

Der Nachweis der Zecken bei entsprechendem klinischem Bild ist ein deutlicher Hinweis auf eine Zeckenparalyse.

Die Liquoruntersuchung ergibt bei dieser Erkrankung einen normalen Befund.

Differentialdiagnose

Beim Nachweis von Zecken keine. Stichstellen von *A. reflexus* können mit denen von Wanzen verwechselt werden. Zeckentoxikosen, -paralysen treten zumindest in gemäßigten Zonen entsprechend der Lebensweise der Zecken jahreszeitlich gebunden auf, häufig im beginnenden Frühjahr. Diese Beobachtung kann differentialdiagnostisch zur Abgrenzung von anderen Intoxikationen und ZNS-Symptomen herangezogen werden. Poliomyelitis und periphere Neuritis sind auszuschließen.

Therapie

Rechtzeitige Entfernung der Zecken durch mechanische Maßnahmen (z.B. Zeckenzange). Bei häufigem Befall sind präventiv Einreibungen mit akarizid wirkenden Emulsionen angebracht. Zecken sind empfindlich gegen Diazinon (Neocidol®), Nuvanol-N®, Malathion (2%) sowie gegen Derris- und Pyrethrumderivate. Gewaltsames Herausreißen der Zecke hat durch Verbleiben der Mundwerkzeuge in der Haut gelegentlich Entzündungen zur Folge.

Bei Zeckenarten, die sich in Gebäuden aufhalten, kann eine Entwesung des Gebäudes erforderlich werden. Dies gilt für *A. reflexus*, aber auch für die aus dem Mittelmeerraum eingeschleppte Braune Hundezecke *Rhipicephalus sanguinensis (Ixodidae)*, die sich gelegentlich in Tierheimen, Tierkliniken etabliert hat.

Bei Patienten mit Paralyseerscheinungen muß nach sofortiger Entfernung der Zecken außerdem eine symptomatische Behandlung eingeleitet werden.

Prophylaxe

Von der Verwendung von Repellentien zur Fernhaltung der Zecken ist nur eine kurzfristige Wirkung zu erwarten. Zeckenbiotope, wie z.B. Waldränder, sind insbesondere während der Zeckenzeit zu meiden.

Um eine Einschleppung der Taubenzecke in Gebäude zu verhindern, muß Tauben der Zugang konsequent verwehrt werden (Sicherung der Zugänge zu Dachböden und Lüftungsschächten).

Literatur

BALASHOV, Y.S.: Bloodsucking ticks. Vectors of diseases of man and animals. Miscellan. Publ. Soc. Am. **8**, 161–376, 1967.

CDC: Tick paralysis – Washington 1995. Morbid. Mortal. Wkly. Rep. **45**, 325–326, 1996.

CHEK, W.A.: Ixodes ticks: More pathogens than we dreamed of. ASM News **62**, 16–17, 1996.

GOTHE, R.: Tick paralyses. Reasons for appearing during Ixodid and Argasid feeding. Curr. Topics Vector Res. **2**, 199–223, 1984.

HOOGSTRAAL, H.: Bibliography of ticks and tickborne diseases. US-Naval Med. Res. **3**, Cairo 1978.

LANDBO, A.S., P.T. FLÖNG. Borrelia burgdorferi infection in *Ixodes ricinus* from habitats in Denmark. Med. and Vet. Entomol. **6**, 165–167, 1992.

LIEBISCH, A., C. SCHMIDT, K.T. FRIEDHOFF: Zeckenbefall und durch Zecken übertragene Infektionen bei kleinen Haustieren unter besonderer Berücksichtigung der Lyme-Borreliose. Collegium Veterinarium **23**, 112–115, 1991.

MANSON-BAHR, P.E.C., F.I.C. APTED (eds.): Manson's Tropical Disease. 18th ed., III. Medical Entomology, Ticks and Mites. Baillière-Tindall, London, 734–739, 1982.

MEHLHORN, H., G. PIEKARSKI: Grundriß der Parasitenkunde – Parasiten des Menschen und der Tiere. 17.1. Zecken. 4. Auflage. Gustav-Fischer-Verlag, Stuttgart, 334–342, 1994.

MEHLHORN, H., D. DÜWEL, W. RAETHER: Diagnose und Therapie der Parasitosen von Haus-, Nutz- und Heimtieren. 2. Auflage. Gustav-Fischer-Verlag, Stuttgart, 85–88, 1993.

OLBRICH, S., A. LIEBISCH: Epidemiologische Untersuchungen zum Befall von Zecken mit Borreliose-Erregern von Kleinsäugern in Norddeutschland. Dtsch. Tierärztl. Wschr. **98**, 228–230, 1991.

4.8 Zungenwürmer (Pentastomiden oder Linguatulida)

(Halzoun; Marrara-Syndrom)

Pentastomiden-Invasionen beim Menschen werden hauptsächlich durch Jugendstadien von *Linguatula* verursacht. Der Mensch dient dabei als Zwischenwirt.

Der Befall mit erwachsenem Zungenwurm (Mensch = Endwirt) ist selten beobachtet worden, während vorwiegend in anderen Säugern, in Vögeln und Reptilien adulte Stadien als Endoparasiten in Nasen-, Rachen- und Atmungssystem gefunden werden. Invasionen des Menschen werden durch Spezies der Gattungen *Linguatula* und *Armillifer* hervorgerufen.

Ätiologie

Bei den *Pentastomida* oder *Linguatulida* handelt es sich um eine wenig bekannte, eigenständige Parasitengruppe (Stamm *Pentastomida*), die morphologische Ähnlichkeiten mit einer Reihe anderer Tierstämme (Anneliden, Arthropoden, Helminthen, Milbenlarven) aufweist.

Aufgrund ihrer parasitären Lebensweise sind sie morphologisch so stark verändert worden, daß eine endgültige taxonomische Einordnung bis heute noch offen ist.

Folgende Arten sind mögliche Parasiten des Menschen:

Armillifer armillatus, A. moniliformis, A. grandis, Linguatula serrata, L. multiannulata, Porocephalus crotali, P. subulifer.

Vorkommen und Verbreitung

Von den ca. 60 Arten parasitiert der weitaus größte Teil in Reptilien. Als Schmarotzer bei fleischfressenden Säugern (Endwirten) sind bisher 4 Arten bekannt (Tab. 4-25), und nur eine Art befällt Vögel (Möwen). Befall des Menschen wurde bisher aus Afrika, Süd- und

Tabelle 4-25: Vorkommen und Verbreitung verschiedener Pentastomiden

Art	Geographische Verbreitung	Endwirte	Zwischenwirte
● *Armillifer armillatus*	tropisches Afrika	Schlangen	Nager, Wild- und Haustiere, (Mensch)
● *Armillifer moniliformis*	Indien, Ostindien, Malaysia	Schlangen	Affen, Hund, Zibetkatze, Nager
● *Linguatula serrata*	kosmopolitisch (einschließlich Europa)	Hund, Wolf, Fuchs, Mensch, (Pferd), Wiederkäuer	Schaf, Ziege, Rind, Pferd, Büffel, Schwein, Kaninchen, kleine Nager, (Mensch)
● *Porocephalus spp.*	Afrika, Neue Welt	Schlangen (Klapperschlangen)	kleine Nager

Westasien, Jamaika und der ehemaligen UdSSR berichtet.

Übertragung
Infektionen des Menschen, bei denen der Mensch als Zwischenwirt dient, erfolgen oral durch Genuß von Trinkwasser oder rohem Gemüse, die mit Eiern aus Schlangenfäzes kontaminiert sind; ferner durch Kontakt mit Schlangen, z.B. nach Kulthandlungen, Essen von Schlangenfleisch oder Präparieren von Schlangen.

Fälle von Infestationen des Menschen und des Hundes mit adulten Pentastomiden sind selten (Endwirt). Die Infektion erfolgte in solchen Fällen durch orale Aufnahme infektionstüchtiger, viszeraler, enzystierter Stadien nach Schlachten von Haustieren oder Verzehr von Innereien wilder Pflanzenfresser.

Krankheitsbild
Die Krankheit beim Menschen wird verschiedentlich als Halzoun (parasitäre Pharyngitis) oder Marrara-Syndrom (Sudan) beschrieben.

Fungiert der Mensch als Zwischenwirt, werden beim Erwachsenen klinische Erscheinungen sehr selten beobachtet. Meist wird die Parasitose zufällig bei Obduktionen entdeckt, bei denen die *Linguatula*-Parasitenstadien vorwiegend in der Leber, meist im linken Leberlappen, oberflächlich dicht unter der Leberkapsel liegend, gefunden werden. Ebenfalls können Darmwand, Mesenteriallymphknoten, Milz, Niere, Lunge befallen sein. Selten werden Zysten in den Gallengängen, in der vorderen Augenkammer und im Gehirn nachgewiesen.

Bei Befall mit adulten Pentastomiden (Endwirt) siedeln sich die Parasiten im oberen Respirationstrakt an. Es kommt zu schmerzhaftem Druckgefühl im Nasenraum mit gelegentlichem Nasenbluten. Durch heftiges Niesen kann die Abstoßung von Parasiten erfolgen. Heiserkeit, Dyspnoe, Dysphagie und Erbrechen sind häufig. Der Verlust des Gehörs ist selten. Vergrößerung der submaxillaren und zervikalen Lymphknoten tritt häufig auf.

Diagnose
Der Nachweis parasitärer Stadien (adult oder immatur) an den Prädilektionsstellen ist die sicherste Form der Diagnose. Auch serologische Untersuchungen können angewandt werden.

In der Leber und anderen Organen kommt es zu Verkalkungen der Zysten, die röntgenologisch lokalisierbar sind.

Differentialdiagnose
Bei viszeraler Ansiedlung Sparganose, Fasziolose (s. Kap. 4.4.5 und 4.3.4).

Therapie
Therapeutische Maßnahmen sind unbekannt, da der Parasitenbefall (adulte Stadien) selbstlimitierend ist mit einer spontanen Genesung innerhalb von 7–10 Tagen.

Prophylaxe
Prophylaktische Maßnahmen basieren auf einer hygienischen Aufbereitung von Trinkwasser oder Nahrungsmitteln. Eine genaue Fleischbeschau innerer Organe von Schlacht- oder Wildtieren verhindert die Invasion adulter Zungenwürmer bei Mensch und Hund. Infektionsgefahr mit Eiern besteht durch zu nahen Kontakt mit Schlangen.

Literatur
MEHLHORN, H., G. PIEKARSKI: Grundriß der Parasitenkunde. 15. Zungenwürmer. 4. Auflage. Gustav Fischer Verlag, Stuttgart–New York, 315–322, 1994.
MEHLHORN, H., V. WALLDORF: Life Cycles. 1.13 Phylum Pentastomida (Tongueworms). In: MEHLHORN, H. (ed.): Parasitology in Focus. Springer-Verlag, Heidelberg, 119–123, 1988.
MUMCUOGLU, Y., TH. RUFLI: Dermatologische Entomologie. Humanmedizinisch bedeutsame Milben und Insekten in Mitteleuropa. perimed Fachbuch Verlagsgesellschaft, Erlangen, 227–229, 1982.
RILEY, J.: The biology of Pentastomids. Adv. Parasitol. **25**, 45–128, 1986.
SELF, J.T.: Biological relationships of the Pentastomida. Exp. Parasit. **24**, 63–119, 1969.
WHO: Parasitic zoonoses. 9.1. Pentastomid infections. Technical Report Series **637**, 91–92, 1979.

5
Mit Prionen assoziierte Zoonosen

5.1
Bovine spongiforme Enzephalopathie (BSE): Eine neue Zoonose?

Die bovine spongiforme Enzephalopathie ist eine übertragbare Amyloidose des Gehirns, die seit 1985 in England bei Haus- und Zootieren beobachtet wird. In erster Linie sind Rinder betroffen, deren Erkrankung auf die Verfütterung von Tiermehl zurückgeführt wird. Das Tiermehl wird aus Tierkadavern hergestellt, darunter auch von Schafen, die an Scrapie (Traberkrankheit) erkrankt und gestorben sind.

Die Epidemie begann 1985 mit unklaren neurologischen Krankheitsbildern bei einzelnen Rindern. 1992 wurden 37 055 Krankheitsfälle bei Rindern beobachtet, danach nahm die Zahl wieder ab. Die Gesamtzahl der Fälle seit 1985 liegt bei ca. 200 000 Rindern. Daneben wurde die Krankheit bei 70 Katzen und einigen Zootieren nachgewiesen.

Der Name der Krankheit bezieht sich auf die schwammartig poröse Struktur des ZNS, die durch eine vakuolige Degeneration der Ganglienzellen verursacht wird.

Ätiologie
Bei allen bisher bekannt gewordenen Formen der übertragbaren Demenz handelt es sich offenbar nicht um Viruskrankheiten.

Die infektiöse Aktivität ist an die unlösliche Isoform eine körpereigenen Genprodukts (zelluläres PrP-Gen) gebunden. Im gesunden Organismus weist dieses Glykoprotein eine alphahelikale Struktur auf. Liegt aufgrund von Mutationen eine vom Wildtyp abweichende Aminosäuresequenz vor, wird eine unlösliche Isoform mit Betafaltblattstruktur gebildet. Diese infektiöse Isoform wird auch als ScPrP (Scrapie-Prion-Protein) bezeichnet. Das befallene Hirngewebe ist hochinfektiös und kann Erregerkonzentrationen von 10^{12} ID_{50}/g enthalten.

Der Name Prion soll ein infektiöses Protein bezeichnen. Man könnte aber den zugrundeliegenden Vorgang mit gleicher Berechtigung auch als Intoxikation oder als Pseudoinfektion beschreiben.

Vorkommen und Verbreitung
Übertragbare Amyloidosen des Gehirns sind bei Schafen und Ziegen (Scrapie) sowie bei Nerzen, Elchen und Sikahirschen bekannt.

Bei Menschen gehört zu dieser Krankheitsgruppe Kuru, eine in Neu-Guinea aufgetretene Enzephalopathie, sowie die weltweit verbreitete Creutzfeld-Jakob-Krankheit (CJK), bei der sporadisch auftretende von familiär gehäuften Erkrankungen (Gerstmann-Sträußler-Scheinker-Syndrom) zu unterscheiden sind.

Die BSE trat bisher nur in England epizootisch auf. In verschiedenen europäischen Ländern (Holland, Frankreich, Schweiz, Italien), in denen in England produziertes Tiermehl verwendet wurde, wurden Erkrankungen viel seltener beobachtet.

Die Inzidenz sporadisch auftretender Fälle von CJK wird mit 1 Fall pro 1 Million Menschen angegeben. Die Empfänglichkeit für BSE ist bei Rindern genetisch beeinflußt: In England werden als Milchvieh zu gleichen Teilen Friesen- und Holsteiner Kühe gehalten; bei den BSE-Fällen sind die Friesen mit über 80%, die Holsteiner kaum vertreten.

Übertragung
Die Übertragung ist immer an die Aufnahme von Prionen aus einem befallenen Tier oder

Menschen, häufig durch Kannibalismus oder ähnliche Akte, gebunden. Iatrogene Übertragungen der CJK kamen durch Behandlung mit Hypophysenextrakten, durch Hornhaut- und Dura mater-Transplantate und neurochirurgische Eingriffe vor. Für sporadische Fälle von CJK ist eine infektiöse Genese nicht nachgewiesen. Familiär gehäufte Fälle sind an die Vererbung eines mutierten PrP-Gens gebunden. Werden Prionen von einer Spezies auf eine andere übertragen, ist ähnlich wie bei Viren erst nach einer Phase der Adaptation die volle Virulenz und Infektiosität der Erreger zu beobachten. Die Erregereigenschaften entsprechen nicht dem Inokulum, sondern sind durch das PrP-Gen des neuen Wirtes determiniert.

BSE wird bei Rindern überwiegend alimentär übertragen. Kälber von Kühen, die mit BSE inkubiert sind, haben ein erhöhtes Erkrankungsrisiko. Der Mechanismus der vertikalen Übertragung ist unklar.

Die Frage, ob BSE auch auf den Menschen übertragen werden kann, kann noch nicht mit Sicherheit beantwortet werden, da ein zuverlässiger Test für die Unterscheidung von BSE und CJK fehlt.

Krankheitsbild

Prionenerkrankungen sind gekennzeichnet durch extrem lange Inkubationszeiten und einen protrahierten, in allen Fällen letalen Krankheitsverlauf mit schweren neurologischen und psychomotrischen Ausfällen. Die Inkubationszeit ist abhängig von der Spezies und beträgt bei Kleintieren wenige Monate, beim Menschen bis zu 20 Jahre und mehr.

Beim Menschen werden zwei verschiedene mit Prionen assoziierte Krankheitsbilder beobachtet.

Bei typischer CJK treten neurologische Veränderungen in Form von Vakuolisierung und Astrogliosis zunächst im Cortex, später in Kleinhirn und Stammganglien auf. Amyloide Plaques und einen primären Befall des Kleinhirns wie bei Kuru findet man bei CJK fast nie. Symptomatisch stehen Gedächtnisverlust, zunehmende Demenz und motorische Störungen (Pyramidenbahn) im Vordergrund.

Bei Kuru werden amyloide Plaques, Ablagerungen von Prion-Protein, zunächst im Kleinhirn, angetroffen, während Vakuolisierung und Astrogliosis weniger ausgeprägt sind. Im Vordergrund steht eine typische Kleinhirnsymptomatik mit zunehmender Gangunsicherheit und Unfähigkeit, auf einem Bein zu stehen. Hinzu kommen affektive Störungen mit Verstimmungszuständen, Verhaltensänderungen und Depressionen, erst später Vergeßlichkeit, Demenz und Myoklonien. Der Babinskireflex bleibt negativ, während der Achillessehnenreflex immer und der Patellarsehnenreflex meistens positiv werden.

Das neuropathologische Bild bei BSE-kranken Rindern ähnelt eher dem von Kuru als dem von CJK. Der Verdacht, daß BSE auf Menschen übertragen werden kann, gründet sich bisher auf die Beobachtung von zehn atypisch verlaufenen Fällen von Prionenerkrankungen beim Menschen, die im neuropathologischen Substrat und im klinischen Bild eher dem Bild von Kuru als dem von CJK entsprechen. Da Kuru als ausgerottet gilt und in Europa nie vorgekommen ist, werden diese Fälle als neue Formen der Prionenerkrankung des Menschen angesehen. Während CJK in über 95% der Fälle bei Menschen festgestellt wird, die älter als 40 Jahre sind, liegt das Alter der 10 Patienten mit BSE-Verdacht unter 40 Jahren, in drei Fällen sogar unter 20 Jahren. Allerdings ist zu erwähnen, daß die Erstbeschreibung der CJK ebenfalls von einem jungen Menschen handelte.

Für die BSE-Erkrankung des Rindes ist in England die Bezeichnung „mad cow disease" geprägt worden. Die Inkubationszeit beträgt 3 bis 6 Jahre. Die Krankheit beginnt mit Verhaltensänderungen und Ataxie, gefolgt von Dystrophie und Lähmungen.

Diagnose und Differentialdiagnose

Die Diagnose der Prionenerkrankungen ist immer eine klinische Diagnose, die durch den Obduktionsbefund und möglichst auch im Übertragungsversuch zu bestätigen ist. Differentialdiagnostisch müssen andere präsenile Demenzen, vor allem Morbus Alzheimer ausgeschlossen werden. Das Spektrum klinischer

Diagnosen, bei denen schließlich CJK festgestellt wurde, reicht von Hirntumor bis Schlaganfall.

Für die Diagnose von Scrapie beim Schaf gibt es inzwischen einen Test, bei dem das Scrapie-Protein in den Tonsillen immunologisch nachgewiesen wird.

Therapie und Prophylaxe

Eine Therapie gibt es nicht. Beim Menschen ist allenfalls eine Prophylaxe der iatrogen übertragenen Fälle von CJK möglich, weil nur hier der Übertragungsmechanismus bekannt ist. Alimentäre Übertragungen von Prionenkrankheiten bei Mensch und Tier sind nur durch ausreichende Hitzeinaktivierung tierischer Nahrungsmittel zu vermeiden. Die Erregerkonzentration ist in Nervengewebe, lymphatischen Organen und RES besonders hoch, in Muskelfleisch gering. Die Inaktivierung erfolgt am effektivsten im Autoklaven, 1 Stunde bei 134 Grad. Kochen, 1 Stunde 100 Grad, ist um drei Zehnerpotenzen weniger wirksam. Alkali (1M NaOH, 1 Tag) oder Oxidationsmittel (Natriumhypochlorit, 2,5–5%, 1 Tag) sind wirksam zur Inaktivierung infektiösen Materials.

Literatur

CDC: WHO consultation on public health issues related to Bovine Spongiform Encephalopathy and the emergence of a new variant of Creutzfeld-Jakob-Disease. Morbid. Mortal. Wkly. Rep. **45**, 295–303, 1996.

CHESEBRO, B., B.N. FIELDS: Transmissible Spongiform Encephalopathies: A Brief Introduction. In: FIELDS, B.N. et al. (eds.): Virology. 3rd edition. Raven Press, New York, 2845–2850, 1996.

GAJDUSEK, C.D.: Infectious Amyloids: Subacute Spongiform Encephalopathies as transmissible cerebral amyloidoses. In: FIELDS, B.N. et al. (eds.): Virology. 3rd edition. Raven Press, New York, 2851–2900, 1996.

POSER, S., T. WEBER, I. ZERR et al: Keine Häufung der CJK in der Bundesrepublik Deutschland. Dtsch. Ärztebl. **93**, A–2149–2150, 1996.

PRUSINER, S.B.: Prions. In: FIELDS, B.N. et al (eds.): Virology. 3rd edition. Raven Press, New York, 2901–2950, 1996.

RKI: CJK. Desinfektion und Sterilisation von chirurgischen Instrumenten. Epidemiol. Bull. **27/96**, 182–184, 1996.

RKI: WHO-Expertenberatung zu BSE und zum Auftreten einer neuen Variante der CJK. Epidemiol. Bull. **16/96**, 107–111, 1996.

WILL, R.G., J.W. IRONSIDE, M. ZEIDLER et al: A new variant of Creutzfeld-Jacob disease in UK. Lancet **347**, 921–925, 1996.

6
Anhang

6.1
Hinweise für die ärztliche Beurteilung von Zoonosen als Berufskrankheit in der Bundesrepublik Deutschland

Obwohl Berufskrankheiten, verursacht durch chemische und physikalische Einwirkungen wie Lärm, Staub, Gase, Dämpfe, derzeit im Vordergrund stehen, kann auch Zoonosen aus arbeitsmedizinischer Sicht eine Bedeutung zukommen. Unter Berufskrankheiten fallen alle von Tieren auf Menschen übertragbaren Krankheiten, sofern diese mit beruflicher Betätigung in Zusammenhang gebracht werden können. Gefährdet sind insbesondere Personen, die mit Tierhaltung oder -pflege beschäftigt sind oder sonstigen beruflichen Umgang mit Tieren, tierischen Erzeugnissen oder Ausscheidungen haben. Dies trifft auch für Personen zu, die beruflich mit Behältnissen umgehen, die infizierte Tiere, Teile oder Ausscheidungen von Tieren enthalten.

Zu den Berufsgruppen, die ein erhöhtes Infektionsrisiko für Zoonosen tragen, gehören Landwirte, landwirtschaftliches und veterinärmedizinisches Personal, Tierärzte, Tierpfleger, Metzger, Schlachthofpersonal, Beschäftigte in der Jagd- und Forstwirtschaft (Jäger, Förster, Fischer, Trapper, Wildhüter), Personal in Tierkörperverwertungsanstalten, Personal in zoologischen Gärten, Wildgehegen und Zoohandlungen; Personen, die mit der Verarbeitung von Fleisch, Milch, Eiern, Häuten, Fellen, Pelzen, Tierborsten und -haaren, Federn und Knochen beschäftigt sind, und Personal in der Abwasserbeseitigung.

Zur Abgrenzung der Zoonosen gegenüber anderen Infektionskrankheiten ist stets eine gründliche Anamnese unter Berücksichtigung der Berufstätigkeit notwendig.

Zur Anerkennung von Zoonosen als Berufskrankheit müssen bestimmte Kriterien erfüllt werden:
- Gesicherte Diagnose der Zoonose.
- Vorliegen eines spezifischen, typischen Infektionsrisikos für den betreffenden Beruf.
- Nachweis der realen Infektionsgefährdung in jedem anstehenden Begutachtungsfall.
- Ein zeitlicher Zusammenhang zwischen Gefährdung im Beruf, dem Auftreten der ersten klinischen Symptome und dem Zeitpunkt der Diagnosestellung muß gewahrt sein. Die Beachtung der jeweiligen Inkubationszeit ist dabei von besonderer Bedeutung.
- Der bei der Feststellung der Erkrankung erhobene Befund muß für eine Ansteckung während der beruflichen Tätigkeit sprechen.
- Zoonosen berufsfremder Genese, wie z.B. Salmonellose nach Genuß von infizierten oder kontaminierten Nahrungsmitteln im Haushalt, sind auszuschließen.
- Sofern eine infektiöse Berufskrankheit nicht vom Tier auf den Menschen, sondern von Mensch zu Mensch übertragen worden ist, fällt sie nicht unter die Nr. 3102 der Anlage der Berufskrankheiten-Verordnung (von Tieren auf Menschen übertragene Krankheiten).
- Zoonosen, die durch Arbeiten in Laboratorien für wissenschaftliche, medizinische oder veterinärmedizinische Untersuchungen oder Versuche verursacht werden, fallen, wenn die Infektionen nicht im Zusammenhang mit Tierversuchen erworben wurden, unter Nr. 3101 der Anlage zur Berufskrankheiten-Verordnung.
- Tropenkrankheiten und Fleckfieber, u.a. auch das Amerikanische Zeckenstichfieber, sind ggf. unter Nr. 3104 der Anlage

der Berufskrankheiten-Verordnung einzureihen.

Die vorschriftsmäßige und rechtzeitige Anzeige einer Berufskrankheit liegt im Interesse des Versicherten. Je schneller der Träger der Unfallversicherung von der Berufskrankheit Kenntnis erhält, desto eher kann er Leistungen (Heilbehandlung, Berufshilfe, Leistungen in Geld) an den Versicherten oder seine Angehörigen gewähren.

Die Anzeige ist zu erstatten, wenn der begründete Verdacht besteht, daß eine Berufskrankheit im Sinne der Berufskrankheiten-Verordnung (BK-Nr. 3102) vorliegt. Die Anzeige muß unverzüglich vom Arzt und/oder Arbeitgeber (Unternehmer) auf entsprechenden Vordrucken*) in zweifacher Ausfertigung entweder dem Träger der Unfallversicherung oder der für den Beschäftigungsort des Versicherten zuständigen Stelle des medizinischen Arbeitsschutzes (Staatl. Gewerbearzt im Gewerbeaufsichtsamt oder im Landesinstitut für Arbeitsmedizin) erstattet werden. Die Anzeige hat zu erfolgen bei jeder Berufskrankheit, die den Versicherten mehr als 3 Tage arbeitsunfähig macht oder die tödlich verlaufen ist. Todesfälle, besonders schwer verlaufende Berufskrankheiten und Massenerkrankungen sind außerdem fernmündlich oder telegraphisch dem zuständigen Versicherungsträger oder dessen zuständiger Bezirksverwaltung und bei gewerblichen Betrieben dem Gewerbeaufsichtsamt zu melden.

6.2
Zur Meldepflicht von Zoonosen in der Bundesrepublik Deutschland

Die Bekämpfung und Verhütung übertragbarer Krankheiten beim Menschen wird in der Bundesrepublik Deutschland durch das Bundesseuchengesetz (BSeuchG) in der Fassung vom 18. 12. 1979 geregelt*). Mehr als die Hälfte der in diesem Gesetz aufgeführten Krankheiten können den Zoonosen zugeordnet werden. Über die Art der Meldepflicht dieser Infektionskrankheiten gibt Tabelle I Aufschluß.

Nach § 4 des BSeuchG sind der behandelnde oder sonst hinzugezogene Arzt, in Krankenhäusern und Entbindungsheimen zusätzlich der leitende Arzt zur Meldung verpflichtet. Ersatzweise sind alle weiteren, mit der Behandlung oder Pflege des Betroffenen berufsmäßig beschäftigten Personen, die hinzugezogene Hebamme, auf Seeschiffen der Kapitän, die Leiter von Pflegeanstalten, Justizvollzugsanstalten, Heimen, Lagern, Sammelunterkünften und ähnlichen Einrichtungen zur Meldung verpflichtet.

Die Meldung hat stets an das für den Aufenthaltsort des Betroffenen zuständige Gesundheitsamt unverzüglich, d.h. spätestens innerhalb von 24 Stunden nach erlangter Kenntnis, zu erfolgen (§§ 3, 5 BSeuchg).

6.3
Zur Anzeigepflicht von Zoonosen in Österreich

In Österreich werden die Maßnahmen der Expositionsprophylaxe bezüglich der Infektionsquellen und der direkten Übertragung von Infektionskrankheiten in erster Linie durch das Epidemiegesetz vom 14. 10. 1950 geregelt. Die darin aufgeführten Infektionskrankheiten, die als Zoonosen in Betracht kommen können, und deren Art der Anzeigepflicht sind in Tabelle III dargestellt.

Nach § 3 (1) des Epidemiegesetzes vom 14. 10. 1950 sind zur Anzeige verpflichtet:
1. Zugezogener Arzt oder Leiter von Kranken-, Gebär- und sonstigen Humanitäts-Anstalten.
2. Zugezogene Hebamme.

---

*) Bezugsquelle: L. Düringshofen, Seesener Str. 57, 10709 Berlin, Tel.-Nr.: 0 30 / 891 20 05

*) Das BSeuchG ist seither in den §§ 5a, 47, 49a, 52 und 54, zuletzt am 26. Februar 1993 (BGBl. I S. 278) geändert worden.

Meldepflichtige Krankheiten, die beim Menschen als Zoonosen vorkommen können, und Art der Meldepflicht in der Bundesrepublik Deutschland (Tabelle I)

Krankheit	Meldung im Falle von		
	Verdacht	Krankheit	Tod
Botulismus (Sapronose)	X	X	X
Brucellose		X	X
Enteritis infectiosa (a. Salmonellose[1]), b. übrige Formen einschließlich mikrobiell bedingter Lebensmittelvergiftungen)	X	X	X
Gelbfieber		X	X
Influenza (Virusgrippe)			X
Leptospirose (a. Weilsche Krankheit, b. übrige Formen)		X	X
Listeriose (angeboren)		X	X
Malaria		X	X
Meningitis/Enzephalitis (bakteriell, mykologisch, viral)		X	X
Milzbrand	X	X	X
Ornithose	X	X	X
Pest	X	X	X
Q-Fieber		X	X
Rotz		X	X
Rückfallfieber	X	X	X
Tetanus (Sapronose)		X	X
Tollwut[2]	X	X	X
Toxoplasmose (angeboren)		X	X
Trichinose		X	X
Tuberkulose (aktive Form)		X	X
Tularämie	X	X	X
Virusbedingtes hämorrhagisches Fieber	X	X	X

[1] Außerdem ist jeder Ausscheider (d.h. eine Person, die Krankheitserreger ausscheidet, ohne krank oder krankheitsverdächtig zu sein) nach § 2 des BSeuchG zu melden.

[2] Auch die Verletzung eines Menschen durch ein tollwutkrankes oder -verdächtiges Tier sowie die Berührung eines solchen Tieres oder Tierkörpers sind zu melden.

Anzeigepflichtige Krankheiten, die als Zoonosen beim Menschen vorkommen können, und Art der Anzeigepflicht in Österreich (Tabelle II) (nur bei der Tuberkulose spricht man von einer Meldepflicht)

Krankheit	Anzeige im Falle von		
	Verdacht	Krankheit	Tod
Bangsche Krankheit (Brucellose)		X	X
Übertragbare Gehirnentzündung		X	X
Übertragbare Genickstarre		X	X
Gelbfieber	X	X	X
Bakterielle Lebensmittelvergiftung[1]	X	X	X
Leptospirosen		X	X
Malaria		X	X
Milzbrand	X	X	X
Papageienkrankheit (Psittakose)	X	X	X
Pest	X	X	X
Rotz	X	X	X
Rückfallfieber		X	X
Tollwut sowie Bißverletzungen durch tollwutkranke oder -verdächtige Tiere	X	X	X
Trichinose		X	X
Tuberkulose[2]		X	X
Tularämie		X	X

[1] Nach § 2 (2) des Epidemiegesetzes sind binnen 24 Stunden „Personen, die, ohne selbst krank zu sein, Erreger der bakteriellen Lebensmittelvergiftung ausscheiden, der Bezirksverwaltungsbehörde (Gesundheitsamt) bekanntzugeben".

[2] Als Tuberkulose im Sinne des § 1 (1) des Bundesgesetzes „Zur Bekämpfung der Tuberkulose" vom 14. März 1968 gelten alle Krankheiten, welche entweder mit Sicherheit oder mit wissenschaftlich begründeter Wahrscheinlichkeit durch das Tuberkelbakterium *(M. tuberculosis)* beim Menschen verursacht werden.

3. Zugezogene berufsmäßige Pflegepersonen.
4. Haushaltsvorstand oder Leiter einer Anstalt.
5. Vorsteher öffentlicher und privater Lehranstalten und Kindergärten bezüglich der ihm unterstehenden Schüler, Lehrer und Schulbediensteten.
6. Wohnungsinhaber.
7. Inhaber von Gast- und Schankgewerben bezüglich der von ihnen beherbergten Gäste und bei ihnen bediensteten Personen.
8. Hausbesitzer oder mit der Handhabung der Hausordnung bestellte Personen.
9. Tierärzte bei Milzbrand, Papageienkrankheit, Rotz, Tollwut und Bißverletzungen durch wutkranke oder wutverdächtige

Tiere, Tularämie, Bangscher Krankheit, Trichinose und Leptospirosen, wenn sie von der Infektion eines Menschen oder vom Verdacht einer solchen Kenntnis erlangen.
10. Totenbeschauer.
Die Verpflichtung der unter 2.–8. genannten Personen gilt nur dann, wenn kein jeweils in der Aufzählung vorher Genannter vorhanden ist (§ 3 (2) Epidemiegesetz 1950).

6.4 Zur Meldepflicht von Zoonosen in der Schweiz

Geregelt werden die Bekämpfung und Meldepflicht übertragbarer Krankheiten des Menschen in erster Linie durch das Bundesgesetz über die Bekämpfung übertragbarer Krankheiten des Menschen (Epidemiegesetz) vom 18. 12. 1970 sowie durch die Verordnung über die Meldung übertragbarer Krankheiten des Menschen vom 21. 9. 1987.

Die Handhabung der Meldung übertragbarer Krankheiten des Menschen ist in der Schweiz differenzierter als in der Bundesrepublik Deutschland oder in Österreich. Hierbei wird unterschieden zwischen der Meldepflicht der Ärzte (Privatarzt, Amtsarzt, Spitalsarzt, Pathologe), bei denen die zu meldenden Krankheiten in die Gruppen A bis E eingeteilt werden, und der Laboratorien und Untersuchungsanstalten, bei denen die Einteilung der zu meldenden Krankheiten in die Gruppen I–III erfolgt (die nicht identisch sind mit den Gruppen A–E). Über die meldepflichtigen Krankheiten, die als Zoonosen bei Menschen auftreten können, und die Art der Meldepflicht gibt Tabelle III Aufschluß.

Die Meldung durch Ärzte ist in den Gruppen A–D wie folgt vorzunehmen:
Gruppe A: Telefonische Meldung jedes Krankheitsfalles sowie schriftliche Bestätigung an den Kantonsarzt. Auf dieselbe Art ist jeder Verdacht von Pest und Tollwut mitzuteilen sowie das Ergebnis der diagnostischen Verfahren.
Gruppe B: Bei diesen Krankheiten muß die Meldung nur bei aufgetretener Erkrankung innerhalb von 24 Stunden erfolgen. Todesfälle an Milzbrand sind unabhängig davon binnen 24 Stunden schriftlich anzuzeigen.
Gruppe C: Die Zahl der Erkrankten pro Ortschaft ist am Ende jeder Woche dem Kantonsarzt schriftlich zu melden, wenn sie gehäuft oder wiederholt auftreten (telefonische Meldung). Innerhalb von 24 Stunden ist jeder Todesfall an akuten gastrointestinalen Infektionen und bakteriellen Lebensmittelvergiftungen, infektiösen Affektionen des zentralen Nervensystems sowie an grippeartigen Erkrankungen (bei gehäuftem Auftreten) anzuzeigen.
Gruppe D: Meldung binnen einer Woche bei Erkrankung, Todesfall, Spitalaustritt.

Die durch Laboratorien (Untersuchungsanstalten) zu meldenden Zoonosen sind wie folgt eingeteilt und vorzunehmen:
Gruppe I: (Darunter fallen folgende Infektionskrankheiten, die als Zoonosen vorkommen können: Botulismus, Pest, Tollwut): Telefonische Meldung an den Kantonsarzt und an das Eidgenössische Gesundheitsamt sowie schriftliche Bestätigung eines positiven oder verdächtigen Untersuchungsergebnisses.
Gruppe II: (Darunter befinden sich folgende mögliche Zoonosen: Amöbenruhr, Brucellosen, Gelbfieber, Milzbrand, Rückfallfieber, Salmonellosen, Tuberkulose, Tularämie): Schriftliche Mitteilung an den Kantonsarzt und an das Eidgenössische Gesundheitsamt innerhalb von 24 Stunden.
Gruppe III: (Darunter befinden sich folgende, im Zusammenhang mit Zoonosen auftretende Krankheiten: Bakterielle Meningitiden, Enzephalitiden, Hepatitiden, influenzaartige Erkrankungen, Leptospirosen, Listeriose, Malaria, nicht durch Meningokokken verursachte bakterielle Meningitiden, Ornithose, Q-Fieber, Tetanus, Toxoplasmose, Virusmeningitiden): Meldung an den Kantonsarzt und an das Eidgenössische Gesundheitsamt am Ende jeder Woche (Zahl der positiven Untersuchungsergebnisse, nach Ortschaften aufgeschlüsselt).

6.4 Zur Meldepflicht von Zoonosen in der Schweiz

Meldepflichtige Krankheiten, die als Zoonosen beim Menschen vorkommen können, und Art der Meldepflicht in der Schweiz (Tabelle III)

Krankheit	Gruppe	Form für Einzelm. (e) Kollektivm. (k)	Meldung im Falle von		
			Verdacht	Krankheit	Tod
Brucellosen	B	e		X	
Exanthemische Krankheiten (bakterielle und virale)	C	k		X	
Gastrointestinale Infektionen, akute[1] und bakterielle Lebensmittelvergiftungen	C	k		XX	X
Gelbfieber	B	e		X	
Gehäufte grippale Erkrankungen	C	k		X	X[2]
Gehäufte infektiöse Affektionen der Leber	C	k		X	
Malaria	B	e		X	
Milzbrand	B	e		X	X
Pest	A	e	XX	XX	X
Tetanus (Sapronose)	B	e		X	
Tollwut	A	e	XX	XX	X
Tuberkulose[3]	D	e		X[4]	X
Zentrales Nervensystem, infektiöse Affektionen	C	k		X	X

[1] Bei gehäuftem und wiederholtem Auftreten.
[2] Bei gehäuftem Auftreten.
[3] Sämtliche Formen.
[4] Auch bei Rückfällen sowie beim Spitalsaustritt.

X Schriftlich.
XX Telefonisch mit schriftlicher Bestätigung.

6.5
Allgemeine Richtlinien für die Einsendung von Proben für die Diagnostik von Zoonosen (Tabelle IV, S. 358 – 360)

6.6
Virusbedingte Zoonosen mit regional begrenzter Verbreitung: Klinische Symptomatik (Tabellen V – X, S. 361 – 366)

6.7
Virusbedingte Zoonosen mit regional begrenzter Verbreitung Leitsymptome: Meningitis, Enzephalitis (Tabelle XI, S. 367 – 368) Leitsymptom: Hämorrhagisches Fieber (Tabelle XII, S. 368 – 369)

6.8
Von verschiedenen Tierarten übertragbare Zoonosen (Tabellen XIII – XXV, S. 369 – 388)

6.9
Antiparasitische Medikamente: Generische Bezeichnung, Handelsnamen, Hersteller (Tabelle XXVI, S. 388 – 390)

Allgemeine Richtlinien für die Einsendung von Proben für die Diagnostik von Zoonosen (Tabelle IV)

Der Versand von medizinischem Untersuchungsgut richtet sich nach dem Gesetz über die Beförderung gefährlicher Güter vom 8. 8. 1975 (BGBl. I, S. 2121) und den aufgrund dieses Gesetzes erlassenen Rechtsverordnungen.
Der Postversand ist davon ausgenommen. Die Post hat für ihren Bereich mit der Verfügung 630/1989 (Amtsblatt des Bundesministers für das Post- und Fernmeldewesen, 68, 28. 6. 1989) eine eigene Regelung getroffen.
U.a.: „Die Absender von medizinischem und biologischem Untersuchungsgut müssen sicherstellen, daß die Sendungen derart verpackt sind, daß sie den Bestimmungsort in gutem Zustand erreichen und während des Versandes keinerlei Gefahr für Mensch, Tier und Umwelt darstellen." Zugelassen sind zum Versand nur bestimmte, fest verschließbare, bruch- und auslaufsichere Versandverpackungen. „Biologische Stoffe, die für Mensch und Tier infektiös sind oder bei denen ein entsprechend begründeter Verdacht gegeben ist, müssen ... zusätzlich unter Wertangabe versandt werden, um die Bearbeitung mit automatischen Sortiermaschinen auszuschließen. Die Sendung muß auf der Aufschriftseite links neben der Aufschrift den auffälligen Vermerk „Medizinisches Untersuchungsgut – Vorsicht infektiös!" tragen."

Allgemeine Richtlinien für die Einsendung von Proben für die Diagnostik von Zoonosen (Tabelle IV)

Erregernachweis:	Materialentnahme so früh wie möglich im Krankheitsverlauf (bei parasitären Infektionen sind die unterschiedlich langen Präpatenzen zu beachten). Material vom Krankheitsherd gewinnen: Bläscheninhalt, Sekrete, Urin, Stuhl, Heparinblut, Schleimhautabstriche, Spülwasser, Liquor, Biopsien oder autoptisch gewonnene Proben. Für parasitologische Untersuchungen: Stuhlproben sollten nicht zu knapp bemessen sein (2–3 g); mit dem Stuhl abgegangene Würmer oder Wurmteile von den Stuhlproben getrennt verpackt und unfixiert einsenden; die Stuhlprobe selbst kann für den Versand fixiert werden (MIF-Verfahren, SAF-Verfahren; siehe Literatur Seite 197/198). Blut für parasitologische Untersuchungen (Erregernachweis) als EDTA-Blut einsenden. Schleimhautabstriche, Tupfpräparate, Ausstriche luftgetrocknet, mittels Methanol- oder Azeton fixiert (s.u.) versenden.
Direkter Erregernachweis im Elektronenmikroskop (Viren):	Fixierung der Probe in gepuffertem Formaldehyd oder Glutaraldehyd (Endkonzentration 1–2%). Material in gekühltem Zustand, aber nicht gefroren, aufbewahren und versenden.
Nachweis von Erregerantigen durch Immunfluoreszenz:	Dünne Abstriche oder Tupfpräparate auf entfetteten Objektträgern herstellen, Schicht mit Glasschreiber umzirkeln, Beschriften der Objektträger nur mit Bleistift oder Glasschreiber. Möglichst mehrere Objektträger von einem Material anfertigen. Zellen aus Urin oder Sekreten vor dem Ausstreichen durch Sedimentation in der Zentrifuge anreichern. Ausstriche an der Luft möglichst staubfrei trocknen lassen. Cave nosokomiale Infektionen! Fixierung: 10–20 Minuten in eiskaltem Azeton. Notfalls können die Präparate auch nach Lufttrocknung versandt werden.
Direkter Nachweis von Erregerantigen im Enzym- oder Radioimmuntest:	Material ohne jeden Zusatz gekühlt umgehend in das Labor bringen. Dabei muß Austrocknung der Probe unbedingt vermieden werden. Abstriche können in ein kleines Volumen physiol. Kochsalzlösung (steril) eingetaucht werden.
Erregernachweis durch Zellkulturen oder Tierversuch:	Material wie oben entnehmen. Austrocknung von Abstrichen oder Gewebsproben unbedingt vermeiden. Sie müssen in einem kleinen Volumen eines Virus-Transportmediums, notfalls auch physiol. Kochsalzlösung oder bakteriologischer Bouillon, transportiert werden. Material am besten bei Temperaturen zwischen +2 und +8°C aufbewahren und möglichst rasch zum Labor bringen. Bei hohen Umgebungstemperaturen oder zum Postversand sollte das Material in flüssigem Stickstoff oder im Trockeneis-Alkoholbad eingefroren und in einer mit Trockeneis gekühlten Styropor-Verpackung versandt werden. Die Gefäße müssen so verpackt werden, daß sie, auch wenn das Volumen des Trockeneises durch Verdunstung abnimmt, nicht mechanisch belastet werden. Schnellstmögliche Versandart wählen! Im Falle parasitärer Erreger (Protozoen) sollten die erforderlichen Medien von den untersuchenden Labors angefordert werden.

Allgemeine Richtlinien für die Einsendung von Proben für die Diagnostik von Zoonosen (Tabelle IV)

DNA-Nachweis durch Polymerase-Ketten-Reaktion (PCR):

Für die meisten humanpathogenen Virusarten und einige andere Erreger besteht inzwischen die Möglichkeit, die Nukleinsäure durch PCR bzw. im Falle der RNS-Viren durch RT-PCR (Reverse Transcription PCR) nachzuweisen. Oft sind die Methoden noch nicht standardisiert und nur in Speziallabors verfügbar. Als Ausgangsmaterial können je nach Virusart Serum, Plasma (Heparin), „buffy coat" sowie Liquor, Sekrete, Urin oder Gewebsproben geeignet sein. Das Material für den Nachweis von Viren und Bakterien sollte, wenn es nicht am Ort verarbeitet wird, für den Versand eingefroren werden. Im Zweifelsfall empfiehlt sich eine Rückfrage bei dem Labor, um die geeigneten Bedingungen zu eruieren.

Serodiagnose durch Antikörper-Nachweis:

Man benötigt dazu Nativblut (keine Zusätze) oder Serum, ca. 5 ml Blut oder 2 ml Serum, je nach Anzahl der zu berücksichtigenden Antigene. Prinzipiell sind zwei Serumproben einzusenden, eine aus der akuten Krankheitsphase und eine aus der Rekonvaleszenz. Wenn Möglichkeiten zum Nachweis spezifischer IgM-Antikörper bestehen, reicht es, eine einzelne Serumprobe zu untersuchen; diese sollte dann bis 5 Tage nach Krankheitsbeginn gewonnen werden.

Über die Frage, welches der angegebenen Untersuchungsverfahren im Einzelfall zum Ziel führen wird, lassen sich keine allgemeinen Angaben machen. Da das klinische Bild oder die epidemiologische Situation in den seltensten Fällen nur eine mögliche Diagnose zulassen, hat es auch keinen Sinn, konkret anzugeben, welche Untersuchungsmöglichkeit im Einzelfall am sichersten zur Diagnose führen wird. In Fällen, wo derartige Angaben wichtig und sinnvoll erscheinen, sind sie in der Besprechung der einzelnen Krankheitsbilder enthalten.

Weitere Hinweise:

Unerläßlich sind ein Vorbericht sowie der Hinweis, auf welche Zoonosenerreger untersucht werden soll.

6.6 Klinische Symptomatik regional verbreiteter virusbedingter Zoonosen

Virusbedingte Zoonosen mit regional begrenzter Verbreitung: Klinische Symptomatik/Afrika (Tabelle V)

Krankheit	Inkuba-tionszeit (Tage)	Symptomatik Fieber	Enze-phalitis	Arthral-gie	Exan-them	Hämor-rhagie	Virus	Naturherd Avertebraten	Wirbeltiere	Besonderheiten	Letalität
Chikungunya-Fieber	6–10	+	Ø	++	+	(+)	Alphaviren	Moskitos	Primaten, Vögel	urbane Zyklen	gering
Dengue-Fieber	4–7	+	Ø	Ø	+	+(DHF)	Flaviviren	Moskitos	Primaten	urbane Zyklen	gering; bei DHF hoch
Ebola-Fieber	6–9	+	Ø	Ø	+	++	Filoviren	?	Schimpansen?	nosokom. Inf.	hoch
Gelbfieber	3–6	+	Ø	Ø	Ø	+	Flaviviren	Moskitos	Primaten	Impfung	hoch
Krim Kongo H. F.	7–12	+	Ø	Ø	Ø	++	Bunyaviren	Zecken	Säugetiere		hoch
Lassa-Fieber	6–21	+	+	Ø	+	++	Arenaviren	Ø	Nagetiere	nosokom. Inf.	hoch
Marburgvirus-F.	3–9	+	(+)	Ø	+	++	Filoviren	?	Primaten?	nosokom. Inf.	hoch
O'nyong-nyong-F.	8–10	+	Ø	++	+	Ø	Alphaviren	Moskitos	unbekannt	serolog. verwandt mit Chikungunya	gering
Rift-Valley-Fieber	3–7	+	+	Ø	Ø	+	Bunyaviren	Moskitos	Huftiere	auch Kontaktinf.	gering
Semliki-Forest-F.	ca. 3	+	+	Ø	Ø	Ø	Alphaviren	Moskitos	Wildvögel, Nagetiere	Laborinfektion	
Sindbis-Fieber	unbek.	+	Ø	Ø	+	Ø	Alphaviren	Moskitos	Wildvögel	Afrika, Indien, Australien	gering
Wesselsbron-F.	2–4	+	+	Ø	+	Ø	Alphaviren	Moskitos	Huftiere	urbane Zyklen möglich	keine
West-Nil-Fieber	3–6	+	+	(+)	+	Ø	Flaviviren	Moskitos	Vögel	Afrika, Asien, geleg. Europa	hoch

Virusbedingte Zoonosen mit regional begrenzter Verbreitung: Klinische Symptomatik/Asien (Tabelle VI)

Krankheit	Inkuba-tionszeit (Tage)	Symptomatik Fieber	Enze-phalitis	Arthral-gie	Exan-them	Hämor-rhagie	Virus	Naturherd Avertebraten	Wirbeltiere	Besonderheiten	Letalität
Chikungunya-Fieber	6–10	+	∅	++	+	+	Alphaviren	Moskitos	Primaten, Vögel	urbane Zyklen	gering
Dengue-Fieber	4–7	+	∅	∅	+	+ (DHF)	Flaviviren	Moskitos	Primaten	urbane Zyklen	gering; bei DHF hoch
Japan. Enzephal.	4–14	+	++	∅	∅	∅	Flaviviren	Moskitos	Wildvögel, Reiher, Schweine, Pferde	Impfung	hoch
Korean. Hämorrhag. F.	14–21	+	∅	∅	∅	++	Bunyaviren	∅	Nagetiere	Hämorrhag. Fieber mit renal. Syndr.	hoch
Krim Kongo H.F.	7–12	+	∅	∅	∅	++	Bunyaviren	Zecken	Säugetiere		hoch
Ind. Waldkrankheit	3–8	+	+	∅	∅	+	Flaviviren	Zecken	Kleinsäuger, Affen	Indien (Karnataka)	gering
Omsker Hämorrhag. F.	3–12	+	∅	∅	∅	++	Flaviviren	Zecken	Bisamratten	auch Kontaktinf.	gering
Russische Frühjahr-Sommer-Meningoenzephal.	7–14	+	++	∅	∅	∅	Flaviviren	Zecken	Nagetiere	auch Infektionen durch Milch	hoch
Sindbis-Fieber	unbek.	+	∅	∅	+	∅	Alphaviren	Moskitos	Wildvögel	Afrika, Indien, Australien	keine
West-Nil-Fieber	3–6	+	+	(+)	+	∅	Flaviviren	Moskitos	Vögel	Afrika, Asien, geleg. Europa	hoch

6.6 Klinische Symptomatik regional verbreiteter virusbedingter Zoonosen

Virusbedingte Zoonosen mit regional begrenzter Verbreitung: Klinische Symptomatik/Australien (Tabelle VII)

Krankheit	Inkuba-tionszeit (Tage)	Symptomatik Fieber	Enze-phalitis	Arthral-gie	Exan-them	Hämor-rhagie	Virus	Naturherd Avertebraten	Wirbeltiere	Besonderheiten	Letalität
Dengue-Fieber	4–7	+	∅	∅	+	+ (DHF)	Flaviviren	Moskitos	Primaten	urbane Zyklen	gering; bei DHF hoch
Murray-Valley-Enz.	4–14	+	++	∅	∅	∅	Flaviviren	Moskitos	Wasservögel	Australien und Neu-Guinea	hoch
Ross-River-Fieber	6–10	+	∅	++	+	∅	Alphaviren	Moskitos	Vögel, Säugetiere, Huftiere	auch vesikuläre Exantheme	gering
Sindbis-Fieber	unbek.	+	∅	∅	+	∅	Alphaviren	Moskitos	Wildvögel	Afrika, Indien, Australien	keine

Virusbedingte Zoonosen mit regional begrenzter Verbreitung: Klinische Symptomatik/Europa (Tabelle VIII)

Krankheit	Inkubationszeit (Tage)	Symptomatik Fieber	Enzephalitis	Arthralgie	Exanthem	Hämorrhagie	Virus	Naturherd Avertebraten	Wirbeltiere	Besonderheiten	Letalität
Frühsommer-Meningo-Enzephalitis	7–14	+	++	∅	∅	∅	Flaviviren	Zecken	Nagetiere, Huftiere	Infektion auch durch rohe Milch!	gering
Krim Kongo Hämorrhag. Fieber	7–12	+	∅	∅	∅	++	Bunyaviren	Zecken	Säugetiere	nosokom. Inf.	hoch
Louping Ill	4–7	+	++	∅	∅	∅	Flaviviren	Zecken	Moorhühner, Schafe	Kontaktinfektion durch Schafe auf Brit. Inseln	gering
Nephropathia epid.	14–21	+	∅	∅	∅	(+)	Bunyaviren	?	Nagetiere	Hämorrhag. Fieber mit renalem Syndrom	gering
Pappataci-Fieber	3–5	+	+	+	∅	∅	Bunyaviren	Sandfliegen	Igel, Zieselmaus, Rennmaus		gering
Russische Frühjahr-Sommer-Meningoenzephalitis	7–14	+	++	∅	∅	∅	Flaviviren	Zecken	Nagetiere, Huftiere	Infektion auch durch rohe Milch!	hoch
West-Nil-Fieber	3–6	+	+	(+)	+	∅	Flaviviren	Moskitos	Vögel	selten in Südeuropa	gering

6.6 Klinische Symptomatik regional verbreiteter virusbedingter Zoonosen

Virusbedingte Zoonosen mit regional begrenzter Verbreitung: Klinische Symptomatik/Nordamerika (Tabelle IX)

Krankheit	Inkubationszeit (Tage)	Symptomatik Fieber	Enzephalitis	Arthralgie	Exanthem	Hämorrhagie	Virus	Naturherd Avertebraten	Wirbeltiere	Besonderheiten	Letalität
Colorado-Zeckenstichfieber	3–7	+	(+)	∅	(+)	(+)	Orbiviren	Zecken	Nagetiere	Übertragung durch Bluttransfusion	keine
Hantavirus-Lungensyndrom	14–21	+	∅	∅	∅	++	Bunyaviren	∅	Perimyscus (Streifenmaus)	Hämorrhagisches Fieber	hoch
Kalifornische Enzephalitis	5–10	+	++	∅	∅	∅	Bunyaviren	Moskitos	Lagomorphe, Eichhörnchen	in Europa: Tahynavirus	gering
Ostamerikan. Pferdeenzephalomyelitis	7–10	+	++	∅	∅	∅	Alphaviren	Moskitos	Wildvögel, Fasan, Nagetiere, Pferde	hohe Letalität bei Pferden	hoch
Westamerikan. Pferdeenzephalomyelitis	5–10	+	++	∅	∅	∅	Alphaviren	Moskitos	Wildvögel, Pferde, Amphibien, Schlangen	Letalität bei Pferden	hoch
Venezolan. Pferdeenzephalomyelitis	2–5	+	++	∅	∅	∅	Alphaviren	Moskitos	Nagetiere, Pferde	Mensch ist nicht Endwirt	gering
Vesikularstomatitis	1–2	+	∅	∅	(+)	(+)	Rhabdoviren	Phlebotomen	Fledermäuse, Nager, Huftiere	aerogene und Kontaktinfektion	gering

Virusbedingte Zoonosen mit regional begrenzter Verbreitung: Klinische Symptomatik/Südamerika (Tabelle X)

Krankheit	Inkuba-tionszeit (Tage)	Symptomatik Fieber	Enze-phalitis	Arthral-gie	Exan-them	Hämor-rhagie	Virus	Naturherd Avertebraten	Wirbeltiere	Besonderheiten	Letalität
Argentin. Hämorrhag. Fieber	7–14	+	+	∅	∅	++	Arenaviren	?	Nagetiere	Nagerkontakt, nosokomiale Inf.	hoch
Bolivian. Hämorrhag. Fieber	7–14	+	+	∅	∅	++	Arenaviren	?	Nagetiere	Nagerkontakt, nosokomiale Inf.	hoch
Dengue-Fieber	4–7	+	∅	∅	+	+(DHF)	Flaviviren	Moskitos	Primaten	urbane Zyklen	gering; bei DHF hoch
Gelbfieber	3–6	+	∅	∅	∅	+	Flaviviren	Moskitos	Affen	Hepatitis	hoch
Mayaro-Fieber	6–10	+	∅	++	+	∅	Alphaviren	Moskitos	Wildvögel, Affen	Trinidad und Süd-Amerika	keine
Oropouche-Fieber	6–10	+	(+)	∅	∅	∅	Bunyaviren	Moskitos	Faultiere, Affen, Vögel	Diarrhoen	keine
Rocio-Enzephalitis	7–14	+	++	∅	∅	∅	Flaviviren	Moskitos	Wildvögel	Brasilien	hoch
Ostamerikan. Pferde-enzephalomyelitis	7–10	+	++	∅	∅	∅	Alphaviren	Moskitos	Wildvögel, Fasan, Nagetiere, Pferde	hohe Letalität bei Pferden	hoch
Westamerikan. Pferde-enzephalomyelitis	5–10	+	++	∅	∅	∅	Alphaviren	Moskitos	Wildvögel, Pferde, Amphibien, Schlangen	Letalität bei Pferden	hoch
Venezolan. Pferde-enzephalomyelitis	2–5	+	++	∅	∅	∅	Alphaviren	Moskitos	Nagetiere, Pferde	Mensch ist nicht Endwirt	gering
Vesikularstomatitis	1–2	+	∅	∅	(+)	(+)	Rhabdoviren	Phlebotomen	Fledermäuse, Nager, Huftiere	aerogene und Kontaktinfektion	gering

Virusbedingte Zoonosen mit regional begrenzter Verbreitung. Leitsymptome: Meningitis, Enzephalitis (Tabelle XI)

Erdteil	Krankheit	Virus	Naturherd Avertebraten	Wirbeltiere	Auftreten	Letalität
Afrika	Rift-Valley-Fieber	Bunyavirus	Moskitos	Huftiere	Afrika (Tierseuche!)	niedrig
	Semliki-Forest-Fieber	Alphavirus	Moskitos	Vögel, Primaten, Nager, Huftiere	vorwiegend Laborinfektionen	selten
	West-Nil-Fieber	Flavivirus	Moskitos	Vögel, Huftiere	Afrika, Asien, Europa	hoch
Asien	Japanische Enzephalitis	Flavivirus	Moskitos	Vögel (Reiher), Huftiere, Nager	Japan, Pazif. Inseln	hoch
	Russische Frühjahr-Sommer-Meningoenzephalitis	Flavivirus	Zecken	Nager, Huftiere	Rußland	hoch
	West-Nil-Fieber	Flavivirus	Moskitos	Vögel, Huftiere	Afrika, Asien, Europa	hoch
Australien	Murray-Valley-Enzephalitis	Flavivirus	Moskitos	Vögel	Australien, Neu Guinea	hoch
Europa	Frühsommer-Meningoenzephalitis	Flavivirus	Zecken	Nager, Huftiere	Zentral-, Südosteuropa	niedrig
	Louping III	Flavivirus	Zecken	Huftiere, Nager, Vögel	Brit. Inseln	niedrig
	Pappataci-Fieber	Bunyavirus	Sandfliegen	Igel, Ziesel, Rennmaus	Mittelmeerraum, Portugal	gering
	West-Nil-Fieber	Flavivirus	Moskitos	Vögel, Huftiere	Südeuropa	hoch
Nordamerika	California-Enzephalitis	Bunyavirus	Moskitos	Nager, Lagomorphe	USA	niedrig
	St.-Louis-Enzephalitis	Flavivirus	Moskitos	Vögel, Fledermäuse, Nager, Pferde	Nord- und Südamerika	hoch
	Ostamerikan. Pferdeenzephalomyelitis	Togavirus (Alphavirus)	Moskitos	Vögel, Nager	Nord- und Südamerika	hoch
	Westamerikan. Pferdeenzephalomyelitis	Togavirus (Alphavirus)	Moskitos	Vögel, Amphibien, Reptilien	Nord- und Südamerika	hoch
	Venezol. Pferdeenzephalomyelitis	Togavirus (Alphavirus)	Moskitos	Vögel, Nager	Nord- und Südamerika	niedrig

(Tabelle XI) (Fortsetzung)

Erdteil	Krankheit	Virus	Naturherd		Auftreten	Letalität
			Avertebraten	Wirbeltiere		
Süd-amerika	Rocio-Enzephalitis	Flavivirus	Moskitos	Vögel	Sao Paulo, Brasilien	hoch
	St.-Louis-Enzephalitis	Flavivirus	Moskitos	Vögel, Fledermäuse, Nager, Pferde		hoch
	Ostamerikan. Pferdeenzephalomyelitis	Togavirus (Alphavirus)		Vögel, Nager		hoch
	Westamerikan. Pferdeenzephalomyelitis	Togavirus (Alphavirus)	Moskitos	Vögel, Amphibien, Reptilien		hoch
	Venezolan. Pferdeenzephalomyelitis	Togavirus (Alphavirus)	Moskitos	Vögel, Nager		niedrig

Virusbedingte Zoonosen mit regional begrenzter Verbreitung. Leitsymptom: Hämorrhagisches Fieber (Tabelle XII)

Erdteil	Krankheit	Virus	Naturherd		Auftreten	Letalität
			Avertebraten	Wirbeltiere		
Afrika	Ebolavirus-Fieber	Filovirus	?	Affen	Zaïre, Sudan	hoch
	Gelbfieber	Flavivirus	Moskitos	Primaten	Süd- u. Zentralamerika, Afrika	hoch
	Krim Kongo Hämorrhag. Fieber	Bunyavirus	Zecken	Huftiere	Südrußland, Balkan, Westafrika	hoch
	Lassa-Fieber	Arenavirus	?	Nager	Westafrika	hoch
	Marburgvirus-Fieber	Filovirus	?	Affen	Kenia? Uganda? Zimbabwe?	hoch
Asien	Dengue-Fieber (DSS, DHF)	Flavivirus	Moskitos	Primaten	Thailand, Philippinen	gering (hoch)
	Korean. Hämorrhag. Fieber	Bunyavirus	?	Nager	Südostasien, Rußland	hoch
	Krim Kongo Hämorrhag. Fieber	Bunyavirus	Zecken	Säugetiere	Südrußland, Balkan, Afrika	hoch
	Kyasanur Forest-Krankheit	Flavivirus	Zecken	Affen, Nager, Vögel	Indien	gering
	Omsker Hämorrhag Fieber	Flavivirus	Zecken	Nagetiere	West-Sibirien	niedrig

6.8 Von verschiedenen Tierarten übertragbare Zoonosen

(Tabelle XII) (Fortsetzung)

Erdteil	Krankheit	Virus	Naturherd Avertebraten	Naturherd Wirbeltiere	Auftreten	Letalität
Australien	Equines Morbillivirus-Fieber	Paramyxovirus	Fledermäuse? *(Pteropus spp.)*	Pferde	Brisbane, Mackay	hoch
Europa	Nephropathia epidemica (H.F. mit renalem Syndrom)	Bunyavirus	?	Mäuse, Ratten	Skandinavien, Schottland, Zentraleuropa	niedrig kaum Hämorrhagien
Nordamerika	Hantavirus-Lungensyndrom	Bunyavirus	∅	Perimyscus (Streifenmaus)		hoch
Südamerika	Dengue-Fieber (DSS, DHF)	Flavivirus	Moskitos	Primaten	Venezuela	gering (hoch)
	Junin-Fieber	Arenavirus	?	Nager	Argentinien	hoch
	Machupo-Fieber	Arenavirus	?	Nager	Bolivien	hoch
	Gelbfieber	Flavivirus	Moskitos	Primaten	Süd- u. Zentralamerika, Afrika	hoch

Von Einhufern (Pferd, Esel und Maultier, Zebra) übertragbare Zoonosen (Auswahl) (Tabelle XIII)

Krankheit	Derzeitiges Vorkommen	Übertragung auf den Menschen vor allem durch
Amerikan. Pferde-Enzephalomyelitis:		
Eastern Equine Encephalitis (EEE)	Nordamerika	Stechmücken
Western Equine Encephalitis (WEE)	Nord- und Südamerika	Stechmücken
Venezuelan Equine Encephalitis (VEE)	Zentral- und Südamerika	Stechmücken
Endemisches Rückfallfieber	östl. Mittelmeerländer, Zentralafrika, trop. und subtrop. Gebiete der USA	Zecken
Equine Morbillivirus-Infektion	Australien (Brisbane, Mackay)	Kontakt?
Influenza-A-Virusinfektion (Pferdeinfluenza)	weltweit	Kontakt, Aerosol
Lyme-Borreliose	weltweit	Zecken
Melioidose	Südostasien, Nordwestaustralien	Kontakt
Mikrosporie	weltweit	Kontakt (auch Stalleinrichtungen, Putzzeug)

(Tabelle XIII) (Fortsetzung)

Krankheit	Derzeitiges Vorkommen	Übertragung auf den Menschen vor allem durch
Milbenbefall (Räudemilben)	weltweit	Kontakt (auch Stalleinrichtungen, Putzzeug)
Milzbrand	Südosteuropa, Mittlerer Osten, Afrika, Südostasien, Südamerika	Kontakt, kontaminierte Erde, (Sporen)
Malleus (Rotz)	Mongolei, China, Indien	Kontakt
Salmonellose	weltweit	Kontakt (Futter)
Semliki-Forest-Virusinfektion	Äquatorialafrika	Stechmücken *(Aedes aegypti)*
Streptokokken-Infektionen *(St. equi ssp. zooepidemicus* und *St. equi ssp. equi)*	weltweit	Kontakt
Tollwut	weltweit (Ausnahmen: Japan, Australien, Ozeanien; in Europa: Skandinavien, Großbritannien, Irland, Portugal, Malta, Zypern)	Kontakt (Biß, Schleimhautkontakt mit infiziertem Speichel)
Trichinellose	weltweit	Lebensmittel (Fleisch) (Z)
Vesikuläre Stomatitis	Mittel- und Südamerika	Kontakt? *Aedes spp.*; Sandfliegen?

(Z) = Zwischenwirt

Vom Rind übertragbare Zoonosen (Auswahl) (Tabelle XIV)

Krankheit	Derzeitiges Vorkommen	Übertragung auf den Menschen vor allem durch
Brucellose	weltweit	Kontakt, Lebensmittel (Rohmilch)
Campylobacter-Infektionen	weltweit	Lebensmittel (Rohmilch)
Dikrozöliose	Südeuropa, Afrika	orale Aufnahme von Ameisen (Z)
E. coli-Infektion (EHEC)	weltweit	Lebensmittel (Rohmilch; Hackfleisch: „Hamburger disease"), Kontakt
Gonglionemiasis	weltweit	orale Aufnahme von infizierten Käfern, Schaben (Z)
Fasziolose	weltweit	orale Aufnahme von Metazerkarien, z.B. mit Pflanzen
Frühsommer-Meningoenzephalitis	Europa, ehemal. UdSSR	Zecken, auch über Rohmilch

6.8 Von verschiedenen Tierarten übertragbare Zoonosen

(Tabelle XIV) (Fortsetzung)

Krankheit	Derzeitiges Vorkommen	Übertragung auf den Menschen vor allem durch
Krim Kongo Hämorrhag. Fieber	Südosteuropa, Afrika, Asien	Zecken *(Hyalomma)*, Schlachttiere, nosokomialer Kontakt
Kryptosporidiose	weltweit	Schmierinfektion
Kuhpocken	weltweit	Kontakt
Kyasanur Forest-Krankheit	Indien (Staat Karnataka)	Zecken *(Ixodes)*, Rohmilch
Leptospirose	weltweit	Kontakt (Urin)
Listeriose	weltweit	Lebensmittel (Rohmilch, Käse, rohes Fleisch), Kontakt (selten). Auch Geonose!
Lyme-Borreliose	weltweit	Zecken
Maul- und Klauenseuche	weltweit (Ausnahme: Australien, Neuseeland, Nordamerika)	Kontakt
Melkerknoten	Europa, Afrika, USA	Kontakt
Milzbrand	Südosteuropa, Mittlerer Osten, Südostasien, Afrika, Südamerika	Kontakt (Tierfelle, Häute, Wolle)
Q-Fieber	weltweit	Kontakt, Staub, Aerosol
Rift-Valley-Fieber	Ost- und Südafrika, Ägypten	Stechmücken, Aerosol; Kontakt b. Schlachten
Taeniasis saginata	weltweit	Lebensmittel (Fleisch)
Salmonellose	weltweit	Lebensmittel (Kontakt)
Sarkosporidiose	weltweit	Lebensmittel (Fleisch) (Z)
Schistosomiasis (Bilharziose)	Mittlerer Osten, Afrika	Kontakt mit Zerkarien in Oberflächenwasser
Stomatitis papulosa	Europa, USA, Australien, Kenia	Kontakt
Streptokokken-Infektion *(St. equi ssp. equi)*	weltweit	Lebensmittel (Rohmilch), Kontakt
Syngamose	Karibik, Brasilien	Schmierinfektion (Larven, larvenhaltige Eier)
Tollwut	weltweit (Ausnahmen: in Europa: Skandinavien, Großbritannien, Irland, Portugal, Malta, Zypern; ferner Japan, Australien, Ozeanien)	Kontakt (Biß, Schleimhautkontakt mit infiziertem Speichel)
Trichophytie	weltweit	Kontakt
Trypanosomiasis (Schlafkrankheit)	Afrika	Tsetsefliege

(Tabelle XIV) (Fortsetzung)

Krankheit	Derzeitiges Vorkommen	Übertragung auf den Menschen vor allem durch
Tuberkulose	weltweit	Kontakt, Lebensmittel
Trichostrongylidose	weltweit	Schmierinfektion (Larven)
Vesikuläre Stomatitis	Mittel- und Südamerika	Kontakt? Stechmücken *(Aedes?)*, Sandfliegen
Wesselsbron-Fieber	Süd-, Zentralafrika	Stechmücken

(Z) = Zwischenwirt

Von Schaf und Ziege übertragbare Zoonosen (Auswahl) (Tabelle XV)

Krankheit	Derzeitiges Vorkommen	Übertragung auf den Menschen vor allem durch
Brucellose	weltweit	Lebensmittel (Käse), Kontakt
Campylobacter-Infektionen	weltweit	Kontakt, Lebensmittel (Rohmilch, Geflügelfleisch)
Chlamydiose *(C. psittaci)*	weltweit	Kontakt (Nachgeburt)
Dikrozöliose	Südeuropa, Afrika	orale Aufnahme von Ameisen (Z)
Fasziolose	weltweit	orale Aufnahme von Metazerkarien, z.B. mit Pflanzen
Frühsommer-Meningoenzephalitis	Europa, ehemal. UdSSR	Zecken *(Ixodes)*; auch über Rohmilch
Krim Kongo Hämorrhag. Fieber	Südosteuropa, Afrika, Asien	Zecken *(Hyalomma spp.)*, Schlachttiere, nosokomialer Kontakt
Leptospirose	weltweit	Kontakt (Urin)
Listeriose	weltweit	Lebensmittel (Rohmilch), Kontakt (selten), auch Geonose!
Louping III (Schaf)	Schottland, Wales, Irland	Kontakt
Lyme-Borreliose	weltweit	Zecken
Melioidose (Schaf)	Südostasien	Kontakt
Milzbrand	Südosteuropa, Mittlerer Osten, Afrika, Südostasien, Südamerika	Kontakt (Tierfelle, Häute, Wolle), kontaminierte Erde (Sporen)
Pasteurellose	weltweit	Kontakt (Speichel, Biß)
Pustulardermatitis (Schaf)	weltweit	Kontakt

6.8 Von verschiedenen Tierarten übertragbare Zoonosen

(Tabelle XV) (Fortsetzung)

Krankheit	Derzeitiges Vorkommen	Übertragung auf den Menschen vor allem durch
Q-Fieber	weltweit	Staub, Aerosol, Kontakt
Rift-Valley-Fieber	Ost- und Südafrika, Ägypten	Stechmücken, Aerosol; Kontakt beim Schlachten
Rotlauf (Schaf)	weltweit	Kontakt (Wunde)
Salmonellose	weltweit	Lebensmittel
Tollwut	weltweit (Ausnahmen: in Europa: Skandinavien, Großbritannien, Irland, Portugal, Malta; ferner Japan, Australien, Ozeanien)	Kontakt (Biß, Schleimhautkontakt mit infiziertem Speichel)
Toxoplasmose	weltweit	Lebensmittel (Fleisch, innere Organe)
Trichophytie	weltweit	Kontakt
Trichostrongylidiose	weltweit	Schmierinfektion (Larven)
Tuberkulose	weltweit	Kontakt, Lebensmittel (Rohmilch)
Tularämie (Schaf)	Europa, ehemalige UdSSR, USA, Japan	Kontakt, Arthropoden
Wesselsbron-Fieber	Süd-, Zentralafrika	Stechmücken

(Z) = Zwischenwirt

Vom Schwein (Haus- und Wildschwein) übertragbare Zoonosen (Auswahl) (Tabelle XVI)

Krankheit	Derzeitiges Vorkommen	Übertragung auf den Menschen vor allem durch
Acanthocephaliosen	weltweit	Verzehr von Käfern, Käferlarven oder Schaben (akzidentell o.a.)
Balantidiose	weltweit	Schmierinfektion
Bläschenkrankheit	Europa, Asien	Kontakt
Brucellose	weltweit	Kontakt
Campylobacter-Infektion	weltweit	Lebensmittel (rohes Fleisch)
Chlamydiose *(C. psittaci)*	weltweit	Kontakt
Clonorchiasis	Asien	Verzehr von rohen Süßwasserfischen (Z)
Diphyllobothriasis	nördliche Hemisphäre	Verzehr von rohen Süßwasserfischen (Z)

(Tabelle XVI) (Fortsetzung)

Krankheit	Derzeitiges Vorkommen	Übertragung auf den Menschen vor allem durch
Enzephalomyokarditis	weltweit	Kontakt
Fasciolopsiasis	Asien	orale Aufnahme von Metazerkarien, z.B. anhaftend an Wasserfrüchten
Gastrodiscoides-Infektion	Asien	orale Aufnahme von Metazerkarien, z.B. anhaftend an Wasserfrüchten
Gnathostomiasis	Südostasien	Verzehr von rohen Fischen, Fröschen, Schlangen (Z)
Gonglionemiasis	weltweit	orale Aufnahme von infizierten Käfern, Schaben (Z)
Influenza A-Virusinfektion	weltweit	Kontakt, Aerosol
Japanische Enzephalitis	Asien	Stechmücken (Moskitos)
Leptospirose	weltweit	Kontakt (Urin)
Listeriose	weltweit	Lebensmittel (auch Geonose!)
Maul- und Klauenseuche	weltweit (Ausnahmen: Australien, Neuseeland, Südostasien, USA)	Kontakt
Melioidose (Schwein)	Südostasien	Kontakt
Milbenbefall (Räudemilben)	weltweit	Kontakt
Paragonimiasis	Asien	Verzehr von unzureichend gegarten Krabben, Krebsen (Z)
Pasteurellose	weltweit	Kontakt
Rotlauf	weltweit	Kontakt (Wunde)
Salmonellose	weltweit	Lebensmittel
Sarkosporidiose	weltweit	Lebensmittel (Fleisch) (Z)
Streptococcus suis-Infektion	weltweit	Kontakt (Wunde)
Taeniasis solium und Zystizerkose:	Süd- und Osteuropa; Zentral- und Südamerika, Zentral- und Südafrika, Südostasien	Taeniasis: Lebensmittel (rohes und unzureichend zubereitetes Fleisch) (Z) Zystizerkose: Schmierinfektion über Bandwurmeier
T. asiatica	Asien	Lebensmittel (Leber und andere innere Organe) (Z)
Toxoplasmose	weltweit	Lebensmittel (Fleisch, innere Organe)
Trichinellose	weltweit	Lebensmittel (Fleisch, innere Organe)

6.8 Von verschiedenen Tierarten übertragbare Zoonosen

(Tabelle XVI) (Fortsetzung)

Krankheit	Derzeitiges Vorkommen	Übertragung auf den Menschen vor allem durch
Trichophytie	weltweit	Kontakt
Yersiniose *(Y. enterocolitica, Y. pseudotuberculosis)*	weltweit	Lebensmittel (rohes Fleisch?)

(Z) = Zwischenwirt

Von Hund und Katze übertragbare Zoonosen (Auswahl) (Tabelle XVII)

Krankheit	Derzeitiges Vorkommen	Übertragung auf den Menschen vor allem durch
Amerikan. Zeckenstichfieber (Hund) (Rocky Mountain Spotted Fever)	USA	Zecken
Amöbiasis *(E. histolytica)*	weltweit (Tropen)	Schmierinfektion
Ancylostoma-Infektion („Ceylonwurm")	Asien	perkutane Invasion durch Larven
Brucellose (B. abortus, B melitensis);	weltweit	Kontakt
B. canis (Hund)	weltweit	Kontakt (Versuchstierhaltung)
Brugia-Filariose	Asien	Stechmücken (Z)
Campylobacter-Infektionen *(C. jejuni, C. coli)*	weltweit	Kontakt
Chagas-Krankheit *(T. cruzi)*	Süd-, Mittelamerika	Schmierinfektion
Chlamydiose (Katze) *(Chl. psittaci)*	weltweit	Kontakt; Schmierinfektion
Clonorchiasis	Asien	Verzehr roher Süßwasserfische (Z)
Dipylidiasis	weltweit	Kontakt (orale Aufnahme von Zystizerkoiden oder Flöhen (Z)
Dioctophymiasis	weltweit	Verzehr roher Süßwasserfische (Transportwirte)
Diphyllobothriasis	nördliche Hemisphäre	Verzehr roher Süßwasserfische (Z)

(Tabelle XVII) (Fortsetzung)

Krankheit	Derzeitiges Vorkommen	Übertragung auf den Menschen vor allem durch
Dirofilariasis	weltweit	Stechmücken (Z) (Stich)
Echinokokkose:		
E. granulosus	weltweit (vorwiegend Süd-, Südosteuropa, Süd-, Ostafrika, Mittel-, Südamerika)	Schmier- und Kontaktinfektion (orale Aufnahme von Eiern)
E. multilocularis	Zentraleuropa, Eurasien, Nordjapan, Alaska, Kanada, nördliche und mittlere Staaten der USA	Schmier- und Kontaktinfektion (orale Aufnahme von Eiern, auch über kontaminierte Nahrungsmittel: Waldfrüchte, Pilze)
Echinostomiasis	Asien	Verzehr von rohen, Metazerkarien enthaltenden Muscheln, Schnecken (Z)
Ehrlichiose (Hund)	Europa, USA, Asien	Zecken
Epidemische Polyarthritis	Australien	Stechmücken
Erkr. durch Flohstiche (C. canis, C. felis)	weltweit	Kontakt
Frühsommer-Meningoenzephalitis	Europa, ehemal. UdSSR	Zecken (Ixodes)
Giardiasis (Lambliasis)	weltweit	Schmutz- und Schmierinfektion (oral)
Influenza (Influenza A-Viren)	weltweit	Kontakt, aerogen
Japanische Enzephalitis	Asien	Stechmücken
Katzenkratzkrankheit (Katze) (Bartonella henselae-Infektion)	weltweit	Kontakt (Kratzverletzung, Biß)
Katzenpocken (Kuhpocken)	Europa	Kontakt
Kryptosporidiose	weltweit	Schmierinfektion
Larva migrans cutanea	weltweit	perkutan (Kontakt mit Larven im Boden)
Larva migrans visceralis (Toxocariasis)	weltweit	Schmierinfektion (orale Aufnahme von larvenhaltigen Eiern)
Leishmaniosen (Hund):		
Amerikan. Haut- und Schleimhautleishmaniose (Espundia)	südl. Mexiko bis nördl. Argentinien Ausnahmen: Chile, Uruguay	Sandmücken (Stich)
Viszerale Leishmaniose (Kala Azar)	Mittelmeerraum, Afrika, Asien, Südamerika	Sandmücken (Stich)

6.8 Von verschiedenen Tierarten übertragbare Zoonosen

(Tabelle XVII) (Fortsetzung)

Krankheit	Derzeitiges Vorkommen	Übertragung auf den Menschen vor allem durch
Leptospirose	weltweit	Kontakt (Urin)
Lyme-Borreliose	weltweit	Zecken
Mesocestoides-Infektion	weltweit	Verzehr roher Viszera von Vögeln, Schlangen
Mikrosporie	weltweit	Kontakt
Milbenbefall	weltweit	Kontakt
Mittelmeerfieber (Hund) *(R. conorii)*	Mittelmeerraum, Afrika	Zecken
Nanophyetes-Infektion	Pazifischer Raum, Nordamerika, Sibirien	Verzehr roher Süßwasserfische (Z)
Murines Fleckfieber (Katze) *(Rickettsia typhi)*	Asien, USA, Mittelmeerstaaten	Katzenfloh
Opisthorchiasis	Europa, Asien	Verzehr roher Süßwasserfische (Z)
Paragonimiasis	Asien, Afrika, Südamerika	Verzehr roher Süßwasser-Krabben und -Krebse
Pasteurellose	weltweit	Kontakt (Biß)
Pest (Katze)	Vietnam, Indien, Zentralafrika, USA	Flöhe
Pneumozystose *(P. carinii)*	weltweit	Schmierinfektion
Q-Fieber	weltweit	Staub, Aerosol, Kontakt
Rotlauf (Hund) *(E. rhusiopathiae)*	weltweit	Biß
Salmonellose	weltweit	Kontakt
Sarkoptesräude *(S. canis)*	weltweit	Kontakt
Sporotrichose (Katze)	USA, Europa (selten)	Kontakt
Strongyloidose	weltweit	perkutane Invasion durch Larven
Thelaziose	Asien, südl. USA	leckend-saugende Insekten
Tollwut	weltweit (Ausnahme: in Europa: Skandinavien, Großbritannien, Irland, Portugal, Malta; ferner Japan, Australien, Ozeanien)	Kontakt (Biß, Schleimhautkontakt mit infiziertem Speichel)
Toxoplasmose (nur Katze)	weltweit	Schmierinfektion (Oozysten)

(Tabelle XVII) (Fortsetzung)

Krankheit	Derzeitiges Vorkommen	Übertragung auf den Menschen vor allem durch
Trichophytie	weltweit	Kontakt
Trichostrongylidiose	weltweit	Schmierinfektion (Larven)
Tuberkulose	weltweit	Kontakt
Tularämie (Katze)	Europa, ehemal. UdSSR, USA, Japan	Kontakt, Arthropoden
Wesselsbron-Fieber	Süd-, Zentralafrika	Stechmücken
Erkr. durch Zeckenstich (R. sanguineus)	weltweit	Kontakt
Zönurose (Hund)	weltweit	Schmierinfektion (orale Aufnahme von Bandwürmern; auch über kontaminierte Vegetabilien)

(Z) = Zwischenwirt

Von Nagetieren (Hamster, Kaninchen, Meerschweinchen, Ratte, Maus) übertragbare Zoonosen (Auswahl) (Tabelle XVIII)

Krankheit (bevorzugt befallene Tierart)	Derzeitiges Vorkommen	Übertragung auf den Menschen vor allem durch
Argentin. Hämorrhag. Fieber (Maus)	Argentinien	Kontakt, Aerosol
Bolivian. Hämorrhag. Fieber (Maus)	Bolivien	Kontakt, nosokomial
Campylobacter-Infektionen	weltweit	Kontakt (Schmierinfektion)
Chlamydiose (Meerschweinchen) *(Chl. psittaci)*	weltweit	Kontakt (Schmierinfektion)
Colorado-Zeckenstichfieber (Erd- und Backenhörnchen)	USA, Kanada	Zecken
Encephalitozoon cuniculi-Infektion (Kaninchen)	weltweit	Schmierinfektion (Urin)
Giardiasis (Lambliasis)	weltweit	Schmutz- und Schmierinfektion (oral)
Hantavirus-Infektionen:		
Hantavirus-Lungensyndrom (Maus, z.B. *Perimyscus*)	USA, Asien, auch Deutschland	Kontakt, Schmierinfektion, aerogen?
Korean. Hämorrh. Fieber (Maus, z.B. *Apodemus*)	Ostasien, Balkan	Kontakt
Urbane Form des KHF (Ratte)	Ostasien; weltweit in Hafenstädten	Kontakt; auch bei Laborratten
Nephropathia epidemica (Rötelmaus)	Skandinavien, Europa	Kontakt

(Tabelle XVIII) (Fortsetzung)

Krankheit	Derzeitiges Vorkommen	Übertragung auf den Menschen vor allem durch
Hymenolepiasis (Maus, Ratte, Hamster) (Zwergbandwurmbefall)	weltweit	orale Aufnahme von Eiern oder infiz. Insekten; vorwiegend Käfer
Kalifornische Enzephalitis (Wildkaninchen, Eichhörnchen)	Nordamerika	Stechmücken
Lassa-Fieber (Natalmaus)	Westafrika	Kontakt; nosokomial; Tiere werden gegessen!
Leptospirose (Maus, Ratte)	weltweit	Kontakt (Urin)
Listeriose (Kaninchen, Maus)	weltweit	Kontakt; auch Geonose!
Lymphozytäre Choriomeningitis (Hamster, Maus)	weltweit	Kontakt mit Labor- oder Haustieren
Mikrosporie (Kaninchen, Maus, Chinchilla)	weltweit	Kontakt
Erkr. durch Milbenbefall	weltweit	Kontakt
Murines Fleckfieber (Ratte) *(R. mooseri [typhi])*	weltweit in Tropen und Subtropen	Rattenfloh
Omsker Hämorrhag. Fieber (Wasserratte, Bisamratte)	Omsk Oblast, Sibirien	Zecken, Kontakt
Pasteurellose	weltweit	Kontakt (Biß)
Q-Fieber	weltweit	Zecken; Aerosol
Rickettsienpocken (Hausmaus) *(Rickettsia akari)*	USA (New York), ehemal. UdSSR	Milben
Salmonellose	weltweit	Kontakt
Spotted Fever-Rickettsiosen (einschließlich RMSF) (Nager)	weltweit	Zecken
Trichophytie (Kaninchen, Meerschweinchen, Maus)	weltweit	Kontakt
Tsutsugamushi-Fieber (Wildnager, Beuteltiere)	Ost-, Südostasien	Milben
Tularämie (Wildnager)	Europa, ehemal. UdSSR	Kontakt, Schmierinfektion, Aerosol, Arthropoden
Venezolan. Hämorrhag. Fieber (Baumwollratte, Reisratte)	Venezuela	Kontakt
Yersiniose (Kaninchen, Maus, Meerschwein) *(Y. pseudotuberculosis)*	weltweit	Kontakt (Schmierinfektion)

Von Pelztieren (Biber, Chinchilla und Nerz) übertragbare Zoonosen (Auswahl) (Tabelle XIX)

Krankheit	Übertragung auf den Menschen vor allem durch
Leptospirose	Kontakt
Listeriose (Chinchilla)	Kontakt; auch Geonose!
Mikrosporie	Kontakt
Milzbrand (Nerz)	Kontakt
Pasteurellose	Kontakt (Biß)
Salmonellose	Kontakt
Trichinellose (Biber)	Lebensmittel (Fleisch) (Z)
Trichophytie	Kontakt
Yersiniose *(Y. enterocolitica)*	Kontakt (Schmierinfektion)

(Z) = Zwischenwirt

Von Jagd- und Wildtieren übertragbare Zoonosen (ohne Affen und Vögel) (Auswahl) (Tabelle XX)

Krankheit (bevorzugt befallene Tierart)	Derzeitiges Vorkommen	Übertragung auf den Menschen vor allem durch
Acanthocephaliase (Ratte)	weltweit	Verzehr von Käfern, Käferlarven, Schaben
Amerikanisches Zeckenstichfieber (Nagetiere: Kaninchen, Feldmaus)	USA, Südamerika	Zecken (Stich)
Angiostrongylose (A.):		
Zerebrale A. (Ratte)	Asien, Ägypten	Verzehr roher oder unzureichend zubereiteter Schnecken, Krabben, Krebse (Z); akzidentelle orale Aufnahme freier Larven
Intestinale A. (Nager)	Mittelamerika, Südstaaten der USA	Verzehr von Transport- oder Zwischenwirten (Schnecken); orale Aufnahme freier Larven
Babesiose (Maus)	Europa, USA	Zecken
Baylisascaris-Infektion (Waschbär)	USA, Deutschland	Schmierinfektion (orale Aufnahme)
Brucellose (Hasen)	weltweit	Kontakt
Campylobacter-Infektionen	weltweit	Kontakt, kontaminiertes Trinkwasser
Capillariasis Lebercapillariasis (Nager) (vorwiegend Ratten)	weltweit	orale Aufnahme embryonierter Eier

6.8 Von verschiedenen Tierarten übertragbare Zoonosen

(Tabelle XX) (Fortsetzung)

Krankheit	Derzeitiges Vorkommen	Übertragung auf den Menschen vor allem durch
Chlamydiose (C. psittaci)	weltweit	Kontakt (aerogen: Staub)
Clonorchiasis (Ratten, Marderartige)	Asien	Verzehr roher Süßwasserfische (Z)
Dikrozöliose (Wiederkäuer, Kaninchen)	weltweit	Akzidentelle Aufnahme infizierter Ameisen
Dirofilariose (Kaniden)	warme Klimazonen weltweit	Stechmücken (Z)
Dioctophymiasis (Kaniden, Feliden, Marderartige)	weltweit	Verzehr von Süßwasserfischen (Transportwirte)
Echinokokkose (Fuchs)	nördliche Hemisphäre	Schmierinfektion (orale Aufnahme der Bandwurmeier; auch über kontaminierte Nahrungsmittel wie Waldfrüchte, Pilze)
Echinostomiasis (Wasservögel)	hauptsächlich Asien	Verzehr roher Muscheln und Schnecken (Z)
Endemisches Rückfallfieber (Nager)	östl. Mittelmeerländer, Afrika, Zentralasien	Zecken
Enzephalomyokarditis (Nager)	weltweit	Kontakt
Fascioliasis (Wiederkäuer)	weltweit	orale Aufnahme von Metazerkarien, z.B. auf Pflanzen
Frühsommer-Meningoenzephalitis (Igel, Spitzmaus, Maulwurf)	Mitteleuropa, ehemal. UdSSR	Zecken
Heterophyiasis (Kaniden, Feliden)	tropisches Asien	Verzehr roher Süßwasserfische (Z)
Kyasanur Forest-Krankheit (Affen, Nager)	Indien (Mysore)	Zecken
Kryptosporidiose (Herbivoren)	weltweit	Trinkwasser, Schmierinfektion
Leptospirose (Nager)	weltweit	Kontakt (Urin)
Listeriose (zahlreiche Wildtierarten)	weltweit	Lebensmittel (rohes oder nicht genügend gekochtes Fleisch); auch Geonose!
Louping III (Nager, Rotwild)	Europa (Großbritannien)	Kontakt
Lyme-Borreliose (Nager)	weltweit	Zecken
Lymphozytäre Choriomeningitis (Hausmaus)	weltweit	Kontakt (Biß), Schmierinfektion
Mikrosporie (Reh-, Rotwild)	weltweit	Kontakt

(Tabelle XX) (Fortsetzung)

Krankheit	Derzeitiges Vorkommen	Übertragung auf den Menschen vor allem durch
Nanophyetes-Infektion (Kaniden, Feliden)	nördliche USA, pazifischer Raum, Sibirien	Verzehr roher Süßwasserfische (Z)
Paragonimiasis (Kleinraubtiere)	Asien	Verzehr roher Krabben, Krebse (Z)
Pasteurellose (Reh-, Rotwild)	weltweit	Kontakt (Biß)
Pest (Ratten)	Asien, Afrika, USA	Kontakt, Arthropoden (Flöhe)
(Amerik.) Pferdeenzephalomyelitiden: (Pferde)		Stechmücken
East. Equine Encephalitis (EEE)	Nord-, Ostamerika	
West. Equine Encephalitis (WEE)	Nord-, Südamerika	
Venez. Equine Encephalitis (VEE)	Zentral-, Südamerika	
Q-Fieber (zahlreiche Wildtierarten) Naturherde: Zecken/Wild	weltweit	Staub, Aerosol, Kontakt
Rattenbißkrankheit (Ratten)	weltweit	Kontakt (Biß)
Rickettsienpocken (Maus) *(Rickettsia akari)*	USA, ehemal. UdSSR	Milben (Biß, direkter Kontakt)
Salmonellose (zahlreiche Tierarten; v.a. Reptilien: Schildkröten!)	weltweit	Lebensmittel (rohes Fleisch)
Sarkosporidiose (zahlreiche Säugetierarten)	weltweit	Lebensmittel (rohes Fleisch)
Tollwut (viele Tierarten; v.a. Karnivoren. Auch Fledermäuse!)	weltweit (Ausnahmen: in Europa: Skandinavien, Großbritannien, Irland, Portugal, Malta; ferner Japan, Australien, Ozeanien)	Kontakt (Biß, Schleimhautkontakt mit infiz. Speichel)
Toxoplasmose (Feliden)	weltweit	Lebensmittel (orale Aufnahme von Zysten), Katzenkot (orale Aufnahme von Oozysten)
Trichinellose (Wildschwein, Bär, Biber u.a. Tiere)	weltweit	Lebensmittel (Fleisch)
Trichophytie (Haarwild, Igel)	weltweit	Kontakt
Trichostrongylidiose (Herbivoren)	weltweit	Schmierinfektion (Larven)
Tuberkulose (Säugetiere)	weltweit	direkter Kontakt; Verzehr von rohem oder ungarem Fleisch
Tularämie (Nager)	Europa, ehemal. UdSSR, USA, Japan	direkter Kontakt, blutsaugende Insekten

6.8 Von verschiedenen Tierarten übertragbare Zoonosen

(Tabelle XX) (Fortsetzung)

Krankheit	Derzeitiges Vorkommen	Übertragung auf den Menschen vor allem durch
Yersiniose *(Y. enterocolitica, Y. pseudotuberculosis)* (zahlreiche Tierarten)	weltweit	Schmierinfektion, auch Geonose!
Zönurose (Kaniden)	Europa	Schmierinfektion (orale Aufnahme von Bandwurmeiern)

(Z) = Zwischenwirt

Von Zootieren (ohne Affen und Vögel) übertragbare Zoonosen (Auswahl) (Tabelle XXI)

Krankheit (bevorzugt befallene Tierart)	Derzeitiges Vorkommen	Übertragung auf den Menschen vor allem durch
Brucellose (Wiederkäuer)	weltweit	Kontakt
Campylobakteriose (Wiederkäuer, Karnivoren)	weltweit	Kontakt
Larva migrans visceralis (Waschbär) (*Baylisascaris*-Infektion)	USA, Deutschland	Schmierinfektion (orale Aufnahme embryonierter Eier)
Leptospirose (Nager)	weltweit	Kontakt (Urin)
Listeriose (Chinchilla, Wiederkäuer)	weltweit	Kontakt; auch Geonose!
Maul- und Klauenseuche (Wiederkäuer, Schweine)	weltweit	Kontakt
Mikrosporie (Feliden)	weltweit	Kontakt
Milzbrand (Wiederkäuer)	Afrika	Kontakt, kontaminierte Erde (Sporen)
Pasteurellose (Nager)	weltweit	Kontakt (Biß)
Tierpocken (Elefant, Kamel)	weltweit	Kontakt
Q-Fieber (Wiederkäuer, Feliden)	weltweit	Kontakt (Staub)
Rotlauf (Delphin)	weltweit	Kontakt (Wunde)
Salmonellose (Kaltblüter)	weltweit	Kontakt; oral: Schmierinfektion
Tollwut (Karnivoren)	weltweit	Kontakt (Biß; Schleimhautkontakt mit infiziertem Speichel)
Trichophytie (Wiederkäuer, Feliden)	weltweit	Kontakt
Tuberkulose (Karnivoren, Wiederkäuer)	weltweit	Kontakt

(Tabelle XXI) (Fortsetzung)

Krankheit	Derzeitiges Vorkommen	Übertragung auf den Menschen vor allem durch
Tularämie (Nager)	USA, Japan, Nord- und Osteuropa	Kontakt
Yersiniose *(Y. pseudotuberculosis)* (Nager)	weltweit	Kontakt

Von Affen übertragbare Zoonosen (Auswahl) (Tabelle XXII)

Krankheit	Derzeitiges Vorkommen	Übertragung auf den Menschen vor allem durch
Affenherpes-Virusinfektion	Asien; auch Primaten-Zentren!	Kontakt (Makaken)
Affenpocken	West-, Zentralafrika	Kontakt?
Amöbenruhr	weltweit (Tropen)	Schmierinfektion; Fliegen, Kakerlaken (mechanische Übertragung)
Campylobacter-Infektion	weltweit	Kontakt
Chikungunyavirus-Infektion	Afrika, Asien	Stechmücken *(Aedes spp.)*
Dengue-Fieber	Afrika, Asien	Stechmücken *(Aedes spp.)*
Ebolavirus-Infektion (Schimpansen)	Zentral- und Westafrika	Kontakt, nosokomial
Gelbfieber	Äquatorialafrika, Amazonasgebiet	Stechmücken *(Aedes spp.)*
Kyasanur Forest-Krankheit (auch Nagetiere, Rind, Vögel)	Indien	Zecken, Kontakt
Malaria	Tropen	Stechmücken *(Anopheles)*
Marburgvirus-Infektion *(Cercopithecus spp.)*	Kenia, Uganda, Zimbabwe	Kontakt, nosokomial
Mayaro-Fieber	Südamerika	Stechmücken
Mikrosporie	weltweit	Kontakt
Oesophagostomiasis	tropisches Afrika	Schmierinfektion (Larven)
Oropouche-Fieber (auch Faultiere, Vögel)	Brasilien	Stechmücken
Restonvirus-Infektion (Makaken)	Philippinen, Java	Kontakt
Rotlauf	weltweit	Kontakt (Wunde)
Salmonellose	weltweit	Kontakt

(Tabelle XXII) (Fortsetzung)

Krankheit	Derzeitiges Vorkommen	Übertragung auf den Menschen vor allem durch
SIV-Infektion (Simian Immunodeficiency Virus)	Afrika	Kontakt, Laborinfektion
Strongyloidose	weltweit	perkutane Invasion durch Larven
Trichophytie	weltweit	Kontakt
Tuberkulose	weltweit	Kontakt
Yersiniose *(Y. pseudotuberculosis)*	weltweit	Kontakt

Von Vögeln (Nutzgeflügel, Zier-, Stuben-, Zoo- und Wildvögel) übertragbare Zoonosen (Auswahl) (Tabelle XXIII)

Krankheit	Vorkommen	Übertragung auf den Menschen vor allem durch
Amerikanische Pferdeenzephalomyelitis:		
Eastern Equine Encephalitis (EEE) (Fasan, Huhn, Wildvögel)	Nordamerika	Stechmücken
Western Equine Encephalitis (WEE) (Haus- und Wildgeflügel)	Nord- und Südamerika	Stechmücken
Venez. Equine Encephalitis (VEE) (Wildvögel)	Zentral- u. Südamerika	Stechmücken
Campylobacter-Infektionen	weltweit	Lebensmittel (rohes oder nicht ausreichend erhitztes Fleisch)
Capillariasis		
Darmcapillariasis (fischfressende Vögel)	Südostasien, pazifischer Raum	Verzehr larvenhaltiger Süß- oder Brackwasserfische (Z)
Chlamydiose *(Chl. psittaci)*	weltweit	Kontakt (aerogen: Staub)
Echinostomiasis (Wasservögel)	hauptsächlich Asien	Verzehr roher Muscheln und Schnecken (Z)
Epidemische Polyarthritis (Wildvögel)	Australien, Ozeanien	Stechmücken
Influenza A-Virusinfektion	weltweit	Kontakt
Japanische Enzephalitis (Reiher)	Ostasien	Stechmücken
Kryptokokkose (Zier- und Stubenvögel, Tauben)	weltweit	Staub (aerogen)
Kyasanur Forest-Krankheit (Wildvögel)	Indien (Mysore)	Zecken

(Tabelle XXIII) (Fortsetzung)

Krankheit	Vorkommen	Übertragung auf den Menschen vor allem durch
Listeriose	weltweit	Lebensmittel (rohes oder ungenüg. erhitztes Fleisch); auch Geonose!
Louping III (Moorhuhn)	England, Schottland	Kontakt
Lyme-Borreliose (Wildvögel)	weltweit	Zecken
Milbenbefall (Rote Vogelmilbe)	weltweit	Kontakt (direkt oder indirekt)
Murray-Valley-Enzephalitis (Wasservögel)	Australien, Neuguinea	Stechmücken
Newcastle-Krankheit (Nutzgeflügel, Papageien)	weltweit	Kontakt, aerogen (auch ND-Lebendimpfstoff!)
Pasteurellose	weltweit	Kontakt (Biß)
Rocio-Enzephalitis (Wildvögel)	Südost-Brasilien	Stechmücken
Rotlauf	weltweit	Kontakt (Wunde)
Salmonellose (v.a. Wassergeflügel, Masthähnchen)	weltweit	Lebensmittel (rohes oder ungenügend erhitztes Fleisch)
Sindbis-Fieber (Wildvögel)	Afrika, Asien, Australien, Europa	Stechmücken
St.-Louis-Enzephalitis (Sperlinge, Tauben)	USA, Kanada, Mexiko	Stechmücken
Trichophytie	weltweit	Kontakt
West-Nil-Fieber (Wildvögel)	Afrika, Indien, in Europa: Israel, Zypern, ehemal. UdSSR, Südfrankreich	Stechmücken

(Z) = Zwischenwirt

Von Echsen, Schildkröten und Schlangen übertragbare Zoonosen (Auswahl) (Tabelle XXIV)

Krankheit	Vorkommen	Übertragung auf den Menschen vor allem durch
Dioctophymiasis	weltweit	Verzehr von rohem Froschfleisch (Transportwirte)
Gnathostomiasis	weltweit	Verzehr von rohem Frosch- oder Schlangenfleisch (Z)
Listeriose	weltweit	Lebensmittel (rohes oder ungenügend erhitztes Fleisch); auch Geonose!
Salmonellose	weltweit	Kontakt
Sparganose	Asien	Verzehr von rohem Frosch- oder Schlangenfleisch
Zungenwurmbefall	weltweit	Verzehr von rohem Schlangenfleisch

(Z) = Zwischenwirt

Von Fischen übertragbare Zoonosen (Auswahl) (Tabelle XXV)

Krankheit	Derzeitiges Vorkommen	Übertragung auf den Menschen vor allem durch
Acanthocephaliosen (einige)	weltweit	Verzehr roher Fische (Transportwirte)
(Zerebrale) Angiostrongylose	vorwiegend Südostasien	Verzehr roher Süßwasserkrabben und -krebse (Transportwirte)
Anisakiasis	weltweit	Verzehr roher Seefische
Capillariasis		
Darm-Capillariasis	Südostasien, pazifischer Raum	Verzehr roher, larvenhaltiger Süß- und Brackwasserfische (Z?)
Clonorchiasis	Asien	Verzehr roher Süßwasserfische (Z)
Dioctophymiasis	weltweit	Verzehr roher Süßwasserfische (Transportwirte)
Diphyllobothriasis	gemäßigte und subarktische Zonen der nördl. Hemisphäre	Verzehr roher Süßwasserfische (Z)
Echinostomiasis	Südost-, Ostasien	Verzehr roher Süßwasserfische (Z)
Gnathostomiasis	Südostasien	Verzehr roher Süßwasserfische (Z)
Heterophyiasis	Südost-, Ostasien, Mittlerer Osten	Verzehr roher Süß- oder Brackwasserfische (Z)
Nanophyetes-Infektion	nördl. USA, pazifischer Raum, Sibirien	Verzehr roher Süßwasserfische (Z)
Opisthorchiasis	Ost-; Südeuropa, Asien	Verzehr roher Süßwasserfische (meist Karpfenartige)
Paragonimiasis	Tropen, weltweit	Verzehr roher Süßwasserkrabben und -krebse (Z)

(Tabelle XXV) (Fortsetzung)

Krankheit	Derzeitiges Vorkommen	Übertragung auf den Menschen vor allem durch
Rotlauf	weltweit	Kontakt (Wunde)
Sparganose	vorwiegend Asien	Verzehr roher Süßwasserfische (Z)
Tuberkulose: Zierfische *(Mycobacterium marinum)*	weltweit	Kontakt mit verunreinigtem Aquarienwasser

(Z) = Zwischenwirt

Antiparasitische Medikamente: Generische Bezeichnung, Handelsnamen, Hersteller (Tabelle XXVI)
(siehe auch aktuelle Rote Liste!)

Generische Bezeichnung	Handelsname	Hersteller
ANTIPROTOZOIKA		
Albendazol	Eskazole	SmithKline Beecham
Amphotericin B	Amphotericin B	Squibb-Heyden (D)
	Ampho-Moronal	Bristol-Myers Squibb (A, CH)
Artemether	Paluther	Rhône-Poulenc Rorer
Benznidazol	Radanil	Roche
Chininsulfat	Chininum sulfuricum	Marion Merrell
Chinin-HCL	Chininum dihydrochloricum „Buchler"	Marion Merrell
	Compretten Chininum hydrochloricum	Cascan
Chloroquin	Chloroquin Berlin Chemie	Berlin Chemie
	Resochin	Bayer
	Weimerquin	Weimer
Clindamycin	Sobelin	Upjohn
	Dalacin (A, CH)	
Cotrimoxazol	Bactrim u.a.	Roche u.a.
	Ocotrim	Laevosan (A)
	Sigaprim	Siegfried (CH)
Dehydroemetin	Dehydroemetin	Roche
Diloxanidfuorat	Furamid	Doetsch, Grether (CH)
Doxycyclin	Vibramycin u.a.	Pfizer u.a.
		Genericon (A)
		Spirig (CH)

(Tabelle XXVI) (Fortsetzung)

Generische Bezeichnung	Handelsname	Hersteller
Eflornithin	Ornidyl	Marion Merrell
Halofantrin	Halfan	SmithKline Beecham
Ketoconazol	Nizoral	Janssen
Mefloquin	Lariam Mephaquin	Roche Mepha (CH)
Melarsoprol	Arsobal	Specia
Metronidazol	Clont u.a.	Bayer u.a.
Na-Stibogluconat	Pentostam	Wellcome
Nifurtimox	Lampit	Bayer
N-Methylglucaminantimonat	Glucantime	Specia
Ornidazol	Tiberal	Roche
Paromomycin	Humatin	Parke-Davis
Pentamidin	Pentacarinat	Rhône-Poulenc Rorer
Primaquin	Primaquin	Bayer
Proguanil	Paludrine	Zeneca
Pyrimethamin	Daraprim u.a.	Wellcome u.a.
Pyrimethamin + Sulfadoxin	Fansidar	Roche
Spiramycin	Rovamycine u.a.	Rhône-Poulenc Rorer Gerot (A)
Sulfadiazin	Sulfadiazin-Heyl	Heyl
Sulfamethoxazol	Gantanol	Roche
Suramin	Germanin	Bayer
Tetracyclin	Hostacyclin u.a.	Hoechst u.a.
Tinidazol	Simplotan u.a.	Pfizer u.a.
Trimethoprim	Trimanyl u.a. Trimethoprim	Tosse u.a. Gerot (A)
Tryparsamid	Tryparsone Tryponarsyl	CDC*

ANTHELMINTHIKA

Albendazol	Eskazole	SmithKline Beecham
Bithionol	Actamer	CDC*

(Tabelle XXVI) (Fortsetzung)

Generische Bezeichnung	Handelsname	Hersteller
Diäthylcarbamazin	Hetrazan	Lederle
	Banocide	Wellcome
Ivermectin	Mectizan	Merck, Sharp & Dohme
Levamisol	Decaris	Janssen
	Ergamisol	
Mebendazol	Vermox	Janssen
	Vermox forte	
	Pantelmin (A)	
Metrifonat	Bilharcil	Bayer
Niclosamid	Yomesan	Bayer
Niridazol	Yarocen	Egis (CH)
Oxamniquin	Mansil	Pfizer
Praziquantel	Biltricide	Bayer
	Cesol	Merck
	Cysticide	Merck
Pyrantel	Helmex	Pfizer
	Cobantrin (A)	
	Cobantril (CH)	
Thiabendazol	Mintezol	Merck, Sharp & Dome
Triclabendazol	Fasinex**	Ciba

* erhältlich über CDC Parasitic Disease Drug Service, Atlanta, GA., USA
** Veterinärmed. Präparat

Sachverzeichnis

A

Acanthamoeba spp. 198, 200
Acanthocephaliosen 327
Acanthocephalus spp. 327
Acrodermatitis chronica atrophicans 17 f.
Actinobacillus pseudomallei 46
Aedes spp. 114 f., 119, 124 f., 128, 131 f., 137, 143, 146 f., 306, 329
Affe 46, 83, 96, 100, 112, 127 f., 131, 136, 139, 141, 152 f., 162, 166 f., 170, 174, 182 f., 186, 199, 205, 226, 230, 247, 268, 288, 294, 305, 315 f., 326, 338 ff., 347, 349, **384 f.**
Affenherpes-Infektion 166
Affenpocken 180, **182**
Afipia felis 36
African Tick Bite Fever 61
AHF (Argentinisches Hämorrhagisches Fieber) 150
Aleppobeule 222
Alonatta spp. 230
Alphavirus 119 f., 122, 125, 127, 134, 139, 146
Alveoechinokokkose 276
Alveoläre Echinokokkose 276
Amazonas-Leishmaniase **226**, 228
Amblyomma spp. 31, 344 f.
Amebic Dysentery 198
Ameisen 258
Amerikanische Haut- und Schleimhaut-Leishmaniasis 225
Amöben-Meningoenzephalitis 200
Amöbenmetastasen 200
Amöbenruhr 198
Amöbiasis 198
Amöbom 200 f.
Amphibien 294, 327
Ampullaria spp. 266
Amyloidose des Gehirns, übertragbare 349
Ancylostomum spp. 197, 311 f., 315, 326
Angiostrongylose, intestinale 296
–, zerebrale 295
Angiostrongylus spp. 295 f.
Anisakiasis 298
Anisakis simplex 298
Anopheles spp. 140, 146, 229, 233, 306, 329
Anthelminthika 389 f.
Anthrax 48
Anthropozoonose 14
Antilope 247
Antiparasitika 388 ff.
Antiprotozooika 388 f.
Anzeigepflicht von Zoonosen in Österreich 353, 355
Aotus spp. 230
Aphaniptera 335
Apodemus spp. 155
Aphthovirus 176
Arboviren, Infektketten 104 f.
Archaeopsylla erinacei 336
Arenavirus 150, 160, 174
Argas spp. 343 ff.
Argentinisches Hämorrhagisches Fieber (AHF) 150
Armillifer spp. 347
Arthropodenbefall **328 ff.**

Arvicola terrestris 165
Ascariasis 196
Ascaris spp. 196
Asiatische Tänie 288
Astrachan-Fieber 61
Atypische Geflügelpest 179
Auchmeromyia 333

B

Babesia spp. 203
Babesiose 203
Bacillus anthracis 48
Bacillus thuringiensis 334
Bacillus whitmori 46
Backenhörnchen 130
Backsteinplattern (Schwein) 75
Badedermatitis 271
Badesee, kontaminierter 271 f., 311
Bakterielle Zoonosen **16 ff.**
Balantidienruhr 205
Balantidiose 205
Balantidium coli 205
Bandicota indicus 155
Bandwürmer **273 ff.**
Bär 86, 307, 321
Barmah-Forest-Virus 135
Bartonella spp. 36, 58
Baumwollratte 150, 155, 296
Baylisascaris procyonis 313
Bayou-Virus 155
Bazilläre Angiomatose 36
Beerenfrüchte, kontaminierte 277
Bertiella spp. 294
Berufskrankheiten, Zoonosen als 352
Beschälseuche der Einhufer 246
Bettwanze, gemeine 342
Beulenpest 53 ff.
Beutelratte 207, 226
Beuteltiere 28, 72, 134 f.
Bewässerungsanlagen, künstliche 15
BHF (Bolivianisches Hämorrhagisches Fieber) 150
Biber 321, 380
Bilharziose 267
Biomphalaria spp. 268
Bisamratte 165
Bißverletzung 51, 98, 188
Black Creek Canal Virus 155
Bläschenkrankheit des Schweines (SVD) 168
Blasenbilharziose 269
Blastomyces dermatitidis 93
Blastomykose, europäische 93
–, nordamerikanische 93
Bolbosoma spp. 327
Bolivianisches Hämorrhagisches Fieber (BHF) 150
Boophilus 345
Borkenflechte 99
Borna-Enzephalitis der Pferde 103
Borrelia spp. 16 f., 20
Borreliosen 16
Bouba 226
Boutonneuse-Fieber 61
Bovine Spongiforme Enzephalopathie (BSE) 349

Brachycera 328
Brackwasserfische 264, 302
Bremsen 17, 329, 331
Brill-Zinsser-Erkrankung 64
Brucella spp. 22
Brucellosen 22
Brugia spp. 305
Brugia-Filariose 305
BSE (Bovine Spongiforme Enzephalopathie) 349
Bubonenpest 53 f.
Büffel 48, 51, 142, 176, 281, 347
Büffelseuche 52
Bulinus spp. 256, 268
Bunostomum phlebotomum 311
Bunyavirus 115, 142, 144, 155, 159
Burkholderia spp. 44, 46
Buschbaby 127
Buschbock 247
Bythinia spp. 265

C

Calicivirus 103
Calliphora spp. 332 f.
Callithrix spp. 230
Callitroga spp. 330
Calomys spp. 150
Camponotus spp. 258
Campylobacter spp. 25
Campylobacter-Infektionen 25
Canicola-Fieber 38
Capillaria spp. 300 f.
Capillariasis 300 ff.
Capnocytophaga spp. 52
Cardiovirus 170
CE (Californian encephalitis) 105, **115**
Cephenemya spp. 333
Ceratophyllus gallinae 336
Ceratopogonidae 329, 331
Cercopithecus aethiops (Grüne Meerkatze) 128, 153, 162
Chagas-Krankheit **207**, 342
Chewing Gum Ulcer 228
Chiclero-Geschwüre 226, 228
Chikungunya-Fieber 105 f., **127**
Chinchilla 380
Chlamydia spp. 28
Chlamydiosen 28
Chlethrionomys glareolus 155
Chrysomyia spp. 332 f., 335
Chrysops spp. 305, 329
Ciliophora 205
Cimex spp. 342
Cimicidae 342
CJK (Creutzfeld-Jakob-Krankheit) 349
Clonorchiasis 255
Clonorchis sinensis 255
Clostridium spp. 16
Coccidioides immitis 93
Cochliomyia spp. 332 f.
Colorado Tick Fever 105, **129**
Colorado-Zeckenstichfieber 105, **129**
Columbia SK-Virus 170
Contracaecum 298
Cordylobia spp. 332 f.
Corynosoma strumosum 327
Coxiella burnetii 67
Coxsackievirus B5 169
Creeping Eruption 311
Creutzfeld-Jakob-Krankheit (CJK) 349
Crustacea 266, 327
Cryptococcus neoformans 93
Cryptosporidium spp. 214
Ctenocephalides canis 336
– *felis* 36, 66, 336
Culex spp. 114, 118, 121 f., 126, 128, 135, 139, 141, 143, 146, 148 f., 329, 331

Culicoides spp. 141
Culiseta melanura 119
Cuterebridae 333
Cyclops spp. 274, 304, 308 f.
Cyclorrhapha 330 f.
Cynomolgus-Affen 152 f., 166
Cypriniden 255 f., 264 f.
Cysticercus bovis 288
– *cellulosae* 290
– *inermis* 288
– *racemosus* 291

D

Dachs 188, 321
DAEC (diffus adhärente *E. coli*) 33
Darmbilharziose 270
Darmcapillariasis 301
Darmegel **259**, 273
Darmmilzbrand 50
Dasselfliegen 330, **333 f.**
Deer fly fever 86
Deer mouse 130, 155
Dekapoden 298 f.
Delhi-Beule 222
Delphin 171, 298 f.
Demenz, übertragbare 349 f.
DEN (Dengue-Fieber) 131
Dengue Hämorrhagisches Fieber (DHF) 106, **131 f.**
Dengue-Fieber (DEN) 131
Dengue-Schock-Syndrom (DSS) 131 f.
Dermacentor spp. 31, 67, 107, 130, 165, 203, 338 f., 344 f.
Dermanyssus spp. 338 f.
Dermatobia spp. 332 ff.
Dermatophytosen 93
DHF (Dengue Hämorrhagisches Fieber) 131 f.
Diaptomus spp. 274
Dicrocoelium spp. 257
Dikrozöliose 257
Dioctophyma renale 302
Dioctophymiasis 302
Dipedalogaster spp. 342
Dipetalonema spp. 305
Diphyllobothriasis (Diphyllobothriose) 273
Diphyllobothrium spp. 273
Diplogonoporus grandis 274
Diptera (Zweiflügler) 328 f.
Dipylidiasis (Dipylidiose) 275
Dipylidium caninum 275
Dirofilaria spp. 305, 307
Dirofilariasis (Dirofilariose) 307
Distomatose 257
Dobravavirus 155
Dracunculus medinensis 303
Drakontiasis 303
Drakunkulose 303
Drehkrankheit der Schafe 293
Dromedar 183
Druse 80
DSS (Dengue Schock Syndrom) 131
Duvenhage-Virus 187

E

EAEC (enteroaggregative *E. coli*) 33
Eastern Equine Encephalitis (EEE) 118
Ebolavirus Elfenbeinküste 152
– Zaire 152
Ebolavirus-Infektion 152
Echidnophaga gallinacea 336
Echinochasmus perfoliatus 259
Echinococcus cysticus 280
– *multilocularis* 191, **276**
– *spp.* **276**, 280
Echinokokkose 276, 280
Echinostoma spp. 259
Echinostomiasis 259

Sachverzeichnis

Ecthyma contagiosum 184
EEE (Eastern Equine Encephalitis) 118
EHEC (enterohämorrhagische *E. coli*) 32
Ehrlichia spp. 31
Ehrlichiosen 30
Ehrlichiosis, granulozytäre (HGE) 31
– monozytäre (HME) 31
Eichhörnchen 53, 56, 86, 115, 145, 183
EIEC (enteroinvasive *E. coli*) 33
Eier, Eipulver 76
Einhufer 321
ELB-Agens 65
Elch 349
Elefant 170, 183
Elefantenpocken 180, **183**
Elocharis tuberosa 263
EMC (Enzephalomyokarditis) 170
Encephalitozoon spp. 239 f.
Entamoeba spp. 198
Ente 74, 76, 147, 173, 259, 271
Entenbilharziose 271
Enteritis infectiosa 197
Enterocytozoon bieneusi 239
Enterohämorrhagische *E. coli* (EHEC) 32
Enterovirus 103, 168
Enzephalomyokarditis (EMC) 170
Enzootische Pneumonie des Schafes 52
Enzootischer Abort des Schafes 28
EPEC (enteropathogene *E. coli*) 33
Erbgrind 99
Erbsenpflückerkrankheit 38
Erdhörnchen 21, 53, 130
Erinaceus auritus 145
Ernte-Fieber 38
Erysipeloid Rosenbach 74
Erysipelothrix rhusiopathiae 74
Erythema arthriticum epidemicum 56
– chronicum migrans 17 f.
– serpens 74
Eschar 62, 71 f.
Escherichia (E.) coli 33
– diffus adhärente (DAEC) 33
– enteroaggregative (EAEC) 33
– enterohämorrhagische (EHEC) 33
– enteroinvasive (EIEC) 33
– enteropathogene (EPEC) 33
– enterotoxische (ETEC) 33
Esel 44, **369 f.**
Espundia 217, **225 f.**
ETEC (enterotoxische *E. coli*) 33
Euparyphium melis 259
Eurytrema pancreaticum 272
Eyachvirus 129

F

Fadenwürmer 320
Fäkaldüngung 212, 245, 263, 288, 291
Fallobst, kontaminiertes 258
Far Eastern Encephalitis (FEE) 107
Farcy 44
Fasan 86, 119, 170
Fasciola spp. 260
Fascioliasis (Fasziolose) 260
Fasciolopsiasis (Fasziolopsose) 262
Fasciolopsis buski 263
Faultier 141, 226
Favus 99 ff.
Febre de Mojui 141
FEE (Far Eastern Encephalitis) 107
Feld-Fieber 38
Feldmaus 59, 117, 155 f., 277
Feldnephritis 155
Feldsalat 294
Fell, kontaminiertes 48, 277
Felsengebirgsfieber 59
Filariasis (Filariose) 305

Filaroidea 305
Filovirus 152, 162
Fink 93
Finnen 280
Fische 74, 250, 255 ff., 259, 264 f., 273 f., 287, 295, 298 f., 302 f., 309, 312, 327, **387 f.**
Flaviviren 107, 111 f., 116 f., 124, 126, 131, 147 f., 165
Fleckfieber, endemisches 64 f.
–, epidemisches 58, **63**
–, japanisches 72
–, murines 65
–, sporadisches 64
Fledermaus 107, 113, 117, 122, 127, 156, 172, 187 f., 207, 342
Fleisch, Rohfleisch 245, 287, 290, 321, 323
Fleischsalat 76
Fliegen 87, 96, 100, 198, 205, 212, 246 f., 320, **328**, 330 f., 333
Flinders Island Spotted Fever 61
Flöhe 36, 53, 64, 66, 87, 96, 100, 275, **335 ff.**
Flohkrebse 298 f.
Flohstiche 335 f.
Floodwater-*Aedes spp.* 143
Floridavirus 122
Flughörnchen 64
Flunder 298
Flying squirrel 64
Food-borne viruses 104
Forest Yaws 226
Formica spp. 258
Four corner disease 155
Francis' Disease 86
Francisella tularensis 86
Frettchen 56
Frosch 287, 303, 308 f.
–, Rohfleisch 287, 303
Frühsommer-Meningoenzephalitis (FSME) 17, **104 ff.**
Fuchs 31, 38, 86, 188, 191, 216, 217, 277, 279, 281, 293, 302, 322, 336, 347
Fuchsbandwurm 276
Fuchsimpfung (Rabies) 191
Fuchsstollwut 191
Futtermittel, kontaminierte 76

G

Gabelschwanz-Zerkarien 268
Gans 76, 259
Garnelen 298 f.
Gasterophilus spp. 330, 332 f.
Gastrodiscoides hominis 272
Geflügel 26, 28 f., 74, 76, 100, 126, 147, 159, 173, 179, 251, 259, 271, 308, 336, 338 f., 342, 345, **385 f.**
–, Rohfleisch 26, 76, 309
Geflügelcholera 52
Geflügelpest, atypische 179
Gelber Galt 79
Gelbfieber 105, **135**
Gelbhals-Maus 17
Geonose, Definition 14, 93, 98
Gerberei 48
Gerstmann-Sträußler-Scheinker-Syndrom 349
Getreidekäfer 294
Giardia spp. 211 f.
Giardiasis 211
Gibbon 131
Gigantobilharzia spp. 271
Glanders 44
Glatzflechte **99**, 101
Glaucomys spp. 64
Glossina spp. 247, 330
Gnathostoma spp. 308
Gnathostomiasis 308
Gnitzen 329, **331**
Goldhamster 26, 100
Goldkäfer 327

Gongylonema pulchrum 309
Gongylonemiasis 309
Gorilla 230
Grabmilben 338
Grashüpfer 272
Grashalme, kontaminierte 325
Graufuchs 281
Grillen 272, 326
Grison 305
Grubenkopfbandwurm 273
Grüne Meerkatze *(Cercopithecus aethiops)* 128, 153, 162
Guanaritovirus 150
Guineawurm 303
Gurkenkernbandwurm 275
Gürteltier 207, 217, 226
Gyrostigma spp. 333

H

Haarwürmer 300
Hackfleisch, rohes 34, 76, 252, 288, 290
Hadernkrankheit 48
Haemagogus spp. 137, 139
Haemaphysalis spp. 112, 344 f.
Hakenwürmer 311
Halarachnidae 338
Halzoun 347 f.
Hamburger disease 34
Hämolytisch-urämisches Syndrom (HUS) 32
Hämorrhagische Septikämie
– des Kaninchens 52
– des Rindes 52
Hämorrhagisches Fieber 143, 150 ff.
– Argentinisches (AHF) 150
– Bolivianisches (BHF) 150
– mit renalem Syndrom 155
– Venezolanisches (VHF) 105, **150**
Hamster 21, 26, 53, 86, 96, 100, 174 f., **378 f.**
Hantaanvirus 155
Hantavirus 155
Hantavirus Pulmonary Syndrome (HPS) 155, **157 f.**
Hantavirus-Lungensyndrom (HPS) 155, **157 f.**
Haplorchis spp. 264
Hase 38, 53, 86, 117, 159, 188, 281
Hasenpest 86
Hautamöbiasis 200
Hautdasselfliegen 333
Hautleishmaniase 225
Hautmaulwurf 311 f.
Hautmilzbrand 49
Hautpest 55
Hautrotlauf (Schwein) 75
Hautwurm 44
Haverhill-Fieber 56
Hellicella spp. 258
Herbivoren 325
Herbstbeiße 339
Hering 298
Heringswurmkrankheit 298
Herpes B-Virus 166
Herzwurm 307
Heterophyes heterophyes 264
Heterophyiasis 264
Heterophyidae 264
Heteroptera 341
Hirsch 17, 31, 281, 349
Histoplasma capsulatum 93
Histoplasmose 93
Holzbock, gemeiner 17, 345
HPS (Hantavirus Pulmonary Syndrome) 155, **157 f.**
Huhn 76, 100, 159, 179, 251, 308, 336, 338, 342
Hühnerfavus 101

Hund 22, 26, 28, 31, 36, 38, 42, 44, 51, 56, 59, 61, 68, 76, 81, 83, 86, 89, 96, 98, 100, 107, 113, 122, 134, 174, 188, 199, 207, 212, 216 f., 225 f., 242, 247, 251, 253, 255, 259, 264 ff., 268, 273, 275, 277, 280 f., 287, 293 f., 302 f., 306 f., 311, 313, 316, 320, 336, 339, 344, 347 f., **375 ff.**
Hundebandwurm, dreigliedriger 280 f.
Hundehakenwurm 312
Hundekot 312 f.
Hundespulwurm 313
HUS (Hämolytisch-urämisches Syndrom) 32
Hyalomma spp. 159, 203, 345
Hyäne 247
Hydaditose 280
Hymenolepiasis 284
Hymenolepis spp. 285
Hypoderaeum conoideum 259
Hypoderma spp. 330, 332 f.
Hysterothylacium 298

I

Igel 17, 38, 100, 107, 117, 145, 159, 336
Impfung, postinfektionelle (Rabies) 189
Indische Waldkrankheit 111
Inermicapsifer spp. 294
Influenza A 172 f.
Insekten 42, 285, 310, 320, 327
Insektenstiche 328, 331
Ippyvirus 160
Israeli Spotted Fever 61
Ixodes spp. 17, 31, 107, 116 f., 129, 130, 203, **343 ff.**

J

Jaguar 96
Japanische B-Enzephalitis 112
Japanische Enzephalitis (JE) 105, **112**, 118
Japanisches Zeckenstichfieber 61
Juninvirus 150

K

Kabeljau 298
Käfer 285, 288, 294, 310, 319, 326 f.
Käfermilben 338
Kakerlaken 198
Kala-Azar 216 f.
Kalb 26, 51, 76, 213 f.
Kälberflechte 101
Kälbergrind 101
Kalifornische Enzephalitis (CE) 105, **115**
Kamel 48, 142, 160, 183, 281, 321
Kamelpocken 180, **183**
Kanarienvogel 93
Känguruh 134
Kaninchen 31, 51, 59, 72, 89, 96, 100, 115, 117, 205, 239, 242, 251, 258, 281, 305, 347, **378 f.**
Karelisches Fieber 146
Karnivoren 287, 294, 308, 321
Karpfenfische 255 f., 264 f.
Katayama-Syndrom 270
Katze 26, 28 f., 36, 42, 44, 51, 53 f., 56, 68, 76, 81, 83, 86, 89, 96, 98, 100, 113, 122, 171, 183, 188, 207, 212, 247, 250, 252 f., 255, 259, 264 ff., 273, 275, 277, 280 f., 287, 302, 305 ff., 310 f., 313, 316, 336, 339, 344, 347, 349, **375 ff.**
Katzenfloh 36, 66
Katzenkot 254, 313
Katzenkratzkrankheit 36
Katzenleberegel 265
Katzenspulwurm 313
Kedani-Krankheit 72
Kemerovovirus 107, 129
KHF (Koreanisches Hämorrhagisches Fieber) 155 f.
KKHF (Krim Kongo Hämorrhagisches Fieber) 158

Kleiderlaus 21
Kleinkrebse 274, 287, 304 f., 309
Klippschliefer 217
Knötchenflechte 99
Koala 28
Köhler 298
Kojote 86, 147, 188, 277
Kokzidien 213, 243, 250
Kokzidioidomykose 93
Kopfdüngung 291
Kopflaus 21
Koreanisches Hämorrhagisches Fieber (KHF) 155
Körperlaus 64
Krabben 266, 295
Krabbenfleisch, rohes 266 f., 296
Krätze 338
Krätzemilben 338 f.
Kratzer 327
Krebse 266 f., 295
Krebsfleisch, rohes 266 f., 296
Kriebelmücken 328 f., 331 f.
Krim Kongo Hämorrhagisches Fieber (KKHF) 105, **158**
Kröte 113
Kryptokokkose 93
Kryptosporidiose 213
Kuhpocken 180, **183**
Kunjinvirus 118
Kuru 349
Kyasanur Forest Disease 104 f., **111**

L

La Crosse-Enzephalitis 115
La Crosse-Virus 115
Lagochilascariasis 310
Lagochilascaris minor 310
Lagomorpha 281
Lagos Bat-Virus 187
Lamblia intestinalis 211
Lambliasis 211
Lamm 214
Lammfleisch, rohes 252, 254
Landschnecken 258, 295
Lanzettegel 257
Larva migrans cutanea 311
– *visceralis* 313
–, okuläre Form 313
Lassa-Fieber 160
Lästlinge 342
Laufmilben 338 f.
Läuse 21, 54, 64, 87, 96, 100
Läuse-Rückfallfieber 20
LCM (Lymphozytäre Choriomeningitis) 174
Lebensmittel, kontaminierte 16, 26, 34, 76 f., 87, 156, 161, 198, 212, 277, 280, 293, 301, 319, 328
– Eier, Eipulver 76
– Fleischsalat 76
– Salatsoße 34
– Speiseeis 76
– Trinkwasser 34, 47, 87, 212, 287, 308, 325, 348
Leberamöbiasis 200
Lebercapillariasis 300
Leberegel, chinesischer 255
–, großer 260
–, kleiner 257
Lederzecken 20, 343
Leishmania spp. 216 f., 222, 225 ff.
Leishmaniasen **216**
– kutane Form 217, **222**
– mukokutane Form 217, **225**
– viszerale Form 216
Leishmaniasis cutis diffusa 223
– recidivans 223
– tegumentaria diffusa 226, 228
– tropica nodosa 223

Leishmaniom 218
Lemming-Fieber 86
Leopard 280
Leptocimex boueti 342
Leptopsylla segnis 66
Leptospira spp. 38
Leptospirosen 38
Leptus autumnalis 339
Linguatula spp. 347
Lipnyssoides sanguineus 71
Lipovnikvirus 129
Lippengrind, ansteckender 180, **184**
Listeria spp. 41 f.
Listeriose 41
Loa loa 305
Loefflerella pseudomallei 46
Löffler-Syndrom 313
Löwe 46, 51, 171, 247, 280 f., 336
Louping Ill 116
Louse-borne Typhus 63
Luchs 96, 305, 307
Lucilia spp. 332 f.
Lumbriculus variegatus 303
Lumpenkrankheit 48
Lungenamöbiasis 200
Lungen-Distomatose 266
Lungenegel 266
Lungenkryptokokkose 94
Lungenmilben 338
Lungenmilzbrand 50
Lungenpest 53 f.
Lutzomyia spp. 217, 225 f., 329
Lyme disease 16
Lyme-Borreliose 16
Lymnaea spp. 260
Lymnicolaria spp. 258
Lymphadenosis benigna cutis 18
Lymphozytäre Choriomeningitis (LCM) 174
Lyssavirus 186

M

Machupovirus 150
Macracanthorhynchus spp. 327
Mad cow disease (BSE) 350
Magenfliegen 330, 333
Magnaform (Amöben) 198, 201
Maikäfer 327
Makaken 131, 166 f., 230
Makrele 298
Mal de Caderas 246
Maladie du sommeil 245
Malaria 229
– quartana 230, **235**
– tertiana 230, **235**
– tropica 230, **233**
Malleus 44
Malta-Fieber 22
Mammomonogamus laryngeus 319
Mansonella spp. 196, 305
Mansonia spp. 146, 306
Marburgvirus-Infektion 162
Marder 188, 255
Maridivirus 152
Market men's disease 86
Marrara-Syndrom 347, 348
Marshallagia spp. 325
Mastomys natalensis 160 f.
Maul- und Klauenseuche (MKS) **176**, 193
Maulgrind (Tier) 101
Maultier 44, 98, 193, **369 f.**
Maulwurf 107, 155
Maus 17, 21, 26, 38, 51, 53, 56, 59, 71 f., 76, 86, 100, 107, 117, 130, 145, 150, 155 f., 159 ff., 174 ff., 188, 242, 277, 285, 336, **378 f.**
Mäusefavus 101
Mayaro-Fieber 139

Mecistocirrus digitatus 325
Medinawurm 303
Meeressäuger 171, 274, 289, 299, 321, 327
Meerkatze, grüne 128, 153, 162
Meerschweinchen 26, 51, 89, 100, 174, **378f.**
Megaorgane 209
Mehlkäfer 294
Melania spp. 266
Meldepflicht von Zoonosen in der Schweiz 356f.
— — — in Deutschland 353f.
Melioidose 46
Melker-Fieber 38
Melkerknoten 180, **185**
Mengovirus 170
Meningoenzephalitis, eosinophile 295
Mesocestoides spp. 294
Metagonimiasis 264
Metagonimus yokogawai 264
Metastrongylus apri 197
Metazestoden 276
Metorchis albidus 265
Mett 252, 254
Metzgerpapillome 178
Microsporidium spp. 239
Microsporum spp. 95f., 100
Microtus spp. 155, 277
Miescher-Schläuche 243
Mikrofilarien 306ff.
Mikrosporidiose 239
Mikrosporie 95
Milben 71f., 54, 96, 100, 294, **338f.**
Milbenfleckfieber 72
Miliartuberkulose 84
Milzbrand 48
Minutaform (Amöben) 198
Mittelmeerfieber 61
MKS (Maul- und Klauenseuche) 176
Mobalavirus 160
Mokolavirus 187
Moniliformis moniliformis 327
Moorhuhn 117
Mopaiavirus 160
Morbillivirus-Infektion, Equine 103, **171**
Morbus Bang 22
– Weil 38
Moskito (siehe auch Stechmücken) 105, 115, 131, 134ff., 141f., 146ff.
Möwe 26, 76, 347
Mucambovirus 122
Multiceps spp. 293
Mungo 188
Mürde 44
Murmeltier 53
Murray-Valley Enzephalitis (MVE) 105, 112, **117**
Musca spp. 320
Muscheln 103, 259
Musteliden 188, 255, 273, 302, 305, 321
MVA-Virus 181
MVE (Murray Valley Encephalitis) 105, 112, **117**
Mycobacterium spp. 82
Myiasis 328, **331ff.**
Mykobakteriosen 85
Myriapoda 327

N

Naegleria spp. 198, 200
Nagana 245
Nager 17, 21f., 26, 38, 48, 51, 53, 56, 59, 61, 64, 71, 86, 96, 100, 107, 112, 115, 117, 119, 122, 125, 130, 134, 145, 150, 155, 159f., 165, 170, 174ff., 183f., 199, 207, 212, 216f., 225f., 229, 242, 268, 277, 281, 285, 294, 296, 301, 305, 321f., 327, 336, 339, 342, 347, 349, **378ff.**
Nairovirus 159
Nanophyetes salmincola 273

Nasen-Rachenfliegen 333
Nasenbär 305
Nashorn 183
NDV (Newcastle disease virus) 179
NE (Nephropathia epidemica) 155, 157
Necator americanus 312, 326
Nematocera 328
Nematoden-Infektionen **295ff.**
Neohaematopinus sciuropteri 64
Neorickettsia helminthoeca 273
Neospora caninum 197
Neotrombicula spp. 338f.
Nephropathia epidemica (NE) 155, 157
Nerz 48, 349, **380**
Newcastle disease-Virus (NDV) 179
Newcastle-Krankheit 179
Norwalk agent 104
Nosema spp. 239
Nosopsyllus fasciatus 336

O

O'nyong-nyong-Fieber 105, **140**
Ockelbo disease 146
Odocoilus virginianus 31
Oedomagena spp. 333
Oesophagostomiasis 315
Oesophagostomum spp. 315
Oestridae 330, 333
Oestromya spp. 333
Oestrus spp. 330, 332f.
Oharasche Krankheit 86
Okapi 183
Oligochäten 303
Omsker Hämorrhagisches Fieber 105, **165**
Onchocerca spp. 196, 305
Oncomelania spp. 268
Opisthorchiasis 265
Opisthorchis spp. 265
Opossum 66, 86, 226
Orang Utan 128
Orbivirus 107, 129
Orchopeas howardii 64
Orf 184
Oribatidae 294
Orientbeule 217, **222**
Ornithodorus spp. 20, 344f.
Ornithose 28
Oropouche-Fieber 141
Orthomyxovirus 173
Orthopockenvirus-Infektionen 180, **182**
Oryzomys spp. 150, 155
Ostamerikanische Pferdeenzephalomyelitis (EEE) 105, **118**
Otobius spp. 345

P

Pahvant valley plague 86
Paludisme 229
Panama-Leishmaniase 226f.
Panda 51
Pangolin 183, 306
Panstrongylus spp. 209, 342
Papagei 28, 93
Papageienkrankheit 28
Papillomvirus HPV 7 178
Pappataci-Fieber 144
Paracoccidioides brasiliensis 93
Parafossarulus spp. 256
Paragonimiasis 266
Paragonimus spp. 266
Parakokzidioidomykose 93
Paramyxovirus 171, 179
Parapockenvirus-Infektionen 180, **184**
Parasitäre Zoonosen **196ff.**
Pärchenegel 267
Pasteurella spp. 51, 53

Sachverzeichnis

Pasteurellosen 51
Pavian 268
Pediculus humanus var. corporis 64
Pelikan 118
Peliosis hepatis 36
– lienalis 36
Pelztiere 31, 42, 188, 273, 302, 305, 307, 313, **380**
Pentastomiden 347
Perimyscus maniculatus 130, 155
Pest 53
Pestis minor 55
Pferd 21, 28, 31, 38, 44, 46, 48, 79f., 83, 96, 98, 100, 114, 119, 122, 134f., 170f., 173, 188, 193, 205, 246, 251, 281, 321, 340, 342, 347, **369f.**
Pferdeenzephalomyelitiden 118
Pferdeinfluenza 173
Pharyngomya spp. 333
Phlebotomus spp. 144f., 194, 216f., 223, 329, 331
Phlebotomus-Fieber 144
Phlebovirus 142
Phoca spp. 171
Phormia spp. 332f.
Physaloptera caucasica 326
Pian bois 226f.
Picornavirus 170, 176
Pilze, kontaminierte 277
Pilz-Zoonosen 93 ff.
Pixunavirus 122
Planorbis spp. 263
Plasmodium spp. 230ff.
Plattwanze 342
Pleistophora spp. 239
Pneumocystis carinii 93, 241
Pneumonyssus spp. 338ff.
Pneumozystose 93, 241
Pocken 180f.
Pogosta disease 146
Polarfuchs 277
Polyarthritis, epidemische 134
Porocephalus spp. 347
Post-Kala-Azar-Hautleishmanoid 219
Primaten (siehe auch Affen) 83, 127, 170, 186, 305, 315, 326, 349
Prionen-Erkrankungen 349
Procerovum spp. 264
Prospect Hill-Virus 155
Protocalliphora spp. 333
Protophormia spp. 333
Przhevalskiana spp. 333
Pseudoamphistomum truncatum 265
Pseudocowpox 185
Pseudophyllidea 273, 287
Pseudorotz 46
Pseudoskabies 338, **340**
Pseudoterranova decipiens 298
Pseudotuberkulose (Tier) 91
Psittaciden 28f.
Psittakose 28
Psorophora ferox 124
Pulex irritans 336
Pustula maligna 49
Pustulardermatitis 184
Pute 74, 76
Puumalavirus 155

Q

Q-Fieber 58, **67**
Quesen 293

R

Rabbit fever 86
Rabies 186
Railletina spp. 294
Ratte 21f., 38, 51, 53, 56, 61, 65f., 72, 76, 86, 96, 100, 130, 150, 155f., 161, 165, 170, 205, 207, 216f., 226, 242, 255, 258f., 285, 294ff., 301, 327, 336, **378f.**

Rattenbißkrankheit 56
Rattenfloh 66
Rattenlungenwurm 295
Raubfische 298f.
Raubkatzen 51, 83, 96, 171, 247, 281, 305, 307, 336
Raubwanzen 207, 342
Räudemilben 338
Rebhuhn 86
Reduviidae 208f., 342
Regenwürmer 319
Reh 17, 42, 51, 188
Reiher 113, 118, 122f.
Reisfeld-Fieber 38
Reisfeld-Krätze 271
Reisratte 150, 155
Rennmaus, große 145
Rennpferde 171
Rentier 48, 288
Reoviren 103
Reptilien (siehe auch Schlangen) 76, 250, 294, 327, 347, **387**
Restonvirus 152
Rhabdovirus 186, 193
Rhesusaffe 338f.
Rhinoestrus spp. 333
Rhinosporidiose 93
Rhinosporidium seeberi 93
Rhipicephalus spp. 31, 61, 203, 344f.
Rhodnius spp. 208f., 342
Rhombomys opimus 145
Rickettsia spp. 58f., 61, 64f., 70, 72
Rickettsienpocken 70
Rickettsiosen 58
Riedbock 247
Riesendarmegel 263
Riesenleberegel 260
Riesennierenwurm 302
Rift-Valley-Fieber (RVF) 105f., **142**
Rind 21f., 26, 34, 38, 42, 48, 51, 68, 76, 81, 83, 86, 100, 107f., 112f., 116, 122, 134, 142, 145, 147, 159, 170, 176f., 183ff., 188, 193, 205, 212ff., 243, 247, 250, 260, 268, 281, 288, 309, 311, 319, 332, 339f., 342, 344, 347, 349, **370ff.**
Rinderfinne 288
Rinderfinnenbandwurm 288
Rinderwahnsinn 350
Rindfleisch, rohes 288
RMSF (Rocky Mountain Spotted Fever) 59
Robbe 274, 298f., 321
Roboviren 150, 155
Rochalimaea spp. 36, 58
Rocio-Enzephalitis 105, **124**
Rocky Mountain Spotted Fever (RMSF) 59
Rohfisch 257, 259, 264f., 273f., 298f., 303, 309, 312, 327
– Süßwasserfische 255f., 259, 264, 295, 302, 308f.
– Tintenfisch 298f.
Rohfleisch 245, 287f., 290, 321, 323
– Frosch 177, 287, 303, 309
– Geflügel 26, 76, 309
– Hackfleisch 34, 36, 76, 81, 83, 243, 252, 288, 290f., 321
– Krabbe 266f., 296
– Krebs 266f., 296
– Lamm 252, 254
– Rindermett 34, 83, 243, 288
– Schabefleisch 243, 288, 290
– Schlangenfleisch 294, 327, 348
– Schweinemett 26, 81, 243, 252, 254, 290f., 321
– Tartar 288, 290
Rohmilch, Rohmilchprodukte 23, 25f., 28, 34, 36, 42, 47, 68, 76, 80, 83, 108f., 112, 183
Rohrzucker-Fieber 38
Ross-River-Virusinfektion 134
Rötelmaus 17, 155f.
Rotfuchs 188, 277

Rotlauf 74
Rotwild 17, 31, 42, 51, 117, 281, 349
Rotz 44
RSSE (Russische Frühsommer-Meningoenzephalitis) 107
Rückfallfieber 16, **20**
Rückfallfieber, endemisches 20
Rückfallfieber, epidemisches 20
Ruhramöbe 198
Russische Frühsommer-Meningoenzephalitis (RSSE) 107
RVF (Rift Valley Fever) 142

S

Sabiavirus 150
Salatsauce 34
Salmon poisoning 273
Salmonella spp. 76
Salmonellosen 76
Salmoniden 264, 273
Sandfliegen 144, 194, 216, 223
Sandfliegen-Fieber (SFF) 144
Sandfloh, tropischer 335, 337
Sandkästen, kontaminierte 254, 312 f.
Sandmücken 329, 331
Sapronose, Saprogeonose, Saprozoonose: Definition 14 f., 46, 89, 93
Sarcocystis spp. 243
Sarcophaga spp. 330, 332 f.
Sarcoptes spp. 338 ff.
Sarkoptesräude 338
Sardinen 274
Sarkosporidiose 243
Sauerampfer 294
Scabies norvegica 341
Schabefleisch 288, 290
Schaben 294, 310, 326 f.
Schaf 22, 26, 29, 34, 42, 44, 46, 48, 51, 68, 83, 86, 96, 100, 107 f., 116, 134, 142 f., 145, 147 f., 159, 164, 176, 184, 188, 205, 212, 247, 250, 253, 258, 260, 281, 293, 309, 319, 344, 347, 349, **372 f.**
Schafskäse 23, 25, 47
Schakal 188, 216 f.
Schermaus 277
Schildzecken 17, 59, 343
Schildkröte 76, 387
Schimpanse 128, 131, 152 f., 230
Schistosoma spp. 267 ff.
Schistosomaticum spp. 271
Schistosomiasis 267
Schlachtabfälle 281, 284, 294
Schlachtgeflügel 76
Schlachttierorgane 295
Schlafkrankheit 245
Schlammfieber 38
Schlammschnecke 260
Schlangen (siehe auch Reptilien) 113, 287, 308 f., 347, **387**
Schlangenfäzes 348
Schlangenfleisch, rohes 348
Schleimhautkontakt (Rabies) 189
Schleimhautleishmaniase 225
Schmeißfliegen 330 f., 333
Schmetterlingsmücken 216
Schnecken 256, 258 ff., 263 ff., 268, 271 f., 295 ff.
Schwarze Krankheit 216
Schwein 21 f., 26, 28, 38, 42, 46, 51, 56, 74 ff., 81, 96, 100, 113, 122, 134, 168 ff., 173, 177, 188, 193, 205, 242 f., 247, 250, 253, 255, 259, 263, 268, 272 f., 281, 288, 290, 302, 308, 309, 321, 327, 336, 339, 347, **373 ff.**
Schweinefinnenbandwurm 290
Schweinefleisch, rohes 26, 243, 252, 254, 291, 323
Schweinefutter 263
Schweinehüterkrankheit 38

Schweineinfluenza 172
Schweinerotlauf 74
Schweineseuche 52
Schwimmdermatitis 271
Scrapie 349
Scrapie-Prion-Protein (ScPrP) 349
Scrub typhus 72
Seehund 171
Segmentina spp. 263
Semliki-Forest-Virus (SFV) 125
Seoulvirus 155
SFF (Sandfliegen-Fieber) 144
SFV (Semliki-Forest-Virus) 125
Shiga-like Toxin (SLT) 33
Sigmodon spp. 150, 155, 296
Sikahirsch 349
Simulium spp. 329, 331 f.
Sin nombre 155
Sindbis-Fieber 146
Sittich 93
SIVmac-Virus 103
Skunk 188, 273
SLE (St. Louis-Enzephalitis) 126
Sleeping Sickness 245
Sodoku 56
Spargana 286
Sparganose 286
Sparganum proliferum 287
Speiseeis 76
Sperling 68, 126
Spermophilopsis leptodactylus 145
Spielplätze, kontaminierte 280, 312 f.
Spinnen 100
Spirillum minus 56
Spirometra 287
Spitzmaus 107
Sporothrix schenkii 93, 98
Sporotrichose 93, **98**
Spotted-Fever-Gruppe (Rickettsien) 61, 71
Springhase 53
Springkrankheit der Schafe 117
St. Louis-Enzephalitis (SLE) 112, **126**
Stachelbeerkrankheit 339
Stachelschwein 183, 226
Staphylococcus aureus 16
Staubmilben 338
Stechmücken (siehe auch Moskitos) 17, 105, 233, 306 f., 329, 331
Sterile-Männchen-Technik 335
Stinktier 188, 273
Stomatitis papulosa des Rindes 181, **186**
Stomoxys spp. 17, 330
Strauß 159
Streifenmaus 155
Streptobacillus moniliformis 56
Streptococcus spp. 79
Streptokokken-Infektionen 79
Strongyloides spp. 311 f., 316
Strongyloidose 316
Sumpfbiber 229, 321
Sumpf-Fieber 38
Surra 246
Süßwasserfische, rohe 255 f., 259, 264, 295, 302, 308 f.
Süßwasserkrabben 266 f.
Süßwasserkrebse 266 f.
Süßwassermuscheln 259
Süßwasserschnecken 259, 264, 295
Swine vesicular disease (SVD) 168
Syngamose 319

T

Tabanidae 17, 329, 331
Tabardillo 65
Tache noire 62

Sachverzeichnis

Taenia spp. 288, 290, 293
Taeniasis asiatica 288
– saginata 288
– solium 290
Tahynavirus 115
Taiwan Taenia 288
Tanapocken 181, **186**
Tartar 288, 290
Taube 29, 68, 76, 93, 126, 338, 342, **385f.**
Taubenzecke 345
TBE (Tick Borne Encephalitis-Komplex) 107, 111, 116, 165
Teigmaul (Tier) 101
Ternidens deminatus 326
Thai Tick Typhus 61
Thelazia spp. 320
Thelaziose 320
Thrombotisch-thrombozytopenische Purpura (TTP) 32, 34f.
Tierbisse, Behandlung 193
Tierhäute 48
Tiermehl 349
Tierpocken 180
Tiger 96
Tinea barbae 100
– capitis 96, **100**
– corporis 96, **100**
Tintenfisch, roher 298f.
Togavirus 119f., 122, 125, 127, 134, 139, 146
Tollwut 186
Tollwutprophylaxe, Richtlinien 192
Torulose 93
Toulon Typhus 65
Toxocara spp. 313
Toxocariasis 313
Toxoplasma gondii 250
Toxoplasmose 250
TPP (Thrombotisch-thrombozytopenische Purpura) 32, 34f.
Traberkrankheit des Schafes 349
Trapa spp. 263
Trematoden-Erkrankungen **255ff.**
Triatoma spp. 208f., 342
Trichinella spp. 320
Trichinellose (Trichinose) 320
Trichinenschau 321
Trichobilharzia spp. 271
Trichophytie 99
Trichophyton spp. 100
Trichostrongylidiose 325
Trichostrongylus spp. 325
Trichuris vulpis 197
Trinkwasser, verunreinigtes 34, 212, 287, 308, 325, 348
Trobolium spp. 294
Trombicula spp. 72, 338f.
Trombidiose 338f.
Tropical canine pancytopenia 31
Tropische Eosinophilie 305
Trugkrätze 340
Trugräude 338ff.
Trypanosoma spp. 207, 245ff.
Trypanosomenschanker **247**, 331
Trypanosomiasis, afrikanische 245
– südamerikanische 207
Tsetse-Fliege 246f., 330f.
Tsutsugamushi-Fieber 72
Tuberkulose 82
Tula-Fieber 155
Tularämie 86
Tunga penetrans 336f.
Tungiasis **335**, 337
Typhus-Gruppe 64

U

Ulcera de los Chicleros 228
Uncinaria stenocephala 311
Uta 226f.

V

Vaccinia 180f., **184**
Vacciniavirus als Expressionsvektor 181f.
Vaccinia-MKS-Rekombinanten 182
Vaccinia-Rabies-Rekombinanten 182
Vaccinia-Rinderpest-Rekombinanten 182
Vampir-Fledermäuse 187f.
Variola 180, 182
VEE (Venezolanische Pferdeenzephalomyelitis) 122
Vegetabilien, kontaminierte 272, 291, 296, 315, 319, 325f., 328, 348
– Fallobst 258
– Feldsalat 294
– Sauerampfer 294
– Waldfrüchte 277, 279
– Wasserfrüchte 272
– Wasserpflanzen 263
– Wasserwalnüsse 263
Venezolanisches Hämorrhagisches Fieber (VHF) 105, **150**
Venezolanische Pferdeenzephalomyelitis (VEE) 105, 119, **122**
Verotoxin 33
Vesiculovirus 193
Vesikuläre Stomatitis (VS) 193
VHF (Venezolanisches Hämorrhagisches Fieber) 105, **150**
Vibrio spp. 16
Viehweiden, kontaminierte 288, 325
Virus-Zoonosen **103ff.**
Virusenzephalitiden 106
Vögel 26, 28f., 42, 51, 68, 74, 76, 86, 89, 93, 100, 107, 112f., 117ff., 134, 136, 139, 146ff., 156, 159, 170, 173, 214, 250f., 259, 264, 271, 273, 288, 294, 302, 308, 321, 327, 336, 338ff., 342, 344f., 347, **385f.**
Vogelkot 93
Vogelmilbe, rote 338f.
Vorratsschädlinge 285
VS (Vesikuläre Stomatitis) 193

W

Wachtel 86
Waldfrüchte, kontaminierte 277, 279
Waldmaus 17, 145
Waldratte 130
Waldwühlmaus 155
Wal 298f.
Walroß 321
Wanzen 54, 207, 341f.
Wanzenkot 208
Wanzenstiche 341f.
Warzen (Metzgerpapillome) 178
Waschbär 31, 188, 273, 302, 305, 307, 313
Wasserbock 247
Wasserbüffel 268
Wasserfrüchte, kontaminierte 272
Wasserhibbel 271
Wassernüsse, kontaminierte 263
Wasserpflanzen, kontaminierte 263
Wasserratte 165, 336
Wasservögel 107, 118, 271, **385f.**
Wasserwalnüsse, kontaminierte 263
Wechselfieber 229
WEE, WE (Western Equine Encephalitis) 120
Weichkäse 42
Weiherhibbel 271
Weil-Felix-Reaktion 60, 63, 65f., 72f.

Weilsche Krankheit 38
Weißwedelhirsch 17, 31
Wesselsbron-Fieber 105, **147**
West-Nil-Fieber 105, 112, **148**
Westamerikanische Pferdeenzephalomyelitis (WEE) 105f., **119f.**
Westliche Enzephalitis (WE) 120
Wiederkäuer 28, 31, 48, 51, 142, 145ff., 193, 247, 258, 260, 268, 272, 281, 288, 305, 309, 347
Wiesel 21, 53, 56, 86
Wild- und Rinderseuche 52
Wildkaninchen 86
Wildkatze 188
Wildschwein 38, 81, 205, 321, 327, **373ff.**
Wildtiere 46, 51, 68, 187, 207, 247, 281, **380ff.**
Wildvögel 118ff., 124ff., 134, 136, 139, 146, 148
Winterbottomsches Zeichen 248
WNF (West-Nil-Fieber) 148
Wohlfahrtia spp. 330, 332f., 335
Wolf 188, 277, 281, 347
Wolhynisches Fieber 58
Wollfabrik 48
Wuchereria bancrofti 305
Wüstenratte 22

X

Xenopsylla cheopis 66, 336
Xenotransplantate 15

Y

Yato-byo 86
Yersinia pestis 53
Yersinia spp. 89
Yersiniosen, enterale 89

Z

Zebra 369f.
Zebrina spp. 258
Zecken 17, 20, 31, 53, 59, 61f., 67, 87, 105ff., 112, 116f., 129f., 159, 165, 203, 338f., **343ff.**
Zecken-Rückfallfieber 20
Zeckenstichfieber 58
–, altweltliches 61
–, amerikanisches 59
Zeckenenzephalitis, Zentraleuropäische (ZEE) 106
Zeckenhalsband 61
Zeckenkot 67, 343
Zeckenparalyse 19, 109, 343, 345
Zeckenstich 17, 20, 108, 165, 203, 343
Zeckentoxikose 345
ZEE (Zentraleuropäische Zeckenenzephalitis) 106
Zerkariendermatitis 271
Zestoden **273ff.**
Zibetkatze 347
Ziege 22, 34, 44, 48, 68, 83, 96, 107f., 113, 122, 142f., 159, 176, 184, 188, 247, 250, 253, 281, 347, 349, **372f.**
Ziegenkäse 23, 25, 47
Zieselmaus 53, 145
Ziliaten 205
Zönurose 293
Zönurus 293
Zooanthroponose (Definition) 14
Zoologischer Garten 183
Zoonose (Definition) 14
Zoonosen
– Anzeigepflicht in Österreich 353, 355
– Berufskrankheiten 352f.
– Einsendung von Proben zur Diagnostik 358ff.
– Meldepflicht in Deutschland 353f.
– – in der Schweiz 356f.

Zoonosen, virusbedingte
– in Afrika 361
– in Asien 362
– in Australien 363
– in Europa 364
– in Nordamerika 365
– in Südamerika 366
– Leitsymptome:
– – Meningitis, Enzephalitis 367f.
– – Hämorrhagisches Fieber 368f.
Zootiere 26, 42, 46, 51, 100, 183f., 242, 349, **383ff.**
Zugvögel 345
Zungenwürmer 347
Zwergbandwurm 284
Zwergdarmegel 264
Zwergfadenwurm 316
Zystische Echinokokkose 276, **280**
Zystizerkose **290**, 292